EDITION C. G. JUNG

C. G. JUNG

Gesammelte Werke
Sechzehnter Band

C. G. Jung

Praxis der Psychotherapie

Beiträge zum Problem der Psychotherapie und zur Psychologie der Übertragung

EDITION C. G. JUNG

Herausgegeben von:
Marianne Niehus-Jung
Lena Hurwitz-Eisner
Dr. med. Franz Riklin
Dr. phil. Leonie Zander

MIX
Papier aus verantwortungsvollen Quellen
FSC
www.fsc.org
FSC® C103849

Für die Schwabenverlag AG ist Nachhaltigkeit ein wichtiger Maßstab ihres Handelns. Wir achten daher auf den Einsatz umweltschonender Ressourcen und Materialien. Dieses Buch wurde auf FSC®-zertifiziertem Papier gedruckt. FSC (Forest Stewardship Council®) ist eine nicht staatliche, gemeinnützige Organisation, die sich für eine ökologische und sozial verantwortliche Nutzung der Wälder unserer Erde einsetzt.

Bibliografische Information der Deutschen Nationalbibliothek
Die Deutsche Nationalbibliothek verzeichnet diese Publikation in der Deutschen Nationalbibliografie; detaillierte bibliografische Daten sind im Internet über http://dnb.d-nb.de abrufbar.

Sonderausgabe
3. Auflage 2011

www.patmos.de

Umschlaggestaltung: Finken & Bumiller, Stuttgart
Druck: Schätzl Druck & Medien e.K.
Hergestellt in Deutschland

ISBN 978-3-8436-0136-8

EDITION C. G. JUNG im Patmos Verlag

INHALT

Anhang:

VORWORT DER HERAUSGEBER

Auf Wunsch von C. G. JUNG werden seine Gesammelten Werke in Zusammenarbeit mit den Editoren der englischen Gesamtausgabe, den Collected Works, Bollingen Series XX, Pantheon, New York, und Routledge & Kegan Paul Ltd., London, herausgegeben. Die Zusammenstellung der Bände erfolgt in Anlehnung an die Collected Works unter Berücksichtigung der thematischen und chronologischen Folge der einzelnen Arbeiten. Die Gesamtausgabe wird voraussichtlich achtzehn bis zwanzig Bände umfassen.

Der vorliegende Band enthält neben der Schrift «*Die Psychologie der Übertragung*» (1946 als Einzelband herausgekommen) alle Arbeiten aus den Jahren 1939 bis 1950, die sich mit Problemen der Psychotherapie befassen. Einige dieser Arbeiten sind nur in medizinischen Zeitschriften erschienen und deshalb einem weiteren Publikum kaum zugänglich. Die Aufsätze *Einige Aspekte der modernen Psychotherapie* und *Der therapeutische Wert des Abreagierens* lagen einzig in englischer Fassung vor. Sie wurden von den Herausgebern ins Deutsche übertragen.

Um dem zunehmenden Interesse an den Fragen der Bewußtseinspsychologie und der Psychiatrie zu entsprechen, sollen anschließend an den vorliegenden Band die Bände VI, «*Psychologische Typen*», und I, «*Psychiatrische Studien*», als nächste erscheinen.

Zur leichteren Auffindung der Hinweise in den Fußnoten, die sich auf die verschiedenen Bände der Gesammelten Werke beziehen, wurden die Paragraphen entsprechend den Collected Works fortlaufend numeriert. Da es aber längere Zeit dauern wird, bis alle Bände der Gesamtausgabe vorliegen werden, geben wir neben den Hinweisen auf diese Paragraphen auch solche, die sich auf die Seitenzahlen der schon bestehenden Einzelausgaben der Werke von JUNG beziehen.

Eine vollständige Inhaltsangabe der vorgesehenen Bände des Gesamtwerkes findet sich am Schluß jeden Bandes.

Um die Lektüre auch einem weiteren Leserkreis zugänglich zu machen, wurden die lateinischen und griechischen Zitate ins Deutsche übersetzt. Für die wertvolle Hilfe bei dieser Arbeit sind wir Frau Dr. phil. Marie-Louise von Franz zu Dank verpflichtet. Ebenso sprechen wir Frau Aniela Jaffé für die vielfache Unterstützung bei der Redigierung der Texte unseren besonderen Dank aus.

Zürich, im September 1957

PS zur revidierten Neuausgabe.

Der vorliegende Band wurde formal den anderen Bänden der GW (Gesammelte Werke) angepaßt; inhaltlich wurden keine Änderungen vorgenommen.

Frau Magda Kerényi als qualifizierte Indexbearbeiterin der Londoner Society of Indexers hat auch in diesem Band das Personen- und Sachregister bearbeitet. Dafür sprechen wir ihr unseren Dank aus. Ferner möchten wir Frau Crista Niehus-Bernegger für die Mitarbeit bei der Textdurchsicht danken.

Juni 1989 Leonie Zander

I
GELEITWORT DES AUTORS

Der vorliegende sechzehnte Band der Gesammelten Werke ist der erste, der zur Veröffentlichung gelangt. Er enthält frühere und spätere Arbeiten über Fragen der psychotherapeutischen Praxis. Ich bin den Herausgebern nicht nur für die sorgsame Revision der Texte, sondern insbesondere für ihre Wahl zu Dank verpflichtet. Sie bekunden damit ihr Verständnis für die Tatsache, daß mein Beitrag zur Kenntnis der Seele auf der praktischen Erfahrung am Menschen beruht. Es ist in der Tat die ärztliche Bemühung um das psychologische Verständnis seelischer Leiden, welche mich in mehr als fünfzig Jahren psychotherapeutischer Praxis zu allen meinen späteren Erkenntnissen und Schlußfolgerungen geführt und umgekehrt mich veranlaßt hat, meine Einsichten wiederum in der unmittelbaren Erfahrung zu überprüfen und zu modifizieren. Wenn man aus der Reihe meiner späteren Schriften zum Beispiel eine historische Untersuchung herausgreift, so wird der unvorbereitete Leser selbstverständlich Mühe haben, ihren Zusammenhang mit seiner Vorstellung von Psychotherapie herauszufinden. Praxis und historische Betrachtung sind ihm anscheinend inkommensurable Dinge. In der psychologischen Wirklichkeit ist dies aber keineswegs der Fall, denn dort stoßen wir auf Schritt und Tritt auf Phänomene, die, wenn etwas genauer auf ihre Kausalität untersucht, ihren historischen Charakter enthüllen. Die seelischen Verhaltensweisen sind sogar eminent historischer Natur. Nicht nur muß sich der Psychotherapeut mit der persönlichen Biographie seines Patienten bekannt machen, sondern auch mit den geistigen Voraussetzungen seines näheren und ferneren geistigen Milieus, wo traditionelle und weltanschauliche Einflüsse hereinspielen und oft eine ausschlaggebende Rolle spielen. Es wird keinem Psychotherapeuten, der sich ernstlich um das Verständnis des ganzen Menschen bemüht, erspart bleiben, sich mit der Symbolik der Traumsprache auseinanderzusetzen. Wie jede Sprache, so wird auch diese zu ihrer Erklärung historischer Erkenntnisse bedürfen und zwar darum in besonderem Maße, als sie keine Umgangs-, sondern eine symbolische Zeichensprache ist, die sich neben rezenten Formen auch vielfach urtümlicher Ausdrucksweisen bedient. Die Erkenntnis letzterer ermöglicht es dem Arzt, seinen Patienten aus der oft drangvollen Enge eines bloß personalistischen Selbstverständnisses herauszuführen und ihn aus der egozentrischen Verhaftung, die ihm bislang die Aussicht auf die weiteren Horizonte seiner sozialen, moralischen und geistigen Entwicklung verdeckte, zu lösen.

Der Leser wird in den Aufsätzen dieses Bandes nicht nur Hinweise auf Grundlagen und Prinzipien meiner praktischen Einstellung finden, sondern auch ein Beispiel für das historische Verständnis jener Erscheinung, welche die «crux» oder wenigstens «the crucial experience» sozusagen jeder einigermaßen vollständigen Analyse bedeutet, nämlich das Problem der Übertragung, das schon FREUD als zentral erkannt hat. Diese Frage ist dermaßen umfangreich und anspruchsvoll, daß sich ein tieferes Eindringen in ihre historischen Antezedenzien aufdrängt.

Trotz oder gerade wegen der heterogenen Zusammensetzung dürfte dieser Band dem Leser ein gutes Bild vom Beziehungsreichtum der psychotherapeutischen Frage und ihrer empirischen Grundlagen vermitteln.

Im August 1957 C. G. Jung

ERSTER TEIL

ALLGEMEINE PROBLEME DER PSYCHOTHERAPIE

II

GRUNDSÄTZLICHES ZUR PRAKTISCHEN PSYCHOTHERAPIE[1]

Die Psychotherapie ist ein Gebiet der Heilkunst, das sich erst in den letzten 1
fünfzig Jahren entwickelt und eine gewisse Selbständigkeit erlangt hat. Die Anschauungen in diesem Gebiet haben sich in mannigfacher Weise gewandelt und differenziert, und es haben sich Erfahrungen gehäuft, welche zu den verschiedensten Deutungen Anlaß geben. Der Grund hierfür liegt darin, daß die Psychotherapie nicht eine einfache und eindeutige Methode ist, als welche man sie zuerst verstehen wollte, sondern es hat sich allmählich herausgestellt, daß sie in gewissem Sinne ein *dialektisches Verfahren* ist, das heißt ein Zwiegespräch oder eine Auseinandersetzung zwischen zwei Personen. Dialektik war ursprünglich die Unterredungskunst der antiken Philosophien, wurde aber schon früh zur Bezeichnung des Verfahrens zur Erzeugung neuer Synthesen. Eine Person ist ein psychisches System, welches, im Falle der Einwirkung auf eine andere Person, mit einem anderen psychischen System in Wechselwirkung tritt. Diese vielleicht modernste Formulierung des psychotherapeutischen Verhältnisses von Arzt und Patient hat sich, wie ersichtlich, weit entfernt von der anfänglichen Meinung, daß die Psychotherapie eine Methode sei, die irgend jemand zur Erreichung eines gewollten Effektes in stereotyper Weise anwenden könne. Es sind nicht spekulative Bedürfnisse, welche diese ungeahnte und – ich darf wohl sagen – unwillkommene Erweiterung des Horizontes herbeiführten, sondern die harten Tatsachen der Wirklichkeit. Zunächst war es wohl die Tatsache, daß man die Möglichkeit verschiedener Deutungen des Erfahrungsmaterials einsehen mußte. Es entwickelten sich verschiedene Schulen mit diametral entgegengesetzten Ansichten; ich erinnere an die französische Methode der LIÉBEAULT-BERNHEIMSCHEN Suggestionstherapie, der «rééducation de la volonté», BABINSKIS «persuasion», DUBOIS' «rationelle psychische Orthopädie», FREUDS «Psychoanalyse» mit Betonung der Sexualität und des Unbewußten, ADLERS «erzie-

[1] Vortrag, gehalten an der Medizinischen Gesellschaft in Zürich 1935. Publiziert im *Zentralblatt für Psychotherapie* VIII/2 1935, p. 66–82.

herische Methode» mit Betonung der Machttendenz und der bewußten Fiktionen, SCHULTZ' «Autogenes Training», um nur die bekannteren Methoden zu nennen. Jede dieser Methoden beruht auf besonderen psychologischen Voraussetzungen und erzeugt besondere psychologische Resultate, welche nur schwer und manchmal überhaupt nicht vergleichbar sind. Es lag daher für die Vertreter der einzelnen Standpunkte stets nahe, die Meinung des anderen für irrtümlich zu halten, um die Sache einfacher zu machen. Eine objektive Würdigung der Tatsachen aber zeigt, daß jeder dieser Methoden und Theorien eine gewisse Berechtigung zuzusprechen ist, indem jede nicht nur gewisse Erfolge, sondern auch psychologische Tatbestände aufzuweisen hat, welche die jeweilige Voraussetzung weitgehend beweist. Wir sind also in der Psychotherapie mit einer Situation konfrontiert, die vergleichbar ist derjenigen der modernen Physik, welche zum Beispiel zwei kontradiktorische Lichttheorien aufweist. Und wie die Physik diesen Widerspruch nicht unüberbrückbar findet, so sollte auch die Existenz vieler psychologischer Standpunktsmöglichkeiten kein Anlass zur Annahme sein, daß die Widersprüche unüberbrückbar und die Auffassungen restlos subjektiv und daher inkommensurabel seien. Widersprüche in einem Wissenschaftsgebiet beweisen nur, daß der Gegenstand der Wissenschaft Eigenschaften aufweist, welche zur Zeit nur durch Antinomien erfaßt werden können, zum Beispiel wie die Wellen- und Korpuskularnatur des Lichtes. Nur ist die Psyche von unendlich komplizierterer Natur als das Licht, daher bedarf es wohl zahlreicher Antinomien, um das Wesen des Psychischen genügend zu umschreiben. Eine der grundlegenden Antinomien ist der Satz: *Die Psyche hängt vom Körper ab, und der Körper hängt von der Psyche ab.* Für beide Teile dieser Antinomie gibt es einleuchtende Beweise, so daß ein objektives Urteil das Überwiegen der Thesis über die Antithesis unmöglich billigen kann. Das Vorhandensein gültiger Widersprüche beweist, daß der Gegenstand der Untersuchung dem forschenden Verstand ungewöhnliche Schwierigkeiten entgegensetzt, und daß daher, vorderhand wenigstens, nur relativ gültige Aussagen gemacht werden können. Die Aussage ist nämlich nur insofern gültig, als angegeben wird, auf was für ein psychisches System der Gegenstand der Untersuchung bezogen wird. Damit gelangen wir zur dialektischen Formulierung, welche nämlich nichts anderes besagen will, als daß psychische Einwirkung die Wechselwirkung zweier psychischer Systeme ist. Da die Individualität des Systems unendlich variabel ist, so ergibt sich daraus eine unendliche Variabilität relativ gültiger Aussagen. Wäre nun die Individualität eine totale Besonderung, das heißt wäre ein Individuum totaliter verschieden von jedem anderen Individuum, so wäre Psychologie als Wissenschaft unmöglich, sie bestünde somit aus einem unauflösbaren Chaos subjektiver Meinungen. Da aber die Individualität nur relativ ist, also nur komplementär zur Konformität oder Gleichartigkeit der Menschen, so sind allgemein gültige Aussagen, das heißt wissenschaftliche Feststellungen möglich. Diese Aussagen aber können sich dementsprechend nur auf jene Teile des psychischen Systems beziehen, welche konform, somit vergleichbar, und daher statistisch erfaßbar sind, nicht aber auf das Individuelle, das heißt Einmalige eines Systems. Der zweite fundamentale Gegensatz der Psychologie lautet: *Das Individuelle bedeutet nichts gegenüber dem Allgemeinen, und das Allgemeine bedeutet nichts gegenüber dem Individuellen.* Es gibt bekanntlich keinen allgemeinen Elefanten, sondern nur individuelle. Aber wenn es keine Allgemeinheit und stetige Vielzahl von Elefanten gäbe, so wäre ein einmaliger, individueller Elefant über alle Maßen unwahrscheinlich.

Diese logischen Überlegungen scheinen unserem Thema wohl recht fern zu 2
liegen. Insofern sie aber grundsätzliche Auseinandersetzungen mit der bisherigen psychologischen Erfahrung sind, so ergeben sich daraus praktische Schlüsse von erheblicher Bedeutung. Wenn ich mich als Psychotherapeut dem Patienten gegenüber als ärztliche Autorität fühle und demgemäß den Anspruch erhebe, etwas über seine Individualität zu wissen und gültige Aussagen über diese machen zu können, so bezeuge ich damit meine Kritiklosigkeit, denn ich bin ja keineswegs in der Lage, das Ganze der mir gegenüberstehenden Persönlichkeit zu beurteilen. Ich kann über sie nur gültig aussagen, insofern sie allgemeiner oder wenigstens relativ allgemeiner Mensch ist. Da aber alles Lebendige immer nur in individueller Form vorkommt, und ich über das Individuelle des anderen immer nur das aussagen kann, was ich in meinem eigenen Individuellen vorfinde, so stehe ich in der Gefahr, entweder den anderen zu vergewaltigen oder selber dessen Suggestion zu unterliegen. Ich muß daher wohl oder übel, insofern ich überhaupt einen individuellen Menschen psychisch behandeln will, auf alles Besserwissen, auf alle Autorität und alles Einwirkenwollen verzichten. Ich muß notwendigerweise ein dialektisches Verfahren einschlagen, welches nämlich in einer Vergleichung der wechselseitigen Befunde besteht. Dies wird aber erst möglich dadurch, daß ich dem anderen Gelegenheit gebe, sein Material möglichst vollständig darzustellen, ohne ihn durch meine Voraussetzungen zu beengen. Durch diese Darstellung wird sein System auf das meinige bezogen, wodurch eine Wirkung in meinem eigenen System erzeugt wird. Diese Wirkung ist das einzige, was ich in individueller Hinsicht und legitimerweise meinem Patienten gegenüberstellen kann.

3 Diese grundsätzlichen Überlegungen bewirken also eine ganz bestimmte Haltung des Therapeuten, welche mir in allen Fällen *individueller Behandlung* unerläßlich, weil einzig wissenschaftlich verantwortbar erscheint. Jedes Abweichen von dieser Haltung bedeutet *Suggestivtherapie*, deren Grundsatz lautet: Das Individuelle bedeutet nichts gegenüber dem Allgemeinen. Zur Suggestivtherapie gehören also alle jene Methoden, die ein Wissen über oder ein Deuten von anderen Individualitäten behaupten und anwenden. Ebenso gehören alle im eigentlichen Sinn technischen Methoden zur Suggestivtherapie, indem solche stets die Gleichartigkeit der individuellen Objekte voraussetzen. Insofern nun die These von der Bedeutungslosigkeit des Individuums eine Wahrheit ist, sind Suggestivmethoden, technische Verfahren und theoretische Voraussetzungen in irgendwelcher Form durchaus möglich und gewährleisten Erfolge am allgemeinen Menschen, so Christian Science, Mental Healing, Thought Cure, Heilpädagogik, religiöse und ärztliche Beeinflussungsmethoden und dazu noch zahllose -ismen. Sogar politische Bewegungen erheben mit gewissem Recht Anspruch darauf, Psychotherapie größten Maßstabes zu sein. Wie der Ausbruch des Krieges Zwangsneurosen geheilt hat, und wundertätige Orte seit alters neurotische Zustandsbilder zum Verschwinden bringen, so wirken auch größere und kleinere Volksbewegungen heilend auf das Individuum.

4 Am schönsten und einfachsten drückt sich diese Tatsache in der Anschauung der Primitiven, in der sogenannten *Manalehre* aus. Mana ist eine allgemein verbreitete Medizin- oder Heilkraft, welche Mensch, Tier und Pflanze fruchtbar und Häuptling und Medizinmann magisch stark macht. Der Manabegriff ist identisch mit dem Außerordentlich-Wirkungsvollen, wie LEHMANN nachweist, mit dem Eindrucksvollen schlechthin. Alles Eindrucksvolle daher ist «Medizin» auf primitiver Stufe. Da nun hundert gescheite Leute bekanntlich zusammen *einen* großen Wasserkopf ausmachen, so sind Tugenden und Begabungen wesentlich individuelle Auszeichnungen und eignen dem allgemeinen Menschen nicht. Menschenanhäufungen neigen daher immer zur Herdenpsychologie, darum zum blinden «stampede», und zur Mobpsychologie, darum zur dumpfen Brutalität und zur hysterischen Rührseligkeit. Der allgemeine Mensch hat primitive Eigenschaften, daher muß er auch mit technischen Methoden behandelt werden. Es ist sogar ein Kunstfehler, den kollektiven Menschen anders als «technisch richtig», das heißt mit kollektiv als wirksam erkannten und geglaubten Methoden zu behandeln. In diesem Sinne hat der alte Hypnotismus, oder der noch ältere animalische Magnetismus prinzipiell genau soviel geleistet wie etwa eine technisch einwandfreie Analyse unserer Tage, oder wie die Amulett-

behandlung durch einen primitiven Medizinmann. Es kommt nur darauf an, an welche Methode der Therapeut jeweils glaubt. Sein Glaube an die Methode ist ausschlaggebend. Glaubt er wirklich, so wird er mit Ernst und Ausdauer sein Möglichstes für den Kranken tun, und diese freiwillige Anstrengung und Hingebung hat heilende Wirkung – soweit das psychische Hoheitsgebiet des kollektiven Menschen reicht. Die Grenzen aber sind festgesetzt von der Antinomie *individuell-allgemein.*

Diese Antinomie ist nicht nur ein philosophisches, sondern auch ein psychologisches Kriterium, indem es zahllose Menschen gibt, die nicht nur in der Hauptsache kollektiv sind, sondern auch noch den ganz besonderen Ehrgeiz haben, nichts anderes als kollektiv zu sein. Dies entspricht auch allen landläufigen Erziehungstendenzen, welche gerne Individualität und Gesetzlosigkeit als synonym darstellen. Auf dieser Stufe unterliegt das Individuelle der Minderbewertung und Verdrängung. Neurosen auf dieser Stufe zeigen deshalb auch als psychologische Noxe individuelle Inhalte und Tendenzen. Wie bekannt, gibt es auch eine Überschätzung des Individuellen auf Grund der Antithese: Das Allgemeine bedeutet nichts gegenüber dem Individuellen. So kann man die Psychoneurosen vom psychologischen (also nicht vom klinischen) Standpunkt aus in zwei große Gruppen teilen; die eine enthält Kollektivmenschen mit unterentwickelter Individualität, die andere Individualisten mit atrophischer Kollektivanpassung. Danach scheidet sich auch die therapeutische Einstellung, denn es ist ohne weiteres klar, daß ein neurotischer Individualist gar nicht anders gesunden kann, als daß er den Kollektivmenschen in sich und damit die Notwendigkeit der kollektiven Anpassung anerkennt. Es ist darum gerechtfertigt, ihn auf die Stufe der kollektiv gültigen Wahrheit zu reduzieren. Auf der anderen Seite kennt die psychotherapeutische Erfahrung auch jenen kollektiv angepaßten Menschen, der alles hat und alles tut, was man vernünftigerweise als Garantie der Gesundheit fordern könnte, und der doch krank ist. Es wäre ein arger Kunstfehler, der aber nichtsdestoweniger sehr häufig begangen wird, solche Menschen zu normalisieren, das heißt auf ein allgemeines Niveau reduzieren zu wollen. Man zerstört gegebenenfalls alles entwicklungsfähige Individuelle in ihnen. 5

Da nun das Individuelle entsprechend unserer einleitenden Auseinandersetzung das schlechthin Einmalige, Unvorhersehbare und Undeutbare ist, so muß der Therapeut in diesem Fall auf alle seine Voraussetzungen und Techniken verzichten und sich auf ein rein dialektisches Verfahren beschränken, das heißt auf jene Haltung, die alle Methoden vermeidet. 6

7 Wie man bemerkt haben wird, habe ich eingangs das dialektische Verfahren gewissermaßen als neueste Entwicklungsphase der Psychotherapie dargestellt. Ich muß mich nun hier korrigieren und dieses Verfahren an seine richtige Stelle rücken: es ist nicht etwa eine bloße Fortentwicklung früherer Theorien und Praktiken, sondern vielmehr ein völliger Verzicht auf diese zugunsten einer möglichst unpräjudizierten Haltung. Mit anderen Worten: Der Therapeut ist nicht mehr das handelnde Subjekt, sondern ein Miterlebender eines individuellen Entwicklungsprozesses.

8 Ich möchte nicht den Anschein erwecken, als ob diese Erkenntnisse uns unmittelbar aus dem Himmel zugefallen wären. Sie haben ihre Geschichte. Obschon ich der erste war, der die Forderung erhob, daß ein Analytiker selber analysiert sein müsse, so verdanken wir doch in der Hauptsache FREUD die unschätzbare Erkenntnis, daß auch Analytiker Komplexe haben, und damit einen bis mehrere blinde Flecke, welche als ebensoviele Präjudizien wirken. Diese Erkenntnis hat sich der Psychotherapeut an jenen Fällen geholt, wo er nicht mehr aus den Wolken oder vom Katheder herunter, abgesehen von seiner eigenen Persönlichkeit, den Patienten deuten oder führen konnte, sondern bemerken mußte, daß seine Eigenart oder seine besondere Einstellung den Patienten an der Gesundung verhinderte. Worüber man selber keine klare Einsicht besitzt, weil man es sich selber nicht zugeben möchte, das versucht man auch beim Patienten am Bewußtwerden zu verhindern, natürlich zu dessen größtem Nachteil. Die Forderung, daß der Analytiker selber analysiert sein müsse, gipfelt in der Idee des dialektischen Verfahrens, wo der Therapeut nämlich sowohl als Fragender wie als Antwortender in Beziehung zu einem anderen psychischen System tritt, nicht mehr als Übergeordneter, Wissender, Richter und Ratgeber, sondern als ein Miterlebender, der ebensosehr im dialektischen Prozeß sich befindet wie der nunmehr sogenannte Patient.

9 Eine andere Quelle der Idee des dialektischen Verfahrens ist die Tatsache der *mehrfachen Deutbarkeit symbolischer Inhalte.* SILBERER[2] hat zwischen der psychoanalytischen und der anagogischen, und ich zwischen der analytisch-reduktiven und der synthetisch-hermeneutischen Deutung unterschieden. Was damit gemeint ist, will ich am Beispiel der sogenannten infantilen Fixierung an die Elternimago, welche eine der reichlichsten Quellen symbolischer Inhalte ist, erörtern. Die analytisch-reduktive Auffassung besagt, daß das Interesse (die Libido) regressiv auf infantiles Reminiszenzmaterial zurückströmt und sich dort

[2] HERBERT SILBERER, *Probleme der Mystik und ihre Symbolik*, p. 138.

fixiert oder sich überhaupt niemals davon befreit hat. Die synthetische oder anagogische Auffassung dagegen besagt, daß es sich um entwicklungsfähige Persönlichkeitsteile handle, welche sich in infantilem Zustand, gleichsam noch im Mutterschoß befinden. Beide Deutungen können als richtig nachgewiesen werden. Man könnte fast sagen, sie kämen wesentlich auf dasselbe heraus. In der Praxis aber macht es einen enormen Unterschied, ob wir etwas als regressiv oder als progressiv deuten. Es ist keineswegs eine einfache Sache, in einem gegebenen Fall das Richtige zu treffen. Man fühlt sich sogar meist etwas unsicher dieser Frage gegenüber. Die Feststellung, daß es wesentliche Inhalte gibt, die zweifellos nicht eindeutig sind, hat darum die unbekümmerte Anwendung von Theorien und Methoden als bedenklich erscheinen lassen und daher mit dazu beigetragen, das dialektische Verfahren den feineren und gröberen Suggestivmethoden an die Seite zu stellen.

Die von FREUD ausgehende Differenzierung und Vertiefung der psychothe- 10
rapeutischen Problematik muß logischerweise früher oder später zum Schluß kommen, daß die letzte Auseinandersetzung zwischen Arzt und Patient die Persönlichkeit des Arztes mit einbeziehen muß. Das hat der alte Hypnotismus und die BERNHEIMsche Suggestionstherapie schon gewußt, daß die heilende Wirkung einerseits vom sogenannten *Rapport* – in der Sprache FREUDS *Übertragung* genannt – und andererseits von der Überzeugungs- und Durchschlagskraft der ärztlichen Persönlichkeit abhängt. In der Beziehung Arzt–Patient sind im Grunde genommen zwei psychische Systeme wechselseitig aufeinander bezogen, und daher wird jede tiefere Einsicht in das psychotherapeutische Geschehen unfehlbar zum Schluß kommen, daß in letzter Linie, das heißt insofern Individualität eine nicht zu übersehende Tatsache ist, die Beziehung Arzt–Patient ein dialektischer Prozeß sein muß.

Es ist nun ohne weiteres ersichtlich, daß diese Erkenntnis eine ganz wesentli- 11
che Standpunktsverschiebung gegenüber den älteren Psychotherapieformen bedingt. Um Mißverständnissen vorzubeugen will ich gleich beifügen, daß diese Standpunktsveränderung in keinerlei Weise bereits bestehende Methoden als unrichtig, überflüssig oder als überholt erklärt, denn je tiefer die Einsicht in das Wesen des Psychischen eindringt, desto mehr wächst die Überzeugung, daß bei der Vielschichtigkeit und Mannigfaltigkeit des menschlichen Wesens es auch der verschiedensten Standpunkte und Methoden bedarf, um der Verschiedenheit psychischer Dispositionen zu genügen. So hat es gar keinen Sinn, einen einfachen Patienten, dem nichts fehlt als eine Dosis gesunden Menschenverstandes, einer komplizierten Analyse seines Triebsystems zu unterziehen oder gar der

verwirrenden Subtilität psychologischer Dialektik auszusetzen. Es ist aber ebenso einleuchtend, daß man bei komplizierteren, geistig hochstehenden Naturen mit wohlwollenden Ratschlägen, Suggestionen und Bekehrungsversuchen zu diesem oder jenem System nirgends hinkommt. In diesen Fällen tut der Arzt am besten daran, sein ganzes Rüstzeug an Methoden und Theorien abzulegen und einzig darauf zu vertrauen, daß seine Persönlichkeit genügend fest stehe, um dem Patienten als Richtpunkt zu dienen. Und dabei muß er erst noch die Möglichkeit ernstlich in Betracht ziehen, daß die Persönlichkeit des Patienten diejenige des Arztes unter Umständen an Intelligenz, Gemüt, Weite und Tiefe überragt. Unter allen Umständen aber ist oberste Regel eines dialektischen Verfahrens, daß die Individualität des Kranken dieselbe Würde und Daseinsberechtigung wie die des Arztes hat, und daß darum alle individuellen Entwicklungen im Patienten als gültig zu betrachten sind, insofern sie sich nicht selbst korrigieren. Insoweit ein Mensch bloß kollektiv ist, so kann er durch Suggestion auch geändert werden, und zwar dermaßen, daß er anscheinend zu etwas anderem wird, als er zuvor war. Insofern er aber individuell ist, kann er nur zu dem werden, was er ist und stets war. Insofern nun «Heilung» bedeutet, daß ein Kranker in einen Gesunden verwandelt wird, so bedeutet Heilung Veränderung. Wo dies möglich ist, das heißt wo damit kein zu großes Opfer an Persönlichkeit verlangt wird, soll man auch den Kranken therapeutisch verändern. Wo aber ein Patient einsieht, daß Heilung durch Veränderung ein zu großes Opfer an Persönlichkeit bedeuten würde, kann und soll der Arzt auf Veränderung respektive Heilenwollen verzichten. Entweder muß er die Behandlung ablehnen oder sich zum dialektischen Verfahren bequemen. Dieser letztere Fall tritt häufiger ein, als man meinen sollte. In meiner eigenen Praxis habe ich stets eine größere Anzahl von hochgebildeten, intelligenten Menschen von ausgesprochener Individualität, welche jedem ernstlichen Veränderungsversuch aus ethischen Gründen den stärksten Widerstand entgegensetzen würden. In allen diesen Fällen muß der Arzt den individuellen Heilungsweg offen lassen, und dann wird die Heilung keine Veränderung der Persönlichkeit herbeiführen, sondern es wird ein Prozeß sein, den man als *Individuation* bezeichnet, das heißt der Patient wird zu dem, was er eigentlich ist. Er wird sogar, schlimmstenfalls, seine Neurose mit in Kauf nehmen, weil er den Sinn seiner Krankheit verstanden hat. Mehr als ein Kranker hat mir gestanden, daß er gelernt habe, seinen neurotischen Symptomen dankbar zu sein, denn sie hätten ihm stets wie ein Barometer gezeigt, wann und wo er von seinem individuellen Weg abgewichen sei, oder wann und wo er wichtige Dinge unbewußt gelassen habe.

Obschon die neuen, differenzierteren Methoden einen ungeahnten Blick in die unendlichen Komplikationen psychischer Zusammenhänge eröffnen und diese theoretisch weitgehend gewürdigt haben, so beschränken sie sich doch auf den analytisch-reduktiven Standpunkt, wobei die Entwicklungsmöglichkeit individueller Natur durch Reduktion auf ein allgemeines Prinzip, zum Beispiel Sexualität, verdeckt wird. Dies ist der nächstliegende Grund dafür, daß die Phänomenologie der Individuation vorderhand noch wenig begangenes Neuland ist. Dieser Umstand möge erklären, warum ich im folgenden etwas in die Einzelheiten der psychologischen Forschung eintreten muß, denn ich kann den Begriff des Individuationsweges nicht anders vermitteln, als daß ich versuche, am empirischen Material selber die Erscheinungen des Unbewußten aufzuzeigen. Denn dieses ist es ja, was sich beim individuellen Entwicklungsprozeß in den Vordergrund des Interesses schiebt. Der tiefere Grund hierfür dürfte darin gefunden werden, das die neurotische Bewußtseinshaltung unnatürlich einseitig ist und deshalb durch komplementäre oder kompensatorische Inhalte des Unbewußten ausgeglichen wird. Darum hat das Unbewußte in diesem Fall eine besondere Bedeutung als Korrektur der Einseitigkeit des Bewußtseins, und somit ergibt sich die Notwendigkeit einer Beobachtung der von den Träumen hervorgebrachten Gesichtspunkte und Anregungen, weil diese an jene Stelle treten müssen, an der vordem kollektive Regulative standen, nämlich althergebrachte Anschauungen, Gewohnheiten, Vorurteile intellektueller und moralischer Natur. Der individuelle Weg ist angewiesen auf die Kenntnis der dem Individuum eigenen Gesetze, sonst geht er in den arbiträren Meinungen des Bewußtseins in die Irre und löst sich ab vom Mutterboden des individuellen Instinktes. 12

Soweit unsere derzeitige Kenntnis reicht, scheint es, als ob der Lebensdrang, der sich im Aufbau und in der individuellen Gestaltung eines Lebewesens ausdrückt, im Unbewußten einen Prozeß erzeugt oder ein solcher ist, der bei seinem partiellen Bewußtwerden sich als fugenartige *Bilderfolge* darstellt. Menschen mit natürlicher introspektiver Fähigkeit sind imstande, ohne allzu große Schwierigkeit wenigstens Bruchstücke dieser autonomen oder selbsttätigen Bilderfolge wahrzunehmen, meist in Form visueller Phantasieeindrücke, wobei sie allerdings oft der irrtümlichen Meinung verfallen, sie hätten diese Phantasien *gemacht*, während sie in Wirklichkeit ihnen *eingefallen* sind. Die Unwillkürlichkeit kann aber dann nicht mehr geleugnet werden, wenn das Phantasiefragment, wie das nicht selten der Fall ist, obsedierenden Charakter annimmt, wie zum Beispiel Melodien, die einem nicht aus dem Kopf gehen, oder phobische Vorstellungen oder sogenannte symbolische Tics. Näher bei den unbewußten Bil- 13 derfolgen liegen die *Träume*, die, wenn in ausgedehnten Serien untersucht, die Kontinuität des unbewußten Bilderstromes oft überraschend deutlich erkennen lassen. Die Kontinuität zeigt sich in der Wiederholung sogenannter *Motive*. Diese können Personen, Tiere, Gegenstände oder Situationen betreffen. Die Kontinuität der Bilderfolge drückt sich also darin aus, daß ein solches Motiv in einer längeren Traumserie immer wieder auftritt.

14 In einer über zwei Monate sich erstreckenden Traumserie eines meiner Patienten trat das Wassermotiv in sechsundzwanzig Träumen auf. Zuerst erschien es als eine aufs Land hereinbrechende Brandungswoge; im 2. Traum als Ausblick auf ein spiegelglattes Meer. Im 3. Traum befindet sich der Träumer am Ufer und sieht, wie der Regen aufs Meer fällt. Im 4. Traum ist eine Meerreise indirekt angedeutet, denn die Reise geht in ein fernes, fremdes Land. Im 5. ist es eine Reise nach Amerika. Im 6. wird Wasser in ein Becken gegossen. Im 7. Traum fällt der Blick auf eine grenzenlose Meeresfläche bei Morgenröte. Im 8. befindet sich der Träumer auf einem Schiff. Im 9. unternimmt er eine Reise in ein fernes, wildes Land. Im 10. befindet er sich wieder auf einem Schiff. Im 11. fährt er einen Fluß hinunter. Im 12. geht er einen Bach entlang. Im 13. befindet er sich auf einem Dampfer. Im 14. hört er eine Stimme, welche ruft: «Dort geht der Weg ans Meer, wir müssen ans Meer.» Im 15. befindet er sich auf einem Schiff, das nach Amerika fährt. Im 16. ist er wieder auf einem Schiff. Im 17. fährt er im Auto zum Schiff. Im 18. macht er astronomische Ortsbestimmungen auf einem Schiff. Im 19. fährt er den Rhein entlang. Im 20. ist er auf einer Insel im Meer. Im 21. ist er wieder auf einer Insel. Im 22. fährt er mit seiner Mutter einen Fluß hinunter. Im 23. steht er am Meeresufer. Im 24. sucht er einen im Meer versunkenen Schatz. Im 25. erzählt ihm sein Vater vom Lande, wo das Wasser herkommt. Im 26. Traum endlich fährt er einen kleinen Fluß hinunter, der in einen größeren einmündet[3].

15 Dieses Beispiel illustriert die Kontinuität des unbewußten Themas und zugleich zeigt es die Methode, wie solche Motive statistisch festgestellt werden. Durch vielfache Vergleichungen gelangt man nämlich zur Feststellung dessen, worauf das Wassermotiv eigentlich hinweist. Aus solchen und ähnlichen Reihen ergeben sich die Motivdeutungen. So bedeutet das *Meer* regelmäßig einen Sammel- und Ursprungsort alles seelischen Lebens, also das sogenannte *kollektive Unbewußte*. Das bewegte Wasser hat etwa die Bedeutung von Lebensstrom und Energiegefälle. Die allen Motiven zugrunde liegenden Ideen sind anschauli-

[3] Vgl. *Psychologie und Alchemie* [GW XII], sowie *Psychologie und Religion* [GW XI].

che Vorstellungen von *archetypischem Charakter*, das heißt symbolische Urbilder, über denen sich der menschliche Geist aufgebaut und differenziert hat. Diese Urbilder sind schwer zu definieren, um nicht zu sagen vage. Jede zu enge intellektuelle Fassung beraubt sie ihres umfänglichen Wesens. Es sind keine wissenschaftlichen Begriffe, von denen Eindeutigkeit gefordert werden muß, sondern höchst allgemeine Uranschauungen des primitiven Geistes, die nie spezielle Inhalte bezeichnen, sondern um ihres Beziehungsreichtums willen bedeutsam sind. LÉVY-BRUHL bezeichnet sie als «représentations collectives» und HUBERT und MAUSS als «Kategorien a priori» der Phantasie.

In längeren Traumserien lösen sich Motive öfters ab. So trat vom letzten 16
Traum an das Wassermotiv allmählich zurück zugunsten eines neuen Motivs, nämlich das der *unbekannten Frau*. Wenn man im allgemeinen von Frauen träumt, so handelt es sich meistens um solche, die dem Träumer bekannt sind. Dazwischen aber gibt es Träume, in denen eine weibliche Figur vorkommt, die in keinerlei Weise als eine Bekannte nachgewiesen werden kann, sondern sie ist im Traum als unzweifelhaft unbekannte Figur gekennzeichnet. Dieses Motiv hat eine interessante Phänomenologie, die ich an Hand einer Traumserie, welche sich über drei Monate erstreckt, charakterisieren möchte. In dieser Serie trat das Motiv nicht weniger als einundfünfzigmal auf. Zuerst erschien es als eine Mehrheit unbestimmter Frauengestalten, dann war es die unbestimmte Gestalt einer Frau, die auf einer Treppe saß. Dann erschien sie verschleiert, und als sie den Schleier wegnahm, leuchtete ihr Gesicht wie die Sonne. Dann erschien sie als nackte Gestalt, auf einem Globus stehend, vom Rücken gesehen. Darauf löste sie sich wieder auf in eine Mehrzahl von tanzenden Nymphen, dann in eine Anzahl von geschlechtskranken Prostituierten. Etwas später erscheint die Unbekannte an einem Ball, und der Träumer gibt ihr Geld. Dann escheint sie als syphilitisch. Von diesem Moment an verbindet sich die Unbekannte mit dem sogenannten *Verdoppelungsmotiv*, das ebenfalls in Träumen häufig vorkommt. Eine Wilde, vielleicht eine Malaiin, verdoppelt sich. Sie sollte gefangengenommen werden, sie ist aber auch die blonde, nackte Frau, die auf dem Globus stand, oder ein junges Mädchen mit roter Kappe, ein Kindermädchen oder eine alte Frau. Sie ist sehr gefährlich, Mitglied einer Räuberbande und nicht ganz menschlich, sondern wie eine abstrakte Idee. Sie ist eine Führerin, die den Träumer auf einen hohen Berg geleitet. Sie ist aber auch wie ein Vogel, etwa wie ein Marabu oder Pelikan. Sie will sich einen Mann fangen. Sie ist meist blond und Tochter eines Coiffeurs, hat aber eine indische, offenbar dunkle Schwester. Als blonde Bergführerin erklärt sie dem Träumer, daß ein Teil der Seele seiner

Schwester ihr gehöre. Sie schreibt ihm einen Brief, ist aber die Frau eines anderen. Sie spricht nicht und wird nicht angesprochen. Bald hat sie schwarzes, bald weißes Haar. Sie hat eigentümliche, dem Träumer unbekannte Phantasien. Vielleicht ist sie die unbekannte Frau seines Vaters, aber nicht etwa seine Mutter. Sie fliegt mit ihm im Flugzeug, das abstürzt. Sie ist eine Stimme, die sich in eine Frau verwandelt. Sie erklärt ihm, sie sei eine Scherbe, also ein Fragment, womit sie wohl meint, daß sie eine Teilseele sei. Sie hat einen Bruder, der in Moskau gefangen sitzt. Als dunkle Figur ist sie ein Dienstmädchen, dumm, und man muß auf sie aufpassen. Die Unbekannte erscheint öfters doppelt als zwei Frauen, die mit ihm auf eine Bergtour gehen. Die blonde Bergführerin erscheint ihm einmal als Vision. Sie bringt ihm Brot, beschäftigt sich mit religiösen Ideen, kennt den Weg, den er gehen sollte, er trifft sie in einer Kirche, sie ist ihm geistige Führerin. Sie kommt wie aus einem dunkeln Kasten heraus und kann sich aus einem Hund in eine Frau verwandeln. Einmal ist sie sogar ein Affe. Der Träumer zeichnet im Traum ihr Porträt; was auf dem Papier erscheint, ist aber ein abstraktes, symbolisches Ideogramm, welches hauptsächlich die *Dreiheit*, ein häufig vorkommendes Motiv, enthält.

17 Das Motiv der unbekannten Frau kennzeichnet also eine Figur von äußerst widerspruchsvollem Charakter, welche man in der Tat nicht auf ein normales weibliches Wesen beziehen könnte. Vielmehr ist ein Fabelwesen geschildert, eine Art von Fee, die ja auch einen schillernden Charakter hat. Es gibt bekanntlich böse und gute Feen, sie können sich ebenfalls in Tiere verwandeln, können unsichtbar sein, sind von unbestimmtem Alter, bald jung, bald alt, sind nicht von menschlicher, sondern elfischer Natur mit Teilseelencharakter, verführerisch, gefährlich und haben ein überlegenes Wissen. Wir werden darum wohl kaum fehlgehen mit der Annahme, daß dieses Motiv identisch sei mit den Parallelvorstellungen der Mythologie, wo wir dieses elfische Wesen in mancherlei Gestalten antreffen, als Nymphen, Oreaden, Sylphiden, Undinen, Nixen, Waldfrauen, Sukkuben, Lamien, Vampire, Hexen und wie sie alle heißen. Ist doch die ganze mythische Fabelwelt eine Ausgeburt der unbewußten Phantasie, genau wie der Traum! Es kommt öfters vor, daß dieses Motiv das des Wassers ablöst. Wie das Wasser das Unbewußte im allgemeinen bedeutet, so ist die Figur der unbekannten Frau eine Personifikation des Unbewußten, welche ich als *Anima* bezeichnet habe. Diese Figur findet sich im Prinzip nur bei Männern und tritt erst dann in deutliche Erscheinung, wenn die Eigenschaften des Unbewußten dem Patienten anfangen problematisch zu werden. Beim Mann hat das Unbewußte weibliches und bei der Frau männliches Vorzeichen, daher ist die

Personifikation des Unbewußten beim Mann ein weibliches Wesen von der vorhin beschriebenen Art.

Der Rahmen eines Vortrages erlaubt mir nun nicht, alle jene Motive zu schildern, welche beim Prozeß der Individuation auftreten, das heißt dann, wenn die Materialien des Patienten nicht mehr auf allgemeine, nur für den Kollektivmenschen geltende Voraussetzungen reduziert werden. Es gibt zahlreiche Motive, die wir auch allesamt in der Mythologie antreffen. Man kann darum nichts anderes sagen, als daß die individuelle psychische Entwicklung zunächst etwas produziert, das wie die alte Fabelwelt aussieht. Es ist darum ohne weiteres verständlich, daß es den Anschein hat, als ob der individuelle Weg rückwärts ginge in eine menschliche Vorzeit, als ob er eine Regression in die geistige Entwicklungsgeschichte wäre, und als ob daher etwas sehr Ungehöriges passiere, das der therapeutische Eingriff verhindern müsse. Man sieht ja ähnliche Dinge auch bei psychotischen Erkrankungen, besonders bei den paranoiden Formen der Schizophrenie, wo es gelegentlich von mythologischen Gebilden wimmelt. Die Befürchtung, daß es sich um eine Fehlentwicklung handle, welche in eine chaotische oder morbide Phantasiewelt führe, liegt unmittelbar nahe. Eine solche Entwicklung kann bei einem Menschen, der als soziale Persönlichkeit nicht auf festen Füßen steht, gefährlich werden, wie ja auch schließlich jeder psychotherapeutische Eingriff gelegentlich auf eine latente Psychose treffen und diese in ein florides Stadium überführen kann. Ein unkritisches und dilettantisches Spiel mit psychotherapeutischen Methoden ist darum ein Spiel mit dem Feuer, von dem man dringend abraten muß. Besonders gefährlich wird die Sache, wenn die mythologische Schicht der Psyche freigelegt wird, denn diese Inhalte üben in der Regel eine erstaunliche Faszination auf den Patienten aus, eine Wirkung, welche den gewaltigen Einfluß mythischer Vorstellungen auf die Menschheit begreiflich macht. 18

Es scheint nun, als ob der Gesundungsprozeß diese Kräfte zu seinen Zwecken mobilisierte. Die mythischen Vorstellungen nämlich mit ihrer eigentümlichen Symbolik greifen in die Tiefe der menschlichen Seele, in historische Untergründe, wohin unsere Vernunft, der Wille und die gute Absicht nie gelangen, denn sie stammen auch aus jenen Tiefen und sprechen eine Sprache, welche unsere heutige Vernunft zwar nicht versteht, die aber sozusagen das Innerste des Menschen in Schwingung versetzt. Was uns also zunächst als Regression erschrecken könnte, ist vielmehr ein «reculer pour mieux sauter», eine Sammlung und Integration der Kräfte, welche im Laufe der Entwicklung eine neue Ordnung bewirken. 19

20 Neurose auf dieser Stufe ist ein durchaus seelisches Leiden, dem mit den gewöhnlichen rationalen Methoden nicht beizukommen ist. Es gibt darum nicht wenige Psychotherapeuten, die in letzter Linie, das heißt, wenn alle Stricke reißen, zu einer der bekannten Religionen oder vielmehr Konfessionen ihre Zuflucht nehmen. Es liegt mir fern, diese Bestrebungen ins Lächerliche zu ziehen. Ich muß vielmehr hervorheben, daß ihnen ein sehr richtiger Instinkt zugrunde liegt, enthalten doch die heutigen Religionen noch die lebendigen Reste eines mythischen Zeitalters. Und daß das politische Bekenntnis gegebenenfalls auf die Mythologie zurückgreift, das beweisen das Swastikakreuz, die «deutschen Christen» und die deutsche Glaubensbewegung aufs deutlichste. Nicht nur das Christentum mit seiner Heilsymbolik, sondern alle Religionen überhaupt bis zu den magischen Religionsformen der Primitiven sind Psychotherapien, welche das Leiden der Seele und die seelisch verursachten Leiden des Körpers behandeln und heilen. Wieviel in der heutigen Medizin noch Suggestivtherapie ist, darüber möchte ich kein Urteil aussprechen. Ganz milde ausgedrückt ist ja die sogenannte *Berücksichtigung des psychischen Faktors* in der praktischen Heilkunde keine ganz schlechte Sache. Die Geschichte der Medizin ist gerade in dieser Hinsicht überaus aufschlußreich.

21 Wenn also gewisse Ärzte auf die mythischen Vorstellungen irgendeiner Religion zurückgreifen, so tun sie im Sinne der Geschichte das Richtige. Sie können es aber nur mit jenen Patienten tun, für welche die in den Religionen enthaltenen mythischen Reste noch lebendig sind. Für diese Patienten ist irgendeine rationelle Therapie angezeigt, bis jener Moment erreicht ist, wo mythische Vorstellungen unerläßlich werden. Wenn ich praktizierende Katholiken behandle, so verweise ich sie immer auf die Beichte und die Gnadenmittel der Kirche. Bei gläubigen Protestanten, welche der Beichte und der Absolution entraten müssen, ist die Sache schon schwieriger. Im moderneren Protestantismus hat sich aber das Ventil des sogenannten Oxfordmovement geöffnet. Diese Bewegung gibt als Ersatz die Laienbeichte und an Stelle der Absolution das Gemeinschaftserlebnis. Eine Reihe von meinen Patienten sind mit meiner völligen Beistimmung dieser Bewegung beigetreten, wie auch einige entweder katholisch oder wenigstens bessere Katholiken als zuvor geworden sind. In allen diesen Fällen enthalte ich mich des dialektischen Verfahrens, denn es hat gar keinen Zweck, eine individuelle Entwicklung über die Bedürfnisse des Patienten hinaus zu fördern. Wenn er den Sinn seines Lebens und die Heilung seiner Unrast und Uneinigkeit im Rahmen einer existierenden Bekenntnisform – das politische Glaubensbekenntnis einbegriffen – finden kann, so soll es dem Arzt recht sein.

Schließlich hat sich dieser in erster Linie um den Kranken zu bekümmern und nicht um den Geheilten.

Es gibt nun aber sehr viele Patienten, die entweder keinerlei religiöse oder 22
dann sehr unorthodoxe Überzeugungen haben. Solche Fälle lassen sich prinzipiell nicht zu irgendeiner Überzeugung bekehren. Mit jeder rationalen Therapie bleiben sie stecken, obschon ihre Krankheit an und für sich heilungsfähig wäre. Unter diesen Umständen bleibt gar nichts anderes übrig als die dialektische Entwicklung jener mythischen Materialien, die im Kranken selber, jenseits aller historischen Überlieferung, lebendig sind. In diesen Fällen stoßen wir auf die mythologischen Träume mit ihren charakteristischen Bilderserien, welche das ärztliche Verständnis vor eine ganz neue und unerwartete Aufgabe stellen. Es werden vom Arzt Kenntnisse gefordert, auf die ihn sein Fachstudium nicht im geringsten vorbereitet hat. Die menschliche Seele ist eben weder ein psychiatrisches, noch ein physiologisches, noch überhaupt ein biologisches Problem, sondern ein psychologisches. Die Seele ist ein Gebiet für sich mit seiner ihm besonderen Eigengesetzlichkeit. Man kann das Wesen der Seele nicht aus den Prinzipien anderer Wissensgebiete ableiten, sonst vergewaltigt man die eigentümliche Natur des Psychischen. Es läßt sich weder mit dem Gehirn, noch mit Hormonen, noch mit irgendeinem der bekannten Instinkte identifizieren, sondern es muß wohl oder übel als ein Phänomen sui generis anerkannt werden. Die Phänomenologie der Seele erschöpft sich darum nicht mit naturwissenschaftlich erfaßbaren Tatsachen, sondern begreift auch das Problem des menschlichen Geistes, welcher der Vater aller Wissenschaft ist, in sich. Diese Tatsache bekommt der Psychotherapeut zu fühlen, wenn ihn ein entsprechender Fall veranlaßt, etwas tiefer zu gehen als die landläufigen Auffassungen. Man hat dieser Ansicht schon des öfteren vorgehalten, früher hätte man auch Psychotherapie gekannt und man hätte es nicht für nötig befunden, sich auf solche Komplikationen einzulassen. Ich gebe gerne zu, daß HIPPOKRATES, GALEN und PARACELSUS auch gute Ärzte gewesen sind, glaube aber nicht, daß die moderne Medizin deshalb auf Serumtherapie und Radiologie verzichten sollte. Es ist allerdings – und ganz besonders für den Laien – schwierig, die komplizierteren Probleme der Psychotherapie zu verstehen; wenn man hingegen die einfache Überlegung macht, warum gewisse Lebenssituationen oder gewisse Erfahrungen pathogen sind, so wird man entdecken, daß die *Auffassung* dabei sehr oft eine ausschlaggebende Rolle spielt. Gewisse Dinge scheinen darum gefährlich oder unmöglich oder schädlich, weil Auffassungen bestehen, welche die Dinge in einem solchen Licht erscheinen lassen. Beispielsweise bedeutet für viele Leute Reichtum

höchstes Glück und Armut größte Plage, obwohl Reichsein für niemanden in Wirklichkeit höchstes Glück ist, noch Armut ein Grund für Melancholie. Aber man hat solche Auffassungen, und diese Auffassungen haben ihre Gründe in gewissen geistigen Voraussetzungen, etwa in dem, was man als *Zeitgeist* bezeichnet, oder in gewissen religiösen oder irreligiösen Anschauungen. Letztere spielen zum Beispiel in moralischen Konflikten oft eine ausschlaggebende Rolle. Sobald die Analyse der psychischen Situation eines Patienten das Gebiet seiner geistigen Voraussetzungen berührt, ist man auch schon in das Reich der allgemeinen Ideen eingetreten. Die Tatsache, daß soundsoviel normale Menschen ihre geistigen Voraussetzungen niemals kritisieren – schon darum nicht, weil sie ihnen unbewußt sind –, beweist nicht, daß diese für alle Menschen gültig oder gar unbewußt seien, ebensowenig, daß sie nicht zu Quellen schwerster Gewissenskonflikte werden können. Vererbte allgemeine Vorurteile einerseits und weltanschauliche und sittliche Desorientiertheit andererseits sind im Gegenteil gerade in unserer Epoche einer umsturzähnlichen Wandlung sehr oft die tieferen Gründe für weitgehende Störungen des seelischen Gleichgewichtes. Patienten dieser Art hat der Arzt schlechterdings nichts anzubieten als die Möglichkeit individueller geistiger Entwicklung. Um solcher Fälle willen ist der Spezialist auch gezwungen, seine Kenntnisse im Gebiet der Geisteswissenschaft erheblich auszuweiten, wenn er dem Symbolismus der psychischen Inhalte einigermaßen gerecht werden will.

23 Ich würde mich einer Unterlassungssünde schuldig machen, wenn meine Ausführungen den Eindruck erwecken sollten, daß die spezielle Therapie nichts anderes erforderte als ein großes Wissen. Ebenso wichtig ist auch die moralische Differenzierung der ärztlichen Persönlichkeit. Chirurgie und Geburtshilfe wissen es schon lange, daß es nicht genügt, bloß den Patienten zu waschen, der Arzt selber soll reine Hände haben. Ein Psychotherapeut aber, der selber neurotisch ist, wird unfehlbar seine eigene Neurose am Patienten behandeln. Therapie, abgesehen von der Beschaffenheit der ärztlichen Persönlichkeit, ist allenfalls noch denkbar im Gebiet der rationalen Techniken, im Gebiet eines dialektischen Verfahrens hingegen wird sie zur Undenkbarkeit, denn dort muß der Arzt aus seiner Anonymität heraustreten und Rechenschaft über sich selber geben, genau das, was er von seinem Patienten verlangt. Ich weiß nicht, welches die größere Schwierigkeit ist, sich ein großes Wissen zuzulegen oder auf seine professionelle Autorität und Anonymität verzichten zu können. Auf alle Fälle bedeutet diese Notwendigkeit eine moralische Belastungsprobe, welche den Beruf des Psychotherapeuten nicht gerade beneidenswert macht. Beim Laienpubli-

kum stößt man nicht selten auf das Vorurteil, Psychotherapie sei das Allerleichteste und Billigste und bestehe nur in der Kunst, einem etwas weiszumachen oder den Leuten das Geld aus der Tasche zu locken. In Wirklichkeit aber handelt es sich um einen schwierigen und nicht ungefährlichen Beruf. Wie der Arzt überhaupt Infektionen und anderen Berufsgefahren ausgesetzt ist, so riskiert der Psychotherapeut psychische Infektionen, die nicht minder bedrohlich sind. So ist er einerseits vielfach in Gefahr, in die Neurosen seiner Patienten verwickelt zu werden, andererseits muß er sich persönlich dermaßen gegen den Einfluß seiner Patienten abschirmen, daß er sich der therapeutischen Wirkung beraubt. Zwischen dieser Skylla und Charybdis liegt das Risiko, aber auch der heilende Effekt.

Die moderne Psychotherapie ist ein vielschichtiges Gebilde, entsprechend 24
der Mannigfaltigkeit der zur Behandlung gelangenden Patienten. Die einfachsten Fälle sind die, welche bloß des menschlichen common sense und eines guten Rates bedürfen. Sie benötigen bestenfalls nur eine Konsultation. Das will nun allerdings nicht heißen, daß einfach aussehende Fälle auch immer einfach sind; man macht oft unliebsame Entdeckungen. Sodann gibt es Patienten, zu deren Heilung nichts als eine mehr oder weniger gründliche Beichte, ein sogenanntes Abreagieren genügt. Schwerere Neurosen bedürfen in der Regel einer reduktiven Analyse ihrer Symptome und Zustände. Dabei sollte man nicht wahllos die eine oder andere Methode anwenden, sondern je nach der Art des Falles muß die Analyse mehr nach den Grundsätzen FREUDS oder mehr nach denjenigen ADLERS ausgeführt werden. AUGUSTIN unterscheidet zwei Hauptsünden, die eine ist die concupiscentia, die Begehrlichkeit, und die andere die superbia, die Überheblichkeit. Jene entspricht dem FREUDschen Lustprinzip, diese dem Machtwillen, dem Oben-sein-Wollen ADLERS. Es handelt sich um zwei Menschengruppen mit verschiedenen Ansprüchen. Diejenigen, deren Charakteristikum das infantile Lustsuchen ist, sind meistens solche, denen die Befriedigung inkompatibler Wünsche und Triebe mehr am Herzen liegt als die soziale Rolle, die sie spielen könnten; darum sind es oft wohlsituierte, sogar erfolgreiche Leute, die sozial angekommen sind. Diejenigen aber, welche «oben» sein wollen, sind meist Leute, die entweder in Wirklichkeit unten sind oder sich wenigstens einbilden, nicht die Rolle zu spielen, welche ihnen eigentlich zukäme. Es sind darum häufig Menschen, welche Schwierigkeiten mit der sozialen Anpassung haben und deshalb mit Machtfiktionen ihre Unterlegenheit zu bemänteln versuchen. Man kann natürlich alle Neurosen nach FREUD oder nach ADLER erklären, aber in der praktischen Behandlung tut man besser daran, den

Fall vorher genau anzusehen. Wenn es sich um gebildete Leute handelt, so fällt die Entscheidung nicht schwer. Ich empfehle den Patienten, etwas von Freud und Adler zu lesen. In der Regel finden sie bald heraus, wer von beiden ihnen mehr liegt. Solange man sich im Gebiet der eigentlichen Neurosenpsychologie bewegt, kann man der Freudschen sowohl als der Adlerschen Gesichtspunkte nicht entbehren.

25 Wenn aber die Sache anfängt, monoton zu werden, und Wiederholungen eintreten, so daß nach unvoreingenommenem Urteil ein Stillstand eingetreten ist, oder wenn mythologische, sogenannte archetypische Inhalte erscheinen, dann ist es Zeit, die analytisch-reduktive Behandlung aufzugeben und die Symbole anagogisch, respektive synthetisch zu behandeln, was gleichbedeutend ist mit dem dialektischen Verfahren und der Individuation.

26 Die Beeinflussungsmethoden, zu denen auch die analytischen gehören, erfordern es, daß man den Patienten so oft wie möglich sieht. Ich begnüge mich allerdings mit höchstens drei bis vier Konsultationen pro Woche. Mit dem Beginn der synthetischen Behandlung wird es vorteilhaft, die Konsultationen zeitlich zu distanzieren. Ich vermindere sie dann in der Regel auf ein bis zwei Stunden pro Woche, denn der Patient muß ja lernen, seinen eigenen Weg zu gehen. Dieser besteht zunächst darin, daß er selber versucht, seine Träume zu verstehen, so daß die Inhalte des Unbewußten fortschreitend dem Bewußtsein angegliedert werden. Denn der Grund der Neurose ist die Diskrepanz zwischen der bewußten Haltung und der unbewußten Tendenz. Diese Dissoziation wird durch die Assimilation der Inhalte des Unbewußten überbrückt. Die Zeit zwischen den Konsultationen verstreicht daher nicht ungenützt. Auf diese Weise erspart man dem Kranken und sich selber eine Menge Zeit, die dem Patienten ebensoviel Geld bedeutet, und dabei lernt er auf eigenen Füßen zu stehen, statt sich an den Arzt anzuklammern.

27 Die Arbeit, die der Patient tut, führt durch fortschreitende Assimilation der Inhalte des Unbewußten zur schließlichen Integration seiner Persönlichkeit und damit zur Aufhebung der neurotischen Dissoziation. Die Einzelheiten dieses Entwicklungsweges zu schildern, würde den Rahmen eines Vortrages bei weitem überschreiten. Ich muß mich daher damit begnügen, wenigstens einen allgemeinen Überblick über die Grundsätze der psychotherapeutischen Praxis gegeben zu haben.

III

WAS IST PSYCHOTHERAPIE?[1]

Es ist gar nicht so lange her, daß «frische Luft», «Anwendung von kaltem Wasser» und «Psychotherapie» vom wohlmeinenden Kliniker in einem Atem empfohlen wurden, und zwar in allen jenen Fällen, welche mit psychischen Erscheinungen in geheimnisvoller Weise kompliziert waren. Unter Psychotherapie verstand man damals, bei näherem Zusehen, eine Art von forschem oder väterlich-wohlwollendem Zureden, etwa in Anlehnung an DUBOIS in der Form der Überredung, daß das Symptom *nur psychisch* und darum eine krankhafte Einbildung sei. 28

Es soll nicht geleugnet werden, daß auch das Zureden gelegentlich einmal Gutes wirken kann; aber für die moderne Psychotherapie ist es etwa ebenso charakteristisch wie der Verband für die moderne Chirurgie, das heißt die persönliche autoritäre Einwirkung ist zwar ein wichtiger Heilfaktor, aber bei weitem nicht der einzige, und auf keinen Fall stellt er das Wesen der Psychotherapie dar. Heutzutage ist sie Wissenschaft und wissenschaftliche Methodik geworden, während früher «Psychotherapie» in jedermanns Bereich zu liegen schien. Mit der vertieften Erkenntnis des Wesens der Neurosen und der psychischen Komplikationen körperlicher Krankheiten hat sich auch das Wesen der Behandlung erheblich gewandelt und differenziert. Die frühere Suggestionstheorie, nach welcher die Symptome durch Gegenwirkung unterdrückt werden mußten, wurde abgelöst vom psychoanalytischen Standpunkt FREUDS, welcher wußte, daß durch die Unterdrückung des Symptoms die Ursache der Krankheit nicht beseitigt war und daß das Symptom vielmehr eine Art Wegweiser ist, der direkt oder indirekt auf die Krankheitsursache hinweist. Dieser neuere, das heißt seit etwa dreißig Jahren allgemein anerkannte Standpunkt war auch für die Therapie revolutionär, indem er nämlich ganz im Gegensatz zur Suggestionstherapie die *Bewußtmachung der Ursachen* forderte. 29

Die Suggestionsbehandlung (Hypnose und andere) ist nicht leichtsinnigerweise aufgegeben worden, sondern darum, weil ihre Resultate wirklich unbe- 30

[1] Erschienen in *Schweizerische Ärztezeitung für Standesfragen* XVI/26 1935, p. 335 ff.

friedigend waren. Sie war zwar relativ leicht und praktisch in der Anwendung und erlaubte geschickten Praktikern die gleichzeitige Behandlung einer größeren Anzahl von Patienten, womit wenigstens die hoffnungsvollen Anfänge einer lukrativen Methodik gemacht schienen. Die tatsächlichen Heilerfolge waren aber derart dünn gesät und so unstabil, daß auch die scheinbare Möglichkeit einer gleichzeitigen Massenbehandlung die Suggestionsbehandlung nicht mehr retten konnte. Der Praktiker und die Krankenkassen hätten sonst alles Interesse daran gehabt, diese Methode beizubehalten. Sie ist aber an ihrem eigenen Ungenügen eingegangen.

31 Die vom FREUDschen Standpunkt geforderte *Bewußtmachung der Ursachen* ist zum Leitmotiv oder zur Grundvoraussetzung aller neueren Psychotherapieformen geworden. Die psychopathologische Forschung der letzten fünfzig Jahre einerseits hat über alle Zweifelsmöglichkeit hinaus die Tatsache bewiesen, daß die für die Neurose ätiologischen Hauptvorgänge wesentlich unbewußter Natur sind, und die praktische Erfahrung andererseits hat bewiesen, daß die Bewußtmachung der ätiologischen Inhalte oder Vorgänge ein Heilfaktor von größerer praktischer Bedeutung ist als die Suggestion. Es hat sich dementsprechend im Laufe der letzten fünfundzwanzig bis dreißig Jahre auf dem Gebiete der Psychotherapie ein Umschwung vollzogen zuungunsten der direkten Suggestion und zugunsten aller jener Therapieformen, deren Standpunkt im allgemeinen die Bewußtmachung der krankheitsveranlassenden Ursachen ist.

32 Wie schon angedeutet, ging die Veränderung der Behandlung Hand in Hand mit einer vertieften und differenzierten Theorie der neurotischen Störung. Solange sich die Behandlung auf die Suggestion beschränkte, konnte sie sich auch mit einem theoretischen Standpunkt von äußerster Anspruchslosigkeit begnügen. Man hielt es für hinreichend, neurotische Krankheitsbilder als «Einbildungen» einer übersteigerten Phantasie aufzufassen, und aus dieser Auffassung ergab sich dann zwanglos die Therapie, deren Ziel es war, jene Produkte der Phantasie, nämlich die eingebildeten Symptome, einfach zu unterdrücken. Was man aber leichthin als «Einbildungen» glaubte abtun zu können, das war nur *eine* der möglichen Manifestationen eines spezifischen Krankheitszustandes, dessen Symptomatologie von proteusartiger Mannigfaltigkeit und Wandelbarkeit ist. Kaum hatte man das eine oder andere Symptom unterdrückt, so war auch schon ein anderes da. An den Kern der Störung war man eben nicht herangelangt.

33 Unter dem Einfluß von BREUER und FREUD galt längere Zeit die sogenannte traumatische Neurosentheorie, und dementsprechend versuchte die sogenannte

kathartische Methode, dem Patienten die ursprünglichen traumatischen Momente wieder bewußt zu machen. Schon diese relativ einfache Methode und Theorie verlangte vom Arzt eine ganz andere Einstellung zum Patienten als die Suggestionsmethode, welche schließlich jedermann, der über die nötige Entschlußkraft verfügte, ausüben konnte. Die kathartische Methode aber verlangte ein sorgfältiges individuelles Eingehen auf den Einzelfall und eine geduldige, forschende Einstellung, die sich auf die möglichen traumatischen Momente richtete. Denn nur durch genaue Beobachtung und Untersuchung des vom Patienten produzierten Materials war es möglich, die traumatischen Momente so zu konstellieren, daß es zum *Abreagieren* jener ursprünglichen, emotionalen Situationen kam, in denen die Neurose entstanden war. Eine lukrative Massenbehandlung wurde infolgedessen sehr erschwert, wenn nicht verunmöglicht. Zwar ist die vom Arzt erwartete Leistung qualitativ höher als bei der Suggestion, aber es bestand bei der Einfachheit der Theorie doch immerhin noch die Möglichkeit einer ziemlich weitgehenden Routine, und im Prinzip hinderte nichts daran, mehrere Patienten zugleich in jenen entspannten Zustand zu versetzen, in welchem die traumatischen Erinnerungen abreagiert werden konnten.

34 Bei dieser eingehenden Behandlung des Einzelfalles konnte es nicht zu lange verborgen bleiben, daß die Traumatheorie eine vorschnelle Verallgemeinerung war. Mit vermehrter Erfahrung wurde es jedem gewissenhaften Erforscher neurotischer Krankheitsbilder klar, daß speziell sexuelle Traumata und sodann auch andere Schockwirkungen wohl gelegentlich und für bestimmte Neurosenformen in Betracht kamen, aber bei weitem nicht für alle. FREUD selber hat bald die Stufe der Traumatheorie überholt und ist mit der *Verdrängungstheorie* hervorgetreten. Diese Theorie ist erheblich komplizierter und dementsprechend differenzierte sich auch die Behandlung. Es wurde klar, daß ein bloßes Abreagieren unmöglich zum Ziele führen kann, indem die meisten Neurosen gar keine traumatischen Fälle sind. Die Verdrängungstheorie trug der Tatsache weit mehr Rechnung, daß typische Neurosen im eigentlichen Sinne *Entwicklungsstörungen* sind. FREUD formulierte die Störung als eine Verdrängung und Unbewußtmachung infantil-sexueller Regungen und Tendenzen. Der Theorie erwuchs daher die Aufgabe, diesen Tendenzen im Material des Patienten nachzuspüren. Da jene aber der Definition gemäß als solche unbewußt sind, so konnte ihr Vorhandensein nur durch umfangreiche Untersuchung der Anamnese, sowohl wie der aktuellen Phantasietätigkeit des Patienten nachgewiesen werden.

35 In der Regel und hauptsächlich erschienen die Infantilregungen im *Traum*, weshalb nun FREUD sich dem ernstlichen Studium der Träume zuwandte. Da-

mit war nun der entscheidende Schritt getan, welcher die moderne Psychotherapie zu einer Methodik individueller Behandlung machte. Es ist ganz ausgeschlossen, daß die psychoanalytische Behandlung zu gleicher Zeit bei mehreren oder gar vielen Patienten angewandt werden kann. Sie ist alles, nur keine routinehafte Mechanistik.

36 Ob nun diese Behandlungsform sich mit ADLER als «individualpsychologisch», oder mit FREUD und STEKEL als «psychoanalytisch» oder sonstwie bezeichnet, die Tatsache bleibt bestehen, daß jede moderne Psychotherapie, insofern sie Anspruch auf ärztliche Gewissenhaftigkeit und wissenschaftliche Zuverlässigkeit erhebt, kein Massenbetrieb mehr sein kann, sondern darauf angewiesen ist, dem einzelnen ein ungeteiltes und ausgiebiges Interesse zuzuwenden. Das Verfahren ist notwendigerweise umständlich und zeitraubend. Gewiß werden vielfach Versuche gemacht, die Behandlungsdauer möglichst abzukürzen, aber man könnte nicht behaupten, daß diese Versuche sehr ermutigende Resultate hätten. Die Neurosen sind nämlich meistens durch viele Jahre hindurch aufgebaute Fehlentwicklungen, welche nicht durch einen kurzen und intensiven Prozeß redressiert werden können. Die Zeit ist darum ein nicht zu ersetzender Heilfaktor.

37 Neurosen gelten – sehr zu Unrecht – immer noch als leichte Krankheiten, hauptsächlich darum, weil sie nicht tastbar, körperlicher Natur sind. Man «stirbt» ja nicht an einer Neurose – wie wenn bei einer körperlichen Krankheit stets ein letales Ende drohte! Man vergißt aber völlig, daß Neurosen – ungleich körperlichen Krankheiten – gelegentlich äußerst deletär sind in ihren psychischen und sozialen Konsequenzen, oftmals schlimmer als Psychosen, die ja meistens als solche zur sozialen Isolierung des Kranken und damit zu seiner Unschädlichmachung führen. Ein ankylosiertes Knie, ein amputierter Fuß, eine jahrelange Lungentuberkulose sind schweren Neurosen in jeder Hinsicht vorzuziehen. Wenn man die Neurose nicht bloß vom klinischen, sondern vielmehr vom psychologischen und sozialen Standpunkt aus betrachtet, so kommt man zum Schluß, daß es eigentlich schwere Erkrankungen sind, namentlich in Hinsicht ihrer Wirkungen auf die Umgebung und auf die Lebensgestaltung des einzelnen. Der klinische Standpunkt allein wird dem Wesen der Neurose nicht gerecht, kann ihm nicht gerecht werden, da die Neurose mehr ein psychosoziales Phänomen ist, als eine Krankheit sensu strictiori. Die Neurose zwingt uns, den Begriff der «Krankheit» über die Vorstellung eines in seinen Funktionen gestörten Einzelkörpers hinaus zu erweitern und den neurotischen Menschen als ein erkranktes soziales Beziehungssystem zu betrachten. Wenn man diese Kor-

rektur seiner Auffassung vollzogen hat, so wird man es nicht mehr erstaunlich finden, daß eine richtige Neurosentherapie eine umständliche und in jeder Hinsicht komplizierte Angelegenheit ist.

Unglücklicherweise haben sich die medizinischen Fakultäten zu wenig um 38
die Tatsache gekümmert, daß die Zahl der Neurosen und besonders die Häufigkeit der psychischen Komplikationen organischer Krankheiten sehr groß ist und darum den praktischen Arzt in einem ungewöhnlich hohen Maß beschäftigt, auch wenn er es nicht merken sollte. Sein Studiengang gibt ihm aber in dieser wichtigen Hinsicht keinerlei Vorbereitung mit, ja, sehr häufig hat er nicht einmal eine Gelegenheit, sich über dieses praktisch so wichtige Gebiet einigermaßen zu orientieren.

Obschon die Anfänge der modernen Psychotherapie in der Hauptsache auf 39
den Verdiensten FREUDS fußen, so würde man sich doch sehr irren, wenn man – wie dies übrigens noch häufig geschieht – die psychische Behandlung schlechthin mit FREUDscher «Psychoanalyse» identifizierte. Dieser Irrtum wird allerdings begünstigt durch FREUD selber und dessen Anhänger, welche ihre Sexualtheorie und ihre Methodik in sektiererhafter Weise als alleinseligmachend auffassen. ADLERS «Individualpsychologie» ist ein nicht zu unterschätzender Beitrag und damit eine Erweiterung des psychologischen Gesichtspunktes. Es ist an Theorie und Methodik der Psychoanalyse sehr viel Richtiges und Wahres, jedoch beschränkt sich ihre Wahrheit im wesentlichen auf das sexuelle Beziehungssystem und ist blind für alles, was diesen Kategorien nicht unterstellt ist. ADLER hat den Beweis erbracht, daß man nicht wenige Neurosen mit besserem Erfolg auf ganz andere Weise erklären kann.

Diese neuere Entwicklung der Auffassungen erstrebt therapeutisch nicht nur 40
die Bewußtmachung krankheitserregender Inhalte und Tendenzen, sondern darüber hinaus auch ihre Rückführung (Reduktion) auf ursprüngliche, *einfache* Instinkte, womit das natürliche, unverbogene Wesen des Menschen wiederhergestellt werden soll. Diese therapeutische Absicht ist nicht nur lobenswert, sondern auch praktisch, logisch und aussichtsreich. Die Heilresultate sind in Anbetracht der enormen Schwierigkeiten der Neurosenbehandlung durchaus ermutigend, wenn auch nicht so ideal, daß man sich nicht noch etwas Besseres wünschen könnte.

Die Reduktion auf Instinkte ist an sich eine etwas fragwürdige Sache, denn 41
der Mensch lebt seit jeher auf Kriegsfuß mit seinen Instinkten, das heißt diese selber liegen in beständigem Streit miteinander, daher entsteht die Gefahr, daß durch die Reduktion auf Instinkte der ursprüngliche neurotische Konflikt nur

durch einen anderen ersetzt wird. (FREUD ersetzte die Neurose durch die sogenannte Übertragungsneurose, um nur *ein* Beispiel zu nennen.) Um dieser Gefahr zu entgehen, erstrebt die Psychoanalyse die Entwertung der sogenannten infantilen Wunschtendenzen durch Einsicht, die Individualpsychologie dagegen die Ersetzung durch die auf dem Herdentrieb begründete Kollektivierung des Individuums. FREUD repräsentiert den wissenschaftlichen Rationalismus des 19. Jahrhunderts, ADLER die sozialpolitischen Tendenzen des beginnenden 20. Jahrhunderts.

42 Diesen deutlich auf zeitgenössisch bedingten Voraussetzungen beruhenden Ansichten gegenüber habe ich weitergehende Individualisierung der Behandlungsmethode und Irrationalisierung der Zielsetzung betont, letzteres insbesondere, um möglichste Vorurteilslosigkeit zu gewährleisten. Bei einer psychologischen Entwicklung nämlich sollte der Arzt aus Prinzip die *Natur* walten lassen und es tunlichst vermeiden, im Sinne seiner eigenen philosophischen, sozialen und politischen Voraussetzungen den Patienten zu beinflußen. Wenn auch alle Schweizerbürger vor dem Gesetze wenigstens gleich sind, so sind sie als Individuen doch alle sehr ungleich, und darum kann jeder nur auf seine eigene façon selig werden. Damit ist nun keineswegs «Individualismus» bezweckt, sondern nur eine zu jedem verantwortlichen Handeln unerläßliche Vorbedingung, nämlich daß einer sich und seine eigene Art kenne und den Mut habe, für diese einzustehen. Erst wenn ein Mensch auf seine Art existiert, ist er verantwortlich und handlungsfähig, sonst wäre er ein bloßer Mit- und Nachläufer ohne eigene Persönlichkeit.

43 Ich erwähne diese ins Weite reichenden Probleme der modernen Psychotherapie nicht etwa, um eine ausführliche Darstellung derselben zu geben, sondern bloß, um dem Leser zu zeigen, auf welche Probleme eine Behandlung stößt, die es sich zum Ziel gesetzt hat, eine neurotische Fehlentwicklung wieder auf natürliche Bahnen zu lenken. Um nun einen seiner eigenen Persönlichkeit weitgehend unbewußten Menschen soweit zu erziehen, daß er bewußt seinen für ihn richtigen Weg einschlägt und zugleich seine soziale Verantwortlichkeit klar erkennt, bedarf es, wie jeder Einsichtige ohne weiteres zugeben wird, einer umständlichen und zeitraubenden Prozedur. Hat FREUD schon durch die Beachtung der für die Behandlung so überaus wichtigen Träume die Methode erheblich kompliziert, so wird diese durch weitere Individualisierung, die ja konsequenterweise immer noch mehr auf das individuelle Material des Patienten abstellt, nicht etwa vereinfacht, sondern noch anspruchsvoller. In dem Maße aber, in dem die eigentümliche Persönlichkeit des Kranken zur Geltung kommt,

kann dieser auch mehr zur Mitarbeit herangezogen werden. Wenn der Psychoanalytiker glaubt, er müsse seinen Patienten auf mehrere Monate hinaus jeden Wochentag für eine Stunde sehen, so komme ich in schwierigen Fällen mit drei bis vier Sitzungen pro Woche aus. In der Regel begnüge ich mich mit zwei, und wenn der Patient einigermaßen eingeführt ist, so werden die Sitzungen auf eine Stunde reduziert. In der Zwischenzeit aber hat er Arbeit, die ich kontrolliere, an sich selber zu tun. Ich vermittle ihm dazu das nötige psychologische Wissen, um ihn möglichst bald von der ärztlichen Autorität frei zu machen. Ebenso unterbreche ich zirka alle zehn Wochen die Behandlung, damit der Patient wieder auf sein normales Milieu angewiesen ist; auf diese Weise wird er seiner Welt nicht entfremdet, denn er leidet ja an der Neigung, auf Kosten eines anderen zu leben. Bei dieser Methode kommt die Zeit als Heilfaktor zur Wirkung, ohne daß der Patient die Zeit des Arztes bezahlen muß. Bei richtiger Anleitung sind wohl die meisten Leute fähig, nach kurzer Zeit schon ihren, wenn auch anfangs noch bescheidenen Beitrag an Mitarbeit zu leisten. Durch allzu häufige Sitzungen wird nach meiner Erfahrung die absolute Heilungszeit nicht verkürzt. Ziemlich lange dauert es auf alle Fälle, wo es um eine gründliche Behandlung geht. Wenn daher die Sitzungen zeitlich distanziert und die Zwischenräume durch die eigene Arbeit des Patienten ausgefüllt werden, so wird die Behandlung finanziell für weniger Bemittelte tragbarer, als wenn diese mit Rücksicht auf den (zweifelhaften) Suggestiveffekt täglich vorgenommen wird.

In allen deutlichen Neurosefällen ist eine gewisse *Umerziehung* und *Umwandlung* der Persönlichkeit unerläßlich, denn es handelt sich stets um eine in der Regel bis in die Kindheit zurückreichende Fehlentwicklung des Individuums. Dieser Erkenntnis entsprechend muß die moderne Methode auch geisteswissenschaftliche, nämlich pädagogische und philosophische Gesichtspunkte berücksichtigen, weshalb sich eine rein ärztliche Vorbildung in zunehmendem Maße als unzulänglich erweist. Auf alle Fälle sollte zur Ausübung dieser Tätigkeit ein gründliches psychiatrisches Wissen vorausgesetzt werden. Eine irgendwie zulängliche Behandlung der Träume aber erfordert einen reichlichen Zusatz an Symbolkenntnis, die nur durch das Studium der primitiven Psychologie und der vergleichenden Mythenkunde und Religionswissenschaft erworben werden kann. 44

Zum Erstaunen des Psychotherapeuten selber ist mit seiner vertieften Erkenntnis und Erfahrung das Objekt seiner Tätigkeit nicht einfacher geworden, sondern hat zusehends an Umfang und Komplikation gewonnen, und schon beginnen sich in den Wolken der Zukunft die Umrisse einer neuen praktischen 45

Psychologie abzuzeichnen, welche einmal die Erkenntnisse des Arztes, sowohl wie die des Erziehers und aller jener, die sich mit der menschlichen Seele beschäftigen, zusammenfassen wird. Bis dahin wird allerdings die Psychotherapie eine ärztliche Aufgabe sein, und es steht zu hoffen, daß die medizinischen Fakultäten dieser von den Kranken an den Arzt gerichteten Forderungen nicht länger ein taubes Ohr leihen. Das gebildete Publikum weiß um die Existenz der Psychotherapie, und der einsichtige Arzt kennt die große Bedeutung des psychischen Einflusses aus seiner Praxis, und darum gibt es schon jetzt in der Schweiz eine stattliche Anzahl von Ärzten, die sich für die Berechtigung der Psychotherapie einsetzen und sie nach bestem Können aufopferungsvoll ausüben, obschon ihre Tätigkeit ihnen oft durch Lächerlichmachen, Mißdeutung und ebenso unsachgemäße wie übelwollende Kritik sauer gemacht wird.

IV
EINIGE ASPEKTE DER MODERNEN PSYCHOTHERAPIE[1]

Die moderne Psychotherapie befindet sich an einem Kongreß für «Public Health» in einer etwas eigentümlichen Lage. Sie kann sich weder auf internationale Vereinbarungen berufen, noch ist sie in der Lage, Gesetzgebern und Gesundheitsministern gute und praktische Ratschläge zu erteilen. Sie steht bescheiden neben den großen Organisationen und Institutionen für die öffentliche Wohlfahrt und muß sich auf persönliche Hilfeleistungen beschränken, ungeachtet der Tatsache, daß Neurosen erschreckend verbreitet sind und keinen geringen Raum unter dem Heer von Übeln einnehmen, welche die Gesundheit der zivilisierten Welt bedrängen. 46

Psychotherapie und moderne Psychologie sind vorderhand individuelle Versuche und Unternehmungen geblieben und fanden bisher geringe oder gar keine allgemeine Anwendung. Sie anzuwenden bleibt ganz der persönlichen Initiative der einzelnen Ärzte überlassen, wobei sie nicht einmal durch die Universitäten unterstützt werden. Und doch haben die Probleme der modernen Psychologie ein solch großes Interesse erregt, daß die geringe offizielle Beachtung, die ihnen entgegengebracht wird, in keinem Verhältnis dazu steht. 47

Ich muß gestehen, daß es mir selber nicht leicht gefallen ist, mich mit den neuen, von FREUD gewiesenen Wegen zu befreunden, die ich als junger Arzt aus seinen damals noch wenig zahlreichen Werken kannte. Ich beschäftigte mich zu jener Zeit mit experimenteller Psychopathologie, wobei mich hauptsächlich die Reaktionsstörungen im sogenannten Assoziationsexperiment interessierten. Dabei konnte ich nicht übersehen, daß meine eigenen Resultate unzweifelhaft die von FREUD aufgezeigten Tatsachen der *Verdrängung*, der *Substitution* und der *Symbolisierung* bestätigten. Auch konnte ich die wichtige Rolle der Sexualität in der Ätiologie und in der besonderen Struktur der Neurose nicht verkennen. 48

[1] Übersetzung eines englischen Vortrages, gehalten am Kongreß der Society of Public Health, Zürich 1929. Erschienen in *Journal of State Medicine* XXXVIII/6, London 1930, p. 348–354.

49 Medizinische Psychologie ist immer noch Pionierarbeit, doch hat es den Anschein, die offizielle Medizin beginne vieles, das sie bisher nur von der physiologischen Seite her beurteilte, nun auch von der psychischen Seite her zu verstehen; ganz abgesehen von den Neurosen, deren psychische Natur nicht mehr länger bestritten werden kann. Damit scheint sich nun auch die medizinische Psychologie ihren Platz im ärztlichen Denken zu erobern. Aber wo kann der Medizinstudent Psychologie erlernen? Es ist wichtig für den Arzt, etwas über die Psychologie seiner Patienten, über die Psychologie von nervös, geistig und körperlich Erkrankten zu wissen. Der Spezialist verfügt in dieser Hinsicht bereits über ein beträchtliches Wissen; die Universitäten aber fördern solche Studien nicht. Wäre ich für die Fakultät einer Universität verantwortlich, so wäre ich wahrscheinlich auch eher zurückhaltend in Bezug auf die medizinische Psychologie als Lehrfach, so daß ich darum diese Haltung verstehen kann.

50 Als erstes kann man die Tatsache nicht übersehen, daß FREUDS Theorien auf gewisse tief verwurzelte Vorurteile gestoßen sind. Es half wenig, daß er später einige Aspekte seiner Lehre modifizierte. In den Augen der Öffentlichkeit war er bereits durch seine ersten einseitigen und übertriebenen Feststellungen gezeichnet. Zudem beruhen diese auf einer materialistischen Weltanschauung, die seit der Jahrhundertwende immer mehr an Boden verliert. FREUDS extremer Gesichtspunkt verletzt nicht nur manche idealistische Einstellung, sondern er wird auch den natürlichen Anlagen der menschlichen Psyche nicht gerecht. Gewiß hat die menschliche Natur ihre dunklen Seiten, aber sowohl der Laie wie auch der vernünftige Wissenschaftler sind überzeugt, daß sie auch ihre guten und positiven Seiten hat, die mindestens ebenso wirklich sind. Der gesunde Menschenverstand sträubt sich dagegen, alles aus der Sexualität und anderen moralischen Inkompatibilitäten abzuleiten. Eine derartige Auffassung ist allzu destruktiv.

51 FREUD mißt dem Unbewußten eine außerordentliche Bedeutung bei, findet aber mit dieser Ansicht wenig Anklang; und doch handelt es sich dabei um eine Auffassung, der man eine gewisse Gültigkeit nicht absprechen kann. Man sollte sich jedoch vor einer Überbetonung des Unbewußten hüten, da sonst die Gefahr besteht, daß das Bewußtsein unterschätzt wird, wodurch man schließlich zu völlig mechanistischen Auffassungen gelangt. Dies aber geht gegen unseren Instinkt, der das Bewußtsein zum arbiter mundi erhebt. Da aber das Bewußtsein vom Rationalisten überschätzt wird, ist es eine gesunde Erscheinung, daß auch dem Unbewußten der ihm gebührende Wert zuerkannt wird; doch sollte es nicht höher bewertet werden als das Bewußtsein.

Ein weiterer Grund zur Zurückhaltung liegt darin, daß eine wirkliche medizinische Psychologie fehlt, wenn es auch eine Psychologie für Ärzte geben mag. Psychologie ist nicht nur Angelegenheit der Spezialisten, noch beschränkt sie sich auf gewisse Krankheiten. Sie ist etwas allgemein Menschliches mit entsprechenden Abweichungen, die von der Art des ausgeübten Berufes, der betreffenden Krankheit usw. abhängen. Auch ist sie nicht nur etwas Instinkthaftes oder Biologisches. Wäre dies der Fall, so könnte sie ebensogut in einem Kapitel eines biologischen Lehrbuches abgehandelt werden. Vielmehr hat sie ungemein wichtige soziale und kulturelle Aspekte, ohne die wir uns eine menschliche Psyche gar nicht denken könnten. Es ist daher unmöglich, von einer allgemeinen und normalen Psychologie als von einem bloßen Produkt aus dem Zusammenstoß von Instinkt und Moral oder ähnlicher Gegensätze zu sprechen. Von allem Anfang an hat sich der Mensch seine eigenen Gesetze gegeben, und selbst wenn sie, wie FREUD anzunehmen scheint, eine Erfindung unserer übelwollenden Vorväter wären, so ist es doch merkwürdig, daß die Menschheit sich zu allen Zeiten stillschweigend danach richtete. 52

Selbst FREUD, der seine Psychoanalyse auf den medizinischen Bereich (mit nur gelegentlichen Übergriffen auf andere Gebiete) beschränkt wissen wollte, war gezwungen, sich mit prinzipiellen Fragen zu befassen, die weit über das rein Medizinische hinausgehen. Schon die oberflächliche Behandlung eines intelligenten Patienten führt unweigerlich zu grundlegenden Fragen, da eine Neurose oder irgendein seelischer Konflikt viel mehr von der persönlichen Einstellung des Patienten als von seiner Kindheitsgeschichte abhängt. Ganz gleich unter welchen Einflüssen der Patient in seiner Jugend zu leiden hatte, er muß sich schließlich damit abfinden, und das gelingt ihm nur durch eine entsprechende Einstellung. Die Einstellung ist von größter Bedeutung. FREUD hingegen legt das Hauptgewicht auf die Ätiologie des Falles und nimmt an, daß die Heilung der Neurose erfolge, sobald deren Ursachen bewußt gemacht sind. In Tat und Wahrheit hilft die bloße Kenntnis der Ursachen ebensowenig, wie zum Beispiel die genaue Kenntnis der Kriegsursachen den Wert des französischen Frankens zu heben vermag. Die Aufgabe der Psychotherapie besteht darin, die bewußte Einstellung zu wandeln, und nicht darin, versunkenen Kindheitserinnerungen nachzujagen. Gewiß ist das eine nicht möglich ohne das andere, aber der Hauptakzent sollte doch auf die (bewußte) Einstellung des Patienten gelegt werden. Dies hat seine guten Gründe; gibt es doch kaum einen Neurotiker, der nicht allzu gern an seinen früheren Leiden festhielte, um voller Selbstmitleid in seinen Erinnerungen zu schwelgen. Oft besteht seine Neurose eben gerade im 53

Verhaftetsein an die Vergangenheit und darin, daß er alles mit der Vergangenheit zu erklären und zu entschuldigen sucht.

54 Bekanntlich stehe ich FREUD in dieser Beziehung kritisch gegenüber. Meine Kritik geht jedoch nicht soweit, die außergewöhnliche Macht der retrospektiven Tendenz zu leugnen. Ich messe ihr im Gegenteil größte Bedeutung zu. Eine Behandlung, bei der diese Tendenz nicht berücksichtigt wird, wäre meines Erachtens nicht gründlich genug. FREUD folgt der retrospektiven Tendenz bis ans Ende und gelangt so zu seinen allgemein bekannten Entdeckungen. Es handelt sich dabei nur scheinbar um Tatsachen; zur Hauptsache aber sind es Interpretationen. FREUD hat eine spezielle Methode, psychisches Material zu interpretieren; und er kommt zu seinen typischen Schlußfolgerungen nicht nur, weil das Material einen sexuellen Aspekt hat, sondern vor allem, weil er es in einer bestimmten Weise anschaut. Dies zeigt sich zum Beispiel in seiner Behandlung der Träume. FREUD glaubt, der Traum sei eine Fassade, lasse sich auch umkehren, und zudem sei dieser oder jener Faktor des Traumes durch einen Zensor eliminiert worden usw.

55 Die Deutung ist in der Tat der Kern der Schwierigkeit. Man kann ebensogut annehmen, daß der Traum keine Fassade darstelle, daß kein Zensor existiere und daß das Unbewußte im Traum unmittelbar zum Ausdruck komme. Der Traum ist ebenso genuin wie das Eiweiß im Urin, was schließlich alles andere als eine Fassade ist. Wenn ein Traum in dieser Weise aufgefaßt wird, gelangt man natürlich zu ganz anderen Schlußfolgerungen. Dasselbe gilt für die regressiven Tendenzen. Nach meiner Auffassung handelt es sich dabei nicht nur um einen Rückfall in die Infantilität, sondern um einen echten Versuch des Menschen, etwas für ihn Notwendiges zu finden. Gewiß fehlt es nicht an infantilen Perversionen. Aber sind wir so sicher, daß das, was als inzestuöser Wunsch erscheint und als solcher gedeutet wird, auch wirklich nichts anderes ist? Wenn wir uns gewissenhaft und ohne theoretisches Vorurteil darum bemühen herauszufinden, was der Patient tatsächlich in seinem Vater oder seiner Mutter sucht, so finden wir in der Regel keinen Inzestwunsch, sondern eher einen echten Abscheu davor. Es zeigt sich, daß er etwas ganz anderes sucht, etwas, was FREUD nur negativ bewertet, nämlich das Gefühl kindlicher Unschuld, Geborgenheit und Sicherheit, gegenseitige Liebe, Vertrauen und Glauben – kurz, etwas, was viele Namen hat.

56 Ist denn dieses Ziel der regressiven Tendenz wirklich so völlig ungerechtfertigt? Oder ist es nicht eben das, was der Patient dringend braucht, um seine bewußte Einstellung neu aufzubauen?

Ich glaube, daß der Inzestwunsch, wie auch die übrigen perversen sexuellen Aspekte, in den meisten Fällen nur Nebenprodukte sind, daß der wesentliche Inhalt der regressiven Tendenz aber in den eben erwähnten Wünschen zu sehen ist. Ich habe nichts dagegen, wenn ein Patient in diesem Sinne in die Kindheit zurückkehrt oder wenn er sich in Kindheitserinnerungen vertieft. 57

Ich verschließe mich auch nicht der Tatsache, daß es für den Patienten ein Risiko bedeutet, sich diesen Kindheitserinnerungen hinzugeben, und daß er möglicherweise daran zugrundegehen kann. Dennoch veranlasse ich ihn bewußt, sich mit diesen wertvollen Erinnerungen zu beschäftigen, und verlasse mich dabei auf sein Wertgefühl, denn ich möchte ihn heilen und muß daher alle verfügbaren Mittel anwenden, um dieses therapeutische Ziel zu erreichen. 58

Die Regressivtendenz besagt lediglich, daß der Patient in seinen Kindheitserinnerungen sich selbst sucht, manchmal zu seinem Nutzen, oft aber auch zu seinem Schaden. Seine Entwicklung war bisher einseitig; wesentliche Teile der Persönlichkeit blieben unberücksichtigt, was schließlich zu seinem Versagen führte. Daher muß er zurückgehen. In meinem Buch «*Psychologische Typen*» habe ich aufzuzeigen versucht, wohin derart einseitige Entwicklungen führen. Es sind zwei prinzipiell verschiedene Haupteinstellungen zu unterscheiden: nämlich Introversion und Extraversion. An sich sind beides zweckmäßige Haltungen, solange sie einigermaßen aufeinander abgestimmt sind. Nur eine zu betonte Einseitigkeit ist gefährlich. Innerhalb dieses mehr nur allgemeinen Rahmens finden sich viele feinere persönliche Unterschiede, welche durch das Vorherrschen einer bestimmten psychischen Funktion bedingt sind. Wer zum Beispiel einen hellen Kopf besitzt, wird seinen scharfen Intellekt auf Kosten des Gefühls entwickeln; und immer wird der Realist die schönen Visionen des Intuitiven entwerten. Derart einseitige Menschen schauen immer dann in die Kindheit zurück, wenn sie in einer Sackgasse gelandet sind; sie sehnen sich nach dem verlorenen Paradies zurück, wo sie noch mit der nunmehr minderwertigen Funktion in Verbindung standen; oder aber ihre Träume beleben zauberhafte Erinnerungen an eine längst versunkene Vergangenheit. 59

Man kann mit einer eher idealistischen Einstellung die Dinge auch anders deuten und so zu einer Psychologie kommen, die auch das Positive berücksichtigt und doch ebenso wahr ist wie eine solche, die nur die dunkle Schattenseite sieht. Warum soll man nicht da, wo es möglich ist, die Tatsachen in einem anständigen und positiven Sinn deuten? Dies ist für viele Menschen besser und auf alle Fälle ermutigender, als wenn alles nur auf infantile Neigungen zurück- 60 geführt wird. Aber auch hierin darf man nicht einseitig sein; kann es doch gewissen Patienten nur nützen, wenn ihnen gelegentlich eine zwar drastische, aber heilsame Wahrheit gesagt wird.

61 Nach FREUDS ursprünglicher Idee ist das Unbewußte eine Art Gefäß oder Rumpelkammer für verdrängtes Material, infantile Wünsche oder dergleichen. Das Unbewußte ist aber weit mehr; ist es doch die Basis und Vorbedingung der Bewußtheit schlechthin. Es stellt die unbewußte Funktion des Psychischen dar. Es ist das psychische Leben vor, während und nach der Bewußtwerdung. So wie das neugeborene Kind mit einem fertigen und hochentwickelten Gehirn in die Welt tritt, dessen Differenzierung durch die im Laufe unzähliger Jahrhunderte angehäufte Erfahrung seiner Vorfahren zustande kam, so besteht auch die unbewußte Psyche aus ererbten Instinkten, Funktionen und Formen, die schon der ancestralen Psyche eigen waren. Dieses kollektive Erbe besteht nicht etwa in ererbten Vorstellungen, sondern in der Möglichkeit zu solchen Vorstellungen – mit anderen Worten, aus a-priori Kategorien von möglichen Funktionsweisen. Solch ein Erbe kann als Instinkt im ursprünglichen Sinne des Wortes bezeichnet werden. Allerdings ist es nicht ganz so einfach; es handelt sich im Gegenteil um ein sehr kompliziertes Netzwerk der von mir als archetypisch bezeichneten Bedingungen. Diese Tatsache impliziert, daß ein Mensch sich in einer bestimmten Situation wahrscheinlich ebenso verhalten wird, wie seine Vorfahren sich verhielten, bis zurück zu Methusalem. Das Unbewußte wird also als eine allgemeine Prädisposition zu extremem Konservatismus aufgefaßt, gewissermaßen als eine Garantie dafür, daß niemals etwas Neues geschehen wird.

62 Hätte diese Aussage uneingeschränkte Gültigkeit, so gäbe es keine schöpferische Phantasie. Diese aber hat noch immer die radikalen Veränderungen und Neuerungen hervorgebracht. Daher muß unsere Feststellung teilweise falsch sein, denn die schöpferische Phantasie existiert und ist nicht nur eine Prärogative der unbewußten Psyche. Bei der schöpferischen Phantasie handelt es sich um einen Vorgang, bei dem psychische Inhalte aus dem Bereich des Unbewußten ins Bewußtsein dringen. Es sind Eingebungen, also etwas, das sich dem bedächtigen Denkprozeß des Bewußtseins in keiner Weise vergleichen läßt. So kann das Unbewußte als schöpferischer Faktor betrachtet werden, sogar als kühner Neuerer, doch ist es zugleich eine Hochburg des Konservatismus. Ich gebe zu, daß diese Auffassung paradox erscheint; die Tatsachen sind aber so. Es ist der Mensch, der paradox ist, was man nicht ändern kann.

63 Es hat seine guten Gründe, daß unsere Auseinandersetzung mit einem Paradoxon endet und daß diese paradoxe Aussage eher der Wahrheit entspricht als

eine einseitige, sogenannte «positive» Feststellung. Es ist jedoch hier nicht der Ort für einen ausführlichen, logischen Diskurs.

Wenn man sich vergegenwärtigt, was ich eben über die Bedeutung des Unbewußten und der regressiven Tendenz ausführte, wird man verstehen, weshalb diese Tendenz beim Patienten entsteht und inwiefern dieselbe gerechtfertigt ist. Retrospektives und introspektives Verhalten ist nur dann pathologisch und falsch, wenn man bei Futilitäten wie Inzest und anderen unsauberen Phantasien oder in Minderwertigkeitsgefühlen stecken bleibt. Retrospektion und Introspektion sollten noch intensiver gefördert werden, weil der Patient dann nicht nur seine infantilen Wünsche erkennt, sondern darüber hinaus in die Sphäre des kollektiven Unbewußten vordringt, wo er zuerst das Schatzhaus der kollektiven Ideen und dann die eigenen schöpferischen Kräfte entdeckt. Auf diese Weise zeigt sich ihm seine Verbundenheit mit der ganzen Menschheit, so wie sie immer war und stets sein wird. Er wird dadurch seinen bescheidenen persönlichen Besitz, der sich als ungenügend erwiesen hat, vermehren. Solche Erwerbungen stärken seine Einstellung, und dies ist auch der Grund, weshalb kollektive Ideen stets von so großer Wichtigkeit waren. 64

Es hat den Anschein, als ob FREUD in seinem eigenen Pessimismus stecken geblieben sei, indem er an einem negativen und persönlichen Begriff des Unbewußten festhielt. Es führt nirgendshin, wenn man glaubt, die vitale Basis des Menschen sei nur persönlicher Art und somit eine private «affaire scandaleuse». Diese Denkweise ist absolut unfruchtbar und entspricht der Wahrheit auch nur soweit wie etwa ein Drama von STRINDBERG. Zerreißt man den Schleier dieser ungesunden und falschen Vorstellung, so gelangt man aus der engen, dumpfen, persönlichen Atmosphäre in den weiten Bereich der kollektiven Psyche und in die gesunde, natürliche Matrix des menschlichen Geistes, das heißt in die Seele der Menschheit. Einzig auf dieser Basis können wir eine neue und brauchbare Einstellung gewinnen. 65

V

ZIELE DER PSYCHOTHERAPIE[1]

66 In der Überzeugung, daß Neurosen funktionelle psychische Störungen und deshalb vorzugsweise durch psychische Behandlung zu heilen seien, ist man sich heute wohl einig. Wenn man aber zur Frage der Neurosenstruktur und der Prinzipien der Therapie kommt, so hört die Einigkeit auf, und man muß anerkennen, daß heutzutage noch keine allseitig befriedigende Auffassung weder vom Wesen der Neurosen noch von den Prinzipien der Behandlung besteht. Wenn in dieser Hinsicht auch zwei Strömungen oder Schulen sich besonderes Gehör verschafft haben, so ist damit die Zahl der vorhandenen, abweichenden Meinungen noch lange nicht erschöpft. Es gibt auch zahlreiche Parteilose unter uns, die im allgemeinen Widerstreit der Meinungen sich ihre besondere Auffassung bilden. Wollte man ein zusammenfassendes Gemälde dieses Vielerlei entwerfen, so müßte man wohl den ganzen Regenbogen in allen seinen Abstufungen auf seiner Palette versammeln. Läge es in meiner Macht, so würde es mich wohl gelüsten, dies zu tun, denn das Zusammenschauen von vielerlei Meinungen war mir stets Bedürfnis. Es ist mir nie gelungen, die Berechtigung abweichender Meinungen auf die Dauer nicht zu sehen. Solche Meinungen könnten ja gar nicht entstehen und sogar eine Gefolgschaft um sich sammeln, wenn sie nicht einer besonderen Psychologie, einem besonderen Temperament, einer mehr oder weniger allgemein vorkommenden psychischen Grundtatsache entsprächen. Schlössen wir eine solche Meinung als schlechthin irrig und verwerflich aus, so würden wir damit dieses besondere Temperament oder diese besondere Grundtatsache als Mißverständnis ablehnen, das heißt wir würden unser eigenes Erfahrungsmaterial vergewaltigen. Der Anklang, den FREUD mit seiner kausalistischen Sexualtheorie der Neurosen und mit seiner Ansicht, daß sich das psychische Geschehen im wesentlichen um die infantile Lust und ihre Befriedigung drehe, gefunden hat, sollte den Psychologen darüber belehren, daß diese Art zu denken und zu fühlen einer relativ weitverbreiteten Disposition begeg-

[1] Vortrag, veröffentlicht im Kongreßbericht der Deutschen Psychotherapeutischen Gesellschaft 1929, und in *Seelenprobleme der Gegenwart*, 5. Aufl. 1950, p. 76ff. [Psychologische Abhandlungen III].

net, das heißt einer geistigen Strömung, die, unabhängig von FREUDS Theorie, als kollektiv-psychologische Erscheinung sich zugleich auch an anderen Orten, unter anderen Umständen, in anderen Köpfen und in anderen Formen bemerkbar gemacht hat. Ich erinnere einerseits an die Arbeiten von HAVELOCK ELLIS und AUGUST FOREL und die Sammler der *Anthropophyteia*[2], sodann an die Sexualexperimente der nachviktorianischen Epoche in angelsächsischen Ländern und an die breite Diskussion der Sexualmaterie in der sogenannten schönen Literatur, die wohl schon mit den französischen Realisten einsetzte. FREUD ist einer der Exponenten einer zeitgenössischen seelischen Tatsache, die an sich wieder eine besondere Geschichte besitzt, auf welche wir uns hier, aus begreiflichen Gründen, nicht weiter einlassen können.

Der Beifall, den ADLER, ähnlich wie FREUD, diesseits und jenseits des Ozeans 67
gefunden hat, weist auf die unleugbare Tatsache hin, daß das auf Minderwertigkeit gegründete Geltungsbedürfnis als wesentlicher Erklärungsgrund einer sehr großen Anzahl Menschen einleuchtet. Es ist nicht zu bestreiten, daß diese Ansicht seelische Tatbestände erfaßt, die in der FREUDschen Auffassung nicht zu ihrem Recht kommen. Ich brauche wohl nicht ausführlich zu erwähnen, welche kollektiv-psychologischen und sozialen Bedingungen der ADLERschen Auffassung entgegenkommen und sie zu ihrem theoretischen Exponenten machen. Das liegt ja klar zutage.

Es wäre ein unverzeihlicher Irrtum, die Wahrheit dieser Auffassungen, der 68
FREUDschen sowohl wie der ADLERschen, zu übersehen, aber ebenso unverzeihlich wäre es, die eine derselben für die alleinige Wahrheit zu halten. Beide Wahrheiten entsprechen psychischen Wirklichkeiten. Es gibt tatsächlich Fälle, die man in der Hauptsache nach der einen und solche, die man nach der anderen Theorie am besten darstellen und erklären kann.

Ich kann keinen der beiden Autoren eines fundamentalen Irrtums zeihen, 69
sondern bin im Gegenteil bestrebt, beiderlei Hypothesen soweit wie möglich anzuwenden, indem ich ihre relative Richtigkeit durchaus anerkenne. Es wäre mir ja ohnehin nie eingefallen, meine Wege von denen FREUDS zu trennen, wenn ich nicht an Tatsachen angestoßen wäre, die mich zu Modifikationen zwangen. Und gleiches gilt von meinem Verhältnis zur ADLERschen Auffassung.

Nach dem eben Gesagten brauche ich wohl kaum hervorzuheben, daß ich 70
die Wahrheit meiner abweichenden Auffassungen als ebenso relativ empfinde und mich selber so sehr als bloßen Exponenten einer anderen Disposition fühle,

[2] [Leipzig 1904–1913]

daß ich fast mit COLERIDGE bekennen könnte: «Ich glaube an die eine und allein seligmachende Kirche, deren einziges Mitglied ich vorderhand bin.»

71 Wenn irgendwo, so müssen wir in der angewandten Psychologie heutzutage bescheiden sein und eine anscheinende Vielheit widersprechender Meinungen gelten lassen, denn wir sind noch weit davon entfernt, vom vornehmsten Objekt der Wissenschaft, der menschlichen Seele selber, irgend etwas Gründliches zu wissen. Vorderhand haben wir bloß mehr oder weniger plausible Meinungen, die sich noch nirgends decken wollen.

72 Wenn ich daher vor mein Publikum trete, um einiges von meinen Auffassungen zu sagen, so mißverstehe man dies bitte nicht als Anpreisung einer neuen Wahrheit oder gar als Verkündigung eines endgültigen Evangeliums. Ich kann in der Tat nur von Versuchen reden, entweder mir dunkle, seelische Tatsachen aufzuhellen oder therapeutische Schwierigkeiten zu überwinden.

73 Und es ist gerade bei diesem Punkt, bei dem ich einsetzen möchte. Denn hier liegt die unmittelbarste Nötigung zu Modifikationen vor. Mit einer unzulänglichen Theorie kann man es bekanntlich sehr lange aushalten, nicht aber mit unzulänglichen therapeutischen Methoden. In meiner beinahe dreißigjährigen psychotherapeutischen Praxis habe ich mir eine beträchtliche Sammlung von Mißerfolgen zugelegt, die mir eindrücklicher waren als meine Erfolge. Erfolge in der Psychotherapie kann jedermann haben, angefangen mit dem primitiven Medizinmann und dem Gesundbeter. Aus Erfolgen lernt der Psychotherapeut wenig oder nichts, denn sie bestätigen ihn hauptsächlich in seinen Irrtümern. Mißerfolge dagegen sind überaus kostbare Erfahrungen, denn in ihnen tut sich nicht nur der Weg zu einer besseren Wahrheit auf, sondern sie zwingen uns auch zur Veränderung unserer Auffassung und Methode.

74 Indem ich die große Förderung, die ich in erster Linie FREUD und sodann auch ADLER verdanke, auch praktisch insofern anerkenne, als ich jede Möglichkeit, die mir ihre Gesichtspunkte bieten, in der Patientenbehandlung verwende, muß ich dennoch andererseits hervorheben, daß ich Mißerfolge erlitten habe, von denen ich das Gefühl hatte, daß sie zu vermeiden gewesen wären, wenn ich diejenigen Tatsachen in Betracht gezogen hätte, die mich nachträglich zu Modifikationen nötigten.

75 Hier alle Bedingungen zu schildern, unter denen ich angestoßen bin, ist fast unmöglich. Ich muß mich damit begnügen, wenigstens einige typische Fälle hervorzuheben. Die Hauptschwierigkeiten hatte ich mit Patienten vorgerückten Alters, also jenseits vierzig. Bei jüngeren Leuten komme ich in der Regel mit den schon bekannten Gesichtspunkten aus, denn FREUDS sowohl als AD-

LERS Tendenz ist, die Patienten zur Anpassung zu bringen und zu normalisieren. Beide Gesichtspunkte lassen sich für den jugendlichen Menschen trefflich verwenden, anscheinend ohne daß störende Restbestände übrig bleiben. Mit älteren Leuten ist dies nach meiner Erfahrung öfters nicht der Fall. Mir scheint überhaupt, daß die seelischen Grundtatsachen sich im Laufe des Lebens gewaltig ändern, so sehr, daß man beinahe von einer Psychologie des Lebensvormittags und des Lebensnachmittags sprechen könnte. In der Regel steht das Leben des jugendlichen Menschen im Zeichen einer allgemeinen Expansion mit Erstrebung sichtbarer Ziele, und seine Neurose scheint hauptsächlich auf dem Zögern oder dem Zurückweichen vor dieser Richtung zu beruhen. Das Leben des alternden Menschen dagegen steht im Zeichen der Kontraktion, dem Behaupten des Erreichten und dem Abbau der Ausdehnung. Seine Neurose beruht im wesentlichen auf einem unzeitgemäßen Verharren in der jugendlichen Einstellung. Wie der junge Neurotiker sich scheut vor dem Leben, so weicht der alte zurück vor dem Tod. Was dem Jungen einst normales Ziel war, wird dem Alten neurotisches Hemmnis; genau so, wie sich durch das Zögern des jungen Neurotikers seine ursprünglich normale Abhängigkeit von den Eltern in ein lebenswidriges Inzestverhältnis umkehrt. Es ist natürlich, daß beim jungen Menschen Neurose, Widerstand, Verdrängung, Übertragung, Fiktion usw. eine umgekehrte Bedeutung als beim alten haben, trotz aller scheinbaren Ähnlichkeit. Demgemäß müssen wohl auch die Ziele der Therapie modifiziert werden. Das Alter des Patienten erscheint mir daher als eine höchst wichtige Indikation.

Aber auch innerhalb der Jugendphase des Lebens gibt es verschiedene Indika- 76
tionen. So ist es meines Erachtens ein Kunstfehler, einen Patienten mit dem Typus der ADLERschen Psychologie, also zum Beispiel einen Erfolglosen mit infantilem Geltungsbedürfnis, nach FREUDschen Gesichtspunkten zu behandeln; wie es auch umgekehrt ein schwerwiegendes Mißverständnis wäre, die ADLERschen Gesichtspunkte zum Beispiel einem Erfolgreichen mit ausgesprochener Lustpsychologie aufzunötigen. Die Widerstände des Patienten können wertvolle Wegweiser im Zweifelsfalle sein. Ich bin geneigt, tiefsitzende Widerstände zunächst ernst zu nehmen – so paradox dies auch klingen mag. Ich bin nämlich der Überzeugung, daß der Arzt es nicht notwendigerweise besser weiß als der Patient, respektive dessen seelische Beschaffenheit, die ihm selber ja ganz unbewußt sein kann. Diese Bescheidenheit des Arztes ist durchaus angebracht angesichts der Tatsache, daß es bis jetzt nicht nur keine allgemein gültige Psychologie, sondern auch daß es überdies unbekannt viele Temperamente und mehr oder weniger individuelle Psychen gibt, die in kein Schema passen wollen.

77 Man weiß, daß ich in punkto Temperament zwei verschiedene Grundhaltungen, in Anlehnung an die schon von vielen Menschenkennern gewitterten typischen Unterschiede, nämlich die *extravertierte* und die *introvertierte* Einstellung annehme. Auch diese Einstellungen betrachte ich als wesentliche Indikationen, ebenso wie das häufige Vorherrschen einer gewissen psychischen Funktion gegenüber den anderen Funktionen[3].

78 Das unerhörte Vielerlei des individuellen Lebens bedingt eigentlich beständige Modifikationen, die vom Arzt selber oft ganz unbewußt angebracht werden, die aber, prinzipiell betrachtet, gar nicht mit seinem theoretischen Glaubensbekenntnis übereinstimmen.

79 Bei der Frage des Temperamentes darf ich nicht unterlassen zu erwähnen, daß es Menschen wesentlich *geistiger* und solche wesentlich *materialistischer* Einstellung gibt, wobei man ja nicht glauben darf, eine solche Haltung sei ein zufällig erworbenes, bloßes Mißverständnis. Es sind häufig sogar angeborene Leidenschaften, die keine Kritik und keine Überredung auszurotten vermag, ja es gibt Fälle, wo ein scheinbar ausgesprochener Materialismus im Grunde genommen ein Ausweichen vor einem religiösen Temperament ist. Umgekehrte Fälle werden heutzutage bekanntlich noch leichter geglaubt, obschon sie nicht häufiger sind als die anderen. Auch dies ist eine Indikation, die meines Erachtens nicht übersehen werden darf.

80 Wenn wir den Ausdruck «Indikation» gebrauchen, so möchte es fast scheinen, als ob damit, wie in der übrigen Medizin, Indikation zu der oder jener Therapie gemeint sei. Vielleicht sollte dies so sein, aber jedenfalls ist die Psychotherapie heute noch nicht so weit, weshalb der Ausdruck «Indikation» leider nicht viel mehr heißt, als eine bloße Warnung vor Einseitigkeit.

81 Die menschliche Psyche ist etwas ungeheuer Zweideutiges. In jedem einzelnen Fall muß man sich die Frage vorlegen, ob eine Einstellung oder ein sogenannter Habitus eigentlich sei, oder vielleicht bloß eine Kompensation des Gegenteiles. Ich muß gestehen, daß ich mich in dieser Hinsicht so oft getäuscht habe, daß ich im konkreten Fall von allen theoretischen Voraussetzungen über die Struktur der Neurose und über das Können und Sollen des Patienten möglichst absehe. Ich lasse so viel wie möglich die reine Erfahrung über die therapeutischen Ziele entscheiden. Das mag vielleicht befremdlich erscheinen, denn vom Therapeuten wird doch gemeiniglich vorausgesetzt, daß er ein Ziel habe. In der Psychotherapie scheint es mir geradezu ratsam, wenn der Arzt kein zu

[3] Vgl. *Psychologische Typen* [GW VI] Definition «Funktion».

sicheres Ziel hat. Er kann es wohl kaum besser wissen als die Natur und als der Lebenswille des Kranken. Die großen Entscheidungen des menschlichen Lebens sind ja in der Regel viel mehr den Instinkten und sonstigen geheimnisvollen, unbewußten Faktoren unterworfen, als bewußter Willkür und wohlmeinender Vernünftigkeit. Der Schuh, der dem einen paßt, drückt den anderen, und es gibt kein allgemeingültiges Lebensrezept. Jeder hat wohl seine Lebensform in sich, eine irrationale Form, die durch keine andere überboten werden kann.

Das alles hindert natürlich nicht, daß man mit Normalisieren und Rationalisieren zunächst so weit geht wie möglich. Ist der therapeutische Erfolg genügend, so kann man es wohl dabei bewenden lassen. Genügt er aber nicht, so hat sich die Therapie wohl oder übel nach den irrationalen Gegebenheiten des Kranken zu richten. Hier müssen wir der Natur als Führerin folgen, und was der Arzt dann tut, ist weniger Behandlung als vielmehr Entwicklung der im Patienten liegenden schöpferischen Keime. 82

Was ich zu sagen habe, beginnt da, wo die Entwicklung anfängt, und die Behandlung aufhört. Wie man sieht, beschränkt sich also das, was ich zur Frage der Therapie beitragen kann, auf diejenigen Fälle, bei denen die rationale Behandlung kein genügendes Resultat erzielt. Das Krankenmaterial, das mir zur Verfügung steht, setzt sich eigenartig zusammen: Frische Fälle sind entschieden in der Minderzahl. Die meisten haben schon irgendeine Form psychotherapeutischer Behandlung hinter sich, und zwar mit partiellem oder negativem Erfolg. Etwa ein Drittel meiner Fälle leidet überhaupt an keiner klinisch bestimmbaren Neurose, sondern an der Sinn- und Gegenstandslosigkeit ihres Lebens. Ich habe nichts dagegen, wenn man dies als allgemeine Neurose unserer Zeit bezeichnen sollte. Reichlich zwei Drittel meiner Patienten stehen in der zweiten Lebenshälfte. 83

Dieses eigenartige Material setzt den rationalen Behandlungsmethoden einen besonderen Widerstand entgegen, wohl deshalb, weil es meistens sozial wohl angepaßte, öfters hervorragend leistungsfähige Individuen sind, denen Normalisierung nichts sagt. Und was die sogenannten Normalen anbetrifft, so bin ich erst recht nicht in der Lage, diesen eine fertige Lebensanschauung zu servieren. Bei den meisten meiner Fälle sind die Ressourcen des Bewußtseins erschöpft – der geläufige englische Ausdruck dafür ist: «I am stuck» – «ich bin steckengeblieben». Diese Tatsache ist es, die mich hauptsächlich zwingt, nach unbekannten Möglichkeiten zu suchen. Denn ich weiß dem Patienten auf seine Frage: «Was raten Sie mir? Was soll ich tun?» nichts zu antworten. Ich weiß es auch nicht. Ich weiß nur eins, daß, wenn mein Bewußtsein keinen gangbaren Weg 84 mehr vor sich sieht und darum steckenbleibt, meine unbewußte Seele auf den unerträglichen Stillstand reagieren wird.

85 Dieses Steckenbleiben ist ein seelischer Vorgang, der sich im Laufe der Menschheitsentwicklung so unzählige Male wiederholt hat, daß er sogar zum Motiv vieler Märchen und Mythen geworden ist, wo es dann etwa eine Springwurzel für das verschlossene Tor oder ein hilfreiches Tier für die Auffindung des verborgenen Weges gibt. Das heißt, mit anderen Worten ausgedrückt: Das Steckenbleiben ist ein typisches Ereignis, das wohl auch typische Reaktionen und Kompensationen im Laufe der Zeiten veranlaßt hat. Wir dürfen daher mit einiger Wahrscheinlichkeit damit rechnen, daß etwas Entsprechendes in den Reaktionen des Unbewußten, also zum Beispiel in den Träumen auftauchen wird.

86 In solchen Fällen richtet sich daher mein Hauptaugenmerk zunächst auf die *Träume.* Ich tue dies nicht etwa darum, weil ich mich auf die Idee versteife, es müsse durchaus mit den Träumen gearbeitet werden, oder weil ich eine mysteriöse Traumtheorie besitze, nach der es so und so gehen müßte, sondern ganz einfach aus Verlegenheit. Ich weiß nicht, wo ich sonst etwas herholen könnte, darum versuche ich, es in den Träumen zu finden, denn diese geben doch Imaginationen, sie deuten doch irgend etwas an, was wenigstens mehr ist als nichts. Ich habe keine Traumtheorie, ich weiß nicht wie Träume zustandekommen. Ich bin auch durchaus nicht sicher, ob meine Art, mit den Träumen umzugehen, überhaupt den Namen *Methode* verdient. Ich teile alle Vorurteile gegen Traumdeutung als der Quintessenz aller Unsicherheit und Willkür. Aber auf der anderen Seite weiß ich, daß fast in der Regel etwas dabei herauskommt, wenn man lange und gründlich genug einen Traum recht eigentlich meditiert, das heißt mit sich herumträgt. Dieses Etwas ist natürlich kein wissenschaftliches Resultat, mit dem man prunken könnte, oder das sich rationalisieren ließe, sondern es ist ein praktisch wichtiger Wink, welcher dem Patienten zeigt, wohin der unbewußte Weg zielt. Mir darf es nicht daran liegen, daß das Resultat der Traumüberlegung wissenschaftlich beleg- oder haltbar sei, sonst verfolge ich ein autoerotisches Nebenziel. Ich muß mich ganz damit begnügen, daß es dem Patienten etwas sagt und seinem Leben Strömung verleiht. Das einzige Kriterium, das ich anerkennen darf, ist also die Tatsache, daß das Resultat meiner Bemühung *wirkt.* Meine wissenschaftliche Liebhaberei, nämlich immer wissen zu wollen, warum es wirkt, muß ich für meine freie Zeit aufsparen.

87 Unendlich mannigfach sind die Inhalte der Initialträume, das heißt der Träume aus dem Anfang dieser Art von Unternehmung. In vielen Fällen weisen die Träume zunächst zurück in die Vergangenheit und erinnern an Vergessenes und

Verlorenes. Öfters nämlich ereignen sich diese Stillstände und Desorientierungen, wenn die Lebensführung einseitig geworden ist. Dann kann nämlich ein plötzlicher sogenannter Libidoverlust eintreten. Alle bisherige Tätigkeit wird uninteressant, ja sinnlos und ihre Ziele sind plötzlich nicht mehr begehrenswert. Was bei dem einen bloß vorübergehende Laune ist, kann beim anderen chronischer Zustand werden. In diesen Fällen kommt es oft vor, daß andere Entwicklungsmöglichkeiten der Persönlichkeit irgendwo in der Vergangenheit begraben liegen, und niemand weiß davon, nicht einmal der Patient. Der Traum aber kann die Spur aufdecken.

In anderen Fällen verweist der Traum auf Gegenwartstatsachen, von denen 88
das Bewußtsein nie angenommen hat, daß sie problematisch oder konflikthaft sein könnten, zum Beispiel Ehe, soziale Stellung usw.

Diese Möglichkeiten liegen noch im Bereiche des Rationalen, und es würde 89
mir wohl nicht schwer fallen, solche Initialträume plausibel zu machen. Die wirkliche Schwierigkeit beginnt erst, wenn die Träume auf keine Handgreiflichkeiten hinweisen, und das tun sie häufig, besonders dann, wenn sie etwas Zukünftiges vorauszuerfassen versuchen. Ich meine mit solchen Träumen nicht notwendigerweise prophetische Träume, sondern bloß vorfühlende oder «rekognoszierende» Träume. Solche Träume enthalten Witterungen von Möglichkeiten und sind daher dem Unbeteiligten gegenüber nie plausibel zu machen. Öfters sind sie auch mir selber nicht plausibel, weshalb ich dann dem Patienten zu sagen pflege: «Ich glaube es nicht. Aber verfolgen Sie einmal die Spur.» Wie gesagt, das einzige Kriterium ist die anregende Wirkung, wobei wir aber längst nicht einzusehen brauchen, warum eine solche Wirkung stattfindet.

Dies gilt ganz besonders von Träumen, die etwas wie «unbewußte Metaphy- 90
sik» enthalten, nämlich mythologisches Analogiedenken, wobei gelegentlich in unerhört bizarren Formen, die einen zunächst verblüffen, geträumt wird.

Man wird mir nun gewiß einwenden, woher ich denn wisse, daß die Träume 91
so etwas wie «unbewußte Metaphysik» enthalten. Da muß ich nun gestehen, daß ich nicht weiß, ob die Träume das enthalten. Ich weiß dazu viel zu wenig von Träumen. Ich sehe nur die Wirkung beim Patienten. Hiezu möchte ich ein kleines Beispiel geben.

In einem längeren Initialtraum eines meiner «normalen» Fälle spielte die 92
Tatsache, daß ein Kind der Schwester des Träumers krank war, eine Hauptrolle. Es war ein zweijähriges Mädchen.

In Wirklichkeit hatte seine Schwester einige Zeit zuvor einen Knaben durch 93
Krankheit verloren, aber sonst war keines ihrer Kinder krank. Die Traumtat-

sache des kranken Kindes erwies sich zunächst als unzugänglich, wohl weil sie nirgends mit der Wirklichkeit stimmte. Da zwischen dem Träumer und seiner Schwester keine unmittelbaren und nahen Beziehungen bestehen, so konnte er auch wenig Persönliches in diesem Bilde fühlen. Da fiel ihm aber plötzlich ein, daß er vor zwei Jahren mit dem Studium des Okkultismus angefangen hatte, in dessen Verlauf er dann auch die Psychologie entdeckte. Das Kind war also offenbar sein seelisches Interesse – ein Gedanke, auf den ich von mir aus nicht gekommen wäre. Rein theoretisch betrachtet kann ja dieses Traumbild alles oder nichts bedeuten. Bedeutet ein Ding oder eine Tatsache an sich überhaupt je etwas? Sicher ist nur, daß es stets der Mensch ist, der deutet, das heißt, Bedeutung gibt. Und das ist für die Psychologie zunächst das Wesentliche. Daß das Studium des Okkultismus krankhaft sei, imponierte dem Träumer als ein neuer, interessanter Gedanke. Das schlug irgendwie ein. Und das ist das Entscheidende: es wirkt, was es nun immer sei nach unserem unmaßgeblichen Dafürhalten. Dieser Gedanke bedeutet für ihn eine Kritik, und damit wird eine gewisse Einstellungsveränderung bewirkt. Durch solche leisen Veränderungen, die man rational gar nicht erdenken könnte, geraten die Dinge in Bewegung, und schon ist der Stillstand, im Prinzip wenigstens, überwunden.

94 Ich könnte nun an Hand dieses Beispiels figürlich sagen: Der Traum habe gemeint, die okkulten Studien des Träumers seien krankhaft, und in diesem Sinne kann ich auch von «unbewußter Metaphysik» sprechen, wenn der Träumer durch seinen Traum auf solche Gedanken gebracht wird.

95 Ich gehe aber noch weiter: ich gebe nämlich nicht nur dem Patienten Gelegenheit, sich etwas zu seinen Träumen einfallen zu lassen, sondern auch mir. Ich gebe ihm auch meine Einfälle und Meinungen. Wenn dabei suggestive Wirkungen eintreten sollten, so ist es mir willkommen, denn bekanntlich läßt man sich nur das suggerieren, wozu man sowieso schon leise bereit ist. Daß man bei diesem Rätselraten bisweilen in die Irre geht, schadet nichts, denn bei nächster Gelegenheit wird das Unrichtige wie ein Fremdkörper wieder ausgestoßen. Ich brauche nicht zu beweisen, daß meine Traumdeutung richtig sei – ein ziemlich aussichtsloses Unterfangen –, sondern ich muß bloß mit dem Patienten zusammen das *Wirksame* suchen – beinahe wäre ich versucht zu sagen, das *Wirkliche*.

96 Deshalb ist es mir eine ganz besonders wichtige Angelegenheit, möglichst viel von primitiver Psychologie, Mythologie, Archäologie und vergleichender Religionsgeschichte zu wissen, weil mir diese Gebiete unschätzbare Analogien liefern, mit denen ich die Einfälle meiner Patienten bereichern kann. So können

wir zusammen das scheinbar Belanglose in die Nachbarschaft des Bedeutungsreichen rücken, und damit die Möglichkeit der Wirkung beträchtlich erhöhen. Für den Laien nämlich, der in der Sphäre des Persönlichen und Rationalen sein Möglichstes getan hat und doch zu keinem Sinn und darum zu keiner Befriedigung gelangte, will es unendlich viel heißen, eine irrationale Sphäre des Lebens und Erlebens betreten zu können. Dadurch verändert sich auch der Aspekt des Gewöhnlichen und Alltäglichen, dem diese Veränderung sogar einen neuen Schimmer verleihen kann. Das meiste hängt ja doch schließlich davon ab, wie wir die Dinge betrachten, und nicht davon, wie sie an sich sind. Kleinstes mit Sinn ist immer lebenswerter als Größtes ohne Sinn.

Ich glaube, das Risiko dieser Unternehmung nicht zu unterschätzen. Es ist, 97 wie wenn man eine Brücke ins Blaue hinaus zu bauen anfinge. Ja, man könnte ironischerweise sogar den Einwand erheben – und hat dies auch schon öfters getan –, daß bei diesem Vorgehen der Arzt zusammen mit seinem Patienten im Grunde genommen bloß phantasiere.

Dieser Einwand ist kein Gegengrund, sondern trifft durchaus das Richtige. 98 Ich strenge mich sogar an, mit dem Patienten zu phantasieren. Ich denke nämlich nicht gering von der Phantasie. Sie ist mir in letzter Linie die mütterliche Schöpferkraft des männlichen Geistes. Im letzten Grunde sind wir nie erhaben über Phantasie. Gewiß gibt es wertlose, unzulängliche, krankhafte und unbefriedigende Phantasien, deren sterile Natur jeder mit gesundem Menschenverstand Begabte baldigst erkennen wird, aber Fehlleistungen beweisen bekanntlich nichts gegen Normalleistung. Alles Menschenwerk entstammt der schöpferischen Phantasie. Wie sollten wir da von der Einbildungskraft gering denken dürfen? Auch geht Phantasie normalerweise nicht in die Irre, dazu ist sie zu tief und zu innig verbunden mit dem Grundstock menschlicher und tierischer Instinkte. Sie kommt in überraschender Weise immer wieder zurecht. Die schöpferische Betätigung der Einbildungskraft entreißt den Menschen seiner Gebundenheit im «Nichts-als» und erhebt ihn in den Zustand des Spielenden. Und der Mensch ist, wie SCHILLER sagt, «nur da ganz Mensch, wo er spielt»[4].

Die Wirkung, auf die ich hinziele, ist die Hervorbringung eines seelischen 99 Zustandes, in welchem mein Patient anfängt, mit seinem Wesen zu experimentieren, wo nichts mehr für immer gegeben und hoffnungslos versteinert ist, ein Zustand der Flüssigkeit, der Veränderung und des Werdens. Ich kann meine Technik natürlich nur im Prinzip darstellen. Diejenigen unter meinen Lesern,

[4] SCHILLER, *Über die ästhetische Erziehung des Menschen*, 15. Brief.

die zufälligerweise mit meinen Arbeiten bekannt sind, können sich die nötigen Parallelen denken. Ich möchte hier nur hervorheben, daß man mein Vorgehen nicht als ziel- und schrankenlos verstehen darf. Ich mache es mir nämlich immer zur Regel, nie über den im wirkungsvollen Moment liegenden Sinn hinaus zu gehen, und ich bestrebe mich bloß, diesen Sinn jeweils so völlig wie möglich dem Patienten bewußt zu machen, so daß er auch dessen überpersönlicher Beziehung gewahr wird. Wenn nämlich einem Menschen etwas zustößt, von dem er annimmt, daß etwas Derartiges nur ihm persönlich geschieht, während es in Wirklichkeit ein ganz allgemeines Erlebnis ist, so ist der Betreffende offenbar unrichtig, nämlich zu persönlich eingestellt und dadurch von der menschlichen Gemeinschaft ausgeschlossen. Gleichermaßen ist es nötig, daß wir nicht nur ein persönliches Gegenwartsbewußtsein haben, sondern auch ein überpersönliches Bewußtsein, dessen Geist historische Kontinuität fühlt. So abstrakt dies klingen mag, so ist es doch eine praktische Tatsache, daß so und so viele Neurosen in allererster Linie darauf beruhen, daß zum Beispiel die religiösen Ansprüche der Seele infolge des kindischen Aufklärungswahns nicht mehr wahrgenommen werden. Der Psychologe von heute sollte es endlich einmal wissen, daß es sich seit langem nicht mehr um Dogmen und Glaubensbekenntnisse handelt, sondern vielmehr um religiöse Einstellung, die eine psychische Funktion von kaum absehbarer Wichtigkeit ist. Und gerade für die religiöse Funktion ist historische Kontinuität unerläßlich.

100 Um zum Problem meiner Technik zurückzukehren, frage ich mich, inwieweit ich FFREUDS Autorität für ihr Zustandekommen in Anspruch nehmen darf. Jedenfalls habe ich sie von FREUDS Methode des freien Assoziierens gelernt, und ich betrachte meine Technik als eine direkte Weiterbildung derselben.

101 Solange ich dem Patienten helfe, die wirksamen Momente seiner Träume herauszufinden, und solange ich mich bestrebe, ihn den allgemeinen Sinn seiner Symbole sehen zu lassen, ist er noch in einem psychologischen Kindheitszustand. Er hängt zunächst von seinen Träumen ab und von der Frage, ob ihm der nächste Traum ein neues Licht gebe oder nicht. Sodann hängt er davon ab, ob ich Einfälle habe und ihm durch mein Wissen weitere Einsichten vermitteln könne. Er ist also noch in einem wenig wünschenswerten, passiven Zustand, in welchem alles etwas unsicher und fragwürdig ist. Denn weder er noch ich weiß, wohin die Reise geht. Oft ist es nicht viel mehr als ein Herumtappen in ägyptischer Finsternis. In diesem Zustand dürfen wir auch keine zu starken Wirkungen erwarten, denn dazu ist die Unsicherheit zu groß. Und überdies besteht die oftmals eintretende Gefahr, daß das Gewebe, das wir am Tage gesponnen, im-

mer wieder von der Nacht zerrissen wird. Die Gefahr ist, daß nichts zustande kommt – in des Wortes vollster Bedeutung –, daß nichts stehenbleibt. In diesen Situationen ereignet es sich nicht selten, daß ein besonders farbiger Traum eintritt oder einer von seltsamer Gestalt, und der Patient sagt mir: «Sehen Sie, wenn ich jetzt ein Maler wäre, so würde ich davon ein Gemälde machen.» Oder die Träume sprechen von Photographien, von gemalten oder gezeichneten Bildern oder illuminierten Handschriften oder auch vom Kino.

Diese Winke habe ich mir zunutze gemacht und fordere deshalb meine Pa- 102
tienten in diesem Augenblick auf, das im Traum oder in der Phantasie Geschaute in Wirklichkeit zu malen. In der Regel begegne ich dem Einwand, man sei kein Maler, worauf ich zu sagen pflege, daß die heutigen Maler ja auch keine seien, infolgedessen die Malkunst heutzutage vogelfrei sei, und es überdies auf die Schönheit sowieso nicht ankomme, sondern bloß auf die Mühe, die man auf das Bild verwende. Wie wahr dies ist, sah ich jüngst bei einer begabten, professionellen Porträtmalerin, die mit lamentablen Kinderversuchen beginnen mußte, nach meiner Art zu malen; wörtlich so, wie wenn sie noch nie einen Pinsel in der Hand gehabt hätte. Von außen malen ist eben eine andere Kunst, als von innen nach außen.

Viele meiner weiter fortgeschrittenen Patienten beginnen also zu malen. Ich 103
begreife, wenn jedermann von der gründlichen Unnützlichkeit solchen Dilettantismus aufs tiefste beeindruckt ist. Man vergesse aber nicht, es handelt sich nicht um Personen, die ihre soziale Nützlichkeit noch zu beweisen haben, sondern um solche, die in der sozialen Nützlichkeit ihren Sinn nicht mehr erblikken können und die auf die tiefere und gefährlichere Frage des Sinnes ihres individuellen Lebens gestoßen sind. Massenpartikel zu sein hat nur für denjenigen Sinn und Reiz, der es noch nicht soweit gebracht hat, nicht aber für den, der es bis zum absoluten Überdruß gewesen ist. Die Bedeutsamkeit des individuellen Lebenssinnes mag von dem geleugnet werden, der als soziales Wesen unter dem allgemeinen Anpassungsniveau steht, und wird immer von dem geleugnet, dessen Ehrgeiz im Herdenzüchten besteht. Wer weder zur einen noch zur anderen Kategorie gehört, wird früher oder später auf diese peinliche Frage stoßen.

Auch wenn gelegentlich künstlerisch schöne Dinge von meinen Patienten 104
produziert werden, Dinge, die sich ohne weiteres in modernen «Kunst»-Ausstellungen sehen lassen könnten, so betrachte ich sie doch als völlig wertlos, gemessen am Wertmaßstab wirklicher Kunst. Es ist sogar wesentlich, daß sie wertlos sind, sonst bilden sich meine Patienten ein, Künstler zu sein, womit der Zweck der Übung gänzlich verfehlt wäre. Es handelt sich nicht um Kunst, viel-

mehr, es soll sich nicht um Kunst handeln, sondern um mehr und anderes als bloß Kunst, nämlich um lebendige Wirkung auf den Patienten selber. Was der soziale Standpunkt als das Geringste bewertet, steht hier am höchsten, nämlich der Sinn des individuellen Lebens, um dessentwillen sich der Patient bemüht, Unaussprechbares in kindlich unbeholfene, sichtbare Form zu übersetzen.

105 Warum aber veranlasse ich überhaupt die Patienten, sich in einem gewissen Entwicklungsstadium durch Pinsel, Stift oder Feder auszudrücken?

106 Auch dies geschieht in erster Linie um Wirkung zu erzeugen. In dem vorhin geschilderten psychologischen Kindheitszustand bleibt der Patient passiv. Hier nun geht er in die Aktivität über. Zunächst stellt er passiv Geschautes dar, er läßt es dadurch zu seiner eigenen Tat werden. Er spricht nicht nur davon, sondern tut es auch. Psychologisch macht es einen gewaltigen Unterschied aus, ob einer einige Male pro Woche ein interessantes Gespräch mit seinem Arzt führt, dessen Ergebnis irgendwo in der Luft hängt, oder ob er stundenlang mit widerspenstigen Pinseln und Farben sich müht, um etwas, oberflächlich betrachtet, völlig Sinnloses zustandezubringen. Wäre es nun wirklich sinnlos für ihn, so würde die Bemühung, es zu zeichnen, ihn derart anwidern, daß er wohl kaum ein zweites Mal wieder an diese Übung heranzubringen wäre. Weil aber seine Phantasie ihm doch nicht völlig sinnlos erscheint, so wird die Betätigung derselben ihre Wirkung noch unterstreichen. Überdies zwingt die materielle Gestaltung des Bildes zu einer anhaltenden Betrachtung desselben in allen Teilen, so daß es dadurch seine Wirkung völlig entfalten kann. Dadurch kommt in die bloße Phantasie ein Moment der Wirklichkeit hinein, wodurch der Phantasie ein größeres Gewicht, eben größere Wirkung verliehen ist. Und es gehen nun auch tatsächlich Wirkungen von diesen selbstgefertigten Bildern aus, Wirkungen, die allerdings schwer zu beschreiben sind. Es braucht zum Beispiel ein Patient nur einige Male gesehen zu haben, wie er aus einem miserablen seelischen Zustand dadurch erlöst wird, daß er ein symbolisches Bild anfertigt, um stets wieder zu diesem Mittel zu greifen, sobald es ihm schlecht geht. Damit ist etwas Unschätzbares gewonnen, nämlich ein Ansatz zur Unabhängigkeit, ein Übergang zur psychologischen Erwachsenheit. Mit dieser Methode – wenn ich dieses Wort überhaupt gebrauchen darf – kann sich der Patient schöpferisch unabhängig machen. Er hängt jetzt nicht mehr von seinen Träumen ab und nicht mehr vom Wissen seines Arztes, sondern, indem er sozusagen sich selber malt, kann er sich selber gestalten. Denn was er malt, sind wirkende Phantasien, es ist das, was in ihm wirkt. Und was in ihm wirkt, das ist er selbst, aber nicht mehr im Sinn des früheren Mißverständnisses, wo er sein persönliches Ich für sein

Selbst hielt, sondern in einem neuen, ihm bisher fremden Sinn, wo sein Ich als Objekt des in ihm Wirkenden erscheint. In zahllosen Bildern müht er sich, das in ihm Wirkende erschöpfend darzustellen, um schließlich zu entdecken, daß es das ewig Unbekannte und Fremde ist, was tiefste Grundlage unserer Seele ist.

Ich kann unmöglich schildern, welche Veränderungen der Standpunkte und Werte, welche Verschiebungen des Gravitationszentrums der Persönlichkeit dadurch zustande kommen. Es ist, wie wenn die Erde die Sonne als das Zentrum der Planetenbahnen und ihrer eigenen Bahn entdeckt hätte. 107

Aber haben wir das nicht schon gewußt? Ich glaube auch, daß wir das schon seit langem wußten. Aber wenn ich etwas weiß, so weiß es das andere in mir noch längst nicht, denn in Tat und Wahrheit lebe ich so, wie wenn ich es nicht wüßte. Die meisten meiner Patienten wußten es, aber sie lebten es nicht. Und warum lebten sie es nicht? Wohl aus dem Grunde, der uns alle veranlaßt, aus dem Ich zu leben. Dieser Grund ist die *Überschätzung des Bewußtseins*. 108

Für den jugendlichen, noch unangepaßten, erfolglosen Menschen ist es von größter Wichtigkeit, sein bewußtes Ich so wirkungsvoll wie möglich zu gestalten, das heißt seinen Willen zu erziehen. Wenn er nicht gerade ein Genie ist, so darf er gar nicht an etwas in ihm Wirkendes, das nicht mit seinem Willen identisch wäre, glauben. Er muß sich als Willenswesen fühlen und darf alles andere in sich entwerten oder als seinem Willen unterworfen wähnen, denn ohne diese Illusion gelänge ihm wohl die soziale Anpassung nicht. 109

Anders aber beim Menschen der zweiten Lebenshälfte, der es nicht mehr nötig hat, seinen bewußten Willen zu erziehen, der vielmehr, um den Sinn seines individuellen Lebens zu verstehen, der Erfahrung seines eigenen Wesens bedarf. Ihm ist seine soziale Nützlichkeit kein Ziel mehr, obschon er deren Wünschbarkeit nicht leugnet. Er empfindet seine schöpferische Tätigkeit, deren soziale Unnützlichkeit ihm völlig klar ist, als Arbeit und als Wohltat an sich selbst. In steigendem Maße auch befreit ihn seine Tätigkeit von krankhafter Abhängigkeit, und er gewinnt damit eine innere Festigkeit und ein neues Vertrauen zu sich selber. Und diese letzteren Errungenschaften sind es nun, die auch dem sozialen Leben des Patienten wieder zugutekommen. Denn ein innerlich fester und sich selber vertrauender Mensch wird seinen sozialen Aufgaben besser gewachsen sein als einer, der mit seinem Unbewußten auf schlechtem Fuße steht. 110

Ich habe es absichtlich vermieden, meinen Vortrag mit Theorie zu beschweren, daher muß auch vieles dunkel und unerklärt bleiben. Aber um die von meinen Patienten produzierten Bilder verständlich zu machen, müssen doch gewisse theoretische Gesichtspunkte erwähnt werden. Alle diese Bilder sind gekenn- 111 zeichnet durch einen primitiv symbolischen Charakter, der ebensosehr aus der Zeichnung wie aus der Farbe hervorleuchtet. Die Farben sind in der Regel barbarisch intensiv. Oft ist ein unverkennbarer Archaismus vorhanden. Diese Eigenschaften weisen auf die Natur der zugrundeliegenden bildnerischen Kräfte hin. Es sind irrationale symbolistische Tendenzen von dermaßen historischem oder archaischem Charakter, daß ihre Parallelisierung mit ähnlichen Gebilden aus der Archäologie und vergleichenden Religionsgeschichte nicht schwer hält. Wir dürfen daher wohl annehmen, daß unsere Bilder hauptsächlich denjenigen Regionen der Psyche entstammen, die ich als das *kollektive Unbewußte* bezeichnet habe. Unter dieser Bezeichnung verstehe ich ein unbewußtes, allgemein menschliches, seelisches Funktionieren, welches nicht nur Anlaß zu unseren modernen symbolistischen Bildern, sondern auch Anlaß zu all den ähnlichen Produkten der menschlichen Vergangenheit war. Solche Bilder entspringen einem natürlichen Bedürfnis und befriedigen auch ein solches. Es ist, wie wenn die bis ins Primitive zurückreichende Psyche sich in diesen Bildern ausdrückte und dadurch eine Möglichkeit bekäme, mit unserem ihr fremdartigen Bewußtsein zusammen zu funktionieren, wodurch ihre das Bewußtsein störenden Ansprüche in Wegfall kämen, das heisst gesättigt würden. Ich muß allerdings beifügen, daß die bloß darstellerische Tätigkeit an sich ungenügend ist. Es bedarf darüber hinaus noch eines intellektuellen und emotionalen Verständnisses der Bilder, wodurch sie nicht nur verstandesmäßig, sondern auch moralisch dem Bewußtsein integriert werden. Sie müssen noch einer synthetischen Deutungsarbeit unterzogen werden. Obschon ich viele Male mit einzelnen Patienten diesen Weg durchlaufen habe, so ist es mir bis jetzt noch nicht gelungen, einen solchen Verlauf in allen Einzelheiten klarzustellen und zu publizieren[5]. Es ist dies bisher nur stückweise geschehen. Wir bewegen uns hier eben auf absolutem Neuland, auf dem es zuallernächst auf reichliche Erfahrung ankommt. Und aus sehr gewichtigen Gründen möchte ich gerade hier vorschnelle Schlüsse vermeiden. Handelt es sich doch um einen Lebensprozeß der Seele außerhalb des Bewußtseins, den wir hier indirekt beobachten können. Und noch wissen wir nicht, zu welch unbekannten Tiefen unser Blick hier dringt. Wie ich schon vorhin andeutete, scheint es sich um eine Art von Zentrierungsvorgang zu handeln – sehr viele entscheidende Bilder, die besonders vom Patienten als solche empfunden werden, weisen in dieser Richtung; bei diesem Zentrierungsvorgang

[5] Dieser Mangel ist seither behoben worden. Vgl. *Zur Empirie des Individuationsprozesses* [GW IX/1].

scheint das, was wir Ich nennen, in eine periphere Stellung zu kommen. Diese Veränderung wird anscheinend durch ein Heraufkommen des historischen Seelenteiles bewirkt. Was der Zweck dieses Vorganges ist, bleibt zunächst dunkel. Wir können nur seine bedeutende Wirkung auf die bewußte Persönlichkeit konstatieren. Aus der Tatsache, daß diese Veränderung das Lebensgefühl erhöht und das Leben strömend erhält, muß man schließen, daß ihr eine eigentümliche Zweckmäßigkeit innewohnt. Man mag es eine neue Illusion nennen. Aber was ist Illusion? Von welchem Standpunkt aus können wir etwas als Illusion bezeichnen? Gibt es für die Seele etwas, was wir als «Illusion» bezeichnen dürften? Für die Seele ist sie vielleicht eine sehr wichtige Lebensform, eine Unerläßlichkeit, wie der Sauerstoff für den Organismus. Was wir «Illusion» nennen, ist vielleicht eine seelische Tatsächlichkeit von überragender Bedeutung. Die Seele kümmert sich wahrscheinlich nicht um unsere Wirklichkeitskategorien. Für sie scheint in erster Linie *wirklich* zu sein, was *wirkt.* Wer die Seele erforschen will, darf sie nicht mit seinem Bewußtsein verwechseln, sonst verhüllt er den Gegenstand der Forschung seinem eigenen Blick. Man muß im Gegenteil noch entdecken, wie verschieden die Seele vom Bewußtsein ist, um sie erkennen zu können. Nichts ist daher möglicher, als daß jenes, das für uns Illusion heißt, für sie Wirklichkeit ist, weshalb nichts inkommensurabler wäre, als die seelische Wirklichkeit an unserer Bewußtseinswirklichkeit zu messen. Für den Psychologen gibt es nichts Blöderes als den Missionarsstandpunkt, der die Götter der armen Heiden für Illusion erklärt. Aber leider wird immer noch dogmatisch gepfuscht, wie wenn unsere sogenannte Realität nicht ebenso illusionär wäre. Im Seelischen sind, wie überall in unserer Erfahrung, wirkende Dinge Wirklichkeiten, gleichgültig, welche Namen ihnen der Mensch gibt. Um diese Wirklichkeiten möglichst als solche zu verstehen, darum handelt es sich und nicht etwa darum, daß man ihnen andere Namen unterschiebt. So ist Geist für die Seele nicht weniger Geist, auch wenn man ihn Sexualität nennt.

Ich muß wiederholen, daß diese Benennungen und Veränderungen von Be- 112
nennungen dem Wesen des geschilderten Vorganges nirgends auch nur nahekommen. Er ist, wie alles Seiende, nicht durch rationale Bewußtseinsbegriffe zu erschöpfen, weshalb auch meine Patienten folgerichtigerweise symbolische Darstellung und Interpretation als das Adäquatere und Wirksamere vorziehen.

Damit habe ich nun so ziemlich alles gesagt, was ich im Rahmen eines allge- 113
mein orientierenden Vortrges über meine therapeutischen Absichten und Ansichten sagen könnte. Es kann nicht mehr als eine Anregung sein, und ich bin ganz zufrieden, wenn es eine solche ist.

VI
DIE PROBLEME DER MODERNEN PSYCHOTHERAPIE[1]

114 Psychotherapie, nämlich Behandlung der Seele und seelische Behandlung, ist für die populäre Auffassung heutzutage identisch mit Psychoanalyse.

115 Das Wort «Psychoanalyse» ist dermaßen Gemeingut geworden, daß jedermann, der dieses Wort gebraucht, auch zu verstehen scheint, was damit gemeint ist. Was dieses Wort aber eigentlich bezeichnet, ist dem Laien meist unbekannt: es benennt – nach dem Willen seines Schöpfers – passenderweise nur die von FREUD inaugurierte Methode, seelische Symptomkomplexe auf gewisse verdrängte Triebvorgänge zu reduzieren; und insofern diese Prozedur ohne entsprechende Auffassungen nicht möglich ist, schließt der Begriff der Psychoanalyse auch gewisse theoretische Voraussetzungen, nämlich die FREUDsche Sexualtheorie ein, wie dies von ihrem Autor selber ausdrücklich gefordert worden ist. Demgegenüber aber gebraucht der Laie den Begriff der Psychoanalyse schlechthin für alle jene modernen Versuche, der Seele auf wissenschaftlich-methodischem Wege näher zu kommen. So muß es sich auch die ADLERsche Schule gefallen lassen, unter der Marke «Psychoanalyse» rubriziert zu werden, obgleich die ADLERsche Ansicht und Methode der FREUDschen scheinbar unversöhnlich gegenübersteht. Infolgedessen bezeichnet auch ADLER selbst seine Psychologie nicht als «Psychoanalyse», sondern als «Individualpsychologie», während ich für meine Auffassung den Ausdruck «Analytische Psychologie» bevorzuge und damit etwas wie einen Allgemeinbegriff meine, der «Psychoanalyse», «Individualpsychologie» und andere Bestrebungen im Gebiete der *komplexen Psychologie* in sich faßt.

116 Da es doch nur eine menschliche Seele gibt, so gibt es wohl auch nur eine Psychologie, will es dem Laien scheinen, weshalb er die Unterscheidungen entweder für subjektive Spitzfindigkeiten oder für jene bekannten Versuche der kleinen Leute, sich selbst ein Thrönchen aufzurichten, hält. Ich könnte die Liste der «Psychologien» leicht verlängern, wenn ich auch noch andere Bemühungen,

[1] Veröffentlicht im *Schweizerischen Medizinischen Jahrbuch* 1929, und in *Seelenprobleme der Gegenwart*, 5. Aufl. 1950, p. 1 ff. [Psychologische Abhandlungen III].

die nicht unter «analytischer Psychologie» begriffen werden, erwähnte. Es gibt tatsächlich viele verschiedene Methoden, Standpunkte, Ansichten und Überzeugungen, die sich gegenseitig bekämpfen, hauptsächlich darum, weil sie sich gegenseitig nicht verstehen und darum einander nicht gelten lassen wollen. Die Vielseitigkeit und Verschiedenheit der psychologischen Meinungen unserer Zeit ist tatsächlich erstaunlich und für den Laien unüberblickbar und verwirrend.

Wenn man in einem Lehrbuch der Pathologie findet, daß für eine Krankheit 117
zahlreiche Heilmittel verschiedenster Natur angegeben sind, so kann man daraus den Schluß ziehen, daß keines dieser Heilmittel besonders wirksam ist. Und wenn also viele verschiedene Wege gewiesen werden, die uns zur Seele führen sollen, so darf man ruhig annehmen, daß keiner dieser vielen Wege so absolut sicher sein Ziel erreicht, wohl am wenigsten derjenige, der sich mit Fanatismus anpreist. Tatsächlich ist die Vielheit zeitgenössischer Psychologien ein Ausdruck der Verlegenheit. Der Zugang zur Seele und gar die Seele selbst stellt sich allmählich als eine große Schwierigkeit heraus, als «ein Problem mit Hörnern», um den Ausdruck NIETZSCHES zu gebrauchen – kein Wunder daher, daß sich die Versuche häufen, dem unangreifbaren Rätsel von anderen und immer wieder anderen Seiten beizukommen. Notwendigerweise ergibt sich daraus die widerspruchsvolle Vielheit der Standpunkte und Meinungen.

Man wird wohl mit mir einig gehen, daß, wenn wir von «Psychoanalyse» re- 118
den, wir uns nicht auf ihre engere Definition beschränken, sondern im allgemeinen von den Erfolgen und Mißerfolgen aller jener Bemühungen handeln, die heutzutage um der Lösung des Seelenproblems willen unternommen werden, und die wir unter dem Begriff der analytischen Psychologie zusammenfassen.

Übrigens – warum ist die menschliche Seele als Erfahrungstatsache heute 119
plötzlich so interessant geworden? Sie war es ja während Jahrtausenden nicht. Ich will diese anscheinend unzugehörige Zwischenfrage nur aufwerfen, nicht aber sie beantworten. Sie gehört nämlich hierher, denn die letzten Absichten des heutigen psychologischen Interesses sind mit dieser Frage irgendwie unterirdisch verbunden.

Alles, was heute unter dem Laienbegriff «Psychoanalyse» geht, hat seinen 120
Ursprung in der ärztlichen Praxis, weshalb das meiste daran medizinische Psychologie ist. Das Konsultationszimmer des Arztes hat dieser Psychologie seinen unverkennbaren Stempel aufgedrückt, das zeigt sich nicht nur in der Terminologie, sondern auch in der theoretischen Auffassungsbildung. Überall begegnen wir zunächst der naturwissenschaftlich-biologischen Voraussetzung des Arztes.

Daraus entstand zum großen Teil die Entfremdung zwischen den akademischen Geisteswissenschaften und der modernen Psychologie, denn diese erklärt im Grunde aus irrationaler Natur, jene dagegen gründen sich auf den Geist. Dieser sowieso schwer zu überbrückende Abstand zwischen Natur und Geist wird noch vergrößert durch eine medizinisch-biologische Nomenklatur, welche oft recht handwerksmäßig anmutet und öfters einen allzu großen Anspruch auf wohlwollendes Verständnis erhebt.

121 Indem ich der Meinung Ausdruck verleihe, daß die vorausgeschickten allgemeinen Bemerkungen angesichts der Begriffsverwirrungen auf diesem Gebiete nicht unangebracht seien, möchte ich mich aber jetzt unserer eigentlichen Aufgabe zuwenden, nämlich die Leistungen der analytischen Psychologie ins Auge zu fassen.

122 Bei der außerordentlichen Verschiedenartigkeit der Bestrebungen unserer Psychologie ist es nur mit größter Anstrengung möglich, zusammenfassende Gesichtspunkte aufzustellen. Wenn ich daher die Absichten und Leistungen in Klassen oder – besser gesagt – Stufen einzuteilen versuche, so geschieht dies mit dem ausdrücklichen Vorbehalt eines vorläufigen Unternehmens, welchem vielleicht dieselbe Willkürlichkeit vorgeworfen werden kann wie dem über ein Land ausgebreiteten trigonometrischen Netz. Auf alle Fälle möchte ich es wagen, das Gesamtergebnis unter dem Gesichtswinkel von vier Stufen zu betrachten, nämlich *Bekenntnis*, *Aufklärung*, *Erziehung* und *Verwandlung*. Ich will diese vielleicht etwas fremdartigen Bezeichnungen im folgenden erörtern.

123 Der Uranfang aller analytischen seelischen Behandlung liegt im Vorbild des Beichtbekenntnisses. Da dieser Ursprung aber keine ursächliche Verbindung, sondern ein irrationaler, psychischer Wurzelzusammenhang ist, so ist es dem Fernstehenden nicht ohne weiteres möglich, die Grundlagen der Psychoanalyse mit der religiösen Institution der Beichte in Zusammenhang zu bringen.

124 Sobald es dem menschlichen Geiste gelungen war, die Idee der Sünde zu erfinden, entstand das psychisch Verborgene, in analytischer Sprache: das Verdrängte. Das Verborgene ist Geheimnis. Der Besitz an Geheimnissen wirkt wie ein seelisches Gift, das den Träger des Geheimnisses der Gemeinschaft entfremdet. Dieses Gift in kleiner Dosis zwar kann ein unschätzbares Heilmittel sein, sogar eine unerläßliche Vorbedingung für alle individuelle Differenzierung, so sehr, daß der Mensch schon auf primitiver Stufe das unabwendbare Bedürfnis empfindet, Geheimnisse sogar zu erfinden, um durch deren Besitz sich vor dem Verfließen im Unbewußtsein bloßer Gemeinschaft als vor einer tödlichen Gefährdung der Seele zu schützen. Diesem Differenzierungsinstinkt dienen be-

kanntlich die weitverbreiteten und uralten Einweihungen mit ihren kultischen Geheimnissen. Selbst die christlichen Sakramente galten noch in der Urkirche als mysteria und wurden, wie die Taufe, in abgesonderten Räumen gefeiert und nur in allegorisch andeutender Sprache erwähnt.

So fördernd ein mit mehreren geteiltes Geheimnis ist, so zerstörend wirkt ein 125
nur persönliches Geheimnis. Es wirkt wie eine Schuld, die den unglücklichen Besitzer von der Gemeinschaft mit anderen Menschen abschneidet. Ist man sich dessen bewußt, was man verbirgt, so ist die Schädigung entschieden geringer, als wenn man nicht weiß, daß und was man verdrängt. In diesem Fall wird der verborgene Inhalt nicht mehr bewußt geheimgehalten, sondern man verhehlt ihn sogar vor sich selbst; er spaltet sich als selbständiger Komplex vom Bewußtsein ab und führt im Gebiet der unbewußten Seele eine Art von Sonderdasein, unbelästigt von bewußter Einmischung und Korrektur. Der Komplex bildet sozusagen eine kleine eingeschlossene Psyche, die, wie die Erfahrung gezeigt hat, für sich eine eigentümliche Phantasietätigkeit entwickelt. Phantasie ist ja überhaupt die Selbsttätigkeit der Seele, die überall da durchbricht, wo die Hemmung durch das Bewußtsein nachläßt oder überhaupt aufhört, wie im Schlaf. Im Schlaf erscheint die Phantasie als Traum. Aber auch im Wachen träumen wir unter der Bewußtseinsschwelle weiter, und dies ganz besonders vermöge verdrängter oder sonstwie unbewußter Komplexe. Beiläufig gesagt, bestehen die unbewußten Inhalte beileibe nicht nur aus ehemals bewußten und nachträglich durch Verdrängung unbewußt gewordenen Komplexen, sondern das Unbewußte hat auch ihm eigentümliche Inhalte, die aus unbekannten Tiefen heraufwachsen, um allmählich das Bewußtsein zu erreichen. Man darf sich also die unbewußte Psyche keineswegs als einen bloßen Behälter für Inhalte, die vom Bewußtsein abgeschoben werden, vorstellen.

Alle unbewußten Inhalte, die sich der Bewußtseinsschwelle entweder von 126
unten annähern oder nur wenig darunter gesunken sind, pflegen auf das Bewußtsein zu wirken. Diese Wirkungen sind – weil der Inhalt nicht als solcher im Bewußtsein erscheint – notwendigerweise mittelbare. Die meisten sogenannten *Fehlleistungen* des Bewußtseins gehen auf solche Störungen zurück, ebenso alle sogenannten *neurotischen Symptome*, die insgesamt – wie sich die Medizin ausdrückt – psychogener Natur sind. (Ausnahmen sind sogenannte Schockwirkungen, wie durch Granatexplosionen usw.) Die mildesten Neurosenformen sind die Fehlleistungen des Bewußtseins – zum Beispiel das Versprechen, das plötzliche Entfallen von Namen und Daten, unerwartete Ungeschicklichkeit, die zu Verletzungen und ähnlichem führen, Mißverständnisse und so-

genannte Erinnerungshalluzinationen – man meint, man habe so gesagt oder getan –, unrichtige Auffassungen von Gehörtem und Gelesenem und so fort.

127 In allen diesen Fällen kann durch gründliche Nachforschung die Existenz eines Inhaltes nachgewiesen werden, der auf mittelbare und unbewußte Weise die Leistung des Bewußtseins störend verändert hat.

128 Im allgemeinen sind daher die Schädigungen durch ein unbewußtes Geheimnis größer als durch ein bewußtes. Ich habe viele Patienten gesehen, die infolge schwieriger Lebensumstände, in denen schwächere Naturen sich des Selbstmorddranges wohl nur schwer hätten erwehren können, eine Selbstmordneigung entwickelten, diese dann aber durch Vernünftigkeit am Bewußtwerden verhinderten und auf diese Weise einen unbewußten Selbstmordkomplex erzeugten. Der unbewußte Selbstmorddrang verursachte nun seinerseits allerhand gefährliche Zufälle, zum Beispiel einen plötzlichen Schwindelanfall an exponierter Stelle, ein Zögern vor einem Automobil, ein Vergreifen zwischen der Hustenmixtur und dem Sublimat, eine plötzliche Lust zu gefährlicher Akrobatik und dergleichen mehr. Gelang es in diesen Fällen, den Selbstmorddrang bewußtzumachen, so konnte die bewußte Vernünftigkeit hemmend und dadurch helfend eingreifen, indem die bewußte Wahl die Selbstmordmöglichkeiten erkannte und vermied.

129 Alles persönliche Geheimnis wirkt wie Sünde und Schuld, ob es nun solche ist oder nicht, gesehen vom Standpunkt allgemein geglaubter Moral.

130 Eine andere Form des Verbergens ist das Zurückhalten. Was gewöhnlich zurückgehalten wird, sind *Affekte*. Auch hier muß zunächst hervorgehoben werden, daß Zurückhaltung eine nützliche und heilsame Tugend ist, weshalb wir die Selbstdisziplin als eine der frühesten moralischen Künste schon bei primitiven Völkern finden, wo sie Teil des Einweihungsrituals ist, hauptsächlich in der Form des stoischen Ertragens von Schmerz und Angst und der asketischen Enthaltsamkeit. Aber hier wird die Zurückhaltung geübt innerhalb des Geheimbundes, als ein mit anderen geteiltes Unternehmen. Ist die Zurückhaltung aber nur persönlich – und ohne den Zusammenhang mit einer religiösen Anschauung –, so kann sie, wie das persönliche Geheimnis, schädigend werden. Daher stammen die bekannten schlechten Launen und die Reizbarkeit der allzu Tugendhaften. Der zurückgehaltene Affekt ist ebenfalls etwas, das man verbirgt, das man auch vor sich selbst verheimlichen kann, eine Kunst, in der sich hauptsächlich Männer hervortun, während die Frauen, bis auf wenige Ausnahmen, eine natürliche Scheu davor haben, einen Affekt durch Zurückhaltung zu kränken. Der zurückgehaltene Affekt wirkt ebenso isolierend und ist ebenso störend

wie das unbewußte Geheimnis – und ebenso schuldhaft. Gleichwie die Natur es uns gewissermaßen übelnimmt, wenn wir der Menschheit ein Geheimnis voraushaben, so verargt sie es uns auch, wenn wir unsere Emotion den Mitmenschen vorenthalten. Die Natur hat in dieser Hinsicht einen ausgesprochenen horror vacui, darum ist nichts auf die Dauer unerträglicher als laue Harmonie auf Grundlage zurückgehaltener Affekte. Die verdrängten Emotionen sind oft ein und dasselbe mit dem Geheimnis. Öfters aber besteht kein nennenswertes Geheimnis, sondern bloß unbewußt gehaltene Affekte, die ihren Ursprung an einer durchaus bewußten Situation genommen haben.

Das jeweilige Vorwiegen von Geheimnis oder von Affekt bedingt wahr- 131
scheinlich verschiedene Neurosenformen. Jedenfalls ist die mit Affekten sehr freigebige Hysterie in der Hauptsache auf das Geheimnis gegründet, während der verstockte Psychastheniker an gestörter Affektverdauung leidet.

Geheimnis und Zurückhaltung sind Schädigungen, auf welche die Natur zu- 132
letzt mit Krankheit reagiert – wohlverstanden nur an Schädigungen, wenn Geheimnis und Zurückhaltung ausschließlich persönlich sind. Werden sie aber in Gemeinschaft mit anderen ausgeübt, so gibt sich die Natur zufrieden, ja sie können dann sogar nützliche Tugenden sein. Unzuträglich ist nur die persönliche Vorenthaltung. Es ist, wie wenn die Menschheit ein unauslöschliches Anrecht auf das Dunkle, Unvollkommene, Dumme und Schuldhafte des Mitmenschen hätte, denn solcherart sind ja die Dinge, die zum Selbstschutz geheimgehalten werden. Es scheint eine natürliche Sünde zu sein, seinen Minderwert zu verbergen, ebensosehr wie seine Minderwertigkeit ausschließlich zu leben. Es scheint eine Art von Menschheitsgewissen zu geben, das jeden empfindlich bestraft, der nicht irgendwo und irgendwann den Tugendstolz seiner Selbstbehaltung und Selbstbehauptung aufgibt und das Bekenntnis seiner fehlbaren Menschlichkeit ablegt. Ohne dieses trennt ihn eine undurchdringliche Mauer vom lebendigen Gefühl, Mensch unter Menschen zu sein.

Daraus erklärt sich die ungemeine Bedeutung der wahrhaften und nicht ver- 133
klausulierten Beichte, eine Wahrheit, die wohl allen Initiationen und Mysterienkulten des Altertums bekannt war, wie der antike Mysterienspruch beweist: «Laß los von dir, was du hast, dann wirst du empfangen.»

Diesen Spruch nun können wir leicht als Motto der ersten Stufe der psycho- 134
therapeutischen Problematik beigeben. Die Anfänge der Psychoanalyse nämlich sind im Grunde nichts anderes als die wissenschaftliche Wiederentdeckung einer alten Wahrheit; selbst der Name, der der ersten Methode gegeben wurde, nämlich *Katharsis* = Reinigung, ist ein geläufiger Begriff der antiken Einwei-

hungen. Die ursprüngliche kathartische Methode besteht im wesentlichen darin, daß der Kranke möglichst in den Hintergrund seines Bewußtseins versetzt wird, mit und ohne hypnotische Paraphernalia, also in einen Zustand, der in den östlichen Yogasystemen als Meditations- oder Kontemplationszustand gilt. Zum Unterschied mit dem Yoga aber ist der Gegenstand der Betrachtung das sporadische Auftauchen dämmerhafter Vorstellungsspuren, seien es Bilder, seien es Gefühle, die sich im dunkeln Hintergrund von der Unsichtbarkeit des Unbewußten loslösen, um dem einwärtsgekehrten Blick wenigstens schattenhaft zu erscheinen. Auf diese Weise kommt Verdrängtes und Verlorenes wieder zurück. Schon das ist ein Gewinn – wenn auch gelegentlich ein peinlicher –, denn das Minderwertige und selbst das Verwerfliche gehört zu mir und gibt mir Wesenheit und Körper, es ist mein *Schatten*. Wie kann ich wesenhaft sein, ohne einen Schatten zu werfen? Auch das Dunkle gehört zu meiner Ganzheit, und indem ich mir meines Schattens bewußt werde, erlange ich auch die Erinnerung wieder, daß ich ein Mensch bin wie alle anderen. Auf alle Fälle ist mit dieser zunächst schweigenden Wiederentdeckung der eigenen Ganzheit der frühere Zustand, aus welchem die Neurose, das heißt der abgespaltene Komplex hervorging, wiederhergestellt. Durch Verschweigen kann die Isolierung verlängert werden mit einer nur teilweisen Besserung der Schäden. Durch das Bekenntnis aber werfe ich mich der Menschheit wieder in die Arme, befreit von der Last des moralischen Exils. Die kathartische Methode bezweckt das *völlige Bekenntnis*, und zwar nicht nur die intellektuelle Feststellung eines Tatbestandes durch den Kopf, sondern auch die Auslösung der zurückgehaltenen Affekte, die Feststellung des Tatbestandes durch das Herz.

135 Groß ist die Wirkung solchen Bekenntnisses auf das naive Gemüt, wie man sich wohl denken kann, erstaunlich oft der Heilerfolg. Doch nicht darin nur, daß einige Kranke geheilt werden, möchte ich die Hauptleistung unserer Psychologie auf dieser Stufe erblicken, sondern vielmehr in der systematischen Hervorhebung der Bedeutung des Bekenntnisses. Dieses nämlich geht uns alle an. Alle sind von allen durch Geheimhaltung irgendwie getrennt, und die Abgründe zwischen den Menschen sind überspannt von den trügerischen Brücken der Meinungen und Illusionen als leichtfertigem Ersatz für die standhafte Brücke des Bekenntnisses.

136 Damit möchte ich um alles in der Welt keine Forderung ausdrücken. Man kann sich ja gar nicht ausdenken, wie geschmacklos ein allgemeines gegenseitiges Sündenbekenntnis wäre. Die Psychologie stellt nur fest, daß hier ein wunder Punkt erster Ordnung liegt. Dieser Punkt kann nicht unmittelbar in Be-

handlung genommen werden, denn er ist an sich wieder ein Problem mit ganz besonders spitzigen Hörnern, wie uns die nächste Stufe, nämlich die der *Aufklärung*, klarmachen wird.

Es ist ohne weiteres einleuchtend, daß die neue Psychologie auf der Bekennt- 137
nisstufe stehengeblieben wäre, wenn die Katharsis sich als Allheilmittel bewährt hätte. Erstens und vor allem gelingt es nicht immer, die Patienten soweit dem Unbewußten anzunähern, daß sie den Schatten wahrzunehmen vermögen. Vielmehr sind viele – und dies besonders komplizierte, bewußtseinsstarke Naturen – so sehr im Bewußtsein verankert, daß nichts sie davon loszureißen vermag. Sie können die heftigsten Widerstände gegen jeden Versuch der Zurückdrängung des Bewußtseins entwickeln, sie wollen mit dem Arzt bewußt reden und ihre Schwierigkeiten verstandesmäßig darstellen und erörtern. Zu bekennen haben sie genug, dafür müssen sie sich nicht an das Unbewußte wenden. Solche Patienten verlangen eine ganze Technik der Annäherung an das Unbewußte.

Dies ist die eine Tatsache, welche die kathartische Methode in ihrer Anwen- 138
dung von vornherein bedeutend beschränkt. Die andere Beschränkung kommt nachträglich und führt gleich in die Problematik der zweiten Stufe, der Aufklärung, hinein. Nehmen wir an, daß in einem bestimmten Fall das kathartische Bekenntnis stattgefunden hat, die Neurose ist verschwunden, das heißt die Symptome sind unsichtbar geworden. Der Patient könnte als geheilt entlassen werden. Er – oder sie besonders – kann aber nicht weg. Der Patient ist anscheinend durch das Bekenntnis an den Arzt gebunden. Wird diese anscheinend unsinnige Bindung gewaltsam abgeschnitten, so gibt es einen bösartigen Rückfall. Bezeichnender- und sozusagen auch merkwürdigerweise kann in gewissen Fällen auch keine Bindung eintreten, der Patient geht scheinbar geheilt von dannen und ist nun dermaßen fasziniert von seinem Seelenhintergrund, daß er fortfährt, Katharsis mit sich selber zu treiben auf Kosten seiner Lebensanpassung. Er ist an das Unbewußte gebunden, an sich selber und nicht an den Arzt. Diesen Patienten ist es offenbar so gegangen wie weiland dem Theseus und seinem Gefährten Peirithoos, die in den Hades hinunterstiegen, um die Göttin der Unterwelt heraufzuholen; und wie sie sich dort, vom Abstieg ermüdet, für eine Weile hinsetzten, konnten sie nicht mehr aufstehen, weil sie am Felsen festgewachsen waren.

Diese merkwürdigen und unvorhergesehenen Zufälle erfordern ebensosehr 139
Aufklärung wie die ersterwähnten Fälle, die sich für die guten Absichten der Katharsis als unzugänglich erwiesen. Obschon die beiden Kategorien von Patienten anscheinend gänzlich verschieden sind, setzt die Aufklärung für beide

am gleichen Punkt ein, nämlich bei den Fixierungen, wie FREUD richtig erkannt hat. Unmittelbar deutlich wird diese Tatsache bei der letzten Kategorie und besonders bei den Fällen, die nach erfolgter Katharsis an den Arzt gebunden sind. Ähnliches hat man schon als unangenehme Folge der hypnotischen Behandlung beobachtet, ohne aber zu verstehen, was die inneren Mechanismen einer solchen Bindung sind. Es hat sich nun herausgestellt, daß die fragliche Bindung in ihrem Wesen etwa der Beziehung zwischen Vater und Kind entspricht. Der Patient gerät in eine Art kindlicher Abhängigkeit, deren er sich auch mit seiner vernünftigen Einsicht nicht erwehren kann. Die Fixierung kann sogar eine ganz außerordentliche Kraft haben, dermaßen erstaunlich, daß man dahinter schon ganz ungewöhnliche Motive vermuten dürfte. Da nun die Bindung ein Vorgang ist, der außerhalb des Bewußtseins verläuft, so kann das Bewußtsein des Patienten nichts darüber aussagen; darum erhob sich die Frage, wie man dieser neuen Schwierigkeit beikommen könne. Offenbar handelt es sich um eine neurotische Bildung, um ein neues Symptom, das geradezu durch die Behandlung veranlaßt wurde. Das unverkennbare äußere Kennzeichen der Lage ist, daß das gefühlsbetonte Erinnerungsbild des Vaters auf den Arzt übertragen wurde, wodurch der Arzt nolens volens als Vater erscheint und als solcher den Patienten gewissermaßen zum Kind macht. Natürlich ist die Kindlichkeit des Patienten nicht erst jetzt entstanden, sondern sie war immer vorhanden, aber sie war zuvor verdrängt. Jetzt tritt sie an die Oberfläche und will die kindlich-familiäre Situation wiederherstellen, da man nun den längst vermißten Vater wieder gefunden hat. FREUD nannte dieses Symptom passenderweise *Übertragung*. Daß eine gewisse Abhängigkeit vom hilfreichen Arzt eintritt, ist zunächst eine ganz normale und menschlich verstehbare Erscheinung. Das Abnorme und Unerwartete daran ist nur ihre ungemeine Zähigkeit und Unzugänglichkeit für die bewußte Korrektur.

140 Es ist eine der Hauptleistungen FREUDS, die Natur dieser Bindung in ihren biologischen Aspekten wenigstens aufgeklärt und damit einen bedeutsamen Fortschritt der psychologischen Erkenntnis überhaupt ermöglicht zu haben. Es ist heute unzweifelhaft nachgewiesen, daß die Bindung durch die Existenz unbewußter Phantasien verursacht wird. Diese Phantasien haben in der Hauptsache einen sogenannten *inzestuösen* Charakter. Damit ist die Tatsache, daß die Phantasien unbewußt bleiben, anscheinend hinlänglich erklärt, denn man kann auch vom skrupulösesten Bekenntnis nicht erwarten, daß es solche Phantasien, die kaum irgendwie bewußt waren, beichten sollte. Obschon FREUD von den Inzestphantasien immer so spricht, als ob sie verdrängt wären, so hat vermehrte

Erfahrung doch ergeben, daß sie in sehr vielen Fällen entweder gar nie Inhalt des Bewußtseins oder doch wenigstens nur in den schattenhaftesten Andeutungen bewußt waren, infolgedessen sie auch nicht von bewußter Absicht verdrängt werden konnten. Nach dem Stand der neueren Forschung ist es daher wahrscheinlicher, daß die Inzestphantasien in der Hauptsache stets unbewußt waren und blieben, bis sie durch die analytische Methode ans Tageslicht recht eigentlich gezerrt wurden. Damit soll aber nicht gesagt sein, daß das Heraufholen von Unbewußtem ein verwerflicher Eingriff in die Natur sei. Es ist natürlich etwas wie eine seelenchirurgische Operation, die aber unbedingt nötig ist, indem die Inzestphantasien den Symptomkomplex der Übertragung veranlassen. Diese ist zwar anscheinend ein Kunstprodukt, hat aber nichtsdestoweniger einen abnormen Aspekt.

Während die kathartische Methode im wesentlichen bewußtseinsfähige Inhalte, die normalerweise Bewußtseinsteile sein sollten, dem Ich wieder zurückbringt, holt die Aufklärung der Übertragung Inhalte herauf, die in solcher Form kaum je bewußtseinsfähig waren. Das ist der prinzipielle Unterschied zwischen der Bekenntnis- und der Aufklärungsstufe. 141

Wir sprachen vorhin von zwei Kategorien von Fällen, von solchen, die sich für Katharsis unzugänglich erweisen, und von solchen, die nach erfolgter Katharsis der Fixierung verfallen. Von jenen, die Fixierung respektive Übertragung entwickeln, handelten wir bereits. Neben diesen gibt es aber, wie schon erwähnt, solche, die keine Bindung an den Arzt, sondern vielmehr an ihr eigenes Unbewußtes hervorbringen und sich darin einspinnen. In diesen Fällen wird das Elternbild nicht auf ein menschliches Objekt übertragen, sondern bleibt eine Phantasievorstellung, die aber die gleiche Anziehungskraft ausübt und die gleiche Bindung bewirkt wie die Übertragung. Die erste Kategorie, die sich der Katharsis nicht bedingungslos ergeben kann, erklärt sich im Licht der FREUDschen Forschung durch die Tatsache, daß die betreffenden Patienten, noch bevor sie in die Behandlung eintreten, in einem Identitätsverhältnis zu den Eltern stehen, welches ihnen jene Autorität, Unabhängigkeit und Kritik verschafft, vermöge deren sie sich der Katharsis erfolgreich widersetzen. Es sind dies hauptsächlich gebildete, differenzierte Persönlichkeiten, die nicht wie die anderen der unbewußten Tätigkeit der Elternimago hilflos zum Opfer fielen, sondern sich dieser Aktivität dadurch bemächtigten, daß sie sich unbewußt mit den Eltern identisch setzten. 142

Dem Übertragungsphänomen gegenüber versagt das bloße Bekenntnis, weshalb FREUD sich auch zu wesentlichen Änderungen der ursprünglichen katharti- 143 schen Methode von BREUER veranlaßt sah. Was er nunmehr tat, nannte er «Deutungsmethode».

144 Diese Fortentwicklung ist durchaus logisch, denn das Übertragungsverhältnis im besonderen verlangt nach Aufklärung. Wie sehr es dies tut, davon kann sich der Laie wohl kaum Rechenschaft geben, um so mehr aber der Arzt, der sich plötzlich in einem Gewebe unverständlicher, phantastischer Auffassungen eingesponnen findet. Was der Patient auf den Arzt überträgt, muß gedeutet, das heißt aufgeklärt werden. Da nun der Kranke selber gar nicht weiß, was er überträgt, so ist der Arzt genötigt, die erhältlichen Phantasiebruchstücke des Patienten der deutenden Analyse zu unterziehen. Die nächsten und wichtigsten Produkte dieser Art sind die *Träume*. FREUD hat das Traumgebiet deshalb zunächst ausschließlich auf den Gehalt an verdrängten, weil unvereinbaren Wünschen untersucht und bei dieser Arbeit jene inzestuösen Inhalte entdeckt, von denen ich vorhin sprach. Natürlich ergaben sich bei dieser Nachforschung nicht bloß inzestuöse Materialien im engeren Sinne, sondern überhaupt alle erdenklichen Schmutzigkeiten, deren die menschliche Natur fähig ist. Und diese Liste ist bekanntlich sehr lang. Es bedarf schon einer ganzen Lebensarbeit, um sie auch nur einigermaßen zu erschöpfen.

145 Das Ergebnis der FREUDschen Aufklärungsmethode ist eine minuziöse Ausarbeitung der menschlichen Schattenseite, wie sie keine Zeit vor uns je kannte. Es ist das denkbar wirksamste Gegengift gegen alle idealistischen Illusionen über das Wesen des Menschen. Man darf sich daher nicht wundern, daß sich überall der gewaltigste Widerstand gegen FREUD und seine Schule erhob. Von den prinzipiellen Illusionisten will ich nicht sprechen, sondern ich möchte bloß hervorheben, daß unter den Gegnern der Aufklärungsmethode auch nicht wenige sind, die keine Illusion über den menschlichen Schatten haben und doch den Einwand erheben, daß man den Menschen nicht einseitig von seiner Schattenseite her erklären darf. Schließlich ist ja nicht der Schatten das Wesentliche, sondern der Körper, der den Schatten erzeugt.

146 FREUDS Deutungsmethode ist eine rückführende, sogenannte *reduktive* Erklärung und zerstörerisch, wenn übertrieben und einseitig. Der hohe Gewinn aber, den die phsychologische Einsicht aus der FREUDschen Aufklärungsarbeit gezogen hat, ist die Tatsache, daß die menschliche Natur auch eine dunkle Seite hat, und nicht nur der Mensch, sondern auch seine Werke, seine Institutionen und Überzeugungen. Selbst unsere allerreinsten und heiligsten Anschauungen ruhen auf tiefen dunkeln Grundlagen, und man kann schließlich ein Haus nicht bloß vom Dachfirst herunter, sondern auch vom Keller herauf erklären, wobei diese

Erklärung erst noch den Vorzug hat, genetisch richtiger zu sein, indem die Häuser nicht vom Dach, sondern von den Fundamenten her gebaut werden, und überdies alles, was wird, beim Einfachen und Rohen beginnt. Kein denkender Mensch kann es leugnen, daß SALOMON REINACHS Anwendung primitiver totemistischer Anschauungen auf das Abendmahl sinnvoll sei. Er wird daher ebensowenig die Anwendung der Inzesthypothese auf die griechischen Göttermythen ablehnen. Gewiß ist es schmerzhaft für das Gefühl, helleuchtende Dinge von der Schattenseite her zu deuten und sie damit gewissermaßen in den traurigen Schmutz der Anfänge hinunterzuversetzen. Aber ich halte es auch für eine Schwäche der schönen Dinge und für eine Schwächlichkeit des Menschen, wenn sich irgend etwas dieser Art von einer Schattenerklärung zerstören läßt. Das Entsetzen über die FREUDschen Deutungen entstammt ausschließlich unserer barbarischen oder kindlichen Naivität, die es noch nicht weiß, daß Hoch immer auf Tief steht und daß «les extrêmes se touchent» wirklich zu den endgültigen Wahrheiten gehört. Unrichtig ist nur, wenn wir der Meinung sind, daß das Lichte, weil es von der Schattenseite her erklärt ist, nun nicht mehr bestehe. Das ist ein bedauerlicher Irrtum, dem FREUD selber verfallen ist. Zum Licht gehört der Schatten, zum Guten gehört das Böse und umgekehrt. Deshalb kann ich die Erschütterung, welche die Aufklärung unseren abendländischen Illusionen und Beschränktheiten beigebracht hat, nicht beklagen, sondern ich begrüße sie als eine notwendige, historische Richtigstellung von fast unabsehbarer Bedeutung; denn mit ihr dringt ein philosophischer Relativismus ein, der sich im zeitgenössischen EINSTEIN mathematisch-physisch verkörpert hat; im Grunde eine ferne östliche Wahrheit, von der vorderhand nicht abzusehen ist, wie sie noch wirken wird.

Nichts ist unwirksamer als intellektuelle Ideen. Wenn aber eine Idee eine *seelische Tatsache* ist, die sich auf ganz verschiedenen Gebieten, anscheinend ohne historischen Kausalzusammenhang, einschleicht, dann gilt es aufzumerken. Denn Ideen, die seelische Tatsachen sind, stellen logisch und moralisch unwiderlegliche und unangreifbare Kräfte dar, die stärker sind als der Mensch und sein Kopf. Er glaubt zwar, diese Ideen zu machen, aber in Wirklichkeit machen sie ihn, so daß er unbewußt zu ihrem bloßen Sprachrohr wird. 147

Um wieder zu unserem Problem der Fixierung zurückzukehren, möchte ich nunmehr die Frage behandeln, welche Wirkung die Aufklärung hat. Die Rückführung der Fixierung auf ihre dunkeln Hintergründe entwertet die Position des Patienten; er kann nicht umhin, die untaugliche Kindlichkeit seines Anspruchs zu sehen, wodurch er im einen Fall von dem erhöhten Standpunkt will- 148 kürlicher Autorität auf das bescheidenere Niveau einer gewissen, vielleicht heilsamen Unsicherheit hinuntersteigt, im anderen Fall wird er die Notwendigkeit erkennen, daß Ansprüche-an-andere-Machen eine infantile Bequemlichkeit ist, die durch größere eigene Verantwortlichkeit ersetzt werden muß.

149 Wem die Einsicht etwas sagt, der wird daraus seine moralischen Schlüsse ziehen und, gewappnet mit der Überzeugung seiner Unzulänglichkeit, sich in den Daseinskampf stürzen, um in fortschreitendem Arbeiten und Erleben jene Kräfte und Sehnsüchte aufzuzehren, die ihn bisher veranlaßt hatten, entweder am Kindheitsparadies hartnäckig festzuhalten oder wenigstens danach zurückzuschielen. Normale Anpassung und Duldsamkeit mit der eigenen Untauglichkeit werden seine leitenden moralischen Ideen sein, bei möglichster Sentiment- und Illusionslosigkeit. Abwendung vom Unbewußten als von dem Ort der Schwächung und Verführung, als dem Feld der moralischen und sozialen Niederlage, ist die notwendige Folge.

150 Das Problem, das sich dem Patienten nunmehr stellt, ist das der *Erziehung zum sozialen Menschen.* Damit erreichen wir die dritte Stufe. Die bloße Einsicht, die für viele moralisch empfindsame Naturen genügende Motivkraft besitzt, versagt aber bei Menschen mit geringerer moralischer Phantasie. Wenn bei solchen nicht eine äußere, dringende Notlage die Peitsche erhebt, so genügt die Einsicht nicht, auch wenn man von ihrer Wahrheit aufs tiefste überzeugt ist; nicht zu sprechen von all jenen, die zwar die einleuchtende Deutung verstanden haben, aber im Grunde doch daran zweifeln. Und es sind gerade wieder geistig differenziertere Menschen, die zwar die Wahrheit einer reduktiven Erklärung einsehen, sich aber mit einer bloßen Entwertung ihrer Erwartungen und Ideale nicht begnügen können. Auch in diesen Fällen wird die Kraft der Einsicht versagen. Die Aufklärungsmethode setzt eben immer empfindsame Naturen voraus, welche aus Einsichten selbständig moralische Schlüsse ziehen können. Allerdings reicht die Aufklärung weiter als das bloße, ungedeutete Bekenntnis, denn sie bildet wenigstens den Geist und erweckt damit vielleicht schlafende Kräfte, welche mithelfend eingreifen können. Aber Tatsache bleibt doch, daß in vielen Fällen auch die Aufklärung ein zwar einsichtiges, aber nichtsdestoweniger untaugliches Kind hinterläßt. Zudem ist das hauptsächliche FREUDsche Erklärungsprinzip der *Lust* und deren Befriedigung, wie die weitere Entwicklung gezeigt hat, einseitig und darum ungenügend. Nicht alle Menschen sind aus dieser Ecke zu erklären. Zweifellos haben alle diese Ecke, aber sie ist nicht überall die Hauptsache. Man schenke einem Hungrigen ein schönes Gemälde, er möchte lieber Brot. Man ernenne einen Liebenden zum Präsidenten der Verei-

nigten Staaten, er zöge es bei weitem vor, seine Geliebte in die Arme zu schließen. Durchschnittlich sind alle jene Menschen, die mit sozialer Anpassung und sozialer Stellung keine Schwierigkeiten haben, eher aus der Ecke der Lust zu erklären, als jene, die unterhalb der Anpassung stehen, das heisst mit anderen Worten, wegen sozialen Ungenügens ein Geltungs- und Machtbedürfnis haben. Der ältere Bruder, der in die Fußstapfen des Vaters tritt und zu sozialer Macht gelangt, wird von seinen Lüsten geplagt sein, der jüngere Bruder dagegen, der sich vom Vater und vom älteren Bruder unterdrückt und benachteiligt vorkommt, wird von Ehrgeiz und Geltungsbedürfnis gestachelt sein, und er wird alles andere dieser Leidenschaft unterordnen, so daß jenes kein Problem, wenigstens kein lebenswichtiges, für ihn darstellt.

Hier ist im Aufklärungssystem eine fühlbare Lücke, in die FREUDS ehemali- 151
ger Schüler ADLER getreten ist. Er hat überzeugend nachgewiesen, daß zahlreiche Neurosenfälle viel besser und befriedigender aus dem *Machttrieb* erklärt werden können, als aus dem Lustprinzip. Die Absicht seiner Deutung ist daher, dem Patienten zu zeigen, wie er zur Erreichung einer fiktiven Geltung Symptome «arrangiert» und seine Neurose ausnützt. Wie selbst auch seine Übertragung und seine sonstigen Fixierungen der Machtabsicht dienen und insofern einen «männlichen Protest» gegen eingebildete Unterdrückungen darstellen. Was ADLER im Auge hat, ist offenbar die Psychologie des Unterdrückten oder sozial Erfolglosen, dessen einzige Leidenschaft das Geltungsbedürfnis ist. Neurotisch sind diese Fälle darum, weil sie sich immer noch im unterdrückten Zustand wähnen und mit Fiktionen einen Kampf gegen Windmühlen aufführen, wobei sie gerade das Ziel, das sie am meisten begehren, aufs wirksamste verunmöglichen.

ADLER setzt im wesentlichen auf der Stufe der Aufklärung ein, und zwar der 152
Aufklärung in dem eben angedeuteten Sinne, und insofern appelliert er wiederum an die Einsicht. Es ist nun aber das Kennzeichen für ADLER, daß er von der bloßen Einsicht nicht zu viel erwartet, sondern darüber hinausgehend die Notwendigkeit der sozialen Erziehung klar erkannt hat. Während FREUD der Forscher und Deuter ist, ist ADLER hauptsächlich der Erzieher. Er tritt somit das negative Erbe FREUDS an, indem er das Kind im Kranken mit seiner zwar wertvollen Einsicht nicht hilflos stehen läßt, sondern versucht, es mit allen Mitteln der Erziehung zum normal angepaßten Menschen zu machen. Dies geschieht offenbar auf der Grundlage der Überzeugung, daß die soziale Anpassung und Normalisierung das erstrebenswerte Ziel, das unbedingt Nötige und die wünschenswerte Erfüllung menschlichen Wesens sei. Aus dieser Grundhaltung der

ADLERschen Schule geht ihre ausgebreitete soziale Wirksamkeit hervor und ebenso ihre Abwendung vom Unbewußten, die sich gelegentlich, wie es scheint, bis zu dessen Leugnung steigert. Die Schwenkung gegenüber der FREUDschen Hervorhebung des Unbewußten ist eine wohl unvermeidliche Reaktion, die, wie ich schon vorher erwähnte, der natürlichen Abwendung jedes nach Anpassung und Heilung strebenden Kranken entspricht. Denn, wenn das Unbewußte wirklich nichts anderes sein sollte, als ein bloßes Behältnis aller üblen Schattenseiten menschlicher Natur, einschließlich prähistorischer Schlammablagerungen, so sieht man wirklich nicht ein, warum man länger als nötig bei diesem Sumpfe, in den man einstmals gefallen war, verweilen sollte. Für den Forscher kann die Pfütze eine Welt voller Wunder bedeuten, für den gewöhnlichen Menschen aber ist sie ein Ding, das man besser im Rücken läßt. Wie der Urbuddhismus keine Götter hat, weil er sich vom Hintergrund eines Pantheons von annähernd zwei Millionen Göttern loslösen mußte, so muß auch die Weiterentwicklung der Psychologie notwendigerweise Abstand nehmen von einem so wesentlich negativen Ding, wie dem FREUDschen Unbewußten. Die erzieherischen Absichten der ADLERschen Richtung setzen genau da ein, wo FREUD aufhört, und beantworten damit das verstehbare Bedürfnis des Kranken, nunmehr, nach gewonnener Einsicht, auch den Weg zum normalen Leben zu finden. Ihm genügt es selbstverständlich nicht, zu wissen, wie und woher seine Krankheit kam, denn noch selten hat die Einsicht in die Ursachen auch die Behebung des Übels ohne weiteres mit sich gebracht. Es ist nämlich nicht außer acht zu lassen, daß die falschen neurotischen Wege zu ebensovielen hartnäckigen Gewohnheiten werden, die trotz aller Einsicht so lange nicht verschwinden, als sie nicht durch andere Gewohnheiten, die nur durch Einübung erzielt werden können, ersetzt sind. Diese Arbeit kann nur durch eigentliche Erziehung geleistet werden. Der Patient muß in des Wortes vollster Bedeutung in andere Bahnen «gezogen» werden, was nur durch einen erzieherischen Willen geleistet werden kann. Es ist darum begreiflich, warum gerade unter Lehrern und Geistlichen die ADLERsche Richtung den meisten Anklang findet, während die FREUDsche Richtung hauptsächlich den Ärzten und den Intellektuellen gefällt, die samt und sonders schlechte Krankenwärter und Erzieher sind.

153 Jede Stufe der Entwicklung unserer Psychologie hat etwas eigentümlich Endgültiges an sich. Die *Katharsis* mit ihrer gründlichen Ausschüttung läßt einen glauben: jetzt ist es da, es ist alles heraus, alles bekannt, jede Angst erlebt und jede Träne vergossen, jetzt muß es ja gehen. Die *Aufklärung* sagt ebenso überzeugend: jetzt wissen wir, woher die Neurose kam, die frühesten Erinnerungen

sind ausgegraben, die letzten Wurzeln ausgezogen, und die Übertragung war nichts anderes als eine wunscherfüllende Phantasie vom Kindheitsparadies oder ein Rückfall in den Familienroman; der Weg zum desillusionierten Leben, das heisst zur Normalität ist frei. Die *Erziehung* kommt zuletzt und weist darauf hin, daß der schief gewachsene Baum durch kein Bekenntnis und durch keine Aufklärung sich geradestrecken, sondern nur durch die Kunst des Gärtners am Normalspalier geradegezogen werden kann. Jetzt erst ist die normale Anpassung erreicht.

Diese merkwürdige Endgültigkeit, die gefühlsmäßig jeder Stufe innewohnt, 154
hat es mit sich gebracht, daß es heute Kathartiker gibt, die anscheinend nichts von Traumdeutung gehört haben, Freudianer, die von ADLER kein Wort verstehen, und Adlerianer, welche vom Unbewußten nichts wissen wollen. Jeder ist von der eigentümlichen Endgültigkeit seiner Stufe gefangen, und daher kommt jene Konfusion von Meinungen und Auffassungen, welche die Orientierung in diesem Gebiet so überaus schwierig macht.

Woher aber rührt wohl das Gefühl der Endgültigkeit, das so viel autoritäre 155
Hartnäckigkeit auf allen Seiten verursacht?

Ich kann es mir nicht anders erklären, als daß jeder Stufe eben auch eine end- 156
gültige Wahrheit zugrundeliegt, und daß es daher immer wieder Fälle gibt, welche die besondere Wahrheit aufs schlagendste beweisen. Eine Wahrheit ist in unserer an Täuschungen überreichen Welt etwas so Kostbares, daß niemand sie fahren lassen will wegen der paar sogenannten Ausnahmen, die nicht damit stimmen wollen. Und wer die Wahrheit anzweifelt, wird unvermeidlicherweise als ein treuloser Schädling empfunden, daher sich überall eine Note von Fanatismus und Unduldsamkeit in die Diskussion mischt.

Und doch trägt jeder die Leuchte der Erkenntnis nur eine Strecke weit, bis sie 157
ihm ein anderer abnimmt. Könnte man diesen Vorgang anders als persönlich verstehen, könnte man zum Beispiel annehmen, daß wir nicht die persönlichen Schöpfer unserer Wahrheit sind, sondern ihre Exponenten, bloße Aussprecher zeitgenössischer seelischer Notwendigkeiten, so wäre wohl vieles an Gift und Bitterkeit vermieden und unser Blick wäre frei, die tiefen und überpersönlichen Zusammenhänge der Menschheitsseele zu sehen.

Man gibt sich im allgemeinen keine Rechenschaft darüber, daß der prakti- 158
sche Kathartiker nicht bloß eine abstrakte Idee ist, die automatisch nichts anderes hervorbringen kann als Katharsis. Auch der Kathartiker ist ein Mensch, der zwar in seiner Sphäre beschränkt denkt, aber in seinem Handeln als ganzer Mensch wirkt. Ohne es so zu nennen und ohne sich dessen klar bewußt zu sein,

tut er unwillkürlich ein ganzes Stück an Aufklärung und Erziehung, wie auch die anderen an Katharsis, ohne solches prinzipiell zu betonen.

159 Alles Lebendige ist lebendige Geschichte, sogar der Kaltblüter lebt noch als sous-entendu in uns fort. So sind auch die drei bis jetzt behandelten Stufen der analytischen Psychologie keineswegs Wahrheiten, von denen die letzte die beiden früheren aufgefressen und ersetzt hätte, sondern es sind vielmehr prinzipielle Aspekte eines und desselben Problems und widersprechen sich innerlich in keiner Weise, so wenig wie die Absolution der Beichte widerspricht.

160 Und dasselbe gilt von der vierten Stufe, der *Verwandlung*. Auch sie soll keinen Anspruch darauf erheben, die nunmehr erreichte und allein gültige Wahrheit zu sein. Gewiß tritt auch sie in eine Lücke, welche von den früheren Stufen hinterlassen wurde, sie erfüllt aber bloß noch ein weiteres Bedürfnis, das über das bisherige hinausreicht.

161 Um klarzumachen, was die Stufe der Verwandlung bezweckt, und was überhaupt die vielleicht etwas seltsam anmutende Bezeichnung «Verwandlung» bedeutet, müssen wir uns zuerst Rechenschaft darüber geben, welches Bedürfnis der menschlichen Seele durch die früheren Stufen nicht wahrgenommen wurde, mit anderen Worten, welcher Anspruch könnte weiter und höher gehen, als ein normal angepaßtes, soziales Wesen zu sein? Normalmensch zu sein, ist das Nützlichste und Zweckmäßigste, was man sich wohl denken kann. Aber im Begriff «Normalmensch» schon, wie im Begriff der «Anpassung» liegt eine Beschränkung auf das Durchschnittliche, die nur dem als eine wünschenswerte Verbesserung vorkommt, der sowieso schon Mühe hat, mit der gewöhnlichen Welt fertig zu werden, der zum Beispiel infolge seiner Neurose unfähig ist, eine normale Existenz zu gründen. Der «Normalmensch» ist das ideale Ziel für die Erfolglosen, für alle die, die noch unterhalb des allgemeinen Anpassungsniveaus stehen. Für Menschen aber, die weit mehr können als der Durchschnittsmensch, Menschen, denen es nie schwer fiel, Erfolge zu erreichen und mehr als genügende Leistungen hervorzubringen, für solche ist die Idee oder der moralische Zwang, nichts als normal sein zu müssen, der Inbegriff eines Prokrustesbettes, einer unerträglichen, tödlichen Langeweile, einer sterilen, hoffnungslosen Hölle. Und es gibt dementsprechend ebensoviele Neurotiker, die erkranken, weil sie bloß normal sind, wie es solche gibt, die krank sind, weil sie nicht normal werden können. Der Gedanke, daß jemand darauf verfallen könnte, jene zur Normalität erziehen zu wollen, bedeutet für diese Menschen soviel wie ein böser Traum, denn ihre tiefste Notwendigkeit liegt in Wirklichkeit darin, ein abnormes Leben führen zu können.

Der Mensch kann ja immer nur Befriedigung und Erfüllung in dem finden, was er noch nicht hat, wie man sich auch nicht an dem sättigen kann, von dem man bereits übergenug hat. Ein soziales und angepaßtes Wesen zu sein, hat keinen Reiz für den, dem ein solches Streben leicht wie ein Kinderspiel fällt. Das Rechttun wird dem Rechttuer auf die Dauer immer langweilig, während dem ewig Unrichtigen das Richtigsein fernes Ziel geheimer Sehnsucht ist. 162

Die Bedürfnisse und Notwendigkeiten der Menschen sind verschieden. Was für den einen erlösend ist, ist dem anderen Gefängnis. So geht es auch mit der Normalität und der Anpassung. Wenn schon ein biologischer Lehrsatz sagt: Der Mensch ist ein Herdentier und erreicht darum seine völligste Gesundung nur in seinem sozialen Wesen, so stellt schon vielleicht der nächste Fall diesen Satz auf den Kopf und beweist uns, daß er völlig gesund nur dann ist, wenn er abnorm und unsozial lebt. Es ist eine Sache zum Verzweifeln, daß es in der wirklichen Psychologie keine allgemein gültigen Rezepte oder Normen gibt. Es gibt nur individuelle Fälle mit den allerverschiedensten Bedürfnissen und Ansprüchen, dermaßen verschieden, daß man im Grunde genommen nie vorher wissen kann, welchen Weg ein Fall einschlagen wird, weshalb der Arzt am besten tut, auf alle vorgefaßten Meinungen zu verzichten. Das heißt aber nicht, sie über Bord werfen, sondern sie sind als Hypothesen möglicher Erklärung auf den Fall anzuwenden. Und dies nicht, um zu belehren oder zu überzeugen, sondern mehr um dem Kranken zu zeigen, wie der Arzt auf seinen besonderen Fall reagiert. Denn, wie man es auch drehen und wenden mag, die Beziehung zwischen Arzt und Patient ist eine persönliche Beziehung innerhalb des unpersönlichen Rahmens der ärztlichen Behandlung. Es ist mit keinem Kunstgriff zu vermeiden, daß die Behandlung das Produkt einer gegenseitigen Beeinflussung ist, an welcher das ganze Wesen des Patienten sowohl wie das des Arztes teilhat. In der Behandlung findet die Begegnung zweier irrationaler Gegebenheiten, nämlich zweier Menschen statt, die nicht abgegrenzte, bestimmbare Größen sind, sondern neben ihrem vielleicht bestimmten Bewußtsein eine unbestimmbar ausgedehnte Sphäre von Unbewußtheit mitbringen. Darum ist auch für das Resultat einer seelischen Behandlung die Persönlichkeit des Arztes (sowie des Patienten) oft so unendlich viel wichtiger, als das, was der Arzt sagt und meint, obschon dieses mit ein nicht zu unterschätzender Störungs- oder Heilfaktor sein kann. Das Zusammentreffen von zwei Persönlichkeiten ist wie die Mischung zweier verschiedener chemischer Körper: tritt eine Verbindung überhaupt ein, so sind beide gewandelt. Wie wir in jeder wirklichen seelischen Behandlung erwarten dürfen, hat der Arzt einen Einfluß auf den Patienten. Dieser Einfluß 163 kann aber nur stattfinden, wenn auch er vom Patienten affiziert ist. Einfluß haben ist synonym mit Affiziertsein. Es nützt dem Arzt gar nichts, sich dem Einfluß des Patienten zu verbergen und sich mit der Dunstwolke väterlich-professioneller Autorität zu umgeben. Damit versagt er sich nur die Benützung eines höchst wesentlichen Erkenntnisorgans. Unbewußt beeinflußt ihn der Patient ja doch und bewirkt Veränderungen im Unbewußten des Arztes; jene wohl vielen Psychotherapeuten bekannten, recht eigentlichen professionellen, seelischen Störungen oder geradezu Schädigungen, welche den sozusagen chemischen Einfluß des Patienten aufs schlagendste dartun. Eine der bekanntesten Erscheinungen dieser Art ist die durch die Übertragung bewirkte *Gegenübertragung.* Aber häufig sind die Wirkungen viel subtilerer Natur, die man wohl nicht anders formulieren kann als durch die alte Idee der Übertragung einer Krankheit auf einen Gesunden, der dann mit seiner Gesundheit den Krankheitsdämon bezwingen muß, und dies nicht ohne negativen Einfluß auf das eigene Wohlbefinden.

164 Zwischen Arzt und Patient bestehen irrationale Beziehungsfaktoren, welche gegenseitige *Wandlung* bewirken. Dabei wird die stabilere, stärkere Persönlichkeit den endgültigen Ausschlag geben. Es sind mir aber schon viele Fälle vor Augen gekommen, wo der Patient den Arzt assimiliert hat, aller Theorie und professionellen Absicht zum Trotz, und meist, aber nicht immer, zum Nachteil des Arztes.

165 Die Stufe der Verwandlung gründet sich auf diese Tatsachen, zu deren klarer Erkenntnis mehr als ein Vierteljahrhundert umfassender praktischer Erfahrung vorangehen mußte. In Anerkennung dieser Tatsachen hat selbst FREUD meine Forderung, daß der Arzt selber analysiert sein müsse, aufgenommen.

166 Was heißt nun diese Forderung? Sie bedeutet nichts anderes, als daß der Arzt ebensosehr «in der Analyse ist», wie der Patient. Er ist ebensosehr Bestandteil des seelischen Vorgangs der Behandlung wie dieser und darum ebensosehr den verwandelnden Einflüssen ausgesetzt wie jener. Ja, in dem Maße, als sich der Arzt diesem Einfluß gegenüber unzugänglich erweist, ist er auch des Einflusses auf den Patienten beraubt, und insofern er nur unbewußt beeinflußt ist, entsteht in seinem Bewußtseinsfeld eine Lücke, die es ihm verunmöglicht, den Patienten richtig zu sehen. In beiden Fällen ist das Resultat der Behandlung beeinträchtigt.

167 Der Arzt ist also mit derselben Aufgabe belastet, mit der er den Patienten belasten möchte, nämlich zum Beispiel ein sozial angepaßtes Wesen, oder im anderen Fall richtig unangepaßt zu sein. Die therapeutische Forderung kann natürlich in tausend verschiedene Formeln gekleidet werden, je nach Observanz.

Der eine glaubt an die Überwindung des Infantilismus, er muß also seinen eigenen Infantilismus überwunden haben. Ein anderer glaubt an das Abreagieren aller Affekte, also muß er alle seine eigenen Affekte abreagiert haben. Ein Dritter glaubt an völlige Bewußtheit, also muß er selber Bewußtheit seiner selbst erlangt haben, oder wenigstens beständig danach streben, seine therapeutische Forderung zu erfüllen, wenn er sich des richtigen Einflusses auf seine Patienten versichern will. Alle diese therapeutischen Leitideen bedeuten beträchtliche ethische Forderungen, die alle zusammen in der einen Wahrheit gipfeln: *Du mußt der sein, als der du wirken willst.* Das bloße Reden hat von jeher als hohl gegolten, und es gibt schlechterdings keinen noch so siebengescheiten Kunstgriff, der um diese einfache Wahrheit auf die Dauer herumbetrügen könnte. Nicht *wovon* man überzeugt ist, sondern *daß* man überzeugt ist, hat zu allen Zeiten gewirkt.

Die vierte Stufe der analytischen Psychologie verlangt also Rückanwendung 168 des jeweilig geglaubten Systems auf den Arzt selber, und zwar mit derselben Schonungslosigkeit, Konsequenz und Ausdauer, die der Arzt dem Patienten gegenüber an den Tag legt.

Wenn man bedenkt, mit welcher Aufmerksamkeit und Kritik der Seelenarzt 169 seinem Patienten folgen muß, um alle seine falschen Wege, seine Fehlschlüsse, seine infantilen Heimlichkeiten aufzudecken, so bedeutet es für ihn wahrlich keine geringe Leistung, dasselbe auch für sich zu tun. Man ist sich selber ja meistens nicht interessant genug, auch bezahlt uns niemand für introspektive Bemühungen. Und überdies ist die Mißachtung der wirklichen menschlichen Seele noch überall dermaßen groß, daß Selbstbeobachtung und Beschäftigung mit sich selber schon beinahe als krankhaft gilt. Man wittert offenbar keine Gesundheit in der eigenen Seele, weshalb schon die Beschäftigung mit ihr nach Krankenzimmer riecht. Diese Widerstände hat der Arzt bei sich selber zu überwinden, denn wie kann einer erziehen, wenn er nicht selber erzogen ist, wie aufklären, wenn er über sich selbst im dunkeln ist, und wie reinigen, wenn er selber noch unrein ist?

Der Schritt von der Erziehung zur *Selbsterziehung* ist ein logischer Fortschritt, 170 der alle früheren Stufen ergänzt. Die Forderung der Stufe der Verwandlung, nämlich daß sich der Arzt wandle, damit er fähig werde, auch den Kranken zu wandeln, ist eine, wie man leicht begreift, eher unpopuläre Forderung: erstens, weil sie unpraktisch zu sein scheint, zweitens, weil Beschäftigung mit sich selbst einem unangenehmen Vorurteil unterliegt, und drittens, weil es doch bisweilen sehr schmerzhaft ist, selber alle jene Erwartungen zu erfüllen, die man gegebenenfalls an seine Patienten richtet. Der letzte Punkt namentlich trägt viel zur Unpopularität dieser Forderung bei, denn wer sich selbst erziehen und behandeln will, wird bald entdecken, daß es in seinem Wesen Dinge gibt, die sich der Normalisierung endgültig widersetzen, oder die trotz anhaltender Aufklärung und gründlichen Abreagierens doch immer noch in störendster Weise herumspuken. Was wird er mit diesen Dingen tun? Er weiß zwar stets – er ist ja dazu professionell verpflichtet –, was der Patient damit tun sollte. Aber was wird er selber damit tun, und zwar aus tiefster Überzeugung, wenn es an ihn selber kommt? Oder vielleicht an seine allernächsten Angehörigen? Er wird bei seinen Nachforschungen eine Minderwertigkeit in sich entdecken, die ihn seinen Patienten bedenklich annähert und vielleicht sogar seine Autorität ankränkelt. Wie wird er mit diesem peinlichen Fund umgehen? Diese gewissermaßen «neurotische» Frage wird ihn selber aufs tiefste angehen, unbekümmert darum, wie normal er sich vorkommen mag. Er wird auch entdecken, daß die letzten Fragen, die ihn so gut wie seine Patienten bedrücken, durch keine Behandlung gelöst werden können, daß Lösung durch andere immer noch kindlich ist und kindlich erhält, und daß, wenn keine Lösung gefunden werden kann, die Frage nur wieder verdrängt werden muß.

171 Ich will die durch die Selbsterforschung aufgeworfene Problemreihe nicht weiter verfolgen, denn sie hätte heute bei der großen Unbekanntheit der Seele noch ein viel zu geringes Interesse.

172 Ich möchte dagegen viel lieber hervorheben, daß die neueste Entwicklung der analytischen Psychologie an die große Frage der irrationalen Faktoren der menschlichen Persönlichkeit heranführt und die Persönlichkeit des Arztes selber als Heilfaktor oder dessen Gegenteil in den Vordergrund stellt, womit seine eigene Wandlung, nämlich die *Selbsterziehung des Erziehers* gefordert ist. Damit erhebt sich nun alles, was in der Geschichte unserer Psychologie sich objektiv ereignete, das Bekenntnis, die Aufklärung und die Erziehung auf die Subjektstufe, mit anderen Worten, was am Patienten geschah, soll am Arzt geschehen, damit dessen Persönlichkeit nicht ungünstig auf den Patienten zurückwirke. Der Arzt darf seiner eigenen Schwierigkeit nicht dadurch zu entgehen suchen, daß er die Schwierigkeiten anderer behandelt, wie wenn er selber keine Probleme hätte.

173 Wie sich früher die FREUDsche Schule dank der weitreichenden Entdeckung der unbewußten Schattenseite plötzlich in der Lage fand, sich sogar mit religionspsychologischen Fragen auseinandersetzen zu müssen, so führt die neueste Wendung dazu, daß die ethische Einstellung des Arztes zum unvermeidlichen

Problem wird. Die mit dieser Frage unlösbar verknüpfte Selbstkritik und Selbsterforschung wird eine ganz andere Auffassung der Seele, als die bisherige, bloß biologische, nötig machen, denn die Seele des Menschen ist schlechterdings nicht nur ein Objekt der naturwissenschaftlich orientierten Medizin, sie ist nicht nur der Kranke, sondern auch der Arzt, nicht nur das Objekt, sondern auch das Subjekt, nicht nur eine Gehirnfunktion, sondern die absolute Bedingung unserer Bewußtheit.

Hier wird, was früher medizinische Behandlungsmethode war, Methode der 174
Selbsterziehung, und damit weitet sich der Horizont unserer Psychologie plötzlich ins Ungeahnte. Den Ausschlag gibt nicht mehr das ärztliche Diplom, sondern die menschliche Qualität. Diese Wendung ist bedeutsam, denn sie stellt das gesamte Rüstzeug der seelenärztlichen Kunst, das sich in beständiger Übung am Kranken entwickelt, verfeinert und systematisiert hat, in den Dienst der Selbsterziehung, der Selbstvervollkommnung, und damit zersprengt die analytische Psychologie die Fesseln, welche sie bisher an das Konsultationszimmer des Arztes verhafteten. Sie schreitet über sich selbst hinaus und tritt in jene große Lücke, welche bisher der seelische Nachteil der abendländischen gegenüber den östlichen Kulturen war. Wir kannten nur seelische Unterwerfung und Bändigung, aber keine methodische Entwicklung der Seele und ihrer Funktionen. Unsere Kultur ist ja noch jung, und junge Kulturen bedürfen aller Tierbändigerkünste, um das widerstrebende Barbarische und Wilde wenigstens einigermaßen in Form zu bringen. Auf höherer Kulturstufe aber muß und wird Entwicklung den Zwang ersetzen. Dazu bedarf es eines Weges, einer Methode, die uns, wie gesagt, bislang fehlte. Es scheint mir, als ob die Erkenntnisse und Erfahrungen der analytischen Psychologie mindestens die Grundlagen dafür liefern könnten, denn mit dem Augenblick, wo eine ursprünglich ärztliche Psychologie den Arzt selber zum Gegenstand nimmt, hört sie auf, bloße Behandlungsmethode für Kranke zu sein. Sie behandelt jetzt Gesunde oder wenigstens solche, die den moralischen Anspruch auf seelische Gesundheit erheben, deren Krankheit daher höchstens das Leiden sein kann, das alle quält. Deshalb erhebt diese Psychologie Anspruch darauf, Allgemeingut zu werden, und zwar in noch höherem Maße, als die vorangegangenen Stufen, die jede für sich schon Träger einer allgemeinen Wahrheit sind. Aber zwischen diesem Anspruch und der heutigen Wirklichkeit liegt noch ein Abgrund, über den keine Brücke führt. Sie muß noch Stein für Stein gebaut werden.

VII
PSYCHOTHERAPIE UND WELTANSCHAUUNG[1]

175 Die Psychotherapie ist aus dermaßen praktischen und behelfsmäßigen Methoden hervorgegangen, daß sie lange Zeit Mühe hatte, sich auf ihre eigenen denkerischen Grundlagen zu besinnen. Wie die empirische Psychologie sich zuerst an physikalische Begriffe und sodann an physiologische anlehnte und nur zögernd sich an die komplexen Phänomene, das heißt an ihr eigentlichstes Arbeitsgebiet heranwagte, so war die Psychotherapie zunächst Hilfsmethode und hat sich nur allmählich aus der medizinisch-therapeutischen Vorstellungswelt befreit und verstanden, daß sie es nicht nur mit physiologischen Voraussetzungen zu tun hat, sondern in erster Linie mit psychischen. Mit anderen Worten, sie fand sich zu psychologischen Fragestellungen genötigt, die bald den Rahmen der bereits bestehenden experimentellen Psychologie mit ihren elementaren Feststellungen sprengten. Durch die Anforderungen der Therapie traten hochkomplexe Tatbestände in das Gesichtsfeld der noch jungen Wissenschaft, deren Vertreter sehr oft des zur Bewältigung der auftauchenden Probleme nötigen Rüstzeuges entbehrten. Kein Wunder daher, wenn die Diskussion innerhalb der durch die therapeutischen Erfahrungen sozusagen erzwungenen Psychologie zunächst eine sinnverwirrende Mannigfaltigkeit von Einsichten, Theorien und Standpunkten erkennen ließ! Es war dem Außenstehenden keineswegs zu verdenken, wenn er den Eindruck einer babylonischen Sprachverwirrung erhielt. Diese Konfusion war aber unvermeidlich, denn es mußte sich notgedrungenerweise einmal herausstellen, daß man die Psyche nicht behandeln kann, ohne ans Ganze und damit an Letztes und Tiefstes zu rühren, sowenig man den kranken Körper behandeln kann ohne Berücksichtigung des Ganzen, seiner Funktionen oder gar ohne Berücksichtigung des kranken Menschen, wie auch die moderne Medizin dies gelegentlich durch den Mund einzelner Vertreter betont.

[1] Einleitendes Votum zur Diskussion an der Tagung für Psychologie, September 1942. Erstmals erschienen in der *Schweizerischen Zeitschrift für Psychologie* 1943, Bd. I/3, danach in *Aufsätze zur Zeitgeschichte* 1946, pp. 57–72.

Je «psychischer» ein Zustand ist, desto komplexer ist er, und desto mehr bezieht er sich auf das Ganze. Gewiß sind elementare psychische Gebilde aufs engste mit physiologischen Körpervorgängen verschwistert, und es besteht nicht der mindeste Zweifel darüber, daß der *physiologische* Faktor zum mindesten den *einen* Pol des psychischen Kosmos bedeutet. Wenn schon die Trieb- und Affektvorgänge sowie die ganze neurotische Symptomatologie, die aus deren Störung hervorgeht, klar auf physiologischer Grundlage beruhen, so beweist aber andererseits der Störungsfaktor, daß er die physiologische Ordnung in Unordnung zu verkehren die Macht hat. Besteht die Störung in einer Verdrängung, so gehört der Störungsfaktor, eben das Verdrängende, einer «höheren» psychischen Ordnung an. Es ist kein elementares, physiologisch Bedingtes, sondern, wie die Erfahrung zeigt, in der Regel eine hochkomplexe Bedingung, wie zum Beispiel rationale, ethische, ästhetische, religiöse oder sonstwie traditionsgebundene Vorstellungen, für welche eine physiologische Basis wissenschaftlich nicht nachzuweisen ist. Diese Sphäre hochkomplexer Dominanten bildet den anderen Pol der Psyche. Er hat, wie die Erfahrung zeigt, eine Energie, welche gegebenenfalls derjenigen der physiologisch gebundenen Psyche um ein Mehrfaches überlegen ist. 176

Schon die ersten Vorstöße der werdenden Psychotherapie in das Gebiet der eigentlichen Psychologie führten zur Kollision mit der der Psyche im Tiefsten eigentümlichen *Gegensatzproblematik*. Die Struktur der Psyche ist in der Tat dermaßen kontradiktorisch oder kontrapunktisch, daß es wohl keine psychologische Feststellung oder keinen allgemeinen Satz gibt, zu dem man nicht sofort auch das Gegenteil behaupten müßte. 177

Die Gegensatzproblematik erweist sich als der geeignetste und idealste Tummelplatz für die allerwidersprechendsten Theorien und besonders für halb oder ganz unrealisierte, weltanschauliche Präjudizien. Mit dieser Entwicklung hat die Psychotherapie ein Wespennest erster Güte aufgestört. Nehmen wir als Beispiel den sogenannten einfachen Fall einer Triebverdrängung. Wird die Verdrängung aufgehoben, so wird der Trieb freigesetzt. Ist er frei, so will er mitleben und sich in seiner Art betätigen. Damit wird die Situation aber peinlich, gelegentlich allzu peinlich. Der Trieb sollte daher modifiziert, das heisst «sublimiert» werden, wie man so zu sagen pflegt. Wie das ohne neuerliche Verdrängung zugehen soll, weiß niemand so recht zu sagen. Schon das Wörtchen «sollte» beweist immer die Ohnmacht des Therapeuten und zugleich das Eingeständnis, daß er am Ende seiner Weisheit steht. Der schließliche Appell an die Vernunft wäre ja ganz schön, wenn der Mensch von Natur ein animal rationale wäre; er ist es aber nicht, er ist im Gegenteil mindestens ebenso unvernünftig. 178

Daher genügt auch die Vernunft häufig nicht, um den Trieb so zu modifizieren, daß er sich der vernünftigen Ordnung fügt. Was an dieser Stelle des Problems an moralischen, ethischen, philosophischen und religiösen Konflikten zum Vorschein kommt, ist nicht auszudenken; die Praxis überbietet alle Phantasie. Jeder gewissenhafte und wahrheitsliebende Psychotherapeut weiß davon – natürlich im stillen – ein Lied zu singen. Die ganze Zeitproblematik, die philosophischen und religiösen Fragwürdigkeiten unserer Tage werden in einem solchen Fall aufgewühlt, und wenn der Psychotherapeut oder der Patient nicht beizeiten die Flinte ins Korn wirft, so geht es dem einen und dem anderen an die Haut. Der eine wie der andere wird zu einer weltanschaulichen Auseinandersetzung mit sich selber sowohl wie mit dem Partner gezwungen. Es gibt zwar gewaltsame Antworten und Lösungen, aber im Prinzip und auf die Dauer sind sie weder empfehlenswert noch befriedigend. Kein gordischer Knoten ist je auf die Dauer zerhauen worden; er hat die unangenehme Eigenschaft, sich stets wieder selber zu schürzen.

179 Die weltanschauliche Auseinandersetzung ist eine Aufgabe, die sich die Psychotherapie unweigerlich selber stellt, auch wenn nicht jeder Patient bis zum Grundsätzlichen vordringt. Die Frage der Maßstäbe, mit denen gemessen werden soll, und die der ethischen Kriterien, die unser Handeln bestimmen sollen, muß irgendwie beantwortet werden, denn gegebenenfalls erwartet der Patient Rechenschaft über unsere Urteile und Entscheidungen. Nicht alle Patienten lassen sich dadurch, daß wir die Rechenschaft verweigern, zu infantiler Minderwertigkeit verurteilen, ganz abgesehen davon, daß man durch einen solchen therapeutischen Mißgriff den Ast absägen würde, auf den man sich selber gesetzt hat. Mit anderen Worten also fordert die Kunst der Psychotherapie, daß sich der Therapeut im Besitz einer angebbaren, glaub- und verteidigungswürdigen, letztlich umfassenden Überzeugung befinde, die ihre Tüchtigkeit dadurch bewiesen hat, daß sie auch bei ihm selber neurotische Dissoziationen entweder aufgehoben hat oder nicht aufkommen läßt. Der Besitz an Neurose dementiert den Therapeuten. Man kann nämlich keinen Patienten weiterbringen als man selber ist. Der Besitz von Komplexen hingegen bedeutet an sich keine Neurose, denn Komplexe sind normalerweise Brennpunkte des psychischen Geschehens, deren Schmerzhaftigkeit keine krankhafte Störung beweist. Leiden ist keine Krankheit, sondern der normale Gegenpol des Glücks. Krankhaft wird ein Komplex erst dann, wenn man meint, man hätte ihn nicht.

180 Die Weltanschauung ist, als komplexestes Gebilde, der Gegenpol der physiologisch gebundenen Psyche, und als oberste psychische Dominante entschei-

det sie unumgänglich über deren Schicksal. Sie leitet das Leben des Therapeuten und bildet den Geist seiner Therapie. Da sie in erster Linie, auch bei strengster Objektivität, ein subjektives Gebilde ist, so kann und wird sie vielleicht viele Male an der Wahrheit des Patienten zerbrechen und doch an dieser sich wieder verjüngt aufrichten. Überzeugung nämlich wird leicht zur Selbstsicherung, und dadurch wird sie zur Starrheit verführt, und diese ist nicht im Sinne des Lebens. Eine feste Überzeugung beweist sich in ihrer Weichheit und Nachgiebigkeit, und wie jede hohe Wahrheit gedeiht sei am besten auf ihren zugegebenen Irrtümern.

Ich kann es kaum verschleiern, daß wir Psychotherapeuten eigentlich Philo- 181
sophen oder philosophische Ärzte sein sollten oder vielmehr, daß wir es schon sind, ohne es wahrhaben zu wollen, denn ein allzu krasser Unterschied klafft zwischen dem, was wir betreiben, und dem, was auf Hochschulen als Philosophie gelehrt wird. Man könnte es auch *Religion in statu nascendi* nennen, denn in nächster Nähe der großen Konfusion des Urlebendigen gibt es noch keine Sonderung, die einen Unterschied zwischen Philosophie und Religion erkennen ließe. Und das stete Ungemach der psychotherapeutischen Situation mit ihren die Affektwelt störenden Eindrücken läßt uns keine Muße zu systematischer Aussonderung und Abstraktion. Wir haben daher weder der philosophischen noch der theologischen Fakultät eine reinliche Exposition von dem Leben entwundenen Leitsätzen anzubieten.

Unsere Patienten leiden an der Unfreiheit der Neurose, sie sind Gefangene 182
des Unbewußten, und wenn wir uns bemühen, mit Verständnis in jene Sphäre unbewußter Mächte einzudringen, so haben wir uns derselben Einflüsse zu erwehren, denen unsere Patienten unterlegen sind. Wie Ärzte, welche epidemische Krankheiten behandeln, setzen wir uns den bewußtseinsbedrohenden Mächten aus und müssen mit aller Kraft darauf bedacht sein, nicht nur unser Menschsein, sondern auch das des Kranken aus der Umklammerung des Unbewußten zu retten. Eine weise Selbstbeschränkung bedeutet noch kein philosophisches Lehrbuch und ein Stoßgebet in Lebensgefahr keinen theologischen Traktat. Aber beide sind Ausfluß einer religiös-philosophischen Haltung, wie sie dem Dynamismus des unmittelbarsten Lebens angemessen ist.

Die höchste Dominante ist immer religiös-philosophischer Natur. Sie ist an 183
sich eine durchaus primitive Tatsache, die wir daher auch am Primitiven in reichster Entfaltung beobachten können. Jede Schwierigkeit, Gefahr oder kritische Lebensphase läßt ohne weiteres das Hervortreten dieser Dominante erkennen. Sie ist die natürlichste Reaktion gegenüber allen affektbetonten Situatio-

nen. Aber sie bleibt oft ebenso dunkel wie das Halbbewußtsein des sie erregenden Affektzustandes. Es ist daher ganz natürlich, daß die affektiven Störungen der Patienten, die diesen entsprechenden religiös-philosophischen Faktoren im Therapeuten wachrufen. Das Bewußtwerden solcher primitiven Inhalte ist dem Arzte häufig peinlich und zuwider, weshalb er es dann begreiflicherweise vorzieht, bei der seinem Bewußtsein von außen übermittelten Philosophie oder Religion Anlehnung und Unterstützung zu suchen. Dieser Ausweg scheint mir insofern nicht illegitim zu sein, als damit eine Gelegenheit gegeben ist, den Patienten in das Gefüge einer schutzverheißenden, in der Außenwelt existierenden Organisation einzugliedern. Diese Lösung ist eine durchaus natürliche, insofern es Totemklans, Kultgemeinschaften und Bekenntnisreligionen überall und seit alters gegeben hat, stets mit dem Zweck verbunden, der chaotischen Triebwelt geordnete Form zu verleihen.

184 Die Situation wird aber schwierig, wenn die Natur des Patienten der Kollektivlösung widerstrebt. In diesem Fall erhebt sich dann die Frage, ob der Therapeut gewillt ist, an der Wahrheit des Patienten seine Überzeugung zerbrechen zu lassen. Will er ihn weiter behandeln, so muß er ohne Voraussetzung wohl oder übel mit ihm auf die Suche gehen, um die den emotionalen Zuständen entsprechenden religiös-philosophischen Gedanken zu entdecken. Diese präsentieren sich in archetypischer Gestalt, frisch jenem Mutterboden entsprossen, aus dem überhaupt alle religiös-philosophischen Systeme einstmals herausgewachsen sind. Ist der Therapeut aber nicht gewillt, seine eigene Überzeugung um des Patienten willen in Frage zu ziehen, so erhebt sich der berechtigte Zweifel an der Festigkeit seiner Grundhaltung. Er kann vielleicht nicht nachgeben aus Gründen der Selbstsicherung, welche ihn mit Erstarrung bedroht. Der psychischen Elastizitätsleistung sind allerdings individuell und kollektiv verschiedene Grenzen gezogen, die manchmal so eng sind, daß eine gewisse Starrheit tatsächlich das Ende der Leistungsfähigkeit bedeutet. «Ultra posse nemo obligatur.» [Niemand ist verpflichtet, ihm Unmögliches zu leisten.]

185 Der Trieb ist nichts Isoliertes und kann auch praktisch nicht isoliert werden. Er führt stets archetypische Inhalte geistigen Aspektes mit sich, durch welche er sich einesteils begründet, anderenteils beschränkt. Mit anderen Worten, der Trieb paart sich stets und unvermeidlich mit etwas wie einer Weltanschauung, so archaisch, unklar und dämmerhaft diese auch sein mag. Der Trieb gibt einem zu denken, und wenn man nicht freiwillig darüber denkt, so entsteht ein Zwangsdenken, denn die beiden Pole der Seele, der physiologische und der geistige, sind unlöslich miteinander verknüpft. Darum gibt es auch keine einseiti-

ge Triebbefreiung, wie auch der Geist, losgelöst von der Triebsphäre, zum Leerlauf verdammt ist. Man stelle sich aber nicht vor, daß dessen Bindung an die Triebsphäre notwendigerweise harmonisch sei. Sie ist im Gegenteil konflikthaft und bedeutet Leiden. Darum ist es das vornehmste Ziel der Psychotherapie, den Patienten nicht in einen unmöglichen Glückszustand zu versetzen, sondern ihm Festigkeit und philosophische Geduld im Ertragen des Leidens zu ermöglichen. Die Ganzheit und Erfüllung des Lebens erfordert ein Gleichgewicht von Leid und Freude. Weil das Leiden aber positiv unangenehm ist, so zieht man es natürlicherweise vor, nie zu ermessen, zu wieviel Angst und Sorge der Mensch geschaffen ist. Darum spricht man stets begütigenderweise von Verbesserung und größtmöglichem Glück, nicht bedenkend, daß auch das Glück vergiftet ist, wenn sich das Maß des Leides nicht erfüllt hat. So oft verbirgt sich hinter der Neurose all das natürliche und notwendige Leid, das man zu ertragen nicht gewillt ist. Am deutlichsten sieht man das an hysterischen Schmerzen, die im Heilungsprozeß vom entsprechenden seelischen Schmerz, den man vermeiden wollte, abgelöst werden.

Die christliche Doktrin von der Erbsünde einerseits und vom Sinn und Wert 186
des Leidens andererseits ist daher von eminenter therapeutischer Bedeutung und für den westlichen Menschen unzweifelhaft viel geeigneter als der islamische Fatalismus. Ebenso gibt der Unsterblichkeitsglaube dem Leben jenes ungestörte Fließen in die Zukunft, dessen es zur Vermeidung von Stockungen und Regressionen bedarf. Obschon man für diese psychologisch äußerst wichtigen Vorstellungen gerne den Ausdruck «Doktrin» verwendet, so wäre es doch ein großer Irrtum zu meinen, es handle sich dabei um arbiträre, intellektuelle Theorien. Psychologisch besehen, handelt es sich vielmehr um Gefühlserfahrungen indiskutabler Natur. Wenn ich mir einen banalen Vergleich gestatten darf – wenn ich mich wohl und zufrieden fühle, so kann mir kein Mensch beweisen, daß dem nicht so sei. An der erfahrenen Gefühlstatsache prallen logische Argumente ab. Es gibt eine Gefühlstatsache der Erbsünde, des Leidenssinnes und der Unsterblichkeit. Sie zu erfahren ist aber ein Charisma, das keine menschliche Kunst erzwingen kann. Nur vorbehaltlose Hingabe kann solches Ziel erhoffen.

Aber nicht jeder ist dieser Hingebung fähig. Es gibt kein «sollte» oder «müß- 187
te», denn gerade in der Willensanstrengung liegt unvermeidlich eine solche Betonung des *Ich will*, daß das Gegenteil der Hingebung erreicht wird. Die Titanen haben es nicht vermocht, den Olymp zu stürmen, noch weniger ein Christ den Himmel. So bedeuten gerade die allerheilsamsten und seelisch nötigsten

Erfahrungen eine «schwer erreichbare Kostbarkeit», die zu erlangen ein Außergewöhnliches vom gewöhnlichen Menschen verlangt.

188 Wie man weiß, stellt sich dieses Außergewöhnliche in der praktischen Arbeit mit dem Patienten als Einbruch archetypischer Inhalte dar, zu deren Assimilation es nicht genügt, zur Hand liegende philosophische oder religiöse Auffassungen zu verwenden, denn sie passen ganz einfach nicht auf den archaischen Symbolismus dieser Materialien. Wir sind deshalb genötigt, auf vorchristliches und außerchristliches Weltanschauungsmaterial zurückzugreifen auf Grund der Überlegung, daß das Menschsein keine Prärogative des okzidentalen Typus, und daß die weiße Rasse keine von Gott bevorzugte Spezies des homo sapiens ist. Übrigens können wir auch gewissen zeitgenössischen Kollektiverscheinungen nicht gerecht werden, wenn wir nicht auf die entsprechenden vorchristlichen Voraussetzungen zurückgehen.

189 Davon scheinen die mittelalterlichen Ärzte einiges gewußt zu haben, pflegten sie doch eine Philosophie, deren Wurzeln nachweisbar der vorchristlichen Sphäre entstammen, und die so beschaffen war, daß sie genau jenen Erfahrungen entspricht, die wir heute bei unseren Patienten machen. Diese Ärzte erkannten neben dem Lichte der heiligen Offenbarung ein lumen naturae als eine zweite unabhängige Erleuchtungsquelle, auf die der Arzt zurückgreifen kann, wenn die kirchlich übermittelte Wahrheit ihm selber oder dem Kranken aus irgendeinem Grunde unwirksam sein sollte.

190 Es sind wesentlich praktische Gründe, die mich veranlaßten, historische Forschungen anzustellen, und nicht die Kaprizen eines Steckenpferdes. Unsere moderne Schulmedizin sowohl wie die akademische Psychologie und Philosophie geben dem Arzt weder die nötige Bildung noch die nötigen Mittel in die Hand, um den oft sehr dringenden Anforderungen der psychotherapeutischen Praxis wirksam und verständnisvoll zu begegnen. Wir sind deshalb darauf angewiesen, ohne Scheu vor der Unzulänglichkeit unseres historischen Dilettantismus, bei den ärztlichen Philosophen einer fernen Vergangenheit, in der Körper und Seele noch nicht in verschiedene Fakultäten auseinandergerissen waren, noch etwas in die Schule zu gehen. Obschon wir die Spezialisten par excellence sind, so zwingt uns unser Spezialgebiet merkwürdigerweise zum Universalismus und zur gründlichen Überwindung des Spezialistentums, wenn anders die Ganzheit von Körper und Seele nicht leeres Gerede bleiben soll. Haben wir es uns schon in den Kopf gesetzt, die Seele behandeln zu wollen, so können wir nicht mehr mit geschlossenen Augen an der Tatsache vorübergehen, daß die Neurose kein an sich abzusonderndes Wesen, sondern die krankhaft gestörte Psyche über-

haupt ist. Es war ja die erschütternde Entdeckung FREUDS, daß die Neurose kein bloßes Symptomengebilde, sondern ein die ganze Seele in Mitleidenschaft ziehendes Fehlfunktionieren darstellt. Wichtig ist nicht mehr die Neurose, sondern *wer* die Neurose hat. Beim Menschen haben wir einzusetzen, und dem Menschen müssen wir gerecht werden können.

Die heutige Tagung beweist es, daß unsere Psychotherapie ihr Ziel erkannt 191
hat, nämlich die gleichmäßige Berücksichtigung des physiologischen und des geistigen Faktors. Von der Naturwissenschaft herkommend, überträgt sie deren objektive empirische Methode auf die Phänomenologie des Geistes. Auch wenn es beim Versuch bleiben sollte, so kommt diesem Schritt doch unabsehbare Bedeutung zu.

VIII
MEDIZIN UND PSYCHOTHERAPIE[1]

192 Wenn ich vor einer ärztlichen Zuhörerschaft spreche, so empfinde ich es immer als eine gewisse Schwierigkeit, die Unterschiede in der Auffassung der Pathologie, wie sie zwischen der allgemeinen Medizin einerseits und der Psychotherapie anderseits bestehen, zu überbrücken. Diese Unterschiede sind die Quelle zahlreicher Mißverständnisse, und es liegt mir daher am Herzen, in dieser kurzen Mitteilung den einen oder anderen Gedanken zu äußern, welcher vielleicht geeignet wäre, das besondere Verhältnis, in welchem die Psychotherapie zur Medizin steht, in ein helleres Licht zu rücken. Wo Verschiedenheiten bestehen, da nützen ja bekanntlich die wohlgemeinten Versuche zur Betonung des Gemeinsamen gar nichts. Es liegt aber dem Psychotherapeuten aus ureigenstem Interesse alles daran, seinen ursprünglichen Standort in der Medizin unter keinen Umständen zu verlieren, und dies gerade darum, weil ihm die Eigenart seiner Erfahrung einerseits eine gewisse Denkweise, andererseits gewisse Interessen aufdrängt, die in der Medizin von heutzutage keine Heimatberechtigung mehr haben oder – vielleicht besser gesagt – noch nicht haben. Beide Faktoren tendieren dahin, den Psychotherapeuten in Interessengebiete zu führen, die von demjenigen der Medizin fernab zu liegen scheinen und deren praktische Bedeutung dem Nicht-Psychotherapeuten in der Regel schwer zu erklären ist. Aus Darstellungen der Kasuistik und wunderlich geglückter Kuren lernt der Nicht-Psychotherapeut wenig und oft ganz Falsches. Ich möchte zum Beispiel jenen Fall einer anständigen Neurose noch erleben, den man in einem kurzen Vortrag auch nur annähernd darstellen könnte, ganz zu schweigen von allen Peripetien der Therapie.

193 Man gestatte mir nun, daß ich in Kürze die drei Stufen des ärztlichen Prozedere – *Anamnese, Diagnose, Therapie* – vom psychotherapeutischen Standpunkt aus beleuchte. Das Krankenmaterial, das ich dabei voraussetze, sind reine Psychoneurosen.

[1] Vortrag, gehalten an der Senatssitzung der Schweizerischen Akademie der med. Wissenschaften, Zürich, Mai 1945. Publiziert in *Bulletin der Schweizerischen Akademie der med. Wissenschaften*, Bd. I/5, pp. 315–325.

Die Anamnese wird zunächst aufgenommen, wie dies in in der allgemeinen Medizin und insbesondere in der Psychiatrie üblich ist, das heißt es wird versucht, ein möglichst einwandfreies historisches Tatsachenmaterial zusammenzustellen. Mit diesen Tatsachen ist aber der Psychotherapeut noch keineswegs zufrieden. Er kennt nicht nur die Unzulänglichkeit der Zeugenaussage, sondern darüber hinaus noch die besonderen Fehlerquellen der Aussage in eigener Sache, nämlich der Aussage des Patienten, der wissentlich und unwissentlich Tatsachen in den Vordergrund zu schieben versteht, die an sich glaubwürdig aussehen, aber hinsichtlich der Pathogenese ebeso irreführend sein können. In dieses Darstellungssystem kann seine ganze Umgebung in positivem oder negativem Sinn einbezogen sein, wie wenn eine unbewußte Übereinkunft in dieser Hinsicht bestünde. Auf alle Fälle muß man darauf vorbereitet sein, daß man das Allerwichtigste eben gerade nicht zu hören bekommt. Der Psychotherapeut wird sich daher bemühen, Fragen zu stellen über Dinge, die mit dem vorliegenden Krankheitsfall überhaupt nichts zu tun haben scheinen. Dabei braucht er nicht nur sein Fachwissen, sondern ist auch auf Intuitionen und Einfälle angewiesen, und je weiter er sein Fragennetz spannt, desto eher wird es ihm gelingen, die komplexe Natur des Falles einzufangen. Wenn es nämlich je eine Krankheit gegeben hat, die nicht lokalisiert werden kann, weil sie aus der Ganzheit des Menschen hervorgeht, so ist es die Psychoneurose. Der Psychiater kann sich wenigstens mit Gehirnkrankheiten «trösten»; der Psychotherapeut dagegen nicht, auch wenn er selber privatim an ein solches Axiom glaubt, denn der vor ihm stehende Fall verlangt eine gründliche psychische Behandlung seiner Störung, die mit Gehirnsymptomen nichts zu tun hat. Im Gegenteil, je mehr der Psychotherapeut sich von vorhandener Heredität und der Möglichkeit psychotischer Komplikationen beeindrucken läßt, desto gelähmter wird er in seiner therapeutischen Aktion sein. Er wird daher wohl oder übel an so hochwichtigen Tatsachen wie erbliche Belastung, Vorhandensein schizophrener Symptome und ähnlichem vorbeisehen müssen, und zwar unter Umständen gerade dann, wenn ihm diese gefährlichen Dinge mit besonderer Emphase präsentiert werden. Seine Würdigung anamnestischer Daten kann daher sehr verschieden ausfallen von einer bloß medizinischen. 194

Die allgemein medizinische Voraussetzung ist, daß die Untersuchung des Patienten zur Diagnose seiner Krankheit führen soll, sofern dies überhaupt möglich ist, und daß mit der Feststellung der Diagnose eine wesentliche Entscheidung in puncto Prognose und Therapie gefallen sei. Die Psychotherapie bildet zu dieser Regel eine eklatante Ausnahme: Die Diagnose ist nämlich eine höchst 195 irrelevante Angelegenheit, insofern damit, außer einer mehr oder weniger geglückten Namengebung für einen neurotischen Zustand, nichts gewonnen ist, namentlich nichts in puncto Prognose und Therapie. In ausgesprochenem Gegensatz zur übrigen Medizin, wo eine bestimme Diagnose gelegentlich sogar eine spezifische Therapie und eine relativ sichere Prognose sozusagen logisch im Gefolge hat, bedeutet die Diagnose irgendeiner Psychoneurose höchstens, daß eine psychische Therapie angezeigt sei. Was die Prognose anbelangt, so ist sie von der Diagnose in hohem Grade unabhängig. Es soll auch nicht verschwiegen werden, daß die Klassifikation der Neurosen eine sehr unbefriedigende Angelegenheit bildet und daher schon aus diesem Grunde eine spezifische Diagnose nur selten etwas Wirkliches bedeutet. Im allgemeinen genügt die Diagnose «Psychoneurose» im Gegensatz zu organischer Störung und mehr als dies bedeutet sie nicht. Im Laufe der Jahre habe ich mich daran gewöhnt, überhaupt von einer spezifischen Neurosendiagnostik abzusehen und bin deshalb schon mehrfach in Verlegenheit geraten, wenn ein Wortgläubiger mich ersuchte, ihm eine spezifische Diagnose zu stellen. Die hiezu nötigen graeco-lateinischen Hybriden haben immer noch einen nicht unbeträchtlichen Marktwert und sind darum gelegentlich unentbehrlich.

196 Die volltönende Neurosendiagnose secundum ordinem ist eine Fassade, aber sie ist nicht die wirkliche Diagnose des Psychotherapeuten. Er macht eine Feststellung, die man auch als Diagnose bezeichnen könnte, aber sie ist nicht medizinischen, sondern psychologischen Charakters. Sie ist auch nicht für die Mitteilung bestimmt, sondern wird aus Gründen des Taktes und der späteren Therapie meistens verschwiegen. Diese Feststellungen betreffen Erkenntnisse, welche für die Therapie richtunggebend sind. In einer wissenschaftlich klingenden, lateinischen Terminologie sind sie kaum wiederzugeben; hingegen gibt es Ausdrücke der Umgangssprache, welche die dem Psychotherapeuten wesentlichen Tatbestände hinreichend bezeichnen. Es handelt sich eben nicht um klinische Krankheitsbilder, sondern um psychologische. Ob jemand an Hysterie, Angstneurose oder Phobie leidet, will wenig bedeuten neben der viel wichtigeren Feststellung, daß er zum Beispiel «fils à papa» ist. Mit dieser Diagnose ist nämlich etwas Grundlegendes ausgesagt über den Inhalt der Neurose und über die zu erwartenden Schwierigkeiten in der Behandlung. Die Krankheitserkennung in der Psychotherapie beruht daher weit weniger auf dem klinischen Krankheitsbild als viel mehr auf den inhaltlichen Komplexen. Die psychologische Diagnostik zielt auf Komplexdiagnosen und damit auf die Formulierung von Tatbeständen, welche durch das klinische Krankheitsbild weit eher verhüllt als

dargestellt werden. Die eigentliche Noxe ist im Komplex zu erblicken, welcher eine relativ autonome psychische Größe darstellt. Seine Autonomie beweist er dadurch, daß er sich der Hierarchie des Bewußtseins nicht einordnet, respektive dem Willen erfolgreich Widerstand leistet. In dieser Tatsache, die experimentell leicht festzustellen ist, liegt der Grund, warum seit Urzeiten die Auffassung bestand, daß Psychoneurosen und Psychosen *Possessionen* seien, denn gerade dem naiven Beobachter drängt sich der Eindruck auf, daß der Komplex etwas wie eine Nebenregierung zum Ich darstellt.

Der Inhalt einer Neurose kann nie durch eine ein- oder mehrmalige Untersu- 197
chung festgestellt werden. Er manifestiert sich erst im Verlauf der Behandlung. Dadurch entsteht das Paradox, daß sozusagen erst am Schluß der Behandlung die wirkliche psychologische Diagnose offenbar wird. Sosehr in der allgemeinen Medizin eine sichere Diagnose wünschens- und erstrebenswert ist, sosehr kommt es dem Psychotherapeuten zugute, möglichst wenig von einer spezifischen Diagnose zu wissen. Es genügt, wenn er der Differentialdiagnose zwischen organisch und psychisch sicher ist, und wenn er weiß, was eine genuine Melancholie ist und kann. Je weniger der Psychotherapeut im allgemeinen im voraus weiß, eine desto bessere Chance hat dann die Behandlung. Nichts ist deletärer als das routinemäßige «Schon-verstanden-Haben».

Von der Anamnese haben wir festgestellt, daß sie dem Psychotherapeuten 198
über jedes gewöhnliche Maß hinaus verdächtig vorkommt. Die klinische Diagnose erscheint ihm für seine Bedürfnisse nahezu bedeutungslos. In der Therapie schließlich ergeben sich die denkbar größten Unterschiede zu den in der Medizin allgemein geltenden Anschauungen. Es gibt eine Reihe körperlicher Krankheiten, wo mit der Diagnose auch die Richtlinien für eine spezifische Therapie festgelegt sind. Man kann eine Krankheit nicht mit irgendwelchen Mitteln behandeln. Für die Psychoneurosen aber gilt nur der Grundsatz, daß ihre Behandlung eine psychische sein müsse. Für diese allerdings gibt es eine Unzahl von Methoden, Regeln, Präskriptionen, Auffassungen und Doktrinen, und das Merkwürdige ist, daß irgendein therapeutisches Verfahren bei irgendwelcher Neurose den gewünschten Erfolg haben kann. Die verschiedenen Lehrmeinungen auf dem Gebiete der Psychotherapie, von denen man ein so großes Aufhebens macht, wollen daher im Grunde genommen gar nicht so viel bedeuten. Jeder Psychotherapeut, wenn er etwas kann, wird bewußt oder unbewußt, Theorie hin oder her, gegebenenfalls auch alle jene Register spielen lassen, die in seiner Theorie überhaupt nicht vorkommen. Er wird gelegentlich die Suggestion benützen, gegen die er prinzipiell eingestellt ist. Um FREUDsche oder AD-

LERsche oder ich weiß nicht was für Gesichtspunkte wird man überhaupt nicht herumkommen. Jeder Psychotherapeut hat nicht nur seine Methode: *er selber ist sie.* «Ars totum requirit hominem» [Diese Kunst erfordert den Menschen mit Leib und Seele], sagt ein alter Meister. Der große Heilfaktor der Psychotherapie ist die Persönlichkeit des Arztes, die nicht a priori gegeben ist, sondern eine Höchstleistung darstellt, aber nicht ein doktrinäres Schema. Theorien sind unvermeidlich, aber bloße Hilfsmittel. Sobald ein Dogma daraus gemacht wird, so soll damit ein innerer Zweifel erstickt werden. Es braucht sehr viele theoretische Gesichtspunkte, um ein annäherndes Bild der seelischen Mannigfaltigkeit zu erzeugen. Es ist darum ganz verkehrt, wenn man der Psychotherapie vorwirft, sie könne sich nicht einmal über ihre eigenen Theorien einigen. Einigung könnte nur Einseitigkeit und Verödung bedeuten. Die Psyche kann man ebensowenig wie die Welt in eine Theorie einfangen. Theorien sind keine Glaubensartikel, sondern bestenfalls Instrumente der Erkenntnis und der Therapie, oder dann taugen sie überhaupt zu nichts.

199 Man kann auf alle möglichen Arten Psychotherapie treiben, von Psychoanalyse oder etwas dergleichen bis zu Hypnotismus und hinunter bis zu Honig äußerlich und Taubenmist innerlich. Mit all dem lassen sich eventuell Erfolge erzielen. So wenigstens scheint es bei oberflächlicher Betrachtung. Sieht man genauer zu, so versteht man, daß nicht bei dieser *Neurose*, sondern bei diesem *Menschen* das vielleicht an sich absurde Heilmittel eben gerade das Richtige war, während es bei einem anderen Menschen das Allerverkehrteste gewesen wäre. Gewiß weiß auch die allgemeine Medizin, daß es nicht nur Krankheiten, sondern kranke Menschen gibt, aber die Psychotherapie vor allem weiß es – oder sollte es schon längst wissen –, daß ihr Objekt nicht die Fiktion der Neurose, sondern die gestörte Ganzheit eines Menschen ist. Gewiß hat auch sie es versucht, die sogenannte Neurose so zu behandeln wie ein ulcus cruris, wo es für die Behandlung völlig irrelevant ist, ob die Patientin die Lieblingstochter des Vaters war oder ob sie katholisch, reformiert oder sonst etwas ist, ob sie einen älteren oder jüngeren Mann geheiratet hat usw. Die Psychotherapie hat auch mit der Symptombekämpfung angefangen, wie die Medizin überhaupt. Trotz ihrer unbestreitbaren Jugendlichkeit als wissenschaftlich vertretbare Methode, ist sie doch so alt wie die Heilkunst überhaupt und hat stets, bewußt oder unbewußt, mindestens die Hälfte des Feldes der Medizin behauptet. Ihre wirklichen Fortschritte hat sie allerdings erst im letzten halben Jahrhundert gemacht und sich dabei wegen der nötigen Spezialisierung auf das engere Gebiet der Psychoneurosen zurückgezogen. Hier hat sie aber relativ rasch erkannt, daß

die Symptombekämpfung, oder – wie es jetzt hieß – Symptomanalyse nur eine halbe Sache war, und daß es vielmehr um die Behandlung des ganzen seelischen Menschen geht.

Was heißt nun dies: der ganze seelische Mensch? 200

Die allgemeine Medizin hat es vorzugsweise mit dem anatomisch-physiolo- 201
gisch bestimmten Phänomen Mensch zu tun und nur in bescheidenerem Maße mit dem psychisch definierten menschlichen Wesen. Dieses aber bildet den Gegenstand der Psychotherapie. Wenn wir vom Standpunkt der Naturwissenschaften aus den Blick auf die Psyche richten, so erscheint sie als ein biologischer Faktor neben vielen anderen: Beim Menschen wird dieser Faktor in der Regel mit dem Bewußtsein identifiziert, wie dies auch von irgendwelchem geisteswissenschaftlichen Standpunkt aus bisher meistens der Fall war. Ich schließe mich der Auffassung, daß die Seele ein biologischer Faktor sei, durchaus an, gebe aber zugleich zu bedenken, daß die Psyche, in diesem Fall also das Bewußtsein, unter allen biologischen Faktoren doch eine Ausnahmestellung innehat. Ohne Bewußtsein wäre es nämlich nie bekanntgeworden, daß es überhaupt eine Welt gibt, und ohne Psyche bestünde schlechterdings keine Erkenntnismöglichkeit, indem nämlich das Objekt zuerst einen verwickelten physiologischen und psychischen Wandlungsprozeß durchlaufen muß, um schließlich zu einem psychischen Bild zu werden. Erst dieses ist das unmittelbare Objekt der Erkenntnis. Die Existenz der Welt hat zwei Bedingungen: die eine ist ihr Sein, die andere ihr Erkanntsein.

Ob nun die Psyche als Epiphänomen des lebenden Körpers verstanden wird 202
oder als ein «ens per se», hat für die Psychologie insofern wenig zu bedeuten, als die Psyche sich als Seiendes weiß und als solches sich benimmt, indem sie nämlich eine ihr eigentümliche Phänomenologie besitzt, die man durch nichts anderes ersetzen kann. Dadurch erweist sie sich als biologischer Faktor, der wie irgendein Gegenstand der Naturwissenschaft phänomenologisch beschrieben werden kann. Die Anfänge der psychischen Phänomenologie liegen in der sogenannten Psychophysiologie und experimentellen Psychologie einerseits, andererseits in den Krankheitsbeschreibungen und den diagnostischen Methoden der Psychopathologie (wie Assoziationsexperiment und die irrationalen Rorschachbilder). Den großen Anschauungsunterricht erteilen aber alle seelischen Lebensäußerungen, sämtliche Geisteswissenschaften, religiöse und politische Anschauungen und Bewegungen, die Künste usw.

Der «ganze seelische Mensch», nach welchem wir vorhin gefragt haben, 203
stellt also nichts weniger als eine Welt dar, das heißt einen Mikrokosmos, wie

schon die Alten ganz richtig meinten, aber unrichtig begründeten. Die Psyche spiegelt das Sein schlechthin und erkennt es, und alles wirkt in ihr.

204 Um all dies aber wirklich zu erkennen, müssen wir unseren althergebrachten Begriff der Psyche beträchtlich erweitern. Unsere ursprüngliche Identifizierung von Psyche und Bewußtsein hält der Kritik durch die Erfahrung nicht stand. Das hat schon der ärztliche Philosoph C. G. CARUS deutlich geahnt und darum zum erstenmal eine ausgesprochene Philosophie des Unbewußten aufgestellt. Heutzutage wäre er gewiß ein Psychotherapeut gewesen. Damals aber war die Seele noch das ängstlich gehütete Besitztum der Philosophischen Fakultät und konnte daher im Rahmen der Medizin noch nicht abgehandelt werden, obschon die romantischen Ärzte allerhand unorthodoxe Versuche in dieser Hinsicht unternahmen. Ich erinnere hauptsächlich an JUSTINUS KERNER. Es war der jüngsten Vergangenheit vorbehalten, die Lücken der Bewußtseinsprozesse durch hypothetische, unbewußte Vorgänge auszufüllen. Das Vorhandensein einer unbewußten Psyche ist etwa so wahrscheinlich wie die Existenz eines noch unentdeckten Planeten, auf den aus den Störungen einer bekannten Planetenbahn geschlossen wird. Leider fehlt das hilfreiche Teleskop, das uns Gewißheit verschaffen könnte. Mit der Einführung des Begriffes des Unbewußten erweiterte sich der Seelenbegriff zu der Formel: Psyche = Ich-Bewußtsein + Unbewußtes.

205 Das Unbewußte wurde zunächst personalistisch verstanden, das heißt seine Inhalte stammten ausschließlich aus der Sphäre des Ich-Bewußtseins und waren sekundär (durch Verdrängung) unbewußt geworden. Später hat FREUD die Existenz archaischer Reste im Unbewußten zugegeben, wobei diesen etwa die Bedeutung anatomischer Rückschlagserscheinungen zukam. Damit war man aber von einer genügenden Auffassung des Unbewußten noch weit entfernt. Es mußten erst noch gewisse Dinge entdeckt werden, die eigentlich auf der Hand lagen: nämlich vor allem die Tatsache, daß bei jedem Kind das Bewußtsein im Verlaufe einiger Jahre aus dem Unbewußten herauswächst, sodann daß das Bewußtsein jeweils nur ein temporärer Zustand ist, der auf einer physiologischen Höchstleistung beruht und daher regelmäßig durch Phasen des Unbewußtseins, das heißt des Schlafes, unterbrochen wird, und daß schließlich der unbewußten Psyche nicht nur die längere Lebensdauer, sondern auch die Kontinuität des Vorhandenseins zukommt. Daraus ergibt sich als wesentlicher Schluß, daß die eigentliche Psyche das Unbewußte ist, während das Ich-Bewußtsein nur als temporäres Epiphänomen gelten kann.

206 Die Eigenschaft der Psyche, Mikrokosmos zu sein, hatten die Alten dem psychophysischen Menschen zugedacht. Sie dem Ich-Bewußtsein zuzuschreiben,

würde für dieses eine maßlose Überschätzung bedeuten. Mit dem Unbewußten ist es aber eine andere Sache. Dieses kann nämlich per definitionem und effektiv nicht umschrieben werden. Es muß daher als etwas Grenzenloses gelten, im Kleinen oder im Großen. Ob wir es als Mikrokosmos bezeichnen dürfen, hängt einzig und allein an der Frage, ob Teile der Welt jenseits individueller Erfahrung im Unbewußten nachgewiesen werden können, das heißt gewisse Konstanten, die nicht individuell erworben, sondern a priori vorhanden sind. Diese Dinge sind ja aus der Instinktlehre und den biologischen Erfahrungen an Insekt-Pflanzen-Symbiosen schon längst bekannt. Bei der Psyche aber bekommt man es sofort mit der Angst vor «vererbten Vorstellungen» zu tun. Darum handelt es sich allerdings nicht, sondern vielmehr um a priori, das heißt pränatal bestimmte Verhaltens- und Funktionsweisen. Es steht nämlich zu vermuten, daß so wie das Hühnchen auf der ganzen Erde in der gleichen Weise aus dem Ei herauskommt, es auch psychische Funktionsweisen gibt, das heißt gewisse Arten zu denken, zu fühlen, zu imaginieren, die sich überall und zu allen Zeiten, unabhängig von aller Tradition, nachweisen lassen. Ein allgemeiner Beweis für die Richtigkeit dieser Erwartung liegt in der ubiquitären Verbreitung paralleler Mythologeme, den BASTIANschen «Völkergedanken» oder Urideen, und ein spezieller Beweis in der autochthonen Wiedererzeugung solcher in der Seele von Individuen, bei denen eine direkte Übermittlung ausgeschlossen ist. Das Erfahrungsmaterial, in dem sich diese Fälle finden, besteht aus Träumen, Phantasien, Wahnbildungen und dergleichen.

Die Mythologeme sind jene vorhin erwähnten «Teile der Welt», die in der 207
Psyche strukturell eingeschlossen sind. Sie stellen jene Konstanten dar, die sich überall und zu allen Zeiten relativ identisch ausdrücken.

Man wird vielleicht etwas erstaunt fragen, was denn alle diese Überlegungen 208
schließlich mit der Therapie zu tun hätten? Daß die Neurosen irgendwie mit Instinktstörungen verbunden sind, ist nicht verwunderlich. Nun sind aber, wie die Biologie zeigt, Instinkte keineswegs blinde, spontane und isolierte Impulse, sondern sie sind vielmehr eng verknüpft mit typischen Situationsbildern und können überhaupt nicht ausgelöst werden, wenn die vorhandenen Bedingungen dem apriorischen Situationsbild nicht entsprechen. Die kollektiven Inhalte, welche sich in Mythologemen äußern, stellen nun solche Situationsbilder dar, welche mit der Auslösung instinktiver Impulse aufs innigste verbunden sind. Aus diesem Grunde ist deren Kenntnis für den Psychotherapeuten von hoher praktischer Wichtigkeit.

209 Es ist klar, daß die Erforschung dieser Bilder und ihrer Eigenschaften in Gebiete führt, die der Medizin unendlich fernzuliegen scheinen. Das ist das schicksalsmäßige Glück und Unglück der empirischen Psychologie, daß ihr Standort zwischen allen Fakultäten liegt, was eben davon herrührt, daß die menschliche Seele an allen Wissenschaften teilhat, weil sie mindestens die halbe Voraussetzung zur Existenz aller bildet.

210 Aus meiner Erörterung dürfte ersichtlich sein, daß all das, was die Psychotherapie mit der klinisch erfaßbaren Symptomatologie, das heißt mit medizinischen Feststellungen gemeinsam hat, zwar nicht als irrelevant, aber doch in dem Sinne als nebensächlich gilt, als das medizinische Krankheitsbild ein vorläufiges ist. Das Eigentliche und Wesentliche aber ist das psychologische Bild, das hinter dem Schleier pathologischer Symptome erst im Verlaufe der Behandlung entdeckt werden kann. Um dem Wesen des Psychischen näherzukommen, genügen die Vorstellungen aus der medizinischen Sphäre nicht. Insofern aber die Psychotherapie als ein Teil der Heilkunst eben doch aus vielerlei triftigen Gründen niemals der Hand des Arztes entgleiten und daher eigentlich an medizinischen Fakultäten gelehrt werden sollte, ist sie doch genötigt, bei anderen Wissenschaften große Anleihen aufzunehmen, was übrigens andere medizinische Disziplinen ebenfalls schon längst getan haben. Während aber die allgemeine Medizin sich auf Anleihen bei den Naturwissenschaften beschränken kann, braucht die Psychotherapie dagegen auch die Hilfe der Geisteswissenschaften.

211 Um meine Darstellung der Unterschiede zwischen allgemeiner Medizin und Psychotherapie zu ergänzen, sollte ich eigentlich die Phänomenologie jener psychischen Vorgänge beschreiben, welche sich während der Behandlung ergeben und in der Medizin nicht ihresgleichen haben. Dieses Unternehmen würde aber den Rahmen meiner Mitteilung dermaßen überschreiten, daß ich darauf verzichten muß. Ich hoffe aber, daß das wenige, das mir zu sagen vergönnt war, doch einiges Licht auf das Verhältnis der Psychotherapie zur Medizin wirft.

IX
DIE PSYCHOTHERAPIE IN DER GEGENWART[1]

Es wäre eine an sich wichtige Aufgabe, das Verhältnis der Psychotherapie zu der gegenwärtigen Lage des europäischen Geistes einer näheren Untersuchung zu unterziehen. Man wird es aber wohl keinem verdenken, wenn er vor einer solchen Kühnheit zurückschreckt, denn wer garantiert dafür, daß das Bild, das er sich von der seelischen und geistigen Verfassung Europas in der Gegenwart macht, auch ein getreues und der Wirklichkeit entsprechendes sei? Sind wir überhaupt imstande, als Teilnehmer und Zeitgenossen eines unerhörten Geschehens, uns ein ungetrübtes Urteil zu bilden und klar zu sehen in dem unbeschreiblichen politischen und weltanschaulichen Chaos des heutigen Europa? Oder sollten wir vielleicht die Grenzen der Psychotherapie enger ziehen und unsere Wissenschaft auf einen bescheidenen Spezialistenwinkel, dem auch ein halber Weltuntergang gleichgültig sein könnte, beschränken? Ich fürchte, daß eine solche Bescheidung, trotz ihrer empfehlenswerten Bescheidenheit, sich mit dem Wesen der Psychotherapie, welche doch «Behandlung der Seele» ist, schlecht vertrüge. Im Begriff «Psychotherapie», in welchem Umfang man ihn auch deuten möge, liegt ein großer Anspruch: Ist doch die *Seele* die Mutterstätte alles Handelns und damit alles von Menschen gewollten Geschehens! Es wäre nicht nur schwierig, sondern geradezu unmöglich, ein beliebig begrenztes Stückchen aus dem unendlich weiten Lebensgebiet der Seele herauszuschneiden und zum Privatspielplatz einer sogenannten Psychotherapie zu erklären. Die Medizin hat sich zwar genötigt gesehen, ein Spezialgebiet, nämlich dasjenige der Neurosen und Psychosen, abzugrenzen, was für den praktischen Zweck der Behandlung tunlich und möglich ist. Die künstliche Beschränkung muß aber allsogleich durchbrochen werden, sobald die Psychotherapie ihre Problematik nicht bloß als Technik, sondern auch als Wissenschaft versteht. Die Wissenschaft an sich hat keine Grenzen, und es gibt schlechterdings keine Spezialität, 212

[1] Vortrag, gehalten bei der Zusammenkunft der schweizerischen Psychotherapeuten in Zürich 1941. Erschienen in *Schweizerische Zeitschrift für Psychologie* 1945, Bd. IV/1, und in *Aufsätze zur Zeitgeschichte* 1946, pp. 25–56.

die sich einer totalen Autarkie rühmen könnte. An ihren Grenzen muß sie in die Nachbargebiete übergreifen, soll sie überhaupt auf den Namen einer Wissenschaft ernstlich Anspruch erheben. Selbst eine so hoch spezialisierte Technik, wie die FREUDsche Psychoanalyse, hat nicht umhin gekonnt, schon in ihren ersten Anfängen in andere, zum Teil weitentlegene Wissenschaftsgebiete hinauszugreifen. Es ist in der Tat unmöglich, die Seele und die menschliche Persönlichkeit überhaupt in bloßen Ausschnitten zu behandeln. Bei allen seelischen Störungen wird es vielleicht noch deutlicher als bei körperlichen Erkrankungen, daß die Seele ein Ganzes ist, wo alles an allem hängt. Der Kranke bringt uns mit seiner Neurose keine Spezialität, sondern eine ganze Seele und damit auch ein ganzes Stück Welt, an welchem diese Seele hängt und ohne welches sie nie genügend verstanden werden könnte. Die Psychotherapie ist deshalb vielleicht weniger als irgendein anderes Spezialgebiet in der Lage, sich in den geheiligten Bezirk einer Spezialität, die mit der Welt im Großen sozusagen nichts mehr zu tun hat, verkriechen zu können. Versuchen wir es, soviel wir können, uns auf das Persönlichste des Persönlichen zu konzentrieren, so steht und fällt unsere Therapie doch mit der Frage: aus welcher Welt kommt unser Kranker und an welche Welt hat er sich anzupassen? Die Welt ist eine überpersönliche Gegebenheit, der eine wesentlich personalistisch eingestellte Psychologie nie gerecht werden kann. Diese gilt nur, soweit das Persönliche im Menschen reicht. Insofern aber der Mensch auch ein Stück Welt ist, trägt er Welt, das heißt Über- und Unpersönliches in sich. Dazu gehört seine ganze physische sowohl wie psychische Grundlage, insofern sie vorgefundene Gegebenheit ist. Gewiß sind die Persönlichkeiten von Vater und Mutter die erste und anscheinend einzige Welt des infantilen Menschen; insofern sie es zu lange bleiben, ist er auf dem sichersten Weg zur Neurose, denn die große Welt, in die er als Ganzes eintreten sollte, ist eben keine Vater- und Mutterwelt mehr, sondern eine überpersönliche Gegebenheit. Schon bei den Geschwistern fängt die Entwöhnung vom Kindheitsverhältnis zu Vater und Mutter an. Selbst der ältere Bruder ist nicht mehr der richtige Vater und die ältere Schwester nicht mehr die richtige Mutter. Gatte und Gattin sodann sind einander ursprünglich Fremde und kommen aus fremden Familien mit verschiedenartigem historischem und oft auch sozialem Hintergrund. Die Kinder vollends drängen die Eltern in die Vater- und Mutterrolle hinein, welche sie, aus ihrer infantilen Einstellung heraus, zuvor nur an anderen sahen und dabei sich selber alle Vorteile der Kindesrolle sichern wollten. Dieser enantiodromische Verlauf eines jeden mehr oder weniger normalen Lebens zwingt zu einer Wandlung der Einstellung vom Extrem des Kindes bis zum anderen Extrem der Eltern. Diese Wandlung erfordert die Anerkennung objektiver Tatsachen und Werte, deren sich das Kind entschlagen kann. Aber schon die Schule bringt ihm unerbittlich den Begriff einer objektiven Zeit, von Pflicht und Pflichterfüllung und fremder Autorität bei, ob es nun die Schule oder den Lehrer liebt oder haßt. Und mit der Schule und der unaufhaltsam fortschreitenden Zeit drängt sich ein objektiv Vorhandenes nach dem anderen und in zunehmendem Maße in das persönliche Leben ein, ohne Rücksicht darauf, ob es willkommen ist, oder ob man irgendeine Einstellung dazu hat. Dabei wird eines überwältigend klar, daß nämlich jede Verlängerung der Vater- und Mutterwelt über die bekömmliche Zeit hinaus schwer bezahlt werden muß. Alle Versuche zur Übertragung der persönlichen Infantilwelt in die große Welt schlagen schließlich fehl, und selbst die Übertragung in der Neurosenbehandlung ist bestenfalls ein Zwischenstadium, in welchem Gelegenheit geboten ist, alle Eierschalen, die dem Individuum von der Kindheit her noch anhaften, abzustreifen und die Projektion der Elternimago aus der äußeren Wirklichkeit zu entfernen. Diese Operation gehört zu den schwierigsten Aufgaben der modernen Psychotherapie. Man hat früher optimistischerweise angenommen, die Elternimagines könnten durch die Analyse ihrer Inhalte gewissermaßen zersetzt und aufgelöst werden. Dem ist aber in Wirklichkeit nicht so: man kann die Elternimagines zwar aus dem Projektionszustand herauslösen und aus der Außenwelt zurückziehen, aber sie bleiben, wie alle frühinfantilen Erwerbungen, in ursprünglicher Frische erhalten. Durch die Zurücknahme der Projektion fallen sie in die eigene Seele zurück, von wo sie ja zum größeren Teil ihren Ursprung genommen haben[2].

Bevor wir aber darauf eintreten, was dann geschieht, wenn die Elternimagines nicht mehr projiziert sind, wollen wir uns einem anderen Problem zuwenden, nämlich der Frage, ob dieses durch die moderne Psychologie aufgeworfene Problem eine Neuigkeit sei in der Hinsicht, daß frühere Zeiten, die ja keine wissenschaftliche Psychologie in unserem Sinne besaßen, es noch nicht oder auch schon gekannt hätten, und wie dieses Problem sich für die Vergangenheit darstellte. 213

Insofern frühere Zeiten eine Psychotherapie in unserem Sinne tatsächlich nicht kannten, so können wir unmöglich erwarten, in der historischen Vergan- 214

[2] Bekanntlich besteht die Elternimago einesteils aus dem persönlich erworbenen Bild der persönlichen Eltern, anderenteils aber aus dem Elternarchetypus, der a priori, d. h. in der vorbewußten Struktur der Psyche vorhanden ist.

genheit irgendwelche Formulierungen ähnlich den unseren zu finden. Insofern aber jene Wandlung vom Kind bis zu den Eltern überall und seit jeher vorhanden war und, mit zunehmendem Bewußtsein, auch subjektiv als schwierig empfunden wurde, müssen wir die Existenz eines oder mehrerer allgemeiner psychotherapeutischer Systeme vermuten, welche dem Menschen die schwierigen Übergänge ermöglichten. Schon auf primitivster Stufe finden wir in der Tat gewisse einschneidende Maßnahmen in allen jenen Lebensmomenten, wo psychische Übergänge zu bewerkstelligen sind. Ich erwähne vor allem die Pubertätsweihen, die Hochzeits-, Geburts- und Totengebräuche. Alle diese Zeremonien, die auf primitiver und von Fremdeinflüssen noch freier Stufe überaus genau und sorgfältig eingehalten werden, dienen vielleicht in erster Linie dazu, psychische Schädigungen, welche in diesen Augenblicken drohen, fernzuhalten, sodann aber auch dazu, dem Einzuweihenden die zum Leben nötigen Vorbereitungen und Lehren beizubringen. Das Leben und Gedeihen eines primitiven Stammes hängt recht eigentlich an der gewissenhaften und traditionsmäßigen Ausführung der Zeremonien. Wo durch den Einfluß der Weißen diese Gewohnheiten in Abgang kommen, hört das Eigenleben des Stammes auf, er verliert seine Seele und löst sich auf. Man ist besonders über den Einfluß der christlichen Missionen in dieser Hinsicht sehr geteilter Meinung. Was ich davon selber in Afrika gesehen habe, hat mich durchaus pessimistisch gestimmt.

215 Auf höherer, zivilisierter Stufe sehen wir die großen Religionen am selben Werk. Wir haben Taufe, Konfirmation, Heirats- und Bestattungsgebräuche, welche innerhalb des katholischen Ritus bekanntlich noch viel ursprünglicher, lebendiger und vollständiger sind als im Protestantismus. Hier sehen wir auch, wie die Vater-Mutterwelt des Kindes abgelöst wird durch eine reiche Analogiesymbolik: Eine patriarchalische Ordnung nimmt den Erwachsenen auf in eine neue Kindschaft durch geistige Zeugung und Wiedergeburt[3]. Der Papst als *Pater patrum* und die *Ecclesia mater* sind die Eltern einer Familie, welche die ganze Christenheit umfaßt, insofern diese nicht teilweise dagegen protestiert. Wären im Laufe der Entwicklung die Elternimagines zersetzt und damit unwirksam geworden, so hätte eine solche Ordnung ihre raison d'être sowohl wie ihre Möglichkeit verloren und könnte daher gar nicht existieren. So ist aber ein Platz gefunden für die stets aktiven Elternimagines sowohl wie für das nicht auszulöschende Kindheitsgefühl, das sinnvoll im Schoße dieser Ordnung geborgen ist. Außerdem sorgen mehrere andere Institutionen der Kirche für das stetige Fort-

[3] Die Taufe. Vgl. dazu auch den Text der «benedictio fontis» in der Ostermesse.

schreiten und die jeweilige Erneuerung des Zusammenhanges. Darunter erwähne ich vor allem die Messe und die Beichte. Die Kommunion ist recht eigentlich der Familientisch, an dem sich die Angehörigen versammeln und im Beisein der Gottheit das Mahl einnehmen, nach weit in die christliche Vorzeit zurückreichendem, heiligem Gebrauche.

Es erübrigt sich, diese allbekannten Dinge ausführlicher zu schildern. Ich er- 216
wähne sie nur um zu zeigen, daß die Behandlung der Seele in den Zeiten vor uns die gleichen Grundtatsachen des menschlichen Lebens im Auge hatte, wie die moderne Psychotherapie. Wie anders aber verfährt die Religion mit den Elternimagines! Sie denkt nicht daran, sie aufzulösen oder zu zerstören, sondern erkennt sie als Lebenstatsachen, deren Beseitigung entweder nicht möglich oder nicht vorteilhaft ist. Sie läßt sie in veränderter und erhöhter Gestalt weiterleben im Rahmen einer patriarchalischen Ordnung strengster Tradition, welche nicht bloß Jahrzehnte, sondern Jahrtausende in lebendiger Verknüpfung erhält. Wie sie die Kindheitsseele des einzelnen trägt und bewahrt, so hat sie auch die Kindheitsseele der Menschheit in zahlreichen lebendigen Spuren konserviert. Damit beugt sie einem der größten seelischen Übel vor, nämlich der Entwurzelung, welche nicht nur etwa primitiven Stämmen, sondern auch dem zivilisierten Menschen gefährlich ist. Das Auflösen einer Tradition, so notwendig dies auch zu Zeiten sein mag, ist immer ein Verlust und eine Gefahr; eine seelische Gefahr darum, weil das Instinktleben als das Allerkonservativste im Menschen sich eben gerade in den traditionsmäßigen Gebräuchen ausdrückt. Althergebrachte Überzeugungen und Gebräuche wurzeln zutiefst in den Instinkten. Gehen sie verloren, so tritt eine Abtrennung des Bewußtseins vom Instinkt ein: das Bewußtsein hat damit seine Wurzeln verloren und der ausdruckslos gewordene Instinkt fällt ins Unbewußte zurück und verstärkt dessen Energie, die dann ihrerseits auf die jeweiligen Bewußtseinsinhalte überfließt, wodurch die Entwurzelung des Bewußtseins erst eigentlich gefährlich wird. Diese geheime «vis a tergo» verursacht eine Hybris des Bewußtseins, die sich als Selbstüberschätzung oder als Minderwertigkeitskomplex äußert. Auf alle Fälle entsteht eine Gleichgewichtsstörung, welche der empfänglichste Nährboden für seelische Schäden ist.

Blicken wir auf die über tausendjährige Geschichte unserer europäischen Zi- 217
vilisation zurück, so sehen wir, daß das europäische Ideal seelischer Erziehung und Behandlung eine auf der Anerkennung der Elternimagines beruhende patriarchalische Ordnung war und zum großen Teil noch ist. Wir haben daher auch beim einzelnen, unbekümmert darum, wie revolutionär sein Bewußtsein

eingestellt sein mag, mit einer patriarchalisch oder hierarchisch eingestellten Psyche zu rechnen, welche instinktiv diese Ordnung festhält oder wenigstens sucht. Unser etwaiger Versuch, die Elternimagines und die Kindheitsseele überhaupt unwirksam zu machen, ist daher von vornherein zum Scheitern verurteilt.

218 Damit kehren wir zu unserer früheren Frage zurück, was dann geschehe, wenn die Elternimagines aus der Projektion zurückgezogen werden? Die Ablösung der Elternimagines von gewissen persönlichen Projektionsträgern ist zweifellos möglich und gehört sozusagen zum eisernen Bestand unserer therapeutischen Erfolge. Schwieriger hingegen wird das Problem im Fall der Übertragung der Imagines auf den Arzt. Hier kann die Ablösung sogar zu einem entscheidenden Drama werden. Denn, was soll mit den Imagines geschehen, wenn sie nicht mehr an einem Menschen haften? Der Papst als oberster Vater der Christenheit hat sein Amt von Gott. Er ist Diener seiner Dienstbarkeit, und die Übertragung der Imagines ist damit auf den Vater im Himmel und auf die Mutter Kirche auf Erden abgeleitet. Was aber geschieht mit den Entwurzelten und von der Tradition Abgerissenen? Professor MURRAY[4] an der Harvard University hat, in Bestätigung meiner schon früher geäußerten Erfahrung, auf Grund eines umfänglichen statistischen Materials nachgewiesen, daß die Komplexhaftigkeit bei Juden durchschnittlich am größten ist. An zweiter Stelle stehen die Protestanten und erst an dritter Stelle die Katholiken. Daß die Weltanschauung mit dem Wohlbefinden der Psyche direkt zusammenhängt, können wir schließlich schon daran sehen, daß die Art und Weise des Auffassens, nämlich die *Anschauung*, für den Menschen und sein seelisches Befinden von geradezu gewaltiger Bedeutung ist, so sehr nämlich, daß man beinahe sagen könnte, die Dinge seien viel weniger so, wie sie sind, als vielmehr, wie wir sie sehen. Haben wir eine unbekömmliche Ansicht von einer Situation oder Sache, so ist uns die Freude daran verdorben, und dann ist sie auch meist unbekömmlich. Und wie vieles wird umgekehrt erträglich und sogar möglich, wenn wir gewisse Vorurteile aufgeben und unsere Ansicht darüber ändern können! PARACELSUS, der in erster Linie ein genialer Arzt war, betont, daß einer kein Arzt sei, der die Kunst des «Theoricierens» nicht verstünde[5]. Damit meinte er nichts anderes, als daß der Arzt nicht nur sich selber, sondern auch dem Kranken eine Auffassung und Anschauung der Krankheit beibringen müsse, welche dem Arzt das Heilen und dem Kranken das Gesundwerden, zum mindesten aber das Kranksein ermögliche. Darum

[4] *Explorations in Personality.*

[5] *Labyrinthus medicorum*, Cap. VIII: *Theorica medica.*

sagt er: «Und ist ein ietliche krankheit ein Fegefeur[6].» Er hat bewußt die Heilkraft der Auffassung erkannt und reichlich verwendet. Wenn ich daher praktizierende Katholiken behandle, so trete ich beim Übertragungsproblem, kraft meines Amtes als Arzt, zurück und leite das Problem über in die Kirche. Behandle ich aber einen Nichtkatholiken, so ist mir dieser Ausweg versperrt, und ich kann, kraft meines Amtes als Arzt, nicht zurücktreten, denn es ist in der Regel dann niemand und nichts da, worauf ich die Vaterimago passenderweise überleiten könnte. Ich kann zwar die vernünftige Einsicht herstellen, daß ich nicht der Vater bin. Aber dann bin ich eben der vernünftige Vater und trotz alledem der Vater. Auch der Patient, nicht nur die Natur, hat einen horror vacui. Ihm graut es instinktiv davor, die Elternimagines und seine Kindheitsseele ins Nichts einer hoffnungs- und zukunftslosen Vergangenheit fallen zu lassen. Sein Instinkt sagt ihm, daß, um seiner eigenen Ganzheit willen, diese Dinge in irgendeiner Form am Leben bleiben sollten. Er weiß, daß der totalen Zurückziehung der Projektion eine anscheinend grenzenlose Einsamkeit im wenig geliebten und deshalb um so aufdringlicheren Ich folgt. Man hat es darin schon vorher nicht ausgehalten. Es ist darum wenig wahrscheinlich, daß man es jetzt und erst noch aus purer Vernunft täte. Darum kann in diesem Moment der von allzu persönlicher Bindung an die Eltern befreite Katholik unschwer zu den nun besser und tiefer verstandenen Mysterien der Kirche zurückkehren. Ja, es gibt auch Protestanten, die in einer der neueren Varianten des Protestantismus einen ihnen liegenden Sinn erkennen und damit wieder zu echter Religiosität gelangen. Alle anderen Fälle – insofern es nicht zu gewaltsamen und nicht selten schädigenden Lösungen kommt – werden im Übertragungsverhältnis, wie man zu sagen pflegt, «steckenbleiben» und dadurch sich selber und dem Arzt eine Geduldsprobe ersten Ranges auferlegen. Darum ist wohl nicht herumzukommen, denn ein plötzliches Hinunterfallen in den verwaisten, elternlosen Zustand kann wegen der damit verbundenen ebenso plötzlichen Aktivierung des Unbewußten unter Umständen, das heißt bei psychotischer Belastung, gefährliche Folgen haben. Die Zurücknahme der Projektion kann und soll deshalb nur stufenweise erfolgen. Die Integrierung der in den Elternimagines abgespaltenen Inhalte hat auf das Unbewußte einen aktivierenden Einfluß, denn diese Imagines sind mit jener Energie geladen, die sie schon anfänglich in der Kindheit besaßen und mit der sie auch im erwachsenen Alter stets schicksalsbestimmend wirkten. Durch die Integrierung erhält das Unbewußte daher einen erheblichen

[6] *De ente Dei*, p. 226.

Energiezuwachs, der sich bald dadurch bemerkbar macht, daß das Bewußtsein stark durch unbewußte Inhalte determiniert wird. Die Isolierung im Nur-Ichsein hat die paradoxe Folge, daß nunmehr in Träumen und Phantasien unpersönliche, kollektive Inhalte auftreten, welche zugleich der Stoff sind, aus dem sich gewisse schizophrene Psychosen aufbauen. Aus diesem Grunde ist die Situation nicht ungefährlich, denn die Herauslösung des Ich aus den Projektionsbindungen, unter denen zuletzt die Übertragung auf den Arzt die Hauptrolle spielt, hat zur Folge, daß das Ich, das früher in die Beziehungen zur persönlichen Umwelt aufgelöst war, nunmehr Gefahr läuft, sich in den Inhalt des kollektiven Unbewußten aufzulösen, denn in dieses Jenseits sind nun die in der Außenwelt gestorbenen Eltern und deren Imagines eingegangen und üben dieselbe auflösende Projektionstendenz aus wie zuvor.

219 Hier tritt nun aber ein heilsamer kompensierender Effekt hervor, den ich immer wie ein Wunder bestaunen muß. Gegenüber der gefährlichen Auflösungstendenz erhebt sich aus demselben kollektiven Unbewußten eine Gegenwirkung in der Form eines durch eindeutige Symbole gekennzeichneten Zentrierungsvorganges. Dieser Prozeß schafft nichts Geringeres als ein neues Persönlichkeitszentrum, welches zunächst durch Symbole als dem Ich überlegen gekennzeichnet ist und sich später empirisch auch als überlegen erweist. Man kann es daher nicht subsumieren, sondern es muß diesem in der Bewertung superordiniert werden. Auch kann man ihm den Namen *Ich* nicht mehr geben, weshalb ich es als *Selbst* bezeichnet habe. Das Erfahren und Erleben dieses Selbst ist das vornehmste Ziel des indischen Yoga, weshalb wir auch gut daran tun, uns für die Psychologie des Selbst in den Schätzen des indischen Wissens umzutun. Die Erfahrung des Selbst hat, wie bei uns, so auch in Indien mit Intellektualismus nichts zu tun, sondern sie ist ein vitales und von Grund auf verwandelndes Geschehen. Den Prozeß, der zu dieser Erfahrung führt, habe ich *Individuationsprozeß* benannt. Wenn ich das Studium des klassischen Yoga empfehle, so geschieht dies nicht etwa darum, weil ich etwa zu jenen Leuten gehöre, die ekstatisch die Augen verdrehen, wenn sie von «dhyana» und «budhi» und «mukti» oder sonstigen Zauberwörtern hören, sondern weil wir psychologisch aus der Yogaphilosophie sehr vieles lernen können, das uns praktisch zugute kommt. Und überdies liegt das Material in den östlichen Büchern, respektive deren Übersetzungen, in klar verständlichen Formulierungen vor. Auch geschieht es nicht darum, weil wir im Westen etwa nichts Äquivalentes besäßen: ich empfehle den Yoga nur darum, weil unser westliches, dem Yoga verwandtes Wissen sozusagen unzugänglich, das heißt nur für Spezialisten erreichbar ist. Es ist ver-

borgen und durch eine Arkandisziplin und durch den in deren Kielwasser schwimmenden Unsinn bis zur Unkenntlichkeit entstellt. In der Alchemie nämlich ist ein westlicher Meditationsyoga verborgen und aus Furcht vor der Häresie und ihren peinlichen Folgen aufs sorgfältigste versteckt. Die Alchemie hat aber eine speziell für den praktischen Psychologen unschätzbaren Vorzug vor dem indischen Yoga, und das ist die Tatsache, daß in ihr der Ideengehalt fast ausschließlich in einer überaus reichen Symbolik ausgedrückt ist, und zwar eben gerade in der Symbolik, die wir auch heutzutage noch bei unseren Patienten finden. Die Hilfe, welche die Alchemie beim Verstehen der Symbole des Individuationsprozesses gewährt, ist meines Erachtens von größter Bedeutung[7].

Die Alchemie nun bezeichnet das, was ich das *Selbst* nenne, als «incorruptibile», das heißt die nicht mehr auflösbare Substanz, als ein Eines und Einfaches, auf Anderes nicht mehr Reduzierbares, und zugleich als Universales, dem ein Alchemist des 16. Jahrhunderts sogar den Namen eines filius macroscosmi gegeben hat[8]. Mit diesen Formulierungen stimmen die modernen Befunde im Prinzip überein. 220

Alle diese Dinge mußte ich erwähnen, um zur Frage des Heute zu kommen. Wenn wir nämlich mit Ausdauer und Konsequenz den Weg der natürlichen Entwicklung verfolgen, so gelangen wir zur Erfahrung des Selbst und des einfachen Soseins. Dasselbe, aber als ethische Forderung, drückt die ebenso echt schweizerische wie echt alchemistische Devise des PARACELSUS aus, dessen 400jährigen Todestag wir im Herbst 1941 gefeiert haben: «Alterius non sit, qui suus esse potest». (Keinem anderen gehöre, der sein eigen sein kann.) Der Weg zu diesem Ziel aber ist mühevoll und nicht von allen zu beschreiten. «Est longissima via», sagen die Alchemisten. Jedenfalls stehen wir erst am Anfang einer Entwicklung, deren Ursprünge in der Spätantike liegen und deren Leben während des ganzen Mittelalters kaum mehr als eine im Dunkel vegetierende Sonderexistenz war, vertreten durch einsame Sonderlinge, die nicht zu Unrecht als «tenebriones» bezeichnet wurden. Immerhin waren Männer wie ALBERTUS MAGNUS, ROGER BACON und PARACELSUS Väter der modernen Naturwissenschaft, deren Geist ein mehreres dazu beigetragen hat, die Autorität der totalen Kirche zu erschüttern. Aus dem Geist der Naturwissenschaft ist auch unsere moderne Psychologie erwachsen, welche, ohne es zu wissen, das von den Alchemisten begonnene Werk fortsetzt. Wie jene überzeugt waren, daß das «donum 221

[7] Vgl. dazu *Psychologie und Alchemie* [GW XII], und *Psychologie und Religion* [GW XI].

[8] HENRICUS KHUNRATH.

artis» nur wenigen «electis» zukomme, so erfahren wir es nur zu deutlich, wie mühselig die Arbeit am einzelnen ist, und wie nur wenigen die Erkenntnisse und Erfahrungen der psychologischen Arbeit zukommen können. Unterdessen geht die Zersetzung und Schwächung jener heilsamen Institution der christlichen Kirche in bedrohlicher Weise weiter, und der Verlust einer sicheren Autorität führt allmählich zu einer weltanschaulichen sowohl wie politisch-sozialen Anarchie, die dem an patriarchalische Ordnung gewöhnten Europäer in der Seele zuwider ist. Die Ansätze zu einer individuellen Bewußtwerdung und zur Reifung der Persönlichkeit sind, sozial gesehen, noch dermaßen schwach, daß sie gegenüber den historischen Notwendigkeiten überhaupt nicht ins Gewicht fallen. Sollen nicht die Grundlagen der europäischen Gesellschaftsordnung überhaupt ins Wanken kommen, so muß Autorität à tout prix und in erster Linie wiederhergestellt werden.

222 Aus diesem Grunde wohl entstand in Europa eine Bestrebung, das Kollektiv der Kirche durch das Kollektiv des Staates zu ersetzen. Und wie die Kirche einst absolut war in ihrer Bestrebung, die Theokratie wahr zu machen, so erhebt jetzt der Staat den absoluten Anspruch auf ausschließliche Totalität. Die Mystik des Geistes wird nicht etwa abgelöst durch eine Mystik der Natur oder des «lumen naturae», wie PARACELSUS es nannte, sondern durch die totale Eingliederung des einzelnen in einem politischen Kollektiv genannt «Staat». Damit eröffnet sich ein Ausweg aus dem Dilemma, indem nun die Elternimago auf den Staat als Allernährer und als bestimmende Autorität alles Denkens und Wollens projiziert werden kann. Der Zweck der Wissenschaft wird dem sozialen Kollektiv dienstbar gemacht und nur nach seiner materiellen Nützlichkeit für dessen Zwecke bewertet. An die Stelle der natürlichen seelischen Entwicklung tritt keine geistige Orientierung, welche, die Zeiträume überbrückend, Kulturwerte lebendig erhält, sondern eine politische, welche dem Machtstreben gewisser Gruppen dient und der Masse gewisse ökonomische Vorteile verspricht. Die im Europäer zutiefst verwurzelte Sehnsucht nach patriarchalischer und hierarchischer Ordnung findet auf diese Weise einen passenden konkreten Ausdruck, welcher den Masseninstinkten nur zu gut entspricht, aber auf einem Niveau fixiert wird, welches der Kultur in jeder Hinsicht abträglich ist.

223 Hier werden sich die Geister wohl scheiden müssen. Insofern die Psychotherapie auf eine wissenschaftliche Grundlage und hiemit auf eine prinzipiell freie Forschung sich beruft, verkündet sie ihre Absicht, den Menschen zur Selbständigkeit seines Wesens und zur sittlichen Freiheit zu erziehen, in Übereinstimmung mit den durch vorurteilslose, wissenschaftliche Forschung gefundenen

Erkenntnissen. Welchen Bedingungen auch immer das Individuum sich einzupassen gedenkt, so soll dies stets mit Bewußtsein und aus freier Wahl geschehen. Insofern aber politische Ziele, das heißt der Staat, ihren Vorrang behaupten sollten, würde die Psychotherapie zwangsläufig zum Instrument eines bestimmten politischen Systems, zu dessen Zielen der Mensch erzogen und zugleich von seiner eigenen und höchsten Bestimmung abgezogen werden müßte. Gegen diesen Schluß wird zweifellos der Einwand erhoben werden, daß die letztendliche Bestimmung des Menschen nicht in seiner individuellen Existenz, sondern im Bestreben der menschlichen Sozietät liege, weil ohne diese das Individuum überhaupt nicht sein könnte. Dieser Einwand ist schwerwiegend und kann nicht mit leichten Worten abgetan werden. Es ist eine unzweifelhafte Wahrheit, daß das Individuum nur vermöge der Sozietät existiert und daß es immer so existiert hat. Daher finden wir bei primitiven Stämmen Männerweihen, die den einzelnen von seiner Familie und überhaupt von seiner früheren Identität durch einen Mysterientod ablösen und ihn als Stammesglied wieder gebären. Oder wir finden frühe Zivilisationen, wie die ägyptische und babylonische, wo alle Individualität in der Person des Königs gipfelt und wo der einzelne Mensch anonym ist. Oder wir beobachten ganze Familien, wo seit Generationen die Individualität des Namens die Nullität der Träger dieses Namens kompensiert, oder wir sehen Generationen von japanischen Künstlern, die den Namen des Meisters adoptieren mit einer bescheidenen Numerierung dahinter, den eigenen Namen aber ablegen. Es war jedoch im Gegensatz zu diesen archaischen Erscheinungen, die alle auf der ursprünglichen Projektion seelischer Inhalte beruhen, die unauslöschliche Großtat des Christentums, daß jedem die Würde einer unsterblichen Seele zukam, während früher nur die einzige Person des Königs ein Anrecht auf diese Prärogative hatte. Es würde zu weit führen, hier zu erörtern, inwiefern die christliche Neuerung einen Fortschritt des menschlichen Bewußtseins und der Kultur überhaupt darstellt, indem sie die Projektion der höchsten Werte der Einzelseele auf die Person des Königs oder auf sonstige Auserwählte aufhob. Hier hat sich die in der Natur des menschlichen Wesens liegende Bestimmung zur Bewußtheit, zur sittlichen Freiheit und zur Kultur stärker erwiesen, als der dumpfe Zwang der Projektionen, welche das Individuum dauernd in der Finsternis der Unbewußtheit gefangen halten und damit zur Nullität herabdrücken. Damit wurde ihm allerdings ein Kreuz auferlegt, nämlich die Qual der Bewußtheit, der moralische Konflikt und die Ungewißheit des eigenen Denkens. Diese Aufgabe ist so unerhört schwer, daß, wenn ihre Lösung überhaupt jemals gelingen soll, sie nur in säkularen Stufen erreicht werden kann, erkauft durch endlose Leiden und Mühen im Kampf mit all den Mächten, die uns stets zu dem anscheinend leichteren Weg der Unbewußtheit überreden wollen. Auf dem Weg zur Unbewußtheit glaubt man, die Aufgabe könne getrost «anderen» überlassen werden oder am Ende gar dem anonymen Staat. Wer aber sind diese «anderen», diese offenbaren Übermenschen, die das zu können vorgeben, von dem jedermann gern überzeugt ist, daß er es nicht kann? Es sind Menschen, die genau so sind, denken und fühlen wie wir, nur sind sie Meister in der Kunst, es [den Schwarzen Peter] anderen zu überlassen. Wer ist vollends der Staat? Er ist die Anhäufung aller Nullitäten, aus denen er besteht. Könnte man ihn personifizieren, so käme ein Individuum oder vielmehr ein Monstrum heraus, das in geistiger und ethischer Hinsicht weit unter dem Niveau der meisten einzelnen, die ihn zusammensetzen, stünde, denn er stellt die Psychologie der Masse in höchster Potenz dar. Das Christentum hat sich in seinen besten Zeiten darum nie als staatsgläubig erwiesen, sondern dem Menschen ein überweltliches Ziel gesetzt, um ihn von der zwingenden Macht aller seiner Projektionen auf diese vom Geist der Finsternis beherrschte Welt zu erlösen. Und es gab ihm eine unsterbliche Seele, damit er einen Punkt habe, von dem aus er die Welt aus den Angeln heben könne, dadurch, daß er sein Ziel nicht in der Beherrschung dieser Welt, sondern im Besitze des Gottesreiches, das ihm in seinem Herzen begründet ist, erblicke.

224 Der Mensch kann daher nicht ohne die Sozietät existieren, so wie er auch nicht sein kann ohne Sauerstoff, Wasser, Eiweiß, Fett usw. Wie diese, so ist auch die Sozietät eine der notwendigsten Existenzbedingungen. Es wäre lächerlich zu behaupten, der Mensch lebe dazu, um Luft atmen zu können. Ebenso lächerlich ist es zu sagen, das Individuum existiere für die Sozietät. «Sozietät» ist bloß ein Begriff für die Symbiose einer Menschengruppe. Ein Begriff ist kein Lebensträger. Der natürliche und einzige Lebensträger ist das Individuum, und das gilt in der ganzen Natur[9]. «Sozietät» oder «Staat» ist eine Anhäufung von

[9] Pestalozzi, p. 187, sagt: «Die Einrichtungen, Maßregeln und Bildungsmittel, die um der Masse und des Volkshaufens und seiner Bedürfnisse als solcher willen gemacht werden, in welcher Form und Gestalt sie auch erscheinen,... sie sind durchaus nicht die Sache der Menschenbildung. In tausend Fällen taugen sie für sie gar nicht und stehen ihr geradezu entgegen. Unser Geschlecht bildet sich wesentlich nur von Angesicht zu Angesicht, nur von Herz zu Herz menschlich. Es bildet sich wesentlich nur in engen, kleinen, sich allmählich in Anmut und Liebe, in Sicherheit und Treue ausdehnenden Kreisen also. Die *Bildung zur Menschlichkeit, die Menschbildung* und alle ihre Mittel sind in ihrem Ursprung und in ihrem Wesen ewig die Sache des Individuums und solcher Einrichtungen, die sich eng und nahe an dasselbe, an sein Herz und an seinen Geist anschließen. Sie sind ewig nie die Sache der Menschenhaufen. Sie sind ewig nie die Sache der Zivilisation.»

Lebensträgern und zugleich, als eine Organisation derselben, eine der wichtigen Lebensbedingungen. Darum ist es auch nicht ganz wahr, daß das Individuum nur als Partikel einer Sozietät existieren könne. Auf jeden Fall kann der Mensch sehr viel länger leben ohne Staat als ohne Luft.

Wenn das politische Ziel überwiegt, so ist zweifellos eine Nebensache zur 225
Hauptsache erhoben worden. Dann ist der einzelne um seine eigentliche Bestimmung betrogen, und zweitausend Jahre christlicher Kultur sind abgestrichen. Denn an Stelle der Erweiterung des Bewußtseins durch Zurücknahme der Projektionen tritt eine Verengung desselben; nämlich darum, weil die Sozietät, eine bloße Bedingung menschlicher Existenz, als Ziel vorgeschoben wird. Die Sozietät aber ist die größte Verführung zur Unbewußtheit, denn die Masse schluckt den einzelnen, der nicht in sich begründet ist, unfehlbar auf und reduziert ihn auf alle Fälle zur ohnmächtigen Partikel. Der Totalitätsanspruch des Staates könnte es auch nicht für einen Augenblick dulden, daß die Psychotherapie sich das Recht herausnähme, einem Menschen zur Erfüllung seiner natürlichen Bestimmung zu verhelfen. Im Gegenteil müßte er darauf bestehen, daß die Psychotherapie nichts sein soll, als ein Hilfsinstrument zur Erzeugung einer staatlich nützlichen Hilfskraft. Auf diese Weise würde die Psychotherapie zu einem zweckgebundenen Technizismus, dessen einziges Ziel die Erhöhung der sozialen Leistung sein kann. Die Seele ginge ihres Eigenlebens verlustig und würde zu einer nach staatlichem Gutdünken zu verwendenden Funktion. Die psychologische Wissenschaft würde zur bloßen Untersuchung über die Rationalisierungsmöglichkeiten des psychischen Apparates erniedrigt. Was endlich die Heilungsabsicht der Therapie anbelangt, so würde die geglückte totale Eingliederung in das staatliche Gefüge zum Kriterium der Heilung. Insofern aber dieses Ziel am besten durch die völlige Entseelung des Individuums, das heißt durch dessen weitgehende Unbewußtmachung erreicht werden könnte, so würden mit einem Schlag alle Methoden der Bewußtmachung obsolet, und es würde sich empfehlen, alle jene Methoden aus der Rumpelkammer der Vergangenheit wieder hervorzuholen, welche je dazu gedient haben, den Menschen vor dem Bewußtwerden seiner unbewußten Inhalte zu schützen. Auf diese Weise würde die psychische Heilkunst zum totalen Rückschritt gezwungen[10].

[10] «Die kollektive Existenz unseres Geschlechts kann es nur zivilisieren, sie kann es nicht kultivieren.

Oder ist es nicht wahr, siehst du es nicht alle Tage, je bedeutender der Menschenhaufen ist, der also herdenweis zusammensteht, und hinwieder, je freier der Spielraum und je größer die Gewalt von jeder Behörde ist, die die gesetzlich konzentrierte Gewalt dieser Massen repräsentiert, desto

226 Das ist in großen Zügen die Alternative, vor welche die Psychotherapie in der augenblicklichen Gegenwart gestellt ist. Es wird von den zukünftigen Entwicklungen abhängen, ob Europa, das dem Mittelalter entronnen zu sein wähnte, ein zweites Mal in die Finsternis einer mehrhundertjährigen Inquisition getaucht werden soll. Dieser Fall würde allerdings nur dann eintreten, wenn sich der Totalitätsanspruch des Staates gewaltsam durchsetzen und auf die Dauer behaupten sollte. Kein Einsichtiger wird es leugnen, daß die Organisation unserer Sozietät, genannt Staat, nicht nur das lebhafte Bedürfnis empfindet, sondern auch durch die Umstände gezwungen ist, sich größere Autorität zu schaffen. Geschieht dies mit freiwilliger Zustimmung auf Grund bewußter Einsicht der Bürger, so ist damit nur Wünschenswertes erreicht. Geschieht es aber aus der Bequemlichkeit, lästigen Entscheidungen ausweichen zu können, oder aus Unbewußtheit, so läuft der einzelne die sichere Gefahr, als verantwortlicher Mensch ausgelöscht zu werden. Der Staat aber wird sich dann in nichts von einem Gefängnis oder einem Termitenbau unterscheiden.

227 Indem die Bewußtwerdung der Individualität zwar der natürlichen Bestimmung entspricht, so ist sie dennoch nicht das ganze Ziel. Es kann nämlich unmöglich die Absicht der Menschenerziehung sein, ein anarchisches Konglomerat von Einzelexistenzen zu erzeugen. Das entspräche zu sehr dem uneingestandenen Ideal eines extremen Individualismus, der an sich nichts als eine krankhafte Reaktion gegen den ebenso unzulänglichen Kollektivismus ist. Im Gegensatz dazu bringt der natürliche Individuationsprozeß eine Bewußtheit menschlicher Gemeinschaft hervor, weil er eben das alle Menschen verbindende und allen Menschen gemeinsame Unbewußte zur Bewußtheit führt. Die Individuation ist ein Einswerden mit sich selbst und zugleich mit der Menschheit, die man ja auch ist. Ist der Bestand des einzelnen so gesichert, dann besteht auch die Gewähr dafür, daß die organisierte Anhäufung der einzelnen im Staate, auch in dem mit größerer Autorität ausgestatteten Staate wohlverstanden, nicht mehr zur Bildung einer anonymen Masse, sondern zu einer bewußten Gemeinschaft wird. Unerläßliche Voraussetzung hiezu ist aber die bewußte und freie

leichter löscht sich auch der göttliche Hauch der Zartheit des menschlichen Gemüts in den Individuen dieser Menschenhaufen und dieser Behördemenschen aus, und ebenso gehen auch die tieferen Fundamente der Wahrheitsempfänglichkeit der Menschennatur in ihnen leicht in dem gleichen Grad verloren?

Der kollektiv vereinigte Mensch, wenn er nichts anders als das ist, versinkt in allen Verhältnissen in die Tiefen des Zivilisations-Verderbens, und in dieses Verderben versunken, sucht er auf der ganzen Erde nichts anderes, als was der Wilde im Walde auch sucht.» (PESTALOZZI, l. c., p. 189 f.)

Wahl und die individuelle Entscheidung. Ohne diese Freiheit und Selbständigkeit des einzelnen gibt es keine wahre Gemeinschaft, und – wie wir sagen müssen – ohne solche Gemeinschaft kann auch das in sich begründete und selbständige Individuum auf die Dauer nicht gedeihen[11]. Überdies ist die selbständige Persönlichkeit auch der beste Diener am Gemeinwohl. Ob aber der Mensch von heutzutage schon die zu solcher Wahl nötige Reife besitzt, ist eine andere Frage. Aber ebenso fragwürdig sind Lösungen, die mit Gewalt, der natürlichen Entwicklung vorgreifend, dem Menschen aufgezwungen werden. Naturtatsachen lassen sich auf die Dauer nicht vergewaltigen. Mit der eindringenden und durchdringenden Eigenschaft des Wassers werden sie jedes System, das ihnen nicht Rechnung trägt, unterhöhlen und früher oder später zu Fall bringen. Eine Autorität aber, die mit weiser Staatskunst der Natur, zu der auch der Geist gehört, den nötigen Raum läßt, braucht nicht sobald ihren Untergang zu fürchten. Es mag ein für den europäischen Menschen beschämendes Zeugnis der geistigen Unreife sein, wenn er Autorität in höherem Maße braucht und wünscht. Wir sind jedoch mit der Tatsache konfrontiert, daß ungezählte Millionen in Europa der kirchlichen Autorität ebenso wie der patris potestas von Königen und Kaisern entglitten sind, mit der schuldhaften Beihilfe ebenso traditionsloser wie kindischer Aufklärer, um nun irgendeiner Gewalt, die sich Autorität anmaßt, sinn- und steuerlos zum Opfer zu fallen. Wir haben mit der Unreife der Menschen als einer Tatsache zu rechnen.

Wir leben in der Schweiz nicht auf irgendeinem im leeren Raum schweben- 228
den Planetoiden, sondern auf derselben Erde, aus der Europa besteht. Wir stehen mitten drin in diesen Problemen, und insofern wir unbewußt sind, sind wir diesen ebenso verfallen wie alle anderen Nationen. Das Gefährlichste wäre, wenn wir uns einbildeten, etwa gar auf einer höheren Bewußtseinsstufe zu stehen als unsere weitere Umgebung. Davon ist gar keine Rede. Ohne die Handvoll Psychologen und Psychotherapeuten, die wir darstellen, in ungebührlicher Weise als wichtig, oder besser, als gewichtig zu nehmen, möchte ich doch betonen, daß wir gerade in unserer Eigenschaft als Psychologen in erster Linie die Aufgabe und die Pflicht haben, die psychische Lage unserer Zeit zu verstehen und darin klarzusehen, was die Gegenwart als Fragen und Forderungen an uns

[11] Vor mehr als einem Jahrhundert, unter Umständen, die der heutigen Zeit ähnlich sind, sagte Pestalozzi (l.c., p. 186): «Das Menschengeschlecht kann ohne ordnende Kraft nicht gesellschaftlich vereinigt bleiben. Die Kraft der Kultur vereinigt die Menschen als Individua in Selbständigkeit und Freiheit durch Recht und Kunst. Die Kraft der kulturlosen Zivilisation vereinigt sie ohne Rücksicht auf Selbständigkeit, Freiheit, Recht und Kunst als Masse durch Gewalt.»

heranträgt. Wenn auch unsere Stimme zu schwach ist und im Lärm des politischen Getümmels wirkungslos verhallt, so können wir uns doch trösten mit dem chinesischen Meisterspruch: «Wenn der in sich Geklärte allein ist und das Richtige denkt, so wird er in tausend Meilen Entfernung gehört.»

229 Alles, was anfängt, fängt stets im Kleinen an. Darum soll es uns nicht verdrießen, zwar mühsame, aber gewissenhafte Arbeit an unscheinbaren einzelnen zu verrichten, auch wenn das Ziel, nach dem wir streben, in unerreichbar weiter Ferne zu liegen scheint. Ein Ziel aber liegt erreichbar vor uns, und das ist die Entwicklung und Reifung der individuellen Persönlichkeit. Und insofern wir überzeugt sind, daß das Individuum der Lebensträger ist, so haben wir dem Sinn des Lebens gedient, wenn es gelingt, daß wenigstens ein Baum Früchte trägt, auch wenn tausend andere unfruchtbar bleiben sollten. Wer es aber darauf abgesehen hätte, alles, was wachsen will, zum äußersten Gedeihen zu bringen, der wird es bald erleben, daß das Unkraut, das stets am besten gedeiht, ihm über den Kopf wächst. Ich erachte es daher für die vornehmste Aufgabe der Psychotherapie in unserer Gegenwart, unentwegt dem Ziel der Entwicklung des einzelnen zu dienen. Damit folgt unsere Bemühung dem Streben der Natur, in jedem Individuum die größtmögliche Fülle des Lebens zu entfalten, denn nur im einzelnen kann das Leben seinen Sinn erfüllen, nicht aber im Vogel, der in einem vergoldeten Käfig sitzt.

X
GRUNDFRAGEN DER PSYCHOTHERAPIE[1]

Es ist noch nicht so lange her, daß man in medizinischen Veröffentlichungen unter dem Titel «Therapie» nach einer Reihe von Heilverfahren und Rezepten auch noch «Psychotherapie» lesen konnte. Was hierunter etwa zu verstehen wäre, blieb in vielsagendes dunkel gehüllt. Was war damit gemeint? Hypnose, Suggestion, «persuasion», kathartische Methode, Psychoanalyse, ADLERsche Erziehungskunst, Autogenes Training usw.? Diese Aufzählung veranschaulicht die ganze unbestimmte Vielfältigkeit der Meinungen, Auffassungen, Theoremen und Methoden, die allesamt unter dem Namen «Psychotherapie» gehen. 230

Wenn ein neuer, unbewohnter Kontinent entdeckt wird, so gibt es dort keine Landmarken, keine Namen, keine Straßen, und jeder neue Pionier, der ihn betritt, weiß etwas anderes zu erzählen. Etwas Derartiges scheint sich ereignet zu haben, als die Ärzte zum erstenmal in das Neuland *Psyche* vorstießen. Einer der ersten, dem wir einigermaßen erkennbare Kunde verdanken, ist PARACELSUS. Sein seltsames Wissen, dem es gelegentlich nicht an ahnungsvoller Tiefe gebricht, ist aber ausgedrückt in einer Sprache, die dem Geiste des 16. Jahrhunderts verhaftet ist. Sie ergeht sich nicht nur in dämonologischen und alchemistischen Vorstellungen, sondern auch in Paracelsischen Neologismen, deren blühende Exuberanz ein geheimes Minderwertigkeitsgefühl und einen entsprechenden Geltungsdrang ihres öfters nicht ohne Grund verkannten Schöpfers kompensiert. Das naturwissenschaftliche Zeitalter, das recht eigentlich mit dem 17. Jahrhundert anbrach, hat mit dem Wust auch die Perlen der Paracelsischen Medizin verschüttet. Erst zwei Jahrhunderte später kam eine neue und neuartige Empirie auf, nämlich die MESMERsche Lehre vom Lebensmagnetismus, hervorgegangen einerseits aus praktischen Erfahrungen, die wir heutzutage den Suggestionsphänomenen zuteilen würden, andererseits aus altem alchemistischem Lehrgut. Auf dieser Linie bewegten sich die romantischen Ärzte, deren Interesse sich entsprechend dem Somnambulismus zuwandte. Damit wurde die Grundlage zur klinischen Entdeckung der Hysterie gelegt. Es brauchte aber 231

[1] Erschienen in *Dialectica* V/1, Neuchâtel 1951, pp. 8–24.

noch beinahe ein Jahrhundert, bis CHARCOT und seine Schule einigermaßen gefestigte Begriffe auf diesem Gebiete zustande brachten. Eine vertiefte und genauere Kenntnis der hysterischen Phänomene verdanken wir PIERRE JANET und eine systematische Erforschung und Beschreibung der Suggestionsphänomene den beiden französischen Ärzten LIÉBAULT und BERNHEIM, denen sich in der Schweiz AUGUST FOREL anschloß. Für die Erkenntnis der Kausalität psychogener Symptome bedeutete die BREUER-FREUDsche Entdeckung der affektiven Quellen derselben einen entscheidenden Vorstoß in das Gebiet der Psychologie. Die Tatsache, daß dem Bewußtsein verlorengegangene Erinnerungsbilder und deren Gefühlston dem hysterischen Symptom zugrunde lagen, führte unmittelbar zum Postulat einer *unbewußten Schicht* psychischen Geschehens. Diese erwies sich nicht als *somatisch*, wie die damalige akademische Psychologie anzunehmen geneigt war, sondern als *psychisch*, insofern sie sich genauso verhielt wie eine psychische Funktion, der zufälligerweise das Bewußtsein, das heißt die Assoziation mit dem Ich, entzogen war. Wie JANET ungefähr gleichzeitig und unabhängig von FREUD nachgewiesen hat, gilt das vom hysterischen Symptom überhaupt. Während aber JANET den Grund für den Bewußtseinsentzug in einer gewissen spezifischen Schwäche vermutete, wies FREUD darauf hin, daß den ätiologischen Erinnerungsbildern ein unangenehmer Gefühlston eigentümlich ist. Ihr Verschwinden aus dem Bewußtsein ließ sich daher unschwer durch *Verdrängung* erklären. Er faßte deshalb die ätiologischen Inhalte als mit der Tendenz des Bewußtseins *inkompatibel* auf. Diese Hypothese stützte sich auf die Tatsache, daß die verdrängten Erinnerungen in vielfacher Hinsicht eine moralische Zensur herausforderten und zwar um ihrer traumatischen oder moralisch anstößigen Natur willen.

232 FREUD dehnte die Verdrängungstheorie auf das Gesamtgebiet der psychogenen Neurosen mit großem heuristischem Erfolg aus; ja er stieß noch weiter vor, nämlich bis zu einer Erklärung des Kulturphänomens. Damit geriet er in das Gebiet der allgemeinen Psychologie, die bislang der Philosophischen Fakultät anvertraut gewesen war. Außer Wortbegriffen und einigen methodischen Gesichtspunkten hatte ihr die praktische Psychologie des Arztes bisher allerdings wenig entlehnen können, und so stieß die medizinische Psychologie, die gleich zu Anfang schon einer unbewußten Psyche begegnete, recht eigentlich ins Leere vor. Der Begriff des Unbewußten wurde, bis auf wenige rühmliche Ausnahmen, von der akademischen Psychologie perhorresziert, und damit verblieben nur die Bewußtseinsphänomene als Gegenstand der psychologischen Forschung. Der Zusammenstoß der medizinischen mit der vorherrschenden allgemeinen Psy-

chologie war daher erheblich. Auf der anderen Seite bildete die FREUDsche Entdeckung gegenüber der rein somatischen Orientierung der Ärzte einen ebenso herausfordernden Stein des Anstoßes. Dies ist auch in den nachfolgenden fünfzig Jahren so geblieben. Es brauchte schon die von Amerika herüberkommende Richtung der sogenannten psychosomatischen Medizin, um diesem Bild einige neue Züge einzuzeichnen. Die allgemeine Psychologie hat es aber noch immer nicht vermocht, aus der Tatsache des Unbewußten die nötigen Konsequenzen zu ziehen.

Der Vorstoß in Neuland birgt stets gewisse Gefahren in sich: der Pionier ist 233
nämlich bei seiner Unternehmung auf dasjenige Rüstzeug angewiesen, das er sozusagen zufälligerweise bei sich führt. Das ist in unserem Fall seine Ausbildung in somatischer Medizin, seine allgemeine Bildung und Weltanschauung, die hauptsächlich auf seinen subjektiven, teils temperamentmäßigen, teils sozialen Voraussetzungen beruht. Seine medizinischen Voraussetzungen befähigen ihn, den somatischen und biologischen Aspekt des Erfahrungsmaterials richtig zu bewerten; seine allgemeine Bildung ermöglicht ihm, den Charakter des verdrängenden Faktors annähernd zu erfassen; seine Weltanschauung schließlich hilft ihm zu einer Verallgemeinerung und damit zur Eingliederung seiner speziellen Erkenntnisse in ein größeres Ganzes. Bewegt sich aber die Forschung in einem bisher nicht entdeckten und darum unbekannten Gebiet, so muß der Pionier sich stets dessen bewußt sein, daß ein anderer, der an anderer Stelle den neuen Kontinent mit einer anderen Ausrüstung betritt, auch ein ganz anderes Bild entwerfen kann.

Es ist nun FREUD zugetoßen, daß sein Schüler ALFRED ADLER eine Auffas- 234
sung entwickelt hat, welche der Neurose ein völlig anderes Gesicht verleiht. Es ist nicht mehr der Sexualtrieb beziehungsweise das Lustprinzip, welches das Bild beherrscht, sondern der *Machttrieb* (Geltungsdrang, «männlicher Protest», «Obenaufseinwollen»). Wie ich an einem konkreten Fall gezeigt habe[2], kann man beide Theorien mit Erfolg auf einen und denselben Fall anwenden, und es ist überdies allgemein psychologisch wohlbekannt, daß sich die beiden Triebe die Waage halten und ebensooft der eine dem anderen unterliegt. ADLER blieb ebenso einseitig wie FREUD, und beide haben das eine gemeinsam, daß sie nicht nur die Neurose, sondern auch den Menschen aus dem *Schatten*, das heißt aus der moralischen Minderwertigkeit erklären.

[2] *Über die Psychologie des Unbewußten* 6. Aufl. 1948, p. 35 ff. [GW VII, Paragr. 16–55].

235 Dieser Sachverhalt entspricht dem Vorhandensein einer persönlichen Gleichung, eines subjektiven Vorurteils, das nie der Kritik unterworfen wurde. Die Starrheit, mit der beide ihren Standpunkt vertreten, bedeutet, wie stets, eine Kompensation für eine heimliche Unsicherheit und einen inneren Zweifel. Die Tatsachen, die von den beiden Forschern beschrieben wurden, bestehen «cum grano salis» zu Recht. Deren Deutung aber kann auf die eine wie auf die andere Weise bewerkstelligt werden, das heißt sie sind beide zum Teil unrichtig, respektive sie ergänzen einander. Man kann daraus die Lehre ziehen, daß man wohl daran tut, gegebenenfalls beide Auffassungen zu berücksichtigen.

236 Der Grund zu diesem ersten Dilemma der medizinischen Psychologie liegt vermutlich darin, daß die Ärzte kein schon beackertes Feld vorfanden, indem die allgemeine Psychologie ihnen auf dem Boden der Tatsachen nichts anzubieten hatte. Sie waren daher auf ihre eigenen subjektiv präjudizierten Werkzeuge angewiesen. Daraus ergab sich für mich die unmittelbare Notwendigkeit, einmal zu untersuchen, mit welchen Einstellungen die Menschen dem Objekt (was es auch immer sei) im allgemeinen begegnen. Ich habe dementsprechend eine Reihe von Typen aufgestellt, die allesamt auf dem jeweiligen Vorherrschen der einen oder anderen Orientierungsfunktion des Bewußtseins beruhen, und habe damit versuchsweise ein Schema entworfen, in das die verschiedenen empirischen Einstellungen eingegliedert werden können. Es ergeben sich daraus nicht weniger als acht theoretisch mögliche Standpunkte. Rechnen wir dazu noch alle anderen mehr der weniger individuellen Voraussetzungen, so ergibt sich daraus eine Unzahl von Möglichkeiten der Auffassung, die alle ihre wenigstens subjektive Berechtigung haben. Damit wird aber die Kritik der psychologischen Voraussetzung zu jeder Theoriebildung eine gebieterische Notwendigkeit. Leider ist dies noch nicht überall verstanden worden, sonst könnten nicht gewisse Standpunkte mit ebensoviel Hartnäckigkeit wie Blindheit vertreten werden. Daß dem aber so ist, kann nur dadurch verstanden werden, daß man in Betracht zieht, was das subjektive Präjudiz bedeutet: es ist in der Regel ein mehr der weniger sorgfältig aufgebautes Produkt der ganzen Lebenserfahrung eines Individuums. Es entsteht aus dem Zusammenprall einer individuellen Psyche mit den Umweltbedingungen. Es bildet daher in der Regel eine subjektive Variante der allgemeinen Erfahrung, und es bedarf darum schon einer sorgfältigen Selbstkritik und einer umfassenden Vergleichungsarbeit, um das Urteil etwas allgemeiner zu gestalten. Je mehr aber bei dieser unumgänglich nötigen Bemühung auf die Prinzipien des Bewußtseins abgestellt wird, desto mehr wächst die Gefahr, daß die Erfahrung in deren Sinne gedeutet und damit die Tatsachen theoreti-

siert und vergewaltigt werden. Unsere psychologische Erfahrung ist noch zu jung und zu wenig ausgedehnt, um allgemeine Theorien zu ermöglichen. Die Forschung braucht vorerst noch eine Menge von Tatsachen, welche das Wesen der Seele beleuchten, bevor wir auch nur daran denken können, allgemeingültige Sätze aufzustellen. Vorerst müssen wir uns an die Regel halten, daß jeder psychologische Satz erst dann einigen Anspruch auf Bedeutung erheben kann, wenn man auch den Sinn, den seine Umkehrung ergibt, als gültig anerkennt.

Das persönliche und das weltanschauliche Präjudiz stehen der psychologi- 237
schen Urteilsbildung zwar in erster Linie und in bedenklichster Weise im Wege. Sie können aber mit gutem Willen und Einsicht eliminiert werden. Schon FREUD hat meinen Vorschlag akzeptiert, daß jeder Arzt, der sich mit dem Unbewußten seiner Patienten zu therapeutischen Zwecken beschäftigt, sich zuvor einer sogenannten *Lehranalyse* unterziehen sollte. Alle einsichtigen Psychotherapeuten, welche die Notwendigkeit der Bewußtmachung unbewußter ätiologischer Tatbestände anerkennen, pflichten dieser Ansicht bei. Es ist ja ohne weiteres verständlich und durch hundertfache Erfahrung bestätigt, daß der Arzt, was er bei sich selber nicht sieht, bei seinem Patienten entweder gar nicht oder dann in übertriebenem Maße wahrnimmt, und daß er das fördert, wozu er selber in unkontrollierter Weise neigt, und jenes verdammt, das er bei sich selber verurteilt. Wie man mit Recht vom Chirurgen verlangt, daß seine Hände nicht infektiös seien, so muß man mit besonderem Nachdruck darauf bestehen, daß der Psychotherapeut genügend Selbstkritik an sich ausübe beziehungsweise jederzeit bereit sei, dies zu tun; welche Notwendigkeit namentlich dann gebieterisch an ihn herantritt, wenn er beim Patienten auf unüberwindliche Widerstände stößt, die möglicherweise berechtigt sind. Der Patient ist nämlich dazu da, um behandelt zu werden, und nicht, um eine Theorie zu verifizieren. Es gibt nämlich keine Theorie im weiten Feld der praktischen Psychologie, die nicht gegebenenfalls grundfalsch sein kann. Namentlich ist die Ansicht, die Widerstände des Patienten seien unter allen Umständen unberechtigt, durchaus zu verwerfen. Der Widerstand kann nämlich auch beweisen, daß die therapeutische Prozedur auf unrichtigen Vorausetzungen beruht.

Ich hebe das Thema der Lehranalyse darum ausführlich hervor, weil neuer- 238
dings wieder Tendenzen auftreten, die ärztliche Autorität als eo ipso vorhanden hinzustellen und somit wieder nur eine Psychotherapie ex cathedra zu inaugurieren; ein Vorhaben, das sich in nichts von dem etwas antiquierten Suggestionsverfahren, dessen Ungenügen längst zutage getreten ist, unterscheidet. (Damit

soll wohlverstanden keineswegs gesagt sein, daß überhaupt keine Indikation zu einer Suggestionstherapie bestehe.)

239 Es ist dem einsichtigen Psychotherapeuten schon lange bewußt, daß jede kompliziertere Behandlung einen individuellen, *dialektischen Prozeß* darstellt, an dem der Arzt als Person ebensosehr beteiligt ist wie der Patient. Bei einer solchen Auseinandersetzung bedeutet die Frage, ob der Arzt ebensoviel Einsicht in seine eigenen psychischen Vorgänge besitzt, als er sie vom Patient erwartet, natürlich sehr viel, und zwar besonders in Hinsicht auf den sogenannten *Rapport*, das heißt das Vertrauensverhältnis, von dem in letzter Linie der therapeutische Erfolg abhängt. Denn gegebenenfalls kann der Patient seine eigene innere Sicherheit nur aus der Sicherheit seiner Beziehung zur menschlichen Person des Arztes gewinnen. Mit der ärztlichen Autorität ist bei leichtgläubigen Leuten etwas durchzusetzen. Für kritische Augen aber ist sie im allgemeinen zu fadenscheinig. Aus diesem Grunde hat ja auch der Vorgänger des ärztlichen Psychotherapeuten, der Priester nämlich, seine Autorität wenigstens beim gebildeten Publikum in hohem Maße eingebüßt. Schwere Fälle bedeuten daher für den Patienten sowohl wie für den Arzt nichts weniger als eine menschliche Bewährungsprobe. Dafür soll dieser so gut wie möglich durch eine ernsthafte Lehranalyse ausgerüstet werden. Sie ist gewiß kein ideales und absolut sicheres Mittel, um Illusionen und Projektionen zu verhindern. Sie kann aber dem angehenden Psychotherapeuten wenigstens die Notwendigkeit der Selbstkritik demonstrieren und eine gewisse Bereitschaft dazu unterstützen. Keine Analyse wäre je imstande, alle Unbewußtheiten auf immer aufzuheben. Man hat unendlich zu lernen und sollte nie vergessen, daß jeder neue Fall neue Probleme aufwirft und damit Anlaß zu bisher nie konstellierten unbewußten Voraussetzungen gibt. Man könnte ohne allzuviel Übertreibung sagen, daß jede tiefergreifende Behandlung etwa zur Hälfte in der Selbstprüfung des Arztes besteht, denn nur was er in sich selber richtig stellt, kann er auch beim Patienten in Ordnung bringen. Es ist kein Irrtum, wenn er sich vom Patienten betroffen und getroffen fühlt: nur im Maße seiner eigenen Verwundung vermag er zu heilen. Nichts anderes als eben das will das griechische Mythologem vom verwundeten Arzt besagen[3].

240 Die Probleme, um die es hier geht, stellen sich im Gebiete der sogenannten «kleinen» Psychotherapie sozusagen nicht. Man kann dort mit Suggestion, mit einem guten Rat, mit einer treffenden Aufklärung schon auskommen. Neurosen oder psychotische Grenzzustände bei komplizierten und intelligenten Leu-

[3] K. KERÉNYI, p. 84.

ten hingegen verlangen öfters das, was man «große» Psychotherapie nennt, nämlich das dialektische Prozedere. Um dieses mit einiger Aussicht auf Erfolg durchführen zu können, müssen nicht nur die subjektiven, sondern auch die weltanschaulichen Voraussetzungen tunlichst eliminiert werden. Man kann einen Mohammedaner nicht mit christlichen Voraussetzungen, noch einen Parsen mit jüdischer Orthodoxie, noch einen Christen mit antik-heidnischer Philosophie behandeln, ohne damit einen unter Umständen gefährlichen Fremdkörper einzuschmuggeln. Gewiß werden solche Dinge beständig und nicht immer mit schlechtem Erfolg praktiziert, aber sie stellen ein Experiment dar, dessen Legitimität mir zweifelhaft erscheint. Ich halte konservative Behandlung für ratsamer. Man soll möglichst keine Werte zerstören, welche sich nicht als direkt schädlich erwiesen haben. Eine christliche Weltanschauung durch eine materialistische zu ersetzen, halte ich für ebenso verfehlt wie Bemühungen, eine materialistische Überzeugung wegzuargumentieren. Das sind Aufgaben für den Missionar, aber nicht für den Arzt.

Viele Psychotherapeuten sind nun, im Gegensatz zu mir, der Ansicht, daß 241
weltanschauliche Probleme im therapeutischen Prozeß überhaupt nicht in Frage kommen. Die ätiologischen Faktoren seien, meinen sie, samt und sonders Fragen der persönlichen Psychologie. Wenn wir aber diese Faktoren etwas genauer unter die Lupe nehmen, so ergibt sich ein ganz anderes Bild. Nehmen wir zum Beispiel den Sexualtrieb, der in der FREUDschen Theorie eine so große Rolle spielt. Dieser Trieb ist, wie jeder Trieb überhaupt, keine persönliche Akquisition, sondern eine objektive und allgemeine Gegebenheit, die mit unserem persönlichen Wünschen, Wollen, Meinen und Entscheiden nicht das mindeste zu tun hat. Er ist eine durchaus unpersönliche Macht, mit der wir uns allerdings mit subjektiven und weltanschaulichen Urteilen auseinanderzusetzen versuchen. Von diesen gehören nur die subjektiven Prämissen (und auch diese nur zum Teil) zur persönlichen Sphäre; die weltanschaulichen aber hat man größtenteils aus der allgemeinen Tradition und aus dem Milieueinfluß bezogen und nur zu einem geringen Teil hat man sie persönlich aufgebaut oder bewußt gewählt. Wie ich mich durch äußerliche und objektive soziale Einflüsse geformt vorfinde, so auch durch innere, zunächst unbewußte, Gegebenheiten, die ich als den *subjektiven Faktor* schlechthin bezeichnet habe. Der eine, nämlich der extravertiert Eingestellte, gründet sich hauptsächlich auf die sozialen Beziehungen, der andere, der introvertiert Eingestellte, hauptsächlich auf den subjektiven Faktor. Der eine ist seiner subjektiven Bestimmtheit größtenteils nicht gewahr und hält sie für unerheblich; ja, er scheut sich sogar davor. Der andere zeigt ein ge-

ringes Interesse für die sozialen Beziehungen, er übersieht sie gerne und empfindet sie als lästig, wenn nicht gar als furchterregend. Die Beziehungswelt erscheint dem einen als das Wesentliche, Normale und Erstrebenswerte, dem anderen aber liegt es in erster Linie an der inneren Konsequenz, der Übereinstimmung mit sich selber.

242 Bei der Analyse der Persönlichkeit ergibt es sich beim Extravertierten, daß er seine Eingliederung in die Beziehungswelt durch eine Unbewußtheit über sein Subjekt, beziehungsweise durch Illusionen über sich selber erkauft; beim Introvertierten dagegen, daß er bei der Verwirklichung seiner Persönlichkeit in der Sozietät ahnungslos die gröbsten Fehler und die absurdesten Ungeschicklichkeiten begeht. Schon diese beiden allgemein bekannten typischen Haltungen – ganz abgesehen von den typischen physiologischen Temperamenten, die KRETSCHMER beschrieben hat – zeigen, wie wenig man die Menschen und ihre Neurosen über den Leisten einer einzigen Theorie schlagen kann.

243 In der Regel sind diese subjektiven Prämissen dem Patienten und leider auch vielfach dem Arzt unbekannt, wodurch letzterer nur allzuoft dazu verführt wird, die alte Wahrheit zu übersehen: «quod licet Jovi, non licet bovi», oder, was für den einen gut, das ist für den anderen schädlich; und damit werden Türen geöffnet, die geschlossen werden müßten und umgekehrt. Wie der Patient in höchstem Maße seinen subjektiven Prämissen zum Opfer fällt, so auch die ärztliche Theorie, wenn schon in geringerem Maße, da sie doch wenigstens aus der Vergleichung vieler Einzelfälle hervorgegangen ist und damit allzu individuelle Varianten abgestoßen hat. Dies gilt aber nur in sehr beschränktem Maße für das persönliche Präjudiz ihres Schöpfers. Es wird sich zwar, eben durch die vergleichende Arbeit, einigermaßen mildern, der ärztlichen Tätigkeit aber dennoch gewisse Tönungen geben und gewisse Grenzen setzen. Je nachdem wird dann der eine oder andere Trieb, der eine oder andere Begriff zur Grenze und damit zu einem scheinbaren Prinzip, welches das jeweilige Ende der Nachforschung bedeutet. Innerhalb dieses Rahmens kann alles richtig beobachtet und, der subjektiven Voraussetzung entsprechend, logisch gedeutet sein, was bei FREUD sowohl wie bei ADLER zweifellos der Fall ist, und dennoch oder eben gerade deshalb ergeben sich höchst verschiedene und – prima vista – kaum zu vereinigende Auffassungen, wie wir gesehen haben. Der Grund hiefür liegt, wie leicht ersichtlich, in der jeweiligen subjektiven Prämisse, welche Passendes akkumuliert und Unpassendes eliminiert.

244 Eine derartige Entwicklung ist in der Geschichte der Wissenschaften keineswegs eine Ausnahme, sondern die Regel. Wer daher der modernen medizini-

schen Psychologie den Vorwurf macht, sie könne sich nicht einmal über ihre eigenen Theorien einig werden, der vergißt völlig, daß noch nie eine Wissenschaft lebendig geblieben ist, ohne divergente theoretische Gesichtspunkte. Solche Unstimmigkeiten bilden, wie immer, den Ausgangspunkt für neue Fragestellungen. So war es auch hier der Fall. Das Dilemma FREUD-ADLER fand seine Lösung in der Anerkennung verschiedener prinzipieller Einstellungen, die jeweils einen bestimmten Aspekt des Gesamtproblems akzentuieren.

Von hier aus ergeben sich viele Möglichkeiten weiterer Nachforschung. Vor 245
allem interessiert das Problem der apriorischen Einstellungstypen und der diesen zugrundeliegenden Funktionen. Auf dieser Linie bewegen sich der «Rorschachtest», die «Gestaltpsychologie» und weitere Versuche zur Aufstellung typischer Unterschiede. Eine andere – wie mir scheint – ebenso wichtige Möglichkeit ist die Untersuchung der *weltanschaulichen Faktoren*, welche, wie wir sahen, für die Wahl und Entscheidung eine so ausschlaggebende Bedeutung besitzen. Sie kommen nicht nur in Betracht bei der Ätiologie der Neurosen, sondern auch bei der Auswertung der analytischen Ergebnisse. FREUD hat selber schon mit großem Nachdruck auf die Funktion der moralischen «Zensur» als eine der Ursachen der Verdrängung hingewiesen und sich sogar bemüßigt gefühlt, die Religion als einen jener neurotisierenden Faktoren, welche infantile Wunschgebilde unterhalten, hinzustellen. Es sind auch weltanschauliche Prämissen, welche hinsichtlich der «Sublimierung» eine entscheidende Mitwirkung beanspruchen; mit anderen Worten, es sind weltanschaulich begründete Wertkategorien, welche die durch die Analyse des Unbewußten bloßgelegten Tendenzen bald fördernd, bald hemmend in den Lebensplan des Patienten eingliedern sollen. Nicht nur hinsichtlich der Ätiologie, sondern auch – was sehr viel wichtiger ist – hinsichtlich der Therapie und des unerläßlichen *Wiederaufbaues der Persönlichkeit*, kommt der Untersuchung der sogenannten weltanschaulichen Faktoren eine besonders große Bedeutung zu, was ja auch FREUD – allerdings in negativer Hinsicht – durch seine späteren Arbeiten bestätigt hat. Ein wichtiger Teil dieser Prämisse ist das, was FREUD das «Über-Ich» genannt hat, nämlich die Summe aller bewußt übermittelten kollektiven Überzeugungen und Werte, welche, wie die Thora für den orthodoxen Juden, ein dem Ich übergeordnetes, konsolidiertes psychisches System darstellen, von welchem für das Ich konflikterregende Wirkungen ausgehen.

Daneben hat FREUD auch schon bemerkt, daß das Unbewußte gelegentlich 246
Gebilde produziert, die man nicht wohl anders als *archaisch* ansprechen darf. Man begegnet ihnen besonders in den Träumen und Wachphantasien. Er hat

sich auch schon um die «historische» Deutung oder Amplifikation solcher Symbole bemüht wie zum Beispiel bei dem Zweimüttermotiv in einem Traum des Leonardo da Vinci[4].

247 Es ist nun eine bekannte Tatsache, daß das, was das sogenannte Über-Ich zusammensetzt, den «représentations collectives», welchen Begriff LÉVY-BRUHL für die Psychologie der Primitiven aufgestellt hat, entspricht. Es sind auf mythologischen Urmotiven beruhende Allgemeinvorstellungen und Wertkategorien, welche das psychische und soziale Leben der Primitiven so regulieren und gestalten, wie die für uns gültigen allgemeinen Überzeugungen, Auffassungen und ethischen Werte, mittels welcher wir erzogen werden und uns in Welt und Leben orientieren. Sie greifen, wie allbekannt, beinahe automatisch in alle unsere Wahl- und Entscheidungsakte sowohl wie in unsere Auffassungsbildung ein. Wir können daher, bei einiger Besinnung, fast stets angeben, warum wir etwas tun und aus welcher allgemeinen Voraussetzung unser Urteil und unsere Entscheidung hervorgehen. Die neurotischen Fehlschüsse und -entscheidungen, welche pathogen wirken, bestehen in der Regel in einem Konflikt mit diesen Prämissen. Wer innerhalb derselben ohne Reibung leben kann, ist unserer Sozietät so eingegliedert, wie ein Primitiver, der seine Stammeslehren sich zur absoluten Richtschnur nimmt.

248 Es besteht nun die Möglichkeit, daß ein Individuum infolge einer abweichenden persönlichen Disposition (worin diese immer bestehe) den Kanon der kollektiven Ideen nicht mehr einhält und infolgedessen nicht nur in Konflikt mit seiner Sozietät, sondern darüber hinaus noch in Widerstreit mit sich selbst gerät, da ja das Über-Ich auch ein psychisches System in ihm selber darstellt. In diesem Fall wird es neurotisch, das heißt es ist eine *Dissoziation der Persönlichkeit* eingetreten, die auf entsprechender psychopathischer Grundlage bis zur Aufsplitterung derselben, das heißt zum Schizoid respektive zur Schizophrenie führen kann. Dieser gedachte Fall stellt das Modell einer *persönlichen Neurose* dar, deren personalistische Erklärung vollauf genügt, denn es bedarf, wie die Erfahrung zeigt, keines weiteren Verfahrens zur Heilung als eines Abbaues der subjektiven Fehlschlüsse und -entscheidungen. Der Patient kann sich, nach erfolgter Korrektur seiner unrichtigen Einstellung, der Sozietät wieder eingliedern. Seine Krankheit war in der Hauptsache nichts anderes als das Produkt einer angeborenen oder erworbenen «Schwäche». Es wäre ganz verfehlt, in einem derartigen Fall an der allgemeinen Voraussetzung, der «représentation collective», et-

[4] FREUD

was ändern zu wollen. Man würde damit den Patienten nur noch tiefer in seinen Konflikt mit der Sozietät hineinstoßen, indem man eben gerade seiner pathogenen Schwäche Vorschub leistete.

In der klinischen Beobachtung Schizophrener ergeben sich Andeutungen von zwei verschiedenen Typen, einem asthenischen (daher der französische Terminus «psychasthénie»!) und einem gespannten und aktiv konflikthaften. Dasselbe ist auch bei den Neurosen der Fall. Der erste Typus führt zu der rein personalistisch zu erklärenden Neurose, die eine auf persönlicher Schwäche beruhende Unangepaßtheit darstellt. Der zweite Typus dagegen wird von einem Individuum, das unschwer angepaßt sein könnte und seine Fähigkeit dazu bewiesen hat, dargestellt. Es kann oder will sich aus Überzeugung nicht anpassen oder versteht nicht, warum seine «Angepaßtheit» ihm kein normales Leben ermöglicht, wo doch nach allem Dafürhalten ein solches durchaus möglich sein sollte. Der Grund für seine Neurose scheint in einem über das Durchschnittliche hinausgehenden Plus zu liegen, wofür keine Verwendungsmöglichkeit vorhanden ist. In solchen Fällen ist eine bewußte oder meistens unbewußte Kritik an der weltanschaulichen Prämisse zu erwarten. FREUD scheint auf ähnliche Erfahrungen gestoßen zu sein, sonst hätte er sich wohl kaum veranlaßt gefühlt, den Versuch zu wagen, vom Standpunkt des ärztlichen Psychologen die Religion als den Kern der weltanschaulichen Prämisse kritisch anzugreifen. Diese Unternehmung war aber, im Lichte der ärztlichen Erfahrung betrachtet, in einem gewissen Sinne durchaus konsequent, obschon man über die Art und Weise ihrer Durchführung sehr verschiedener Meinung sein kann; ist doch die Religion selber nicht nur kein Feind des Kranken, sondern sogar ein *psychisches Heilsystem*, wie gerade der christliche Sprachgebrauch klar macht und es übrigens auch aus dem Alten Testament mit Evidenz hervorgeht[5]. 249

Es sind nun gerade die Neurosen vom zweiten obenerwähnten Typus, welche den Arzt mit derartigen Problemen konfrontieren. Aber es sind nicht diese allein, sondern es gibt auch nicht wenige Patienten, die, ohne eine klinisch formulierbare Neurose zu besitzen, wegen seelischen Konflikten und sonstigen Lebensschwierigkeiten den Arzt konsultieren und ihm Probleme vorlegen, deren Beantwortung geradewegs in die Diskussion prinzipieller Fragen hineinführt. Solche Leute wissen oft sehr genau – was der Neurotiker selten oder nie weiß –, daß es sich bei ihren Konflikten um das fundamentale Problem der Einstellung handelt und daß diese von gewissen Prinzipien oder Allgemeinvorstellungen 250

[5] Zum Beispiel *Ps.* 147, 3, *Hiob* 5, 18.

abhängt, das heißt von gewissen religiösen, ethischen oder philosophischen Überzeugungen. Die Psychotherapie erstreckt sich dank solcher Fälle weit über den Rahmen der somatischen Medizin sowohl wie der Psychiatrie hinaus und reicht in Gebiete, auf denen sich in früheren Zeiten Priester und Philosophen betätigten. Am Ausmaß, in welchem diese es heutzutage nicht mehr tun, oder ihnen das Publikum die Fähigkeit dazu abspricht, läßt sich erkennen, welche Lücke der Psychotherapeut gelegentlich auszufüllen hat, beziehungsweise bis zu welchem Grad sich einerseits die Seelsorge, andererseits die Philosophie von der Lebenswirklichkeit entfernt haben. Man wirft dem Seelsorger vor, man wisse schon von vornherein, was er sagen werde, und dem Philosophen, daß er überhaupt nichts sage, womit sich praktisch etwas anfangen ließe. Merkwürdigerweise ist beiden – von verschwindenden Ausnahmen abgesehen – die Psychologie, die hier in Frage kommt, ausgesprochen unsympathisch.

251 Die positive Bedeutung des religiösen Faktors in der weltanschaulichen Prämisse hindert nun nicht, daß infolge Veränderung der Zeiten, der sozialen Umstände und der damit verbundenen Bewußtseinsentwicklung gewisse Deutungen und Auffassungen ihre Aktualität einbüßen und damit obsolet werden. Die Mythologeme, auf denen alle Religionen letzten Endes beruhen, sind, für unser Begreifen wenigstens, Ausdruck innerer seelischer Ereignisse und Erlebnisse und ermöglichen durch kultische «Anamnesis» den beständigen Zusammenhang des Bewußtseins mit dem Unbewußten, das ursprünglich und immer wieder die Urbilder ekphoriert. Vermöge dieser Formeln und Bilder ist das Unbewußte im Bewußtsein genügend ausgedrückt, und seine instinktiven Regungen können reibungslos dem Bewußtsein übermittelt werden, so daß dieses nie seiner instinktiven Wurzeln verlustig geht. Werden aber gewisse dieser Formeln antiquiert, das heißt verlieren sie ihren verstehbaren Zusammenhang mit dem Gegenwartsbewußtsein, dann sind die Wahl- und Entscheidungsakte des Bewußtseins entsprechend von ihren instinktiven Wurzeln abgeschnitten, und es entsteht eine, zunächst partielle, Desorientiertheit, weil dem Urteil das Bestimmtheits- und Sicherheitsgefühl und der Entscheidung die emotionale «vis a tergo» fehlt. Die «représentations collectives», welche den Primitiven mit den Ahnenleben oder den Urhebern der Anfangszeit verknüpfen, bilden auch für den Kulturmenschen die Brücke zum Unbewußten, welches der gläubige Mensch für die Welt der göttlichen Wesenheit hält. Diese Brücken sind, zum Teil wenigstens, eingestürzt, und der Arzt findet sich nicht in der Lage, die von diesem Verlust Betroffenen für das Unglück verantwortlich zu machen. Er weiß, daß es sich um säkulare Veränderungen der psychischen Gesamtlage han-

delt, wie sie sich schon viele Male in der Geschichte ereignet haben. Solchen Wandlungen steht der einzelne ohnmächtig gegenüber.

Der Arzt kann nur zu beobachten und zu begreifen versuchen, welche Heil- und Restitutionsversuche die Natur unternimmt. Die Erfahrung hat ja schon längst gezeigt, daß zwischen dem Bewußtsein und dem Unbewußten ein *kompensatorisches Verhältnis* besteht und daß das Unbewußte immer versucht, den bewußten Teil der Psyche durch Anfügung des Fehlenden zur Ganzheit zu ergänzen und damit gefährlichen Gleichgewichtsverlusten vorzubeugen. In unserem Fall nun erzeugt das Unbewußte, wie zu erwarten, *kompensierende Symbole*, welche die zusammengebrochenen Brücken ersetzen sollen, es aber nur mit Hilfe des Bewußtseins auch wirklich können. Die vom Unbewußten erzeugten Symbole müssen nämlich, um effektiv zu werden, vom Bewußtsein «verstanden», das heißt assimiliert und integriert werden. Ein unverstandener Traum bleibt bloßes Ereignis, aber das Verstehen macht ihn zum Erlebnis. 252

Ich habe es daher als meine Hauptaufgabe betrachtet, die Äußerungsformen des Unbewußten zu untersuchen, um dessen Sprache verstehen zu lernen. Da nun einerseits die weltanschauliche Prämisse eine eminent historische Angelegenheit darstellt, und andererseits die Symbole, die das Unbewußte erzeugt, archaischen Funktionsweisen der Psyche entspringen, so muß bei diesen Untersuchungen einesteils ein großes historisches Material bewältigt, und anderenteils ein ebenso großes empirisches Beobachtungsmaterial gesammelt und bearbeitet werden. 253

Die praktische Notwendigkeit eines vertieften Verständnisses gegenüber den Produkten des Unbewußten liegt auf der Hand. Ich setze damit jene Richtung fort, die schon FREUD eingeschlagen hat, wobei ich es allerdings zu vermeiden suche, vorgefaßte metaphysische Meinungen zu haben. Ich suche vielmehr mich an die unmittelbare Erfahrung zu halten und metaphysische Überzeugungen für oder wider auf sich beruhen zu lassen. Ich bilde mir nicht ein, über oder jenseits der Psyche zu stehen, so daß ich sie gewissermaßen von einem transzendentalen Archimedischen Punkt aus zu beurteilen vermöchte. Ich bin mir bewußt, in der Psyche befangen und zu nichts anderem befähigt zu sein, als zu beschreiben, was mir innerhalb der Psyche begegnet. Wenn man zum Beispiel die Welt der Märchen untersucht, so kann man sich kaum des Eindrucks erwehren, daß gewisse Gestalten sich öfter wiederholen, wennschon in verschiedener Gewandung. Aus solcher Vergleichung ergibt sich das, was die Folkloristik als *Motivforschung* bezeichnet. Nicht anders verfährt die Psychologie des Unbewußten mit den psychischen Gestalten, die im Traum, in Phantasien, Vi- 254 sionen und Wahnvorstellungen wie in Sagen, Märchen, Mythen und Religionen auftreten. Auf diesem psychischen Gesamtgebiet gibt es *Motive*, das heißt typische Gestalten, die sich weit in die Geschichte und sogar Vorgeschichte zurück verfolgen lassen und deshalb als *Archetypen* bezeichnet werden dürfen[6]. Sie scheinen mir zum strukturellen Bestand des menschlichen Unbewußten schlechthin zu gehören, denn anders vermöchte ich ihr universales und sich selbst identisches Vorkommen nicht zu erklären, ob nun der Erlöser ein Fisch, ein Hase, ein Lamm, eine Schlange oder ein Mensch ist. Es ist dieselbe Erlöserfigur in vielerlei akzidenteller Vermummung. Aus vielen Erfahrungen dieser Art habe ich den Schluß gezogen, daß das Individuellste am Menschen wohl sein Bewußtsein ist, sein Schatten dagegen, das heißt eine gewisse oberflächliche Schicht des Unbewußten, ist schon weniger einzigartig, indem der Mensch sich mehr durch seine Tugenden als durch seine Untugenden von seiner Art unterscheidet. Das Unbewußte aber in seiner hauptsächlichsten und einflußreichsten Erscheinung kann als ein kollektives Phänomen, das sich selber überall identisch ist, gelten, und weil es nirgends von sich selber abzuweichen scheint, dürfte es vielleicht eine merkwürdige Einheit bilden, über deren Natur allerdings noch ein großes Dunkel schwebt. Dazu kommt noch, daß es heutzutage eine Parapsychologie gibt, deren Objekt Manifestationen bilden, die mit dem Unbewußten direkt zusammenhängen. Dazu gehören vor allem die ESP-Phänomene (Extra-Sensory Perception)[7], welche die medizinische Psychologie keinesfalls übersehen darf. Wenn diese Phänomene etwas beweisen, so ist es eine gewisse psychische Relativität von Raum und Zeit, was auf die Einheit des kollektiven Unbewußten ein bezeichnendes Licht wirft. Vorerst allerdings stehen nur zwei Tatsachengruppen fest, nämlich einerseits die Übereinstimmung zwischen individuellen Symbolen und Mythologemen und andererseits das ESP-Phänomen. Die Deutung dieser Phänomene ist der Zukunft vorbehalten.

[6] Der Begriff des Archetypus bildet den psychologischen Spezialfall des «pattern of behaviour» in der Biologie. Es handelt sich also beim Archetypus keineswegs um vererbte Vorstellungen, sondern um Verhaltensweisen.

[7] J. B. Rhine

ZWEITER TEIL

SPEZIELLE PROBLEME DER PSYCHOTHERAPIE

XI
DER THERAPEUTISCHE WERT DES ABREAGIERENS[1]

In seiner Besprechung der Arbeit WILLIAM BROWNS «*The Revival of Emotional Memories and Its Therapeutic Value*» äußert WILLIAM MCDOUGALL einige wichtige Gedanken, auf welche ich hier hinweisen möchte. Durch die nach dem Ersten Weltkrieg auftretenden Neurosen mit ihrer wesentlich traumatischen Genese wurde die Frage der traumatischen Neurosentheorie wieder aktuell, nachdem sie in den Jahren vor dem Ersten Weltkrieg begreiflicherweise im Hintergrund der wissenschaftlichen Diskussion geblieben war. 255

Die Schöpfer dieser Theorie waren BREUER und FREUD. FREUD nahm eine gründliche Untersuchung der Neurosen vor und gelangte bald zu einer Auffassung, die deren wirklichem Ursprung eher gerecht wurde; denn bei der Mehrzahl der gewöhnlichen Neurosen kann keinerlei traumatische Ursache festgestellt werden. 256

Um nun aber die These, die Neurose sei durch irgendein Trauma verursacht worden, aufrechtzuerhalten, werden unwichtige, sekundäre Geschehnisse um der Theorie willen hervorgehoben. Sofern diese traumatischen Inhalte nicht bloß auf der Phantasie des Arztes oder dem Entgegenkommen des Patienten beruhen, stellen sie Sekundärerscheinungen dar, welche aus einer schon als neurotisch zu bezeichnenden Einstellung hervorgehen. In der Regel ist die Neurose eine pathologisch einseitige Entwicklung der Persönlichkeit, deren kaum wahrnehmbare Anfänge bis in die früheste Kindheit zurückverfolgt werden können. Es wäre sehr willkürlich geurteilt, wollte man sich mit Bestimmtheit über den tatsächlichen Beginn einer Neurose äußern. 257

Es ließe sich wohl eher rechtfertigen, die determinierende Ursache im pränatalen Stadium eines Patienten zu suchen und damit auch die psychische und physische Disposition der Eltern zur Zeit der Konzeption und der Schwangerschaft in Betracht zu ziehen, als willkürlich ein Moment im persönlichen Leben des Patienten für die Entstehung der Neurose verantwortlich zu machen. 258

[1] Übersetzung eines Vortrages *The Therapeutic Value of Abreaction*, der im *British Journal of Psychology* I, London 1921, p. 13–22 erschien. Später wurde er revidiert und in *Contributions to Analytical Psychology*, London und New York 1928 publiziert.

259 Es ist klar, daß man sich bei dieser Frage nicht zu sehr durch das eigentliche Auftreten der Symptome beeinflussen lassen sollte, auch wenn der Patient und seine Familie das Sichtbarwerden der Symptome gerne dem Ausbruch der Neurose gleichsetzen. Bei einer gründlichen Nachforschung wird sich mit größter Wahrscheinlichkeit zeigen, daß schon lange vor dem Auftreten klinischer Symptome eine krankhafte Tendenz existierte.

260 Diese den Spezialisten schon lange bekannten Tatsachen führten dazu, daß die Traumatheorie etwas in den Hintergrund geriet, bis zu dem Augenblick, wo, als eine der Folgen des Krieges, eine wahre Flut von traumatisch bedingten Neurosen in Erscheinung trat.

261 Wenn wir von den zahlreichen Kriegsneurosen absehen, bei denen ein Trauma – ein heftiger Schock – auf eine neurotische Vorgeschichte trifft, dann bleiben doch nicht wenige Fälle, bei denen keine neurotische Disposition festgestellt werden kann, oder wo diese so unbedeutend ist, daß die Neurose ohne ein Trauma kaum zum Ausbruch gekommen wäre. Hier ist das Trauma mehr als nur ein auslösendes Moment; es ist die Ursache im Sinne einer causa efficiens, vor allem wenn wir die besondere psychische Atmosphäre des Schlachtfeldes als wesentlichen Faktor mitberücksichtigen.

262 Diese Fälle stellen uns vor ein neues therapeutisches Problem, das die Wiederaufnahme der ursprünglichen Methode BREUERS und FREUDS und der ihr zugrundeliegenden Theorie zu rechtfertigen scheint; denn das Trauma ist dann entweder eine einzelne, bestimmte heftige Erschütterung oder aber ein Komplex von Ideen und Emotionen, einer psychischen Wunde vergleichbar. Alles was an diesen Komplex rührt, und sei es auch noch so geringfügig, entfesselt eine außerordentlich heftige Reaktion, einen regelrechten Gefühlsausbruch. Man könnte sich daher das Trauma als einen Komplex von intensiver emotionaler *Ladung* vorstellen; und weil nun bei einer oberflächlichen Betrachtung diese äußerst wirksame Ladung als die pathologische Ursache der Störung erscheint, ist es verständlich, wenn man sich für eine Therapie einsetzt, die eine vollständige *Entladung* möglich macht. Eine solche Auffassung ist einfach und logisch und stimmt scheinbar auch mit der Tatsache überein, daß das Abreagieren – das heißt die dramatische Wiederholung des traumatischen Moments, die gefühlsmäßige Rekapitulation im Wachzustand oder unter Hypnose – oft eine heilsame Wirkung hat. Bekanntlich hat der Mensch das Bedürfnis, ein starkes Erlebnis wieder und wieder zu erzählen, bis es seinen affektiven Wert verloren hat. «Wes das Herz voll ist, des geht der Mund über», sagt das Sprichwort. Durch das Aussprechen wird die Affektivität des traumatischen

Erlebnisses allmählich abgeschwächt, und damit verliert sich auch der störende Einfluß.

Aber leider entspricht diese scheinbar so klare und einfache Auffassung der Wirklichkeit ebensowenig wie andere ebenso einfache, aber irreführende Erklärungen – wie McDOUGALL mit Recht betont. Auffassungen dieser Art werden oft heftig, ja fanatisch verteidigt, als ginge es um ein Dogma, weil sie sich den Erfahrungstatsachen gegenüber nicht behaupten können. McDOUGALL weist also mit Recht darauf hin, daß das Abreagieren in einer ganzen Anzahl von Fällen nicht nur umsonst, sondern sogar schädlich ist. 263

Demgegenüber könnte man wohl vorbringen, daß die Methode des Abreagierens nie den Anspruch erhob, ein Universalmittel zu sein, und daß es bei jeder Methode Fälle gibt, die nicht ansprechen. 264

Dazu möchte ich sagen, daß gerade eine sorgfältige Untersuchung der refraktären Fälle den besten Aufschluß über eine Methode oder Theorie gibt; denn in den Mißerfolgen zeigen sich die Schwächen einer Theorie am deutlichsten. Damit wird natürlich weder die Wirksamkeit der Methode noch deren Berechtigung in Frage gestellt, doch können derartige Untersuchungen zu einer Korrektur der Theorie und damit – indirekt – zur Korrektur der Methode führen. 265

Wenn McDOUGALL betont, daß nicht die durch die Affekte verursachte Spannung, sondern die Dissoziation der Psyche der Hauptfaktor einer Neurose ist, und daß infolgedessen das therapeutische Problem nicht in erster Linie im Abreagieren besteht, sondern in der Behebung der Dissoziation, so hat er wohl das Wesentliche getroffen. Dieses Argument bringt unsere Diskussion insofern weiter, als es mit der Erfahrung übereinstimmt, daß ein traumatischer Komplex zu einer Dissoziation der Psyche führt. Der Komplex untersteht nicht der Kontrolle des Willens, sondern er besitzt psychische Autonomie. 266

Die Autonomie besteht darin, daß sich der Komplex unabhängig vom Willen manifestiert und sogar in direktem Gegensatz zu den bewußten Tendenzen in Erscheinung treten kann. Der Komplex drängt sich dem Bewußtsein tyrannisch auf. Der Ausbruch eines Affektes ist gleichsam ein Totalangriff auf die Persönlichkeit; das Individuum wird wie von einem Feind oder einem wilden Tier überfallen. Ich habe des öfteren die Beobachtung gemacht, daß der typische traumatische Affekt im Traum als ein wildes und gefährliches Tier dargestellt wird – eine treffende Illustration seiner autonomen Natur –, wenn er vom Bewußtsein abgespalten ist. 267

Von diesem Gesichtspunkt aus erscheint das Abreagieren in einem gänzlich anderen Licht, nämlich als ein Versuch, den autonomen Komplex wieder zu in- 268 tegrieren, das heißt, ihn dem Bewußtsein allmählich als einen Bestandteil einzuverleiben, indem die traumatische Situation einmal oder mehrere Male wieder erlebt wird.

269 Aber ich bezweifle, daß die Sache wirklich so einfach ist, wie es den Anschein hat, und es stellt sich die Frage, ob in diesem Vorgang nicht noch anderen Faktoren wesentliche Bedeutung zukommt. Es muß nämlich betont werden, daß die bloße Wiederholung der Erfahrung allein keine heilende Wirkung besitzt; sie muß in Gegenwart des Arztes wiederholt werden.

270 Wäre die Heilwirkung einzig von der Wiederholung des Erlebnisses abhängig, so könnte das Abreagieren vom Patienten ganz allein, sozusagen als eine Übung, ausgeführt werden. Er würde kein menschliches Gegenüber brauchen, das ihm seinen Affekt abnähme. Das Eingreifen des Arztes ist aber absolut notwendig, und es ist ohne weiteres ersichtlich, was es dem Patienten bedeutet, wenn er sein Erlebnis einem mitfühlenden und verständnisvollen Arzt anvertrauen kann. Sein Bewußtsein findet im Arzt eine moralische Stütze gegen den sonst nicht zu bewältigenden Affekt seines traumatischen Komplexes. Er steht nicht länger allein im Kampfe gegen diese elementaren Mächte, sondern ein Mensch, dem er Vertrauen entgegenbringt, steht ihm zur Seite und verleiht ihm dadurch die moralische Kraft, derer er bedarf, um die Tyrannei der unkontrollierbaren Emotionen zu bekämpfen. Auf diese Weise wird sein Bewußtsein gestärkt, bis er den Komplex zu integrieren vermag und der Affekt schließlich wieder beherrscht werden kann. Man kann diesen absolut unerläßlichen Einfluß von seiten des Arztes vielleicht Suggestion nennen.

271 Mir scheint es aber eher menschliches Interesse und persönliche Einsatzbereitschaft zu sein. Es geht dabei nicht um eine bestimmte Methode; es sind moralische Qualitäten, welche nicht nur im Fall des Abreagierens, sondern in allen psychotherapeutischen Methoden von größter Bedeutung sind. Die neurotische Dissoziation kann bei einer Wiederholung des traumatischen Momentes erst dann behoben werden, wenn die bewußte Persönlichkeit des Patienten durch die Beziehung zum Arzt so weit gestärkt ist, daß der Patient den autonomen Komplex bewußt der Kontrolle seines Willens unterstellen kann.

272 Nur unter diesen Bedingungen hat das Abreagieren Heilwirkung; doch hängt diese Wirkung nicht nur vom Entladen der affektiven Spannung ab, sondern, wie McDougall zeigt, in weit höherem Maße davon, ob die Bewußtseinsspaltung wirksam behandelt wird. Somit erscheinen die Fälle, bei denen das Abreagieren ein negatives Resultat herbeiführt, in einem ganz anderen Licht.

Das Abreagieren allein genügt nämlich nicht, um die dissoziierte Psyche wieder zu einen; es sei denn, die obengenannten Bedingungen seien erfüllt. Gelingt es trotz der Wiederholung des Traumas nicht, den autonomen Komplex zu reintegrieren, so vermag die Beziehung zum Arzt das Bewußtseinsniveau des Patienten immerhin so weit zu heben, daß er imstande ist, den Komplex zu überwinden und zu assimilieren. Wenn aber der Patient einen besonders hartnäckigen Widerstand gegen den Arzt hat, oder wenn der Arzt nicht die richtige Einstellung zum Patienten findet, wird die Methode des Abreagierens fehlschlagen. 273

Es versteht sich von selbst, daß die kathartische Methode des Abreagierens bei Neurosen, die nur zum Teil traumatisch bedingt sind, wenig Erfolg haben wird; denn das eigentliche Wesen der Neurose wird damit nicht berücksichtigt und die starre Anwendung der kathartischen Methode ist daher in diesen Fällen ganz verfehlt. Sollte sich dennoch ein teilweiser Erfolg einstellen, so darf dem nicht mehr Bedeutung zugemessen werden als dem Erfolg irgendeiner anderen Methode, welche sich ebensowenig um die tatsächliche Beschaffenheit der Neurose kümmert. 274

Ein solcher Erfolg ist der Suggestion zuzuschreiben; in der Regel ist er von sehr beschränkter Dauer und nichts als ein glücklicher Zufall. Die Hauptursache derartiger Erfolge ist immer die Übertragung auf den Arzt und diese bildet sich ohne allzu große Schwierigkeit, vorausgesetzt, daß der Arzt von seiner Methode aufrichtig überzeugt ist. Schon seit längerer Zeit ist man von der kathartischen Methode zur Analyse übergegangen, und zwar eben darum, weil jene mit dem Wesen der Neurose ebensowenig oder ebensoviel zu tun hat wie zum Beispiel die Hypnose und ähnliche Heilmethoden. 275

Nicht zufällig liegt die Stärke der analytischen Methode gerade dort, wo die kathartische Methode am schwächsten ist; nämlich in der Beziehung zwischen Arzt und Patient. Daß immer noch die Ansicht herrscht, die Analyse bestehe hauptsächlich darin, früheste Kindheitskomplexe «auszugraben», um das Übel mit der Wurzel auszurotten, tut nichts zur Sache. Es handelt sich hiebei bloß um Nachwirkungen der alten Traumatheorie. Die biographischen Tatsachen sind nur von Bedeutung, insofern sie die Anpassung des Patienten an die Gegenwart erschweren. Die sorgfältige Erforschung aller Verzweigungen der kindlichen Phantasien ist an sich relativ unwichtig; denn die therapeutische Wirkung ergibt sich aus den Bemühungen des Arztes, in die Seele des Patienten einzudringen und auf diese Weise eine psychologisch richtige Beziehung herzustellen. Es ist gerade das Fehlen einer solchen Beziehung, worunter der Patient lei- 276 det. FREUD selber hat schon lange erkannt, daß die Übertragung das Alpha und Omega der Psychoanalyse ist. Die Übertragung stellt den Versuch des Patienten dar, einen psychologischen Rapport zum Arzt herzustellen. Er braucht diese Beziehung, wenn er die Dissoziation überwinden soll. Je schwächer der Rapport aber ist, das heißt, je weniger Arzt und Patient sich *verstehen*, um so intensiver wird die Übertragung gefördert, und zwar hauptsächlich in ihrer sexuellen Form.

277 Es ist für den Patienten von solch vitaler Bedeutung, das Ziel der Anpassung zu erreichen, daß die Sexualität nun als kompensierende Funktion miteingreift. Mit ihrer Hilfe soll eine Beziehung erzielt werden, die auf gewöhnlichem Wege und durch gegenseitiges Verständnis nicht hergestellt werden kann. Unter solchen Umständen kann die Übertragung wohl zum größten Hindernis einer erfolgreichen Behandlung werden. Es ist nicht weiter erstaunlich, daß stark sexuell betonte Übertragungen dort besonders häufig vorkommen, wo der Analytiker sich zu sehr auf den sexuellen Aspekt konzentriert, weil alle anderen Verständigungswege versperrt sind. Die einseitig sexuelle Deutung von Träumen und Phantasien ist eine Vergewaltigung des psychischen Materials des Patienten; denn es handelt sich bei diesem Material durchaus nicht nur um infantile sexuelle Phantasien. Es finden sich darin immer auch schöpferische Elemente, mit deren Hilfe der Weg aus der Neurose gestaltet werden kann. Dieser natürliche Ausweg ist in der Neurose blockiert. So ist der Arzt die einzig sichere Zuflucht in einem Wirrwarr sexueller Phantasien, und es bleibt dem Patienten nichts anderes übrig, als sich mittels einer krampfhaften erotischen Übertragung an ihn zu klammern; es sei denn, er ziehe es vor, die Beziehung voller Haß abzubrechen.

278 In beiden Fällen ist das Resultat eine geistige Verödung. Dies ist um so bedauerlicher, als der Psychoanalytiker offensichtlich ein solch trostloses Resultat keineswegs angestrebt hat; aber leider ist es eben oft die Folge seiner blinden Ergebenheit gegenüber dem Dogma der Sexualität.

279 Vom intellektuellen Standpunkt aus ist eine Interpretation, die nur die Sexualität berücksichtigt, natürlich außerordentlich einfach; ihr kommt es nur auf wenige elementare Tatsachen an, die in unzähligen Variationen vorkommen. Man weiß schon im voraus, wo die Sache hinaus will. «Inter faeces et urinam nascimur» [zwischen Kot und Urin werden wir geboren] bleibt eine ewige Wahrheit, aber es ist eine unfruchtbare, monotone und vor allem eine unappetitliche Wahrheit. Es führt zu nichts, das höchste Streben der Seele immer wieder aus dem Mutterschoß zu erklären und dadurch zu entwerten. Außerdem

wäre das ein grober technischer Fehler, der das psychologische Verständnis zerstören statt fördern würde. Neurotische Patienten bedürfen vor allem anderen eines psychologischen Rapportes, mit dessen Hilfe sie sich in ihrem dissoziierten Zustand an die Psyche des Arztes anpassen können. Doch ist es gar nicht so einfach, eine solche menschliche Beziehung herzustellen; dies gelingt nur mit einem großen Aufwand an Mühe und Aufmerksamkeit. Die unausgesetzte Reduktion aller Projektionen auf ihren Ursprung – und die Übertragung ist ja aus Projektionen zusammengesetzt – mag von beträchtlichem historischem und wissenschaftlichem Interesse sein, aber nie schafft sie eine angepaßte Einstellung zum Leben, denn sie vereitelt alle Versuche des Patienten, eine normale menschliche Beziehung zu gestalten, weil sie jede Beziehung immer von neuem in ihre ursprünglichen Komponenten auflöst.

Wenn dem Patienten die Anpassung an das Leben trotzdem gelingen sollte, 280
so geschieht dies auf Kosten vieler moralischer, intellektueller und ästhetischer Werte, deren Verlust sehr bedauerlich ist, weil dadurch die Entwicklung der Gesamtpersönlichkeit wesentlich beeinträchtigt wird. Ganz abgesehen davon besteht die Gefahr, daß der Patient sich in Grübeleien über die Vergangenheit verliert und wehmütig Dingen nachtrauert, die nicht mehr geändert werden können; es ist die krankhafte, unter Neurotikern sehr verbreitete Tendenz, den Grund für ihre Minderwertigkeit im Dämmer der Vergangenheit, zum Beispiel in ihrer falschen Erziehung, in der Veranlagung der Eltern usw. zu suchen.

Keine noch so genaue Ergründung all dieser nebensächlichen Ursachen wird 281
die gegenwärtige Minderwertigkeit des Patienten beeinflussen können; ebensowenig wie die bestehenden sozialen Verhältnisse durch eine gründliche Erforschung der Ursachen des Weltkrieges gebessert würden. Worauf es im Grunde ankommt, ist die moralische Leistung der Gesamtpersönlichkeit.

Es wäre allerdings kurzsichtig, wollte man prinzipiell eine reduktive Analyse 282
für unnötig halten; ebenso unintelligent wäre es, den Untersuchungen über die Kriegsursachen ihren Wert abzusprechen. Der Arzt muß so weit wie möglich zu den Anfängen der Neurose vordringen, um eine Basis für die nachfolgende Synthese zu schaffen. Im Verlaufe der reduktiven Analyse, die den Patienten zu seinem Ursprung zurückführt, geht seine – zwar mangelhafte – Anpassung auch noch in die Brüche; diesen Verlust will seine Psyche begreiflicherweise wieder wettmachen und so klammert sie sich um so krampfhafter an ein menschliches Objekt. In der Regel ist der Arzt dieses Objekt, aber gelegentlich kann es auch ein anderer Mensch sein, zum Beispiel der Ehepartner oder ein Freund, der dann als Gegenpol des Arztes wirkt. Diese Situation kann unter Umständen eine all-

zu einseitige Übertragung ausgleichen, erweist sich aber für den Fortschritt der Arbeit oft als ein Hindernis.

283 Die intensive Bindung an den Arzt – die Übertragung – ist eine Kompensation für die ungenügende Einstellung des Patienten zur Wirklichkeit. Das Übertragungsphänomen ist das unausweichliche Kennzeichen jeder tiefergehenden Analyse; denn es ist absolut notwendig, daß der Arzt in eine möglichst nahe Beziehung zu der psychologischen Entwicklung des Patienten tritt. Man könnte sagen, daß der Arzt im gleichen Maße, wie er die innersten psychischen Inhalte des Patienten «versteht», das heißt assimiliert, seinerseits, als eine Figur, der Psyche des Patienten einverleibt wird. Wenn ich sage «als eine Figur», so will ich damit andeuten, daß der Patient den Arzt nicht wahrnimmt, wie er wirklich ist, sondern daß er in ihm eine jener typischen Gestalten sieht, die in seiner Vorgeschichte so bedeutsam waren. Mit diesen Erinnerungsbildern wird der Arzt kontaminiert, weil er den Patienten veranlaßt, seine intimsten Geheimnisse zu offenbaren. Es ist, als ob die Macht jener Erinnerungsbilder auf ihn überginge.

284 Die Übertragung besteht also aus verschiedenen Projektionen, welche als Ersatz für eine wirkliche psychologische Beziehung stehen. Sie schaffen eine Scheinbeziehung; doch in einem gewissen Zeitpunkt ist diese von großer Bedeutung für den Patienten, wenn nämlich seine habituelle Anpassungsschwäche durch die in der Analyse notwendige vermehrte Beschäftigung mit der Vergangenheit noch verstärkt wird. Daher ist eine plötzliche Unterbrechung der Übertragung immer mit äußerst unangenehmen und oft sogar gefährlichen Folgen verbunden; denn der Patient gerät dadurch in eine unerträgliche Beziehungslosigkeit.

285 Auch wenn die Projektionen bis zu ihrem Ursprung zurück analysiert werden – und alle Projektionen lassen sich auf diese Art auflösen – so bleibt der Anspruch des Patienten auf eine menschliche Beziehung trotzdem bestehen, und diesem sollte Genüge getan werden; denn ohne Beziehung irgendwelcher Art fällt der Mensch ins Leere.

286 Er muß sich irgendwie auf ein unmittelbar gegenwärtiges Objekt beziehen können, wenn er den Anforderungen, die ihm aus der Bemühung, sich anzupassen, erwachsen, einigermaßen gerecht werden soll. Ungeachtet der reduktiven Analyse wird er sich dem Arzt nicht nur als einem Sexualobjekt zuwenden, sondern er wird ihn als Partner in einer rein menschlichen Beziehung betrachten, wobei jedem sein individueller Standort zugesichert ist. Dies ist natürlich nicht möglich, solange die Projektionen nicht bewußt erkannt werden; folglich müs-

sen sie zuerst einmal einer reduktiven Analyse unterzogen werden, selbstverständlich immer vorausgesetzt, daß man sich die Berechtigung und Wichtigkeit des zugrundeliegenden Anspruches auf eine persönliche Beziehung vor Augen hält.

Wenn die Projektionen als solche erkannt sind, nimmt diese spezielle Art des Rapportes, nämlich die Übertragung, ein Ende, und das Problem der individuellen Beziehung muß aufgenommen werden. Wer die diesbezügliche Literatur einigermaßen kennt und sich damit beschäftigt hat, Träume zu interpretieren und bei sich und anderen nach Komplexen zu forschen, wird ohne erhebliche Schwierigkeit bis zu diesem entscheidenden Punkt kommen. Aber das Recht weiterzugehen hat nur derjenige Arzt, der selber eine Lehranalyse durchgemacht hat oder der für seine Arbeit ein solches Maß an Wahrheitsliebe aufbringt, daß es ihm gelingt, sich selber durch seinen Patienten zu analysieren. Ein Arzt, welcher für das eine keine Lust zeigt und das andere nicht erreichen kann, sollte sich nie an eine Analyse wagen; etwas wird ihm immer fehlen, mag er sich auch noch so sehr auf seine Autorität berufen. 287

Letzten Endes erweist sich seine Arbeit als intellektueller Bluff – denn wie könnte er seinem Patienten helfen, die krankhafte Minderwertigkeit zu überwinden, wenn seine eigene Inferiorität so offensichtlich ist? Wie kann der Patient seine neurotischen Ausflüchte opfern, wenn er sieht, wie der Arzt mit sich selber Verstecken spielt, als fürchte er, für minderwertig angesehen zu werden, wenn er die professionelle Maske der Autorität, der Kompetenz, des überlegenen Wissens usw. fallen ließe? 288

Der Prüfstein jeder Analyse, die sich nicht mit einem teilweisen Erfolg zufrieden gibt oder erfolglos zum Stillstand kommt, ist immer diese Mensch-zu-Mensch-Beziehung. In dieser psychologischen Situation steht der Patient dem Arzt als Gleichberechtigter und mit derselben unbarmherzigen Kritik gegenüber, die er selber im Laufe der Behandlung durch den Arzt erfahren mußte. 289

Diese Form der persönlichen Beziehung entspricht einer freiwillig eingegangenen Verpflichtung oder Verbindung, die der Fessel der Übertragung entgegengesetzt ist. Für den Patienten bedeutet sie gleichsam eine Brücke, über die er die ersten Schritte auf eine sinnvolle Existenz hin wagen kann. Er entdeckt nun den Wert seiner eigenen, einmaligen Persönlichkeit; er sieht, daß er so wie er ist, angenommen wird, und daß er imstande ist, sich den Forderungen des Lebens anzupassen. Aber diese Entdeckung kann nicht gemacht werden, solange der Arzt sich hinter einer Methode verschanzt und es sich gestattet, hemmungslos zu nörgeln und zu kritisieren. Welche Methode er dann auch immer anwen- 290 det, sie wird sich wenig von Suggestion unterscheiden und auch dementsprechende Resultate erzielen. Darum sollte der Arzt statt dessen vielmehr dem Patienten das Recht zu absolut freier Kritik einräumen; denn der Patient muß sich wirklich menschlich gleichberechtigt fühlen.

291 Ich glaube, aus dem Gesagten geht deutlich hervor, daß die Analyse, nach meiner Ansicht, weit höhere Ansprüche an die geistige und moralische Verfassung des Arztes stellt als die bloße Anwendung einer routinemäßigen Technik, und daß der therapeutische Einfluß des Arztes vor allem in dieser mehr persönlichen Richtung liegt.

292 Sollte der Leser jedoch zum Schluß kommen, daß wenig oder nichts an der Methode liege, so wäre das ein Zeichen dafür, daß meine Auffassung vollkommen mißverstanden worden ist. Rein persönliche Anteilnahme kann dem Patienten niemals jenes objektive Verständnis seiner Neurose vermitteln, das ihn aus seiner Abhängigkeit vom Arzt löst und ein Gegengewicht zur Übertragung darstellt.

293 Für das objektive Verständnis seiner Krankheit und für das Schaffen einer menschlichen Beziehung ist Wissen notwendig – und zwar nicht nur rein medizinisches Wissen, das ein begrenztes Gebiet betrifft, sondern eine umfassende Kenntnis aller Aspekte der menschlichen Seele. Die Behandlung muß mehr erreichen als nur die Auflösung der alten krankhaften Einstellung; sie muß zu einer neuen Einstellung führen, die gesund und lebensfähig ist. Dazu ist oft eine fundamentale Änderung der Lebensauffassung notwenig. Der Patient soll nicht nur fähig sein, Ursache und Ursprung seiner Neurose zu erkennen, er muß auch das Ziel sehen, dem er zustrebt. Das Krankhafte kann nicht einfach wie ein Fremdkörper beseitigt werden, ohne daß man Gefahr läuft, zugleich etwas Wesentliches, das auch leben sollte, zu zerstören. Unsere Aufgabe besteht nicht darin, es zu vernichten, sondern wir sollten vielmehr das, was wachsen will, hegen und pflegen, bis es schließlich seine Rolle in der Ganzheit der Seele spielen kann.

XII
DIE PRAKTISCHE VERWENDBARKEIT DER TRAUMANALYSE[1]

Die therapeutische Verwendbarkeit der Traumanalyse ist ein noch sehr umstrittenes Thema. Viele halten die Traumanalyse in der praktischen Neurosenbehandlung für unerläßlich und erheben damit den Traum zu einer an seelischer Wichtigkeit dem Bewußtsein äquivalenten Funktion. Andere hingegen bestreiten die Gültigkeit der Traumanalyse und machen damit den Traum zu einem unerheblichen psychischen Nebenprodukt. Es ist selbstverständlich, daß jede Ansicht, die dem Unbewußten in der Ätiologie der Neurose eine ausschlaggebende Rolle zumißt, auch dem Traum, als der unmittelbaren Äußerung dieses Unbewußten, eine wesentliche, praktische Bedeutung zuerkennt. Ebenso ist es selbstverständlich, daß eine Anschauung, welche das Unbewußte entweder leugnet oder wenigstens für ätiologisch belanglos hält, auch die Traumanalyse als entbehrlich erklärt. Man könnte es für beklagenswert halten, daß im Jahre des Herrn 1931, reichlich mehr als ein halbes Jahrhundert seitdem ein CARUS den Begriff eines Unbewußten formte, mehr als ein Jahrhundert seitdem ein KANT von dem «unermeßlichen Felde der dunkeln Vorstellungen» sprach, an die zweihundert Jahre seitdem ein LEIBNIZ ein unbewußt Seelisches postulierte, nicht zu sprechen von den Leistungen eines JANET, FLOURNOY und vieler anderer, daß nach all dem die Tatsächlichkeit des Unbewußten noch kontrovers sein sollte. Ich möchte hier aber, wo es sich ausschließlich um eine praktische Frage handelt, keine Apologie des Unbewußten vorbringen, obschon unser spezielles Problem der Traumanalyse mit der Hypothese des Unbewußten steht und fällt. Ohne diese ist der Traum bloß ein lusus naturae, ein sinnloses Konglomerat zerbröckelter Tagesreste. Wäre dem wirklich so, so gäbe es nicht einmal einen Entschuldigungsgrund für eine Diskussion über die Verwendbarkeit der Traumanalyse. Wir können dieses Thema überhaupt nur auf der Grundlage der Anerkennung des Unbewußten behandeln, denn der vorgestellte Zweck der Traumanalyse ist nicht irgendwelche Denkübung, sondern die Auffindung und 294

[1] Referat am Kongreß der Allgemeinen Ärztlichen Gesellschaft für Psychotherapie, Dresden 1931, publiziert im Kongreßbericht und in *Wirklichkeit der Seele*, 3. Aufl. 1947, p. 68ff.

Bewußtmachung bisher unbewußter Inhalte, die für die Erklärung oder Behandlung einer Neurose als belangreich angesehen werden. Wem die Hypothese als unannehmbar erscheint, für den existiert auch eine Frage der Verwendbarkeit der Traumanalyse nicht.

295 Indem nun auf Grund unserer Hypothese das Unbewußte ätiologische Bedeutung hat, und indem die Träume unmittelbare Äußerung unbewußter seelischer Tätigkeit sind, so ist der Versuch einer Analyse und Deutung der Träume, zunächst von einem wissenschaftlichen Standpunkt aus, eine theoretisch gerechtfertigte Unternehmung. Insofern dieser Versuch gelingt, dürfen wir davon zunächst einen wissenschaftlichen Einblick in die Struktur der seelischen Ätiologie erwarten, ganz abgesehen von der etwaigen therapeutischen Wirkung. Da nun aber für den Praktiker wissenschaftliche Entdeckungen höchstens ein erfreuliches Nebenprodukt der therapeutischen Tätigkeit bedeuten dürfen, so kann die Möglichkeit einer bloß theoretischen Durchleuchtung ätiologischer Hintergründe wohl kaum als ein genügendes Motiv oder gar als Indikation zur praktischen Verwendung der Traumanalyse gelten. Es sei denn, daß sich der Arzt von dieser erklärenden Durchleuchtung einen therapeutischen Effekt verspricht. In diesem Fall erhebt er die Verwendung der Traumanalyse zur ärztlichen Pflicht. Wie bekannt, steht die FREUDsche Schule weitgehend auf dem Standpunkt, daß Durchleuchtung und Erklärung, das heißt die völlige Bewußtmachung der unbewußten ätiologischen Faktoren, von größter therapeutischer Bedeutung sei.

296 Stellen wir uns zunächst auf den Standpunkt, daß diese Erwartung durch Tatsachen gerechtfertigt sei, dann besteht nur noch die Frage, ob die Traumanalyse ausschließlich oder relativ, das heißt in Verbindung mit anderen Methoden, oder überhaupt nicht zur Auffindung der unbewußten Ätiologie geeignet sei. Ich darf die FREUDsche Ansicht wohl als bekannt voraussetzen. Ich kann diese Ansicht insofern bestätigen, als Träume, namentlich Initialträume, das heißt solche aus dem unmittelbaren Beginn der Behandlung, nicht selten den ätiologisch wesentlichen Faktor unmißverständlich ans Licht heben. Folgendes Beispiel diene zur Illustration des Gesagten.

297 Ein Mann in führender Stellung konsultiert mich. Er leidet an Ängstlichkeit, Unsicherheit, Schwindel, gelegentlich bis zum Erbrechen, Benommenheit des Kopfes, Atembeklemmung; ein Zustand, welcher der Bergkrankheit zum Verwechseln ähnlich sieht. Der Patient hat eine außerordentlich erfolgreiche Karriere hinter sich. Er begann sein Leben als strebsamer Sohn eines armen Bauern und stieg durch großen Fleiß und gute Begabung von Stufe zu Stufe bis zu einer

führenden Stellung, welche für einen noch weiteren sozialen Aufstieg ungemein aussichtsreich war. In der Tat hatte er nunmehr das eigentliche Sprungbrett erreicht, von dem er den Flug ins Weite hätte antreten können, wenn nicht plötzlich seine Neurose dazwischengetreten wäre. Der Patient konnte nicht umhin, an dieser Stelle jene nur allzu bekannte Phrase auszusprechen, welche mit den stereotypen Worten beginnt: «Und gerade jetzt, wo…» usw. Die Symptomatologie der Bergkrankheit scheint besonders geeignet zu sein, die eigentümliche Situation des Patienten drastisch darzustellen. Der Patient hatte auch gleich zwei Träume der letzten Nacht zur Konsultation mitgebracht. Der erste Traum lautet: «*Ich bin wieder in dem kleinen Dorf, wo ich geboren wurde. Auf der Straße stehen einige Bauernjungen zusammen, die mit mir zur Schule gegangen sind. Ich tue so, als ob ich sie nicht kenne und gehe an ihnen vorüber. Da höre ich, wie einer von ihnen sagt, auf mich deutend: ‹Der kommt auch nicht oft in unser Dorf zurück›.*»

Es bedarf keiner Deutungsakrobatik, um in diesem Traum den Hinweis auf den bescheidenen Ausgangspunkt seiner Karriere zu erkennen und zu verstehen, was diese Andeutung besagen will. Sie meint offenbar: «Du vergissest, wie tief unten Du begonnen hast.» 298

Der zweite Traum lautet: «*Ich bin in größter Hast, da ich verreisen will. Ich suche noch mein Gepäck zusammen, finde nichts. Die Zeit eilt, der Zug wird bald abfahren. Endlich gelingt es mir, meine Siebensachen zusammenzukriegen, ich eile auf die Straße, entdecke, daß ich eine Mappe mit wichtigen Schriftstücken vergessen habe, eile atemlos zurück, finde sie endlich, renne dann zum Bahnhof, komme aber kaum vorwärts. Endlich, mit letzter Anstrengung, stürze ich auf den Bahnsteig, um zu sehen, wie der Zug eben aus der Halle hinausfährt. Er fährt in einer merkwürdigen S-förmigen Kurve, ist sehr lang und ich denke, wenn der Lokomotivführer nun nicht aufpaßt und Volldampf gibt, sobald er die gerade Strecke erreicht, dann sind die hinteren Wagen des Zuges noch in der Kurve und werden durch die Beschleunigung aus dem Geleise geworfen. Tatsächlich gibt der Lokomotivführer Volldampf, ich versuche zu schreien, die hinteren Wagen schwanken entsetzlich und werden nun wirklich aus dem Geleise geworfen. Es ist eine furchtbare Katastrophe. Ich erwache mit Angst.*» 299

Auch hier kostet es keine Mühe, die Darstellung des Traumes zu verstehen. 300 Der Traum schildert zunächst die vergebliche nervöse Hast, doch noch weiter zu kommen. Da der Lokomotivführer vorne aber doch rücksichtslos vorwärts fährt, entsteht hinten die Neurose, das Schwanken und die Entgleisung.

Der Patient hat offenbar im gegenwärtigen Abschnitt seines Lebens seinen 301 Höhepunkt erreicht, niedere Herkunft und die Mühe des langen Aufstiegs haben seine Kräfte erschöpft. Er sollte sich mit dem Erreichten begnügen, statt dessen treibt ihn sein Ehrgeiz weiter, höher hinauf in eine für ihn zu dünne Luft, an die er nicht angepaßt ist. Deshalb erreicht ihn die warnende Neurose.

302 Aus äußeren Gründen konnte ich den Patienten nicht weiterbehandeln, und meine Auffassung behagte ihm auch nicht. Infolgedessen nahm das in diesem Traum skizzierte Schicksal seinen Lauf. Er versuchte ehrgeizig, seine Chancen auszunützen, und entgleiste bei dieser Gelegenheit beruflich so völlig, daß die Katastrophe zur Wirklichkeit wurde.

303 Was die bewußte Anamnese nur vermuten ließ, nämlich die Bergkrankheit als symbolische Darstellung des Nicht-mehr-weiter-steigen-Könnens, wird durch die Träume als Tatsache erhärtet.

304 Hier stoßen wir auf ein für die Verwendbarkeit der Traumanalyse überaus bedeutsames Faktum: Der Traum schildert die innere Situation des Träumers, deren Wahrheit und Wirklichkeit das Bewußtsein gar nicht oder nur widerwillig anerkennt. Bewußt sieht er nicht den leisesten Grund, warum er nicht weiter gehen sollte, im Gegenteil, er drängt ehrgeizig nach oben und leugnet sein eigenes Unvermögen, welches dann durch die späteren Ereignisse seines Lebens nur allzu deutlich zutage trat. Im Gebiet des Bewußtseins sind wir immer unsicher in solchen Fällen. Seine Anamnese kann so oder so bewertet werden. Schließlich trägt auch der gemeine Soldat den Marschallsstab im Tornister, und mancher Sohn armer Eltern ist zum höchsten Erfolg gelangt. Warum sollte es hier nicht der Fall sein? Mein Urteil kann getrübt sein, warum sollte meine Vermutung besser sein als die seinige? Hier nun kommt der Traum herein, als die Äußerung eines unwillkürlichen, dem Einfluß des Bewußtseins entzogenen, unbewußten seelischen Prozesses, der die innere Wahrheit und Wirklichkeit so darstellt, wie sie ist; nicht, weil ich sie so vermute, und nicht, wie er sie haben möchte, sondern *wie sie ist*. Ich habe es mir darum zur Regel gemacht, Träume zunächst so zu betrachten wie physiologische Äußerungen: Tritt Zucker im Urin auf, so ist Zucker im Urin und nicht Eiweiß oder Urobilin oder sonst etwas, was meiner Erwartung vielleicht besser entspräche. Ich fasse also den Traum als diagnostisch verwertbare Tatsache auf.

305 Mein kleines Traumbeispiel hat, wie Träume immer tun, etwas mehr ergeben, als was wir mit unserer Erwartung gefordert haben. Der Traum gab uns nicht nur die Ätiologie der Neurose, sondern auch eine Prognose, ja noch mehr: wir wissen sogar unmittelbar, wo die Therapie einzusetzen hat. Wir müssen den Patienten verhindern, Volldampf zu geben. Er sagt es ja zu sich selber im Traum.

Wir wollen uns vorderhand mit dieser Andeutung begnügen und zunächst wieder zu unserer Überlegung, ob Träume geeignet seien, die Ätiologie einer Neurose aufzuklären, zurückkehren. Mein Traumbeispiel zeigt einen in dieser Hinsicht positiven Fall. Ich könnte nun aber sehr leicht eine Unzahl von Initialträumen zitieren, in denen keine Spur eines ätiologischen Faktors zu erkennen ist, auch wenn es sich um Träume durchsichtiger Art handeln sollte. Ich möchte nämlich Träume, die einer eingehenden Analyse und Deutung bedürfen, vorläufig außer Betracht lassen. 306

Es gibt bekanntlich Neurosen, deren wirkliche Ätiologie erst zu allerletzt klar wird, und es gibt auch Neurosen, deren Ätiologie mehr oder weniger belanglos ist. Damit greife ich nun zurück auf die Hypothese, von der wir ausgegangen sind, nämlich die Annahme, daß die Bewußtmachung des ätiologischen Faktors therapeutisch unerläßlich sei. In dieser Annahme steckt noch ein gutes Stück alter Traumatheorie. Zwar leugne ich keineswegs die Tatsache, daß viele Neurosen traumatogen sind, bestreite aber, daß alle Neurosen traumatisch verursacht seien im Sinne von ausschlaggebenden Kindheitserlebnissen. Diese Auffassung bedingt nämlich eine kausalistische, wesentlich aufs Vergangene eingestellte Aufmerksamkeit des Arztes, die immer nur nach dem *Warum* fragt und sich um das ebenso wesentliche *Wozu* nicht kümmert, oft zum größten Schaden des Patienten, der dadurch gezwungen wird, gegebenenfalls jahrelang nach einem unmöglichen Kindheitserlebnis zu forschen unter handgreiflichster Vernachlässigung von Dingen, die unmittelbar wichtig wären. Eine rein kausalistische Einstellung ist zu eng und wird weder dem Wesen des Traumes noch dem der Neurose gerecht. Deshalb ist eine Fragestellung, welche die Träume nur zur Auffindung des ätiologischen Faktors benutzen möchte, präjudiziert und übersieht den größeren Teil der Traumleistung. Gerade unser Beispiel könnte zeigen, daß zwar die Ätiologie deutlich hervorgehoben ist, daneben aber noch eine Prognose oder Antizipation und überdies ein therapeutischer Wink gegeben ist. Dazu kommt die große Anzahl von Initialträumen, welche die Ätiologie nicht berühren, sondern ganz andere Fragen behandeln, zum Beispiel die Einstellung zum Arzt. Als Beispiel hierfür möchte ich drei Träume derselben Patientin anführen, die im Anfang der Behandlung bei drei verschiedenen Analytikern geträumt wurden. Der erste Traum lautet: «*Ich sollte die Landesgrenze überschreiten, finde aber die Grenze nirgends und niemand kann mir sagen, wo die Grenze ist.*» 307

Diese Behandlung wurde nach kurzer Zeit als ergebnislos abgebrochen. Der zweite Traum lautet: «*Ich sollte die Grenze überschreiten. Es ist finstere Nacht, und* 308 *ich kann das Zollhaus nicht finden. Ich entdecke nach längerem Suchen ein kleines Licht in größerer Entfernung und vermute, daß dort die Grenze sei. Um aber dorthin zu gelangen, muß ich ein Tal durchschreiten und einen finsteren Wald, in dem ich die Orientierung verliere. Da merke ich, daß jemand zugegen ist. Dieser klammert sich plötzlich wie ein Verrückter an mich, und ich erwache mit Angst.»*

309 Diese Behandlung wurde nach einigen Wochen Dauer abgebrochen, weil eine unbewußte Identität von Analytiker und Analysandin eintrat, welche eine völlige Desorientierung veranlaßte.

310 Der dritte Traum fand in meiner Behandlung statt. Er lautet: «*Ich muß eine Grenze überschreiten, das heißt ich habe sie schon überschritten und befinde mich in einem schweizerischen Zollhaus. Ich habe nur eine Handtasche und glaube, nichts verzollen zu müssen. Der Zollwächter aber greift in meine Tasche und zieht zu meinem Erstaunen zwei ganze Matratzen heraus.*»

311 Die Patientin hat während meiner Behandlung geheiratet, wogegen sie zunächst die heftigsten Widerstände hatte. Die Ätiologie der neurotischen Widerstände wurde erst nach vielen Monaten klar und war in diesen Träumen mit kei nem Wort angegeben. Die Träume sind ohne Ausnahme Antizipationen und beziehen sich auf die bei dem betreffenden Arzt zu erwartenden Schwierigkeiten.

312 Diese Beispiele mögen anstelle von vielen anderen ähnlichen zeigen, daß Träume sehr oft Antizipationen sind, welche bei rein kausalistischer Betrachtung ihren eigentlichen Sinn gänzlich verlieren. Diese Träume geben eine unmißverständliche Information über die analytische Lage, deren richtige Erkenntnis therapeutisch von größtem Belang ist. Arzt Nummer eins hat in richtiger Erkenntnis der Situation die Patientin an Arzt Nummer zwei weitergeleitet. Bei diesem hat die Patientin selber ihre Schlüsse aus dem Traum gezogen und ist freiwillig gegangen. Meine Deutung hat sie zwar enttäuscht, aber die Tatsache, daß der Traum den Grenzübertritt als geschehen meldete, hat ihr entschieden geholfen, trotz aller Schwierigkeiten auszuharren.

313 Initialträume sind öfters erstaunlich durchsichtig und klar geformt. Mit fortschreitender Analyse aber verlieren die Träume bald ihren klaren Charakter. Behalten sie ihn ausnahmsweise bei, so kann man sicher sein, daß die Analyse an einen wesentlichen Teil der Persönlichkeit überhaupt noch nicht herangekommen ist. In der Regel werden die Träume bald nach Beginn der Behandlung undurchsichtiger und verwischter, wodurch ihre Deutung erheblich erschwert wird, dies auch darum, weil unter Umständen bald jenes Niveau erreicht wird, wo der Arzt in Tat und Wahrheit die Situation nicht mehr übersieht. Der Beweis hiefür ist, daß die Träume undurchsichtiger werden, was bekanntlich eine

durchaus (vom Arzt aus gesehen) subjektive Feststellung ist. Dem Verstehen ist nichts unklar, nur dem Nichtverstehen erscheinen die Dinge undurchsichtig und verworren. An sich sind die Träume natürlich klar, das heißt genau so, wie sie unter den momentanen Bedingungen sein müssen. Wenn man einmal im späteren Stadium der Behandlung oder gar nach Jahren auf jene Träume zurücksieht, so greift man sich oft an den Kopf, wie man damals so blind sein konnte. Wenn wir also mit fortschreitender Analyse auf Träume stoßen, welche im Vergleich zu den lichtvollen Initialträumen von bemerkenswerter Dunkelheit sind, so sollte der Arzt nicht die Träume der Verworrenheit oder den Patienten eines absichtlichen Widerstandes anklagen, sondern den Befund als Anzeichen seines nunmehr einsetzenden Nichtverstehens auffassen, gleichwie ein Psychiater, der einen Patienten verwirrt nennt, dies als eine Projektion erkennen und sich selber verwirrt nennen sollte, denn in Wirklichkeit wird er durch das eigentümliche Verhalten des Kranken in seinem Verständnis verwirrt. Überdies ist es therapeutisch ungemein wichtig, sein Nichtverstehen beizeiten einzusehen, denn nichts ist dem Patienten unzuträglicher, als immer verstanden zu werden. Er verläßt sich sowieso auf das geheimnisvolle Können des Arztes und legt damit diesen mit seiner professionellen Eitelkeit hinein, ja er siedelt sich auf dem selbstsicheren, «tiefen» Verständnis des Arztes förmlich an und verliert dadurch jeden Wirklichkeitssinn; mit ein wesentlicher Grund zu hartnäckigen Übertragungen und zur Verzögerung des Heilerfolges.

Verstehen ist bekanntlich ein sehr subjektiver Vorgang. Er kann sehr einsei- 314
tig sein, indem der Arzt versteht, der Patient aber nicht. In diesem Fall hält es der Arzt für seine Pflicht, den Patienten zu überzeugen, und sollte dieser sich doch nicht überzeugen lassen, so wird ihm der Arzt Widerstände vorwerfen. In diesem Fall, das heißt, wo das Verstehen einseitig ist, würde ich ruhig von Nichtverstehen reden, denn im Grunde genommen kommt es sehr wenig darauf an, ob der Arzt versteht; alles aber hängt davon ab, ob der Patient versteht. Das Verständnis sollte daher vielmehr ein *Einverständnis* sein, ein Einverständnis, das die Frucht gemeinsamer Überlegung ist. Die Gefahr bei einseitigem Verstehen besteht nämlich darin, daß der Arzt aus vorgefaßter Meinung sich ein Urteil über den Traum bildet, das zwar orthodox mit irgendeiner Lehre übereinstimmt oder sogar in letzter Linie fundamental richtig ist. Es erreicht aber nicht das freiwillige Einverständnis des Patienten und ist darum praktisch unrichtig; unrichtig auch deshalb, weil es die Entwicklung des Patienten antizipiert und dadurch lähmt. Der Patient muß nämlich nicht von einer Wahrheit belehrt werden – so wendet man sich nämlich nur an seinen Kopf –, sondern er muß

sich vielmehr zu dieser Wahrheit entwickeln – und so erreicht man sein Herz, was tiefer ergreift und stärker wirkt.

315 Steht aber die einseitige Deutung des Arztes bloß in einer Übereinstimmung mit einer Theorie oder sonstigen vorgefaßten Meinung, so beruht die eventuelle Überzeugung des Patienten oder ein gewisser Heilerfolg wesentlich auf *Suggestion*, worüber man sich keiner Täuschung hingeben sollte. Suggestive Wirkung ist zwar an sich nichts Verwerfliches, aber ihr Erfolg hat nur allzu bekannte Grenzen, und sie hat Nebenwirkungen auf die Selbständigkeit des Charakters, die man auf die Dauer lieber missen möchte. Wer analytische Behandlung treibt, glaubt damit implizit an den Sinn und den Wert der Bewußtmachung, wodurch bisher unbewußte Persönlichkeitsteile der bewußten Wahl und Kritik unterstellt werden. Dadurch wird der Patient vor Probleme gestellt und zu bewußtem Urteil und bewußter Entscheidung angeregt. Das bedeutet aber nichts Geringeres als eine direkte Provokation der ethischen Funktion, womit auch das Ganze der Persönlichkeit auf den Plan gerufen wird. Der analytische Eingriff steht daher in Hinsicht auf die Reifung der Persönlichkeit beträchtlich höher als die Suggestion, welche eine Art von Zaubermittel ist, das im dunkeln wirkt und niemals einen ethischen Anspruch an die Persönlichkeit erhebt. Suggestion ist immer ein trügerisches und bloß behelfsmäßiges Mittel und sollte deshalb, wenn irgend möglich, als mit dem Prinzip der analytischen Behandlung unvereinbar vermieden werden. Natürlich kann sie nur vermieden werden, wo ihre Möglichkeit dem Arzt bewußt wird. Unbewußt bleibt ja noch genug und übergenug an suggestiver Wirkung übrig.

316 Wer bewußte Suggestion vermeiden will, muß also eine Traumdeutung so lange als ungültig ansehen, bis jene Formel gefunden ist, die das Einverständnis des Patienten erreicht.

317 Die Beachtung dieser Grundregeln erscheint mir als unerläßlich bei der Behandlung jener Träume, deren Undurchsichtigkeit das Nichtverstehen des Arztes sowohl wie des Patienten ankündigt. Solche Träume sollte der Arzt immer als Novum betrachten, als eine Information über Bedingungen unbekannter Natur, über die er soviel zu lernen hat wie der Patient. Es sollte dabei ganz selbstverständlich sein, daß er jeweils auf jede theoretische Voraussetzung verzichtet und gewillt ist, in jedem einzelnen Fall eine ganz neue Traumtheorie zu entdecken, denn hier steht der Pionierarbeit noch ein unermeßliches Feld offen. Daß Träume bloß verdrängte Wunscherfüllungen sind, ist ein längst überholter Standpunkt. Gewiß gibt es auch Träume, die erfüllte Wünsche oder Befürchtungen manifest darstellen. Aber was gibt es nicht alles sonst noch? Träu-

me können unerbittliche Wahrheiten, philosophische Sentenzen, Illusionen, wilde Phantasien, Erinnerungen, Pläne, Antizipationen, ja sogar telepathische Visionen, irrationale Erlebnisse und Gott weiß was sonst noch sein. Wir dürfen nämlich eines nicht vergessen: Fast die Hälfte unseres Lebens spielt sich in einem mehr oder weniger unbewußten Zustand ab. Die spezifische Äußerung des Unbewußten ist das Träumen. Wie die Seele eine Tagesseite, das Bewußtsein, hat, so hat sie auch eine Nachtseite, das unbewußte psychische Funktionieren, das man als traumhaftes Phantasieren auffassen könnte. Wie es nun auch im Bewußtsein nicht nur Wünsche und Befürchtungen, sondern noch unendlich viele andere Dinge gibt, so besteht auch die allergrößte Wahrscheinlichkeit dafür, daß unsere Traumseele über einen ähnlichen, vielleicht sogar noch viel größeren Reichtum an Inhalts- und Lebensmöglichkeiten verfügt als das Bewußtsein, dessen essentielle Natur Konzentration, Einschränkung und Ausschließlichkeit ist.

Bei dieser Sachlage ist es nicht ungerechtfertigt, sondern geradezu geboten, 318
den Sinn eines Traumes nicht zum voraus doktrinär zu beschränken. Man muß nämlich wissen, daß es nicht selten Träumer gibt, welche den jeweiligen technischen oder theoretischen Jargon des Arztes sogar in ihren Träumen nachahmen nach der alten Sentenz: «Canis panem somniat, piscator pisces» [Der Hund träumt von Brot, der Fischer von Fischen]. Womit nicht gesagt ist, daß die Fische, von denen der Fischer träumt, nun auch allemal nichts als Fische seien. Es gibt keine Sprache, die nicht mißbraucht werden könnte. Man kann sich leicht vorstellen, wie man dadurch hinters Licht geführt wird; ja das Unbewußte scheint sogar eine gewisse Tendenz zu haben, den Arzt in seine eigene Theorie bis zum Ersticken einzuwickeln. Ich sehe darum gerade bei der Traumanalyse soviel wie möglich ab von Theorie, nicht ganz allerdings, denn etwas Theorie brauchen wir immer, um die Dinge klar erfassen zu können. So ist es eine theoretische Erwartung, daß ein Traum überhaupt einen Sinn habe. Das läßt sich nämlich keineswegs in allen Fällen strikte beweisen, denn es gibt Träume, die man schlechterdings nicht versteht, weder Arzt noch Patient. Ich muß jedoch eine solche Hypothese machen, um den Mut zu haben, überhaupt mit Träumen umgehen zu können. Eine weitere Theorie ist, daß der Traum der bewußten Erkenntnis etwas Wesentliches hinzufüge, und daß mithin ein Traum, der dies nicht tut, ungenügend gedeutet sei. Auch diese Hypothese muß ich machen, um mir zu erklären, warum ich überhaupt Träume analysiere. Alle weiteren Hypothesen aber, zum Beispiel über die Funktion und die Struktur des Traumes, sind bloße Handwerksregeln und müssen beständiger Modifikation zugänglich

sein. Man darf bei dieser Arbeit keinen Augenblick außer acht lassen, daß man sich auf trügerischem Boden bewegt, wo Unsicherheit das einzig Sichere ist. Man möchte dem Traumdeuter beinahe zurufen: «Nur nicht verstehen wollen!», damit er ja nicht zu schnell deute.

319 Beim undurchsichtigen Traum handelt es sich zunächst nicht darum, zu verstehen und zu deuten, sondern um sorgfältige Herstellung des Kontextes. Damit meine ich eben nicht ein uferloses «freies Assoziieren», ausgehend von den Traumbildern, sondern ein sorgfältiges, bewußtes Ableuchten derjenigen Assoziationsverbindungen, die objektiv um ein Traumbild gruppiert sind. Zu dieser Arbeit müssen viele Patienten überhaupt erst erzogen werden, denn wie der Arzt, so haben auch sie die unüberwindliche Neigung, sofort zu verstehen und zu deuten, ganz besonders dann, wenn sie durch Lektüre oder durch eine etwas mißratene Analyse vorgebildet und damit verbildet worden sind. Daher assoziieren sie zuerst theoretisch, das heißt verstehend und deutend, und bleiben womöglich darin stecken. Sie wollen sofort, wie der Arzt, gewissermaßen hinter den Traum kommen, in der fälschlichen Annahme, der Traum sei eine bloße Fassade, welche den wirklichen Sinn verdecke. Die sogenannte Fassade ist aber bei den meisten Häusern keineswegs ein Trug oder eine täuschende Verzerrung, sondern entspricht dem Gehalt des Hauses und verrät ihn sogar oft ohne weiteres. So ist auch das manifeste Traumbild der Traum selber und enthält den ganzen Sinn. Wenn ich Zucker im Urin finde, so ist es Zucker und nicht eine bloße Fassade für Eiweiß. Was FREUD «Traumfassade» nennt, ist die Undurchsichtigkeit des Traumes, was aber in Wirklichkeit eine bloße Projektion des Nichtverstehens ist, das heißt man spricht nur darum von Fassade, weil man keine Einsicht in den Traum hat. Sagen wir darum besser, es handle sich um etwas wie einen unverständlichen Text, der überhaupt keine Fassade hat, sondern von uns einfach nicht gelesen werden kann. Dann brauchen wir auch nicht zu deuten, was dahinter sein könnte, sondern müssen ihn zuerst lesen lernen.

320 Das geschieht am besten, wie ich sagte, durch die Herstellung des Kontextes. Mit dem sogenannten freien Assoziieren komme ich nicht zum Ziel, so wenig als ich damit eine hettitische Inschrift entziffern könnte. Ich komme damit natürlich auf alle meine Komplexe, aber zu diesem Zweck brauche ich keinen Traum, sondern ich kann es an einer Verbottafel oder an einem Satz in der Zeitung geradesogut tun. Mit freiem Assoziieren kommen die Komplexe heraus, aber ein Traumsinn nur ausnahmsweise. Um den Traumsinn zu verstehen, muß ich mich möglichst eng an die Traumbilder halten. Wenn jemand von einem tannenen Tisch träumt, so genügt es nicht, wenn er damit seinen Schreibtisch

assoziiert, schon aus dem einfachen Grunde nicht, weil sein Schreibtisch nicht aus Tannenholz besteht. Der Traum aber meint ausdrücklich einen tannenen Tisch. Nehmen wir nun an, daß dem Träumer hier nichts mehr einfalle, so hat diese Stockung eine objektive Bedeutung, denn sie deutet an, daß in der unmittelbaren Nachbarschaft des Traumbildes eine besondere Dunkelheit herrscht, die einen zum Denken verführen könnte. Natürlicherweise hätte man Dutzende von Assoziationen mit einem tannenen Tisch; daß aber anscheinend nichts vorhanden ist, ist bedeutsam. In diesem Fall kehrt man wieder zum Bild zurück, und ich pflege meinen Patienten dann zu sagen: «Nehmen Sie mal an, ich wüßte überhaupt nicht, was die Worte ‹Tannener Tisch› bedeuten, und geben Sie mir nun eine solche Beschreibung des Gegenstandes und seiner Naturgeschichte, bis ich schließlich begreife, was das für ein Gegenstand ist.»

Auf diese Weise gelingt es, den gesamten Kontext des Traumbildes annähernd festzustellen. Ist dies nun für den ganzen Traum geschehen, so kann das Wagnis der Deutung beginnen. 321

Jede Deutung ist eine Hypothese, ein bloßer Versuch der Lesung eines unbekannten Textes. Selten ist ein isolierter undurchsichtiger Traum auch nur mit annähernder Sicherheit zu deuten. Deshalb messe ich auch der Deutung eines einzelnen Traumes wenig Gewicht bei. Eine relative Sicherheit erreicht die Deutung erst in der *Traumserie*, wobei die nachfolgenden Träume die Irrtümer in der Deutung der vorausgehenden berichtigen. Auch lassen sich in der Traumserie die zugrunde liegenden Inhalte und Motive viel besser erkennen. Ich halte darum meine Patienten an, über ihre Träume und die Deutungen sorgfältig Buch zu führen. Auch leite ich sie an, ihre Träume in der angedeuteten Weise vorzubereiten, so daß sie ihren Traum mit dem Kontextmaterial aufgeschrieben schon zur Stunde bringen. In späteren Stadien lasse ich sie auch die Deutungen ausarbeiten. Auf diese Weise lernt es der Patient, auch ohne Arzt mit seinem Unbewußten richtig zu verfahren. 322

Wären die Träume nur Informationsquellen für ätiologisch wichtige Momente, so könnte man die ganze Traumarbeit ruhig in der Hand des Arztes lassen. Oder würde der Arzt die Träume nur dazu benützen, um allerhand nützliche Winke oder psychologische Einsichten daraus zu gewinnen, so würde sich mein Verfahren gewiß erübrigen. Da aber die Träume, wie meine Beispiele gezeigt haben, etwas mehr enthalten dürften, als was dem Arzt handwerklich dienen könnte, so muß der Traumanalyse wohl eine ganz besondere Aufmerksamkeit geschenkt werden. Denn manchmal handelt es sich sogar um direkte Lebensgefahr. Unter vielen Fällen dieser Art ist mir einer besonders eindrücklich 323 geblieben. Es handelt sich um einen ärztlichen Kollegen, der, etwas älter als ich, mich bei gelegentlichem Zusammentreffen jeweils wegen Traumdeuterei zu necken pflegte. So traf ich ihn auch einmal auf der Straße an, und er rief mir zu: «Na, wie geht es denn? Immer noch Träume deuten? Apropos, ich habe neulich einen blödsinnigen Traum gehabt. Bedeutet der auch etwas?» Er hatte geträumt: «*Ich steige auf einen hohen Berg auf steiler Firnhalde. Es geht immer höher, und es ist wunderschönes Wetter. Je höher ich komme, desto wohler wird mir zumute, ich habe das Gefühl, wenn ich nur ewig so steigen könnte. Mein Glücksgefühl und meine Erhobenheit, als ich den Gipfel erreiche, sind so groß, daß ich fühle, ich könne weiter hinauf in den Weltraum steigen. Ich kann dies nun auch tun und steige in die Luft hinauf. Ich erwachte in völliger Ekstase.*»

324 Ich antwortete ihm darauf: «Mein lieber Kollege, da ich weiß, daß Sie das Bergsteigen doch nicht lassen können, möchte ich Sie sozugagen inständigst bitten, von aller Alleingängerei von nun an abzusehen. Wenn Sie gehen, nehmen Sie zwei Führer, denen Sie ehrenwörtlich absoluten Gehorsam versprechen.» Er lachte: «Unverbesserlich», und verabschiedete sich. Ich sah ihn nicht wieder. Zwei Monate darauf fiel der erste Schlag: Er wurde als Alleingänger von einer Lawine zugedeckt, aber noch im letzten Moment von einer zufällig anwesenden Militärpatrouille ausgegraben. Drei Monate darauf kam das Ende: Auf einer führerlosen Tour mit einem jüngeren Freund trat er, wie von einem untenstehenden Führer beobachtet wurde, beim Abstieg über eine Wand buchstäblich in die Luft, fiel dem weiter unten wartenden Freund auf den Kopf, und beide rollten zerschmettert in die Tiefe. Das war die Ekstasis in jeder Beziehung.

325 Ich habe es mit aller Skepsis und Kritik nie dazu gebracht, die Träume für quantité négligeable zu halten. Erscheinen sie uns unsinnig, so sind bloß wir unsinnig und besitzen offenbar den Witz nicht, die rätselhafte Botschaft unserer Nachtseite richtig zu lesen. Um so mehr aber sollte sich die ärztliche Psychologie durch systematische Arbeit an Träumen die Sinne schärfen, denn zum mindesten die Hälfte unseres seelischen Lebens spielt sich auf jener Nachtseite ab, und ebensosehr wie das Bewußtsein in die Nacht hinüberspielt, ragt auch das Unbewußte in unser Tagleben. Niemand zweifelt an der Wichtigkeit des bewußten Erlebens, warum sollte man dann an der Bedeutung des unbewußten Geschehens zweifeln? Es ist *auch* unser Leben, manchmal sogar mehr und gefährlicher oder hilfreicher als das Tagleben.

326 Da die Träume uns Kunde geben von dem inneren verborgenen Leben und Persönlichkeitskomponenten des Patienten enthüllen, welche im Tagleben nur

neurotische Symptome bedeuten, so kann der Patient eigentlich nicht nur vom und im Bewußtsein behandelt werden, sondern es bedarf auch der Behandlung des Unbewußten. Dieses kann nun, soweit unser derzeitiges Wissen reicht, nicht wohl anders geschehen als dadurch, daß die Inhalte des Unbewußten weitgehend ans Bewußtsein assimiliert werden.

Unter *Assimilation* in diesem Fall wäre eine gegenseitige Durchdringung bewußter und unbewußter Inhalte gemeint, nicht eine einseitige Bewertung, Umdeutung und Umbiegung der unbewußten Inhalte durch das Bewußtsein, wie dies gemeiniglich gedacht und auch praktiziert wird. Es bestehen in dieser Hinsicht sehr irrige Auffassungen über den Wert und die Bedeutung unbewußter Inhalte. Wie bekannt, sieht die FREUDsche Auffassung das Unbewußte in einem durchaus negativen Licht, wie auch der primitive Mensch nach der Meinung jener Schule sozusagen ein Ungeheuer ist. Die Ammenmärchen vom fürchterlichen Urmenschen zusammen mit der Lehre vom infantil-pervers-kriminellen Unbewußten haben es vermocht, das Naturding, welches das Unbewußte eigentlich ist, als ein gefährliches Monstrum erscheinen zu lassen. Wie wenn alles Gute, alles Vernünftige, alles Lebenswerte und alles Schöne im Bewußtsein angesiedelt wäre! Hat uns der Weltkrieg mit seinen Greueln die Augen wirklich noch nicht weiter geöffnet, so daß wir immer noch nicht sehen können, daß unser Bewußtsein noch teuflischer und perverser ist als das Naturwesen des Unbewußten? 327

Neuerdings wurde mir vorgeworfen, daß meine Lehre der Assimilation des Unbewußten die Kultur untergrabe und unsere höchsten Werte der Primitivität überantworte. Eine solche Meinung kann nur auf die gänzlich irrige Voraussetzung, daß das Unbewußte ein Monstrum sei, gegründet sein. Diese Auffassung entspringt der Furcht vor der Natur und vor der tatsächlichen Wirklichkeit. Die FREUDsche Theorie hat zum Zweck der Errettung aus den imaginären Klauen des Unbewußten den Begriff der Sublimierung erfunden. Was wirklich und als solches vorhanden ist, läßt sich nicht alchimistisch sublimieren, und was scheinbar sublimiert wird, das war auch gar nie das, was es infolge falscher Deutung zu sein schien. 328

Das Unbewußte ist kein dämonisches Ungeheuer, sondern ein moralisch, ästhetisch und intellektuell indifferentes Naturwesen, das nur dann wirklich gefährlich wird, wenn unsere bewußte Einstellung dazu hoffnungslos unrichtig ist. In dem Maße, wie wir verdrängen, steigt die Gefährlichkeit des Unbewußten. In dem Moment aber, wo der Patient beginnt, seine unbewußt gewesenen Inhalte zu assimilieren, vermindert sich auch die Gefährlichkeit des Unbewuß- 329 ten. Die Persönlichkeitsdissoziation, die ängstliche Trennung von Tag- und Nachtseite hört mit fortschreitender Assimilation auf. Was mein Kritiker fürchtet, nämlich die Überwältigung des Bewußtseins durch das Unbewußte, tritt eben gerade dann am ehesten ein, wenn das Unbewußte am Mitleben durch Verdrängung, durch falsche Deutung und Entwertung gehindert wird.

330 Der Grundirrtum in bezug auf das Wesen des Unbewußten ist wohl der, daß man allgemein annimmt, seine Inhalte seien eindeutig und mit unveränderlichem Vorzeichen versehen. Diese Auffassung ist, meines unmaßgeblichen Erachtens, zu naiv. Die Seele als ein selbstregulierendes System ist balanciert wie das Leben des Körpers. Für alle exzessiven Vorgänge treten sofort und zwangsläufig Kompensationen ein, ohne sie gäbe es weder einen normalen Stoffwechsel noch eine normale Psyche. In diesem Sinne kann man die *Kompensationslehre* als eine Grundregel für das psychische Verhalten überhaupt erklären. Das Zuwenig hier erzeugt ein Zuviel dort. So ist auch das Verhältnis zwischen Bewußt und Unbewußt ein kompensatorisches. Dies ist eine der am besten bestätigten Handwerksregeln der Traumdeutung. Immer können wir mit Nutzen in der praktischen Traumdeutung die Frage aufwerfen: Welche bewußte Einstellung wird durch den Traum kompensiert?

331 Die Kompensation ist in der Regel nicht bloß eine illusionäre Wunscherfüllung, sondern eine Tatsächlichkeit, die um so tatsächlicher wird, je mehr man sie verdrängt. Durst hört bekanntlich nicht dadurch auf, daß man ihn verdrängt. Der Trauminhalt ist darum zunächst als Tatsächlichkeit ernst zu nehmen und als solche in die bewußte Einstellung als mitbestimmender Faktor aufzunehmen. Tut man das nicht, so verharrt man eben in jener exzentrischen bewußten Einstellung, welche die unbewußte Kompensation herausgefordert hat. Es ist gar nicht abzusehen, wie man dann zu einem richtigen Urteil über sich selbst und zu einer balancierten Lebensführung gelangen soll.

332 Ließe es sich jemand einfallen – und das ist gerade das, was von meinen Kritikern befürchtet wird –, den unbewußten Inhalt an Stelle des bewußten zu setzen, so würde er letzteren natürlich verdrängen, wodurch dann der früher bewußte Inhalt im Unbewußten die kompensatorische Rolle übernähme. Damit hätte das Unbewußte das Gesicht völlig gewechselt und wäre nun ängstlich vernünftig in auffallendstem Gegensatz zur eben noch innegehabten Stellung. Diese Operation wird dem Unbewußten nicht zugetraut, obschon sie sich beständig ereignet und dessen ureigenste Funktion ist. Deshalb ist jeder Traum Informations- und Kontrollorgan und darum das wirksamste Hilfsmittel beim Aufbau der Persönlichkeit.

Im Unbewußten an und für sich liegen keine Explosivstoffe, es sei denn, daß ein überhebliches oder feiges Bewußtsein dort heimlich welche aufgestapelt hat. Um so mehr Grund, nicht achtlos daran vorbeizugehen! 333

Aus all diesen Gründen mache ich es zur heuristischen Regel, mir bei jedem Traumdeutungsversuch die Frage vorzulegen: Welche bewußte Einstellung wird durch den Traum kompensiert? Damit setze ich, wie ersichtlich, den Traum in engste Beziehung zur Bewußtseinslage, ja ich muß sogar behaupten, daß ein Traum ohne Kenntnis der bewußten Situation überhaupt nie auch nur mit annähernder Sicherheit gedeutet werden kann. Nur aus der Kenntnis der Bewußtseinslage heraus ist es möglich auszumachen, welches Vorzeichen den unbewußten Inhalten zu geben ist. Der Traum ist ja kein isoliertes, vom Tagleben und dessen Charakter völlig abgeschnittenes Ereignis. Erscheint er uns so, so ist das nichts als unser Nichtverstehen, eine subjektive Illusion. In Wirklichkeit besteht zwischen dem Bewußtsein und dem Traum strengste Kausalität und ein aufs feinste abgewogenes Beziehungsverhältnis. 334

Ich möchte diese wichtige Prozedur der Bewertung unbewußter Inhalte an einem Beispiel erläutern. Ein junger Mann brachte mir folgenden Traum: «*Mein Vater fährt in seinem neuen Wagen von Hause fort. Er fährt sehr ungeschickt, und ich rege mich über seine anscheinende Dummheit auf. Der Vater fährt nun kreuz und quer und rückwärts, wodurch er den Wagen in eine gefährliche Lage bringt, und schließlich rennt er in eine Mauer hinein, wobei der Wagen schwer beschädigt wird. Ich rufe ihm in hellstem Zorne nach, er solle sich doch vernünftig benehmen. Da lacht mein Vater, und ich sehe, daß er total betrunken ist.*» Dem Traum liegt kein wirkliches Ereignis dieser Art zugrunde. Der Träumer ist sicher, daß sein Vater, auch wenn er betrunken wäre, sich niemals so benehmen würde. Er selber ist Automobilist, sehr sorgfältig, in alcoholicis durchaus mäßig, besonders wenn er fährt; er kann sich in hohem Maße über ungeschicktes Fahren und kleine Beschädigungen am Wagen aufregen. Das Verhältnis zu seinem Vater ist positiv. Er bewundert ihn, weil er ein ungewöhnlich erfolgreicher Mann sei. Ohne weitere Deutekunststücke kann man sagen, daß der Traum ein für den Vater äußerst ungünstiges Bild entwirft. In welchem Sinn also werden wir die Frage nach der Bedeutung dieses Traumes für den Sohn zu beantworten haben? Ist sein Verhältnis zum Vater nur scheinbar gut und besteht es in Wirklichkeit aus überkompensierten Widerständen? In diesem Fall müßte man dem Trauminhalt ein positives Vorzeichen geben, das heißt man müßte sagen: «Das ist Ihr wirkliches Verhältnis zu Ihrem Vater.» Da im wirklichen Verhältnis des Sohnes zum Vater nichts neurotisch Zweideutiges auffindbar ist, so wäre es ungerecht- 335 fertigt, das Gefühl des jungen Mannes mit einer solchen vernichtenden Denkweise zu beschweren. Therapeutisch wäre das einfach ein Mißgriff.

336 Ist sein Verhältnis zum Vater aber tatsächlich ein gutes, warum muß der Traum dann künstlich eine so unwahrscheinliche Geschichte erfinden, um den Vater zu diskreditieren? Es muß im Unbewußten des Träumers eine Tendenz vorhanden sein, einen solchen Traum zu produzieren. Ist das so, weil er doch Widerstände hat, vielleicht aus Neid oder sonstigen minderwertigen Motiven? Bevor wir sein Gewissen beschweren, was bei empfindsamen jungen Leuten sowieso eine etwas gefährliche Sache ist, wollen wir lieber einmal fragen – nicht warum, sondern wozu hat er einen solchen Traum? Die Antwort in diesem Fall würde lauten: Sein Unbewußtes will offenkundig den Vater heruntersetzen. Nehmen wir diese Tendenz als kompensatorische Tatsache, so sind wir zum Schluß gedrängt, daß sein Verhältnis zum Vater nicht nur gut, sondern sogar zu gut ist. Er ist nun in der Tat, was die Franzosen «fils à papa» nennen. Der Vater ist noch zu viel Garantie seines Lebens, und der Träumer lebt noch zu sehr das, was ich *provisorisches* Leben nenne. Das ist sogar seine besondere Gefahr, daß er vor lauter Vater seine eigene Wirklichkeit nicht sieht, weshalb das Unbewußte zu einer künstlichen Blasphemie greift, um den Vater herunter- und damit den Träumer heraufzusetzen. Gewiß, eine unmoralische Prozedur! Ein uneinsichtiger Vater würde sich dagegen wohl verwahren, aber es ist eine überaus zweckmäßige Kompensation, denn sie drängt den Sohn in einen Gegensatz zum Vater, ohne welchen er nie zur Bewußtheit seiner selbst gelangen könnte.

337 Letztere Deutung war die richtige und schlug dementsprechend ein, das heißt sie erreichte das spontane Einverständnis des Träumers, und kein wirklich vorhandener Wert ward dabei gekränkt, weder beim Vater noch beim Sohn. Diese Deutung war aber nur möglich durch eine sorgfältige Ableuchtung der ganzen bewußten Phänomenologie des Vater-Sohn-Verhältnisses. Ohne Kenntnis der bewußten Lage wäre der wirkliche Traumsinn in suspenso geblieben.

338 Für die Assimilation der Trauminhalte ist es von überragender Wichtigkeit, daß keine wirklichen Werte der bewußten Persönlichkeit verletzt oder gar zerstört werden, denn sonst ist niemand mehr da, der assimilieren könnte. Es handelt sich bei der Anerkennung des Unbewußten nicht um ein bolschewistisches Experiment, welches das Unterste zuoberst kehrt und damit eben genau wieder denselben Zustand herbeiführt, den es bessern wollte. Es ist darum strikte darauf zu achten, daß die Werte der bewußten Persönlichkeit erhalten bleiben, denn die Kompensation durch das Unbewußte ist ja nur dann wirksam, wenn

sie mit einem integralen Bewußtsein kooperiert. Bei der Assimilation handelt es sich nie um ein *Entweder-Oder*, sondern stets um ein *Entweder und Oder*.

Wie es für die Deutung des Traumes unerläßlich ist, eine genaue Kenntnis der jeweiligen Bewußtseinslage zu haben, so ist es ebenso wichtig, hinsichtlich der Symbolik des Traumes, die philosophischen, religiösen und moralischen Überzeugungen des Bewußtseins in Betracht zu ziehen. Es ist praktisch unendlich viel ratsamer, die Symbolik des Traumes nicht semiotisch, das heißt nicht als Zeichen oder Symptom von feststehendem Charakter, sondern als wirkliches Symbol, nämlich als Ausdruck eines im Bewußtsein noch nicht erkannten und begrifflich formulierten Inhaltes und zudem als relativ zur jeweiligen Bewußtseinslage zu betrachten. Ich sage, es sei *praktisch* ratsam, so zu verfahren, denn theoretisch gibt es relativ feststehende Symbole, bei deren Deutung man sich aber aufs strengste hüten muß, sie auf inhaltlich Bekanntes und begrifflich Formulierbares zu beziehen. Gäbe es solche relativ feststehende Symbole nicht, so wäre auch gar nichts über die Struktur des Unbewußten auszumachen, denn es wäre dann ja nichts vorhanden, das sich irgendwie festhalten und bezeichnen ließe. 339

Es mag vielleicht befremden, daß ich den relativ feststehenden Symbolen einen sozusagen unbestimmbaren Inhaltscharakter gebe. Hätten sie keinen solchen, so wären sie keine Symbole, sondern Zeichen oder Symptome. Wie bekannt, nimmt die FREUDsche Schule feststehende sexuelle *Symbole* an, das heißt in diesem Fall *Zeichen*, und gibt ihnen den anscheinend definitiven Inhalt der Sexualität. Leider ist aber gerade der Sexualbegriff FREUDS von unerhörter Dehnbarkeit und dermaßen vage, daß gegebenenfalls alles in ihm Platz hat. Zwar klingt das Wort bekannt, aber die damit bezeichnete Sache ist so gut wie ein X, das zwischen den Extremen einer physiologischen Drüsentätigkeit und den sublimsten Geistesblitzen schillernd und unbestimmbar schwankt. Ich ziehe es darum vor, daß das Symbol eine unbekannte, schwer erkennbare und in allerletzter Linie nie ganz bestimmbare Größe bezeichne, statt mich einer dogmatischen Überzeugung auf Grund der Illusion, daß durch das bekannte Wort auch eine bekannte Sache gesetzt sei, hinzugeben. Nehmen wir als Beispiel die sogenannten phallischen Symbole, die angeblich nichts anderes als das membrum virile bezeichnen sollen. Von der Psyche aus gesehen ist aber auch das membrum ein Sinnbild, wie KRANEFELDT in einer neueren Arbeit[2] ausführt, für einen weiteren schwer bestimmbaren Inhalt; wie es ja auch den Primitiven und 340

[2] *«Komplex» und Mythos.*

den Alten, die mit phallischen Symbolen sehr freigebig verfuhren, niemals eingefallen ist, den Phallus, das rituelle Symbol, mit dem Penis zu verwechseln. Stets bedeutete der Phallus das schöpferische *Mana*, das «Außerordentlich Wirksame», um mich des LEHMANNschen Ausdruckes zu bedienen, die Medizin- und Fruchtbarkeitskraft, welche äquivalent auch durch den Stier, den Esel, den Granatapfel, das Yoni, den Bock, den Blitz, den Pferdehuf, den Tanz, den magischen Beischlaf auf dem Acker, das menstruum und unendlich viele andere Analogien ausgedrückt wurde – genau wie im Traum. Das allen Analogien, also auch der Sexualität, Zugrundeliegende ist ein archetypisches Bild von schwer zu bestimmendem Charakter, dem das primitive Manasymbol psychologisch wohl am nächsten kommt.

341 All diese Symbole sind relativ feststehend, wobei wir aber in keinem einzelnen konkreten Fal die apriorische Sicherheit hätten, daß praktisch das Symbol auch so gedeutet werden müßte.

342 Das praktische Erfordernis kann ein ganz anderes sein. Gewiß, hätten wir einen Traum theoretisch, das heißt wissenschaftlich erschöpfend zu deuten, so müßten wir solche Symbole auf Archetypen beziehen. In der Praxis aber kann das geradezu ein Fehler sein, denn die momentane psychologische Situation des Patienten erfordert vielleicht alles andere eher als eine Ablenkung auf Traumtheorie. Deshalb ist es ratsam, in praxi vor allem in Betracht zu ziehen, was die zur Bewußtseinslage relative Bedeutung des Symboles ist, das heißt, das Symbol so zu behandeln, wie wenn es nicht feststehend wäre. Mit anderen Worten ausgedrückt, man verzichte auf alles Vorher- und Besserwissen und forsche eher nach, was die Dinge für den Patienten bedeuten. Selbstverständlich bleibt dabei die theoretische Deutung mehr als bloß auf halbem Weg, in der Regel sogar an einem bloßen Anfang, stehen. Hantiert der Praktiker aber zu viel mit feststehenden Symbolen, so verfällt er bloßer Routine und einem gefährlichen Dogmatismus, mit dem er des öfteren am Patienten vorbeigerät. Leider muß ich darauf verzichten, das Gesagte mit einem Beispiel zu illustrieren, denn das Beispiel selber erforderte eine solche Ausführlichkeit, daß ich mit meiner Zeit nicht auskäme. Überdies habe ich über diese Angelegenheit schon genug Material publiziert.

343 Sehr häufig ereignet sich schon am Anfang der Behandlung ein Traum, welcher dem Arzt das ganze Programm des Unbewußten auf weite Sicht enthüllt. Diese Einsicht wird dem Arzt durch die Kenntnis der relativ feststehenden Symbole ermöglicht. Aber es ist aus praktischen Gründen noch ganz unmöglich, die tiefere Bedeutung des Traumes dem Patienten klarzumachen. Auch auf

dieser Seite beschränkt uns die praktische Rücksicht. Prognostisch und diagnostisch kann eine solche Einsicht von größtem Werte sein. Ich wurde einmal im Fall eines 17jährigen Mädchens konsultiert. Ein Spezialist hatte die Vermutung ausgesprochen, es könnte sich um einen allerersten Anfang von progressiver Muskelatrophie handeln, ein anderer war der Ansicht, es handle sich um eine Hysterie. Infolge dieser Ansicht wurde ich beigezogen. Körperlich war die Sache verdächtig, jedoch war tatsächlich auch Hysterisches vorhanden. Ich fragte nach Träumen. Sofort antwortete die Patientin: «Ja, ich habe schreckliche Träume. Eben habe ich geträumt, *ich komme nachts nach Hause. Alles ist totenstill. Die Türe zum Salon steht halb offen und ich sehe meine Mutter am Kronleuchter aufgehängt im kalten Winde, der durch die offenen Fenster dringt, schwingen.* Und dann träumte ich, *daß nachts ein furchtbarer Lärm im Haus losgehe. Ich sehe nach und entdecke, daß ein scheues Pferd in der Wohnung herumrast. Endlich findet es die Türe auf den Korridor und springt nun durch das Korridorfenster aus dem vierten Stock auf die Straße hinunter. Ich sah mit Schrecken, wie es unten zerschmettert liegenblieb.*»

Der nefaste Charakter der Träume allein schon kann einen aufhorchen lassen. 344
Jedoch haben auch andere Leute gelegentlich Angstträume. Wir müssen deshalb etwas näher auf die Bedeutung der beiden Hauptsymbole «Mutter» und «Pferd» eingehen. Es muß sich um Äquivalente handeln, denn beide tun dasselbe. Beide suizidieren sich. «Mutter» ist ein Archetypus, welcher Ursprung, Natur, passiv Erzeugendes (daher Stoff, materia) andeutet, daher auch materielle Natur, Unterleib (Gebärmutter) und vegetative Funktionen, daher auch das Unbewußte, das Natur- und Triebhafte, das Physiologische, den Körper, in dem man wohnt oder enthalten ist; denn «Mutter» ist auch Gefäß, Hohlform (ebenso Unterleib), tragend und nährend, und daher auch psychisch die Grundlagen des Bewußtseins ausdrückend. Mit dem Innen- oder Enthaltensein ist das Dunkle, Nächtliche und Ängstliche (Enge) verbunden. Mit diesen Andeutungen gebe ich einen großen Teil der mythologischen und sprachgeschichtlichen Abwandlung des Mutterbegriffes oder einen wesentlichen Teil des Yin-Begriffes der chinesischen Philosophie wieder. Das ist nicht individuelle Erwerbung des 17jährigen Mädchens, sondern kollektives Erbgut, einerseits in der Sprache noch lebendig vorhanden, anderenteils hereditäre Struktur der Psyche, und darum zu allen Zeiten und bei allen Völkern wiederzufinden.

Das so bekannt klingende Wort «Mutter» bezieht sich anscheinend auf die 345
allerbekannteste individuelle Mutter, «meine Mutter», als Symbol aber auf einen der begrifflichen Formulierung sich hartnäckig widersetzenden Hintergrund, den man nur sehr vage und ahnungsweise als das verborgene, naturhafte,

körperliche Leben bezeichnen könnte, was aber schon zu eng ist und zu viele unerläßliche Nebenbedeutungen ausschließt. Die zugrundeliegende psychische Urtatsache ist von unerhörter Komplexität und kann daher nur mit weitester Anschauung und auch dann nur ahnungsweise erfaßt werden. Deshalb eben braucht es die Symbole.

346 Setzen wir den gefundenen Ausdruck in den Traum ein, dann lautet die Deutung: Das unbewußte Leben zerstört sich selbst. Das ist die Botschaft ans Bewußtsein und an jedermann, der Ohren hat zu hören.

347 «Pferd» ist ein in Mythologie und Folklore weit verbreiteter Archetypus. Als Tier vertritt es die nichtmenschliche Psyche, das Untermenschliche, Animalische, somit das unbewußt Psychische; darum sind Pferde folkloristisch hellsichtig und hellhörig und sprechen bisweilen. Als tragende Tiere haben sie nächste Beziehung zum Mutterarchetypus (Walküren, die den toten Helden nach Walhall tragen, das trojanische Pferd usw.). Als unterhalb des Menschen Befindliches stellen sie den Unterleib und die daraus heraufsteigende Triebwelt dar. Das Pferd ist Dynamis und Vehikel, es träg einen dahin wie ein Trieb, aber es ist wie die Triebe der Panik unterworfen, weil ihm höhere Bewußtseinsqualität mangelt. Es hat mit Magie, das heißt irrationaler, zauberischer Wirkung zu tun, besonders schwarze (Nacht-)Pferde, die Tod ankündigen.

348 Das «Pferd» ist dementsprechend ein Äquivalent der «Mutter» mit einer leisen Verschiebung der Bedeutungsnuance von Ursprungsleben auf bloß animalisches, körperliches Leben. Setzen wir diesen Ausdruck in den Traumtext ein, dann lautet die Deutung: Das animalische Leben zerstört sich selbst.

349 Die Aussagen der beiden Träume sind also beinahe identisch, wobei der zweite, wie es in der Regel der Fall ist, sich mehr spezifisch ausdrückt. Man wird die besondere Feinheit des Traumes bemerkt haben: er spricht nicht vom Tod des Individuums. Bekanntlich kann man leicht vom eigenen Tod träumen, aber dann ist es nicht ernst. Wenn es wirklich gilt, dann spricht der Traum eine andere Sprache.

350 Beide Träume also deuten schwere organische Krankheit mit letalem Ausgang an. Diese Prognose bestätigte sich bald.

351 Was nun die Frage der relativ feststehenden Symbole betrifft, so kann dieses Beispiel eine vage Idee der Natur dieser Symbole geben. Es gibt ihrer unendlich viele, die sich alle durch subtile Verschiebungen der Bedeutungsnuance individuell auszeichnen. Die wissenschaftliche Feststellung ihrer Natur ist nur durch vergleichende mythologische, folkloristische, religions- und sprachgeschichtliche Untersuchungen möglich. Mehr noch nämlich als in unserem Bewußtsein

offenbart sich im Traum das entwicklungsgeschichtlich aufgebaute Wesen der Psyche. Im Traum kommen ihre aus primitivster Natur abstammenden Bilder und Triebe zum Wort. Durch die Assimilation unbewußter Inhalte gleichen wir daher das augenblickliche und vom Naturgesetz nur allzu leicht abweichende Bewußtseinsleben diesem wieder an und bringen so den Patienten wieder zu seiner natürlichen Eigengesetzlichkeit.

Ich habe hier nur Elementares vorgebracht. Der Rahmen eines Vortrages er- 352
laubte es nicht, die einzelnen Bausteine zusammenzufügen und damit jenes Gebäude wieder zu errichten, welches in jeder einzelnen Analyse vom Unbewußten aufgebaut und bis zur endgültigen Wiederherstellung der ganzen Persönlichkeit durchgeführt wird. Der Weg der sukzessiven Assimilationen reicht weit über den speziell ärztlich interessanten Heilungserfolg hinaus und führt schließlich zum fernen Ziel, das vielleicht als erste Ursache das Leben veranlaßte, nämlich zur völligen Verwirklichung des ganzen Menschen, zur Individuation. Wir Ärzte sind wohl die ersten bewußten Beobachter dieses dunkeln Naturvorganges geworden. Wir sehen aber in der Regel nur den krankhaft gestörten Teil dieser Entwicklung und verlieren den Patienten aus den Augen, wenn er geheilt ist. Aber erst nach der Heilung wäre die wirkliche Gelegenheit, den normalen Vorgang, der sich über Jahre und Jahrzehnte erstreckt, zu studieren. Hätte man einige Kenntnisse von den Zielen der unbewußten Entwicklungstendenz und schöpfte der Arzt seine psychologische Einsicht nicht gerade aus der krankhaften Störungsphase, so wäre der Eindruck der durch die Träume dem Bewußtsein vermittelten Vorgänge wohl weniger verwirrend und man könnte klarer erkennen, worauf die Symbole in letzter Linie hinzielen. Meines Erachtens sollte jeder Arzt sich der Tatsache bewußt sein, daß jedes psychotherapeutische Verfahren, und ganz besonders das analytische, in einen zielgerichteten Zusammenhang und Vorgang einbricht, bald an dieser, bald an jener Stelle, und einzelne Phasen desselben aufdeckt, die in ihren jeweiligen Richtungen widersprechend zu sein scheinen. Jede Einzel-Analyse zeigt nur einen Teil oder einen Aspekt des zugrunde liegenden Vorganges, weshalb kasuistische Vergleichungen zunächst nur hoffnungslose Verwirrung stiften. Ich habe mich deshalb auch nicht ungern auf das Elementare und Praktische beschränkt, denn nur in nächster Nähe der tagtäglichen Empirie ist es möglich, zu einem einigermaßen befriedigenden Einverständnis zu kommen.

XIII
DIE PSYCHOLOGIE DER ÜBERTRAGUNG[1]

ERLÄUTERT ANHAND EINER ALCHEMISTISCHEN BILDERSERIE

Quaero non pono, nihil hic determino dictans
Coniicio, conor, confero, tento, rogo...
CHRISTIAN KNORR VON ROSENROTH 1636–1693

MEINER FRAU GEWIDMET

[1] In Buchform erschienen Zürich 1946.

VORREDE

Jener Vorgang, den Freud als «Übertragung» bezeichnet hat, ist für jeden, der die psychotherapeutische Praxis aus eigener Erfahrung kennt, ein oft schwieriges Problem. Es ist wohl nicht übertrieben, wenn man annimmt, daß sozusagen alle Fälle, die längerer Behandlung bedürfen, um das Phänomen der Übertragung gravitieren, und daß es zum mindesten so erscheint, als ob der Erfolg oder Mißerfolg der Behandlung ganz wesentlich damit zu tun hätte. Die Psychologie kann daher diese Erscheinung nicht wohl übersehen und umgehen; auch sollte sich die Therapeutik nicht den Anschein geben, als ob die sogenannte «Auflösung der Übertragung» eine klare, einfache und selbstverständliche Sache sei. Man begegnet allerdings auch einem ähnlichen Optimismus bei der Behandlung der «Sublimierung», einem mit der Übertragung eng verbundenen Vorgang. Die Diskussion gibt sich oft den Anschein, als ob es sich um Phänomene handle, denen mit Vernunft, respektive Intellekt und Willen beizukommen wäre, oder denen Geschicklichkeit und Kunst des Arztes mit überlegener Technik abzuhelfen verstünde. Dieses euphemistische und propitiierende Verfahren wird zwar mit Nutzen verwendet, wo die Dinge eben gerade nicht einfach, und Erfolge nicht billig zu haben sind; aber es ist insofern von Nachteil, als es die Schwierigkeit des Problems verschleiert und dadurch dessen tiefere Erforschung verhindert, beziehungsweise hinausschiebt. Obschon ich ursprünglich mit Freud der Übertragung eine kaum zu überschätzende Bedeutung beimaß, habe ich doch mit vermehrter Erfahrung einsehen müssen, daß auch diese Wichtigkeit relativ ist. Die Übertragung kann man jenen Medikamenten vergleichen, die beim einen als Heilmittel, beim anderen als pures Gift wirken. Ihr Erscheinen bedeutet im einen Fall die Wendung zum Guten, im anderen Verhinderung und Beschwernis, wenn nicht Schlimmeres, im dritten endlich ist sie relativ unwesentlich. Sie ist aber meist ein kritisches Phänomen, das in allen Farben schillert, und ihr Vorhandensein sagt ebenso viel aus, wie ihr Nichtvorhandensein.

In der vorliegenden Schrift beschäftige ich mich mit der «klassischen» Form der Übertragung und deren Phänomenologie. Da sie eine Beziehungsform ist, so setzt sie immer ein *Du* voraus. Wo sie negativ ist oder gar fehlt, da spielt das

Du eine unbedeutende Rolle, wie dies zum Beispiel beim Minderwertigkeitskomplex mit kompensierendem Geltungsdrang regelmäßig der Fall ist[2].

Es mag den Leser vielleicht befremden, daß ich zur Erläuterung der Übertragung gerade ein scheinbar so fernabliegendes Objekt wie die alchemistische Symbolik heranziehe. Wer dagegen meine Ausführungen in «*Psychologie und Alchemie*» kennt, weiß, welch' innige Beziehung zwischen der Alchemie und jenen Phänomenen besteht, mit denen sich die Psychologie des Unbewußten aus praktischen Gründen beschäftigen muß. Er wird es daher nicht erstaunlich finden, daß eine erfahrungsgemäß so häufige und wichtige Erscheinung sich auch unter den symbolischen Bildern der Alchemie vorfindet. Diese Darstellungen enthalten das Übertragungsverhältnis zwar kaum bewußt, wohl aber als unbewußte Voraussetzung und eignen sich daher, einer Erörterung des Phänomens wenigstens als Leitfaden zu dienen.

Der Leser wird in dieser Schrift eine Darstellung der klinischen Übertragungsphänomene vermissen. Meine Ausführungen wenden sich aber nicht an den Anfänger, dem noch eine Kenntnis der Erscheinung zu vermitteln wäre, sondern ausschließlich an solche, welche durch ihre eigene Praxis sich bereits genügende Erfahrung erworben haben. Mein Bestreben geht dahin, eine Orientierung in diesem neu erschlossenen und noch ganz unübersichtlichen Gebiet zu geben und dem Leser einige Bekanntschaft mit der darin obwaltenden Problematik zu übermitteln. In Ansehung der beträchtlichen Schwierigkeiten, die sich dem denkenden Begreifen auf diesem Erfahrungsfeld entgegenstellen, möchte ich den Charakter der Vorläufigkeit meiner Untersuchung ausdrücklich feststellen. Ich bemühe mich, Beobachtungen und Auffassungen zu beschreiben, die ich zunächst der Nachdenklichkeit meines Lesers empfehlen möchte, in der Hoffnung, seinen Blick auf gewisse Gesichtspunkte zu lenken, die sich mir im Laufe der Zeit als bedeutsam aufgedrängt haben. Ich fürchte, daß meine Darstellung keine leichte Lektüre sein wird für diejenigen, denen eine gewisse Kenntnis meiner früheren Arbeiten mangelt. Ich habe daher nicht verfehlt, in Fußnoten auf diejenigen meiner Schriften hinzuweisen, welche dem Verständnis einige Hilfe leisten können.

[2] Womit nicht gesagt sein soll, daß bei solchen Fällen überhaupt nie eine Übertragung eintrete. Die negative Form der Übertragung in der Gestalt von Widerstand, Abneigung und Haß gibt dem Du von vornherein eine zwar große, aber negative Bedeutung und bemüht sich, der Möglichkeit einer positiven Übertragung jedes erdenkliche Hindernis in den Weg zu legen. Infolgedessen kann sich der typische Symbolismus der Gegensatzsynthese, welche für die positive Übertragung charakteristisch ist, nicht entwickeln.

Der Leser, der einigermaßen unvorbereitet an diese Schrift herantritt, wird wohl erstaunt sein ob der Menge historischen Materials, das ich mit meiner Untersuchung in Verbindung gebracht habe. Der Grund und die innere Notwendigkeit dazu liegen darin, daß die richtige Erkenntnis und Bewertung eines Problems zeitgenössischer Psychologie nur dann möglich ist, wenn es uns gelingt, einen Punkt außerhalb unserer Zeit aufzufinden, von welchem aus wir dasselbe betrachten können. Diese Zeit außerhalb kann nur eine vergangene Epoche sein, die sich mit derselben Problematik, aber unter anderen Voraussetzungen und in anderen Formen beschäftigt hat. Die dadurch ermöglichte Vergleichung und Auseinandersetzung erfordert natürlich eine entsprechend umfangreiche Darstellung der historischen Gesichtspunkte. Diese könnte selbstverständlich viel kürzer gefaßt werden, wenn es sich um ein altbekanntes Material handelte, wo wir uns mit Andeutungen und Hinweisen begnügen könnten. Dies ist aber leider keineswegs der Fall, indem die hier in Betracht kommende Psychologie der Alchemie ein erst spärlich durchleuchtetes Neuland darstellt. Ich muß daher beim Leser eine gewisse Kenntnis meines Buches «*Psychologie und Alchemie*» voraussetzen, denn ohne dieselbe wird es ihm wohl schwer fallen, den Zugang zu meiner «*Psychologie der Übertragung*» zu finden. Der Leser, der vermöge seiner professionellen und persönlichen Erfahrung von der Tragweite des Übertragungsproblems hinlänglich unterrichtet ist, wird mir diese Zumutung verzeihen.

Vorliegende Untersuchung hat zwar selbständigen Charakter, bildet aber doch zugleich eine Einleitung zu einer umfänglicheren Darstellung der Gegensatzphänomenologie und der Gegensatzsynthese in der Alchemie, die später als Band 10 und 11 der Psychologischen Abhandlungen unter dem Titel «*Mysterium Coniunctionis*»* folgen wird. Ich möchte an dieser Stelle allen denen, die mich durch Lektüre des Manuskriptes auf Mangelhaftes aufmerksam gemacht haben, meinen Dank aussprechen. Durch vielfache Hilfe hat mich Fräulein Dr. phil. Marie-Louise von Franz zu besonderer Dankbarkeit verpflichtet.

Im Herbst 1945 — Der Verfasser

* [GW XIV/1 und 2]

EINLEITUNG

Bellica pax, vulnus dulce,
Suave malum.
JOHN GOWER

Dass gerade die Idee der *mystischen Hochzeit* in der Alchemie eine so bedeutsame Rolle spielen sollte, ist insofern nicht erstaunlich, als der dafür häufig gebrauchte Ausdruck *coniunctio* in erster Linie das bezeichnet, was heute chemische Verbindung heißt, und was die zu verbindenden Körper zusammenführt, nennt man heute Affinität; früher aber gebrauchte man verschiedene Bezeichnungen, die allesamt menschliche und in Sonderheit erotische Beziehungen ausdrücken, wie nuptiae (Hochzeit), matrimonium und coniugium (Ehe), amicitia (Freundschaft), attractio (Anziehung) und adulatio (Umschmeicheln). Dementsprechend waren die zu verbindenden Körper als agens et patiens (aktiv und passiv), als vir (Mann) oder masculus (männlich) und als femina, mulier, femineus (Weib, weiblich) gedacht, oder, noch pittoresker, als Hund und Hündin[1], Pferd (Stute) und Esel[2], Hahn und Henne[3], als geflügelter und ungeflügelter Drache[4] gekennzeichnet. Je anthropomorpher und je theriomorpher die Bezeichnungen ausfallen, desto mehr wird der Anteil der spielerischen Phantasie und damit des Unbewußten offenbar; und desto mehr ist auch ersichtlich, daß das forschende Denken des alten Naturphilosophen der Versuchung ausgesetzt war, von der Beschäftigung mit den ihm dunkeln Eigenschaften des Stoffes, das heißt von der strikte chemischen Fragestellung abzugleiten und dem *Mythus des Stoffes* zu verfallen. Da es keine absolute Voraussetzungslosigkeit gibt, riskiert auch der objektivste und unparteiischste Forscher an der Stelle, wo er ein noch nie erhell- 353

[1] «Accipe canem corascenum masculum et caniculam Armeniae.» (Nimm einen koraszenischen Hund und eine armenische Hündin.) HOGHELANDE, p. 163. Ein KALIDzitat aus dem *Rosarium philosophorum* (*Artis auriferae* II p. 248) lautet: «Accipe canem coetaneum et catulam Armeniae.» (Nimm einen koetanischen Hund und eine armenische Hündin.) In den Zauberpapyri ist Selene (Mond) als κύων (Hündin) bezeichnet. Siehe Pariser Zauberpapyrus, Z. 2280, in PREISENDANZ, I, p. 142. Bei ZOSIMOS sind es Hund und Wolf, siehe BERTHELOT, *Coll. alch. grecs* III, XII, 9.

[2] BERTHELOT, l. c.

[3] Die klassische Stelle in SENIOR, p. 8: «Tu mei indiges, sicut gallus gallinae indiget.» (Du bedarfst meiner, wie der Hahn der Henne bedarf.)

[4] Hievon gibt es viele Abbildungen in der Literatur.

tes Dunkel betritt, aus Mangel an Erkennbarem einer unbewußten Voraussetzung zum Opfer zu fallen. Dies braucht insofern nicht notwendigerweise von Schaden zu sein, als die für das Unerkennbare sich anbietende Ersatzvorstellung eine zwar archaische, aber im übrigen nicht unpassende Analogie sein wird. So ist jene Vision der tanzenden Paare, welche KEKULÉ[5] auf die Spur der Struktur gewisser Kohlenstoffverbindungen, nämlich des Benzolringes, geführt hat, nichts anderes als das Bild der coniunctio, der Paarung, wie es den Geist der Alchemisten während tausendsiebenhundert Jahren beschäftigte. Obschon es eben gerade dieses Bild war, das während längster Zeit den Verstand der Forscher immer wieder vom Problem der Chemie weg und zum ursprünglichen Mythus der königlichen respektive göttlichen Hochzeit zurückführte, ist es mit der KEKULÉschen Vision doch schließlich an sein chemisches Ziel gelangt und hat dem Verständnis organischer Verbindungen und dem späteren, unerhörten Aufschwung der synthetischen Chemie den denkbar größten Dienst geleistet. Rückschauend könnte man daher sagen, daß die Alchemisten eine feine Nase gehabt hätten, indem sie dieses «arcanum arcanorum»[6], dieses «donum Dei et secretum altissimi»[7], dieses eigentliche Geheimnis der Goldkunst sozusagen zum Höhepunkt ihres Werkes machten. An den späten Triumph dieser alchemistischen Idee reiht sich würdig die Bestätigung des anderen zentralen Gedankens der Goldkunst, nämlich der Verwandelbarkeit der chemischen Elemente. Aus der eminenten, einerseits praktischen, andererseits theoretischen Bedeutung dieser Gedanken wäre es möglich, den Schluß zu ziehen, daß es sich dabei um intuitive Antizipationen handelte, deren fascinosum durch die spätere Entwicklung erklärbar wurde[8].

354 Wir finden nun aber, daß die Alchemie sich nicht bloß zur Chemie gewandelt hat, indem sie es allmählich immer besser verstand, sich von ihren mythischen Voraussetzungen abzulösen, sondern daß sie auch zu einer Art mystischer Philosophie wurde, beziehungsweise immer schon eine solche gewesen ist. So vermag die Idee der coniunctio einerseits das dunkle Geheimnis der chemischen Verbindung zu erleuchten, andererseits drückt sie, als Mythologem, den Arche-

[5] ANSCHUETZ, I, p. 624 f. und FIERZ-DAVID, p. 235 f.

[6] (Geheimnis der Geheimnisse) DIONYSIUS ZACHARIUS, V, p. 826.

[7] *Consilium coniugii* in *Ars chemica*, p. 259. Vgl. auch *Aurora consurgens* I, Kap. 2: «Est namque donum et sacramentum Dei atque res divina..» (Denn es ist eine Gabe und ein Sakrament Gottes und eine göttliche Sache.)

[8] Es handelt sich hier um keinen Widerspruch zu der Tatsache, daß das coniunctio-Motiv in erster Linie wegen seines archetypischen Charakters ein fascinosum ist.

typus der Gegensatzvereinigung aus und wird damit zum Bild der unio mystica. Die Archetypen stellen nun nicht etwa Äußeres, Nichtseelisches dar, obschon sie selbstverständlich die Anschaulichkeit ihrer jeweiligen Gestaltung den Eindrücken der Umwelt verdanken. Im Gegensatz zu und unabhängig von ihrer jeweiligen äußeren Gestaltung stellen sie vielmehr das Wesen und das Leben einer nicht-individuellen Seele dar, welche zwar jedem Individuum eingeboren ist und doch von dessen Persönlichkeit weder modifiziert noch in Besitz genommen werden kann. Diese Seele ist im einzelnen dasselbe, was sie in vielen und schließlich in allen ist. Sie bildet die Voraussetzung jeder individuellen Psyche, so wie das Meer der Träger seiner Wellen ist.

Wie die coniunctio ein für die Alchemie bedeutsames Bild darstellt, und ihre 355
praktische Wichtigkeit sich auf späterer Entwicklungsstufe erwahrheitet hat, so kommt ihr auch ein entsprechender seelischer Wert zu, das heißt sie spielt für die Erkenntnis der inneren seelischen Dunkelheiten dieselbe Rolle, wie sie es für die Unverständlichkeiten des Stoffes tat. Ja, sie hätte diese Wirksamkeit hinsichtlich der Stoffwelt überhaupt nie entfaltet, wenn sie nicht vorher schon faszinierende Gewalt besessen und vermöge dieser den Geist des Forschers auf ihrer Linie festgehalten hätte. *Die coniunctio ist ein Bild a priori*, das seit jeher an hervorragender Stelle in der menschlichen Geistesentwicklung steht. Verfolgt man nämlich diese Idee rückwärts, so findet man in der Alchemie zwei Quellen, aus denen sie sich herleitet, eine christliche und eine heidnische. Die christliche Quelle ist unmißverständlich die Lehre von Christus und der Kirche, von sponsus und sponsa, wobei Christus die Rolle des Sol und der Kirche die der Luna zufällt[9]. Die heidnische Quelle ist einerseits der Hierosgamos[10], andererseits die hochzeitliche Verbindung des Mysten mit der Gottheit[11]. Aus diesen seelischen Erlebnissen und deren Niederschlag in der Überlieferung erklärt sich vieles von der den Alchemisten eigentümlichen Vorstellungswelt und ihrer Geheimsprache, welche ohne diesen Zusammenhang schlechterdings unverständlich wären.

Wie oben gesagt, tritt das Bild der coniunctio immer an einer hervorragen- 356
den Stelle der menschlichen Geistesentwicklung auf. Die moderne Entwicklung der ärztlichen Psychologie hat durch die Beobachtung der geistigen Vorgänge in Psychosen und Neurosen zwangsläufig zu einer immer gründlicheren Erforschung jener psychischen Hintergrundsprozesse geführt, welche man gemein-

[9] Vgl. hiezu die umfassende Darstellung von HUGO RAHNER.

[10] Die klassischen Quellen dazu finden sich gesammelt bei A. KLINZ.

[11] BOUSSET, p. 69 ff., 263 f., 315 ff.; LEISEGANG, p. 235.

hin als das *Unbewußte* bezeichnet. Es ist gerade die Psychotherapie, welche derartige Untersuchungen erfordert, denn es läßt sich schlechterdings die Tatsache nicht mehr leugnen, daß die krankhaften Störungen der Psyche sich weder ausschließlich aus körperlichen Veränderungen, noch aus Bewußtseinsvorgängen erklären lassen, sondern daß man noch einen dritten Faktor, nämlich die hypothetischen unbewußten Vorgänge, zur Erklärung beiziehen muß[12].

357 Bei der praktischen Analyse hat sich herausgestellt, daß die unbewußten Inhalte zunächst immer als auf objektive Personen und Verhältnisse *projiziert* auftreten. Viele der Projektionen werden durch die Erkenntnis ihrer subjektiven Zugehörigkeit endgültig dem Individuum integriert, andere aber lassen sich nicht integrieren, sondern lösen sich zwar von ihren ursprünglichen Objekten, übertragen sich aber dann auf den behandelnden Arzt. Unter diesen Inhalten spielt die Beziehung zum gegengeschlechtigen Elternteil eine ganz besondere Rolle, das heißt also die Beziehung Sohn–Mutter, Tochter–Vater, daneben auch Bruder–Schwester[13]. In der Regel kann dieser Komplex nicht vollständig integriert werden, indem fast stets der Arzt an Stelle des Vaters, des Bruders und sogar der Mutter gesetzt wird. (Letzteres natürlich erheblich seltener.) Da sich erfahrungsgemäß diese Projektion mit ihrer ursprünglichen Intensität (welche von FREUD als ätiologisch aufgefaßt wird) festsetzt, so kommt es zu einer Bindung, welche in jeder Hinsicht der anfänglichen Infantilbeziehung entspricht und daraufhin tendiert, alle Erfahrungen der Kindheit am Arzt zu wiederholen, mit anderen Worten das neurotisch gestörte Anpassungsverhältnis wird nunmehr auf den Arzt *übertragen*[14]. FREUD, der zuerst dieses Phäno-

[12] Ich bezeichne die unbewußten Vorgänge als «hypothetisch», weil das Unbewußte per definitionem keiner direkten Beobachtung zugänglich ist, sondern nur «erschlossen» werden kann.

[13] Ich lasse die gleichgeschlechtigen Formen wie Vater–Sohn, Mutter–Tochter usw. außer Betracht. In der Alchemie wird, soviel ich weiß, nur ein einziges Mal auf diese Abart angespielt, und zwar in der Arisleusvision (*Artis auriferae* I, p. 147): «Domine quamvis rex sis, male tamen imperas et regis: masculos namque masculis coniunxisti, sciens quod masculi non gignunt.» (O Herr, obwohl Du König bist, regierst und herrschest Du schlecht: denn Du hast Männer mit Männern verbunden, obschon Du weißt, daß Männer nicht gebären.)

[14] FREUD (Ges. S. Bd. VII, p. 472) sagt darüber: «Das entscheidende Stück der Arbeit wird geleistet, indem man im Verhältnis zum Arzt, in der ‹Übertragung›, Neuauflagen jener alten Konflikte schafft, in denen sich der Kranke benehmen möchte, wie er sich seinerzeit benommen hat... An Stelle der eigenen Krankheit des Patienten tritt die künstlich hergestellte der Übertragung, die Übertragungskrankheit, an Stelle der verschiedenartigen irrealen Libidoobjekte das eine wiederum phantastische Objekt der ärztlichen Person.» Daß die Übertragung allemal künstlich hergestellt sei, darf füglich bezweifelt werden, indem dieses Phänomen auch außerhalb jeglicher Behandlung und

men erkannte und beschrieb, hat dafür den Terminus «Übertragungsneurose» geprägt[15].

Diese Bindung nun ist des öfteren von solcher Intensität, daß man von einer 358
Verbindung sprechen könnte. Wenn zwei chemische Körper sich verbinden, so werden beide alteriert. Das ist auch bei der *Übertragung* der Fall. FFREUD hat richtig erkannt, daß diese Bindung therapeutisch von hoher Bedeutung ist, indem dadurch ein mixtum compositum der geistigen Gesundheit des Arztes mit der gestörten Gleichgewichtslage des Kranken entsteht. Die FREUDsche Technik versucht zwar, sich von diesem Geschehen soviel wie möglich zu distanzieren, was menschlich durchaus begreiflich ist, der therapeutischen Wirkung gegebenenfalls aber erheblichen Abbruch tut. Eine gewisse Beeinflussung des Arztes ist unvermeidlich und ebenso eine gewisse Störung beziehungsweise Schädigung seiner nervösen Gesundheit[16]. Er «übernimmt» ja recht eigentlich das Leiden des Patienten und teilt es mit ihm. Darum ist er prinzipiell gefährdet und muß es sein[17]. Was für eine hohe Bedeutung FREUD dem Übertragungsphäno-

zudem sehr häufig auftritt als ein sozusagen natürliches Vorkommnis. Es gibt wohl fast nie eine etwas intimere Beziehung zwischen Menschen, ohne daß dabei Übertragungsphänomene fördernd oder störend in Betracht kämen.

[15] «Wenn der Patient nur soviel Entgegenkommen zeigt, daß er die Existenzbedingungen der Behandlung respektiert, gelingt es uns regelmäßig, allen Symptomen der Krankheit eine neue Übertragungsbedeutung zu geben, seine gemeine Neurose durch eine Übertragungsneurose zu ersetzen..» (FREUD, Ges. S. Bd. VI, p. 117 f.) Der Autor setzt hier etwas zu viel aufs eigene Konto. Längst nicht immer wird eine Übertragung vom Arzt hervorgebracht. Oft ist sie in voller Stärke da, noch bevor er überhaupt den Mund aufgetan hat. FREUDs Auffassung der Übertragung als einer «artifiziellen Krankheit», einer «neugeschaffenen und umgeschaffenen Neurose» einer «neuen künstlichen Neurose» (Ges. S. Bd. VII, p. 462) ist insofern gültig, als die Übertragung eines neurotischen Kranken ebenfalls neurotisch ist, aber diese Neurose ist weder «neu» noch «artifiziell» noch geschaffen, sondern es ist dieselbe alte Neurose, und das einzig Neue daran ist, daß nunmehr der Arzt darin einbezogen wird, und zwar mehr als ein Opfer denn als ihr Erzeuger.

[16] FREUD hat schon das Phänomen der sog. «Gegenübertragung» erkannt. Kenner seiner Technik wissen, wie sehr dieselbe daraufhin tendiert, die ärztliche Person möglichst außerhalb der Reichweite dieser Wirkung zu halten. Dazu gehört z. B., daß sich der Arzt hinter den Patienten setzt, und ebenso, daß er sich den Anschein gibt, als ob die Übertragung ein Produkt seiner Technik sei, während es sich in Wirklichkeit um ein ganz natürliches Phänomen handelt, das ebensowohl ihm wie dem Lehrer, dem Pfarrer, dem somatisch behandelnden Arzt und – last not least – dem Ehemann zustoßen kann. FREUD (l. c.) gebraucht den Ausdruck «Übertragungsneurosen» auch als Kollektivbezeichnung für Hysterie, Angsthysterie und Zwangsneurose.

[17] Diese Wirkungen auf Arzt oder Pflegerin können unter Umständen sehr weit reichen. Es sind mir Fälle bekannt, wo bei schizophrenen Grenzzuständen sogar kurze psychotische Intervalle «übernommen» wurden, wobei es vorkommt, daß eben gerade in diesem Moment sich die Patienten eines

men beimaß, wurde mir bei unserer ersten persönlichen Begegnung im Jahre 1907 klar. Nach einer vielstündigen Unterredung trat eine Pause ein. Plötzlich fragte er mich unvermittelt: «Und was denken Sie von der Übertragung?» Ich antwortete aus tiefster Überzeugung, daß sie das A und das O der analytischen Methode sei. Worauf er sagte: «Dann haben Sie die Hauptsache verstanden.»

359 Die große Bedeutung der Übertragung hat vielfach Anlaß zu dem Irrtum gegeben, zur Heilung sei die Übertragung unbedingt erforderlich. Sie müsse daher sozusagen gefordert werden. Dergleichen kann aber ebensowenig gefordert werden wie ein Glaube. Glaube hat nur Wert, wenn er von sich aus vorhanden ist. Ein erzwungener Glaube aber ist nichts als Krampf. Wer meint, Übertragung fordern zu müssen, vergißt, daß dieses Phänomen ja nur einer der therapeutischen Faktoren, und daß überdies *Übertragung* die Verdeutschung von *Projektion* ist, ein Phänomen, das unmöglich gefordert werden kann[18]. Ich persönlich bin jedesmal froh, wenn die Übertragung milde verläuft oder praktisch sich nicht bemerkbar macht. Man ist dann viel weniger persönlich in Anspruch genommen und kann sich mit anderen therapeutisch wirksamen Faktoren begnügen. Unter diesen spielt die Einsicht des Patienten eine bedeutende Rolle, ebenso dessen guter Wille, die ärztliche Autorität, die Suggestion[19], der gute Rat[20], das Verständnis, die Anteilnahme, die Aufmunterung usw. Natürlich gehören solche Fälle nicht zu den schweren.

360 Die sorgfältige Analyse des Übertragungsphänomens ergibt ein überaus kompliziertes Bild, das dermaßen ausgesprochene Züge zeigt, daß man leicht

besonderen Wohlbefindens erfreuen. Ich habe sogar einen Fall induzierter Paranoia bei einem Arzt beobachtet, der eine Patientin mit anfänglich latentem Verfolgungswahn analytisch behandelte. Das ist insofern nicht erstaunlich, als gewisse psychische Störungen in höchstem Maße infektiös sein können, wenn der Arzt selber eine latente Disposition dazu besitzt.

[18] FREUD (Ges. S. Bd. VI, p. 123) sagt von dieser Forderung: «Ich kann mir nicht leicht eine unsinnigere Technik vorstellen. Man raubt damit dem Phänomen den überzeugenden Charakter der Spontaneität und bereitet sich selbst schwer zu beseitigende Hindernisse.» Hier hebt FREUD selber die «Spontaneität» der Übertragung hervor im Widerspruch zu seinen oben zitierten Anschauungen. Immerhin können sich diejenigen, die Übertragung «fordern», auf folgenden mißverständlichen Satz ihres Meisters berufen: «Wenn man sich in die Theorie der analytischen Technik einläßt, kommt man zu der Einsicht, daß die Übertragung etwas notwendig Gefordertes ist.» (Ges. S. Bd. VIII, p. 120.)

[19] Suggestionen finden eo ipso statt, ohne daß sie der Arzt verhindern kann und ohne daß er sich die geringste Mühe zu geben braucht, solche auszuüben.

[20] Die «guten Ratschläge» sind zwar oft bedenkliche Hilfsmittel, aber wegen ihrer relativen Unwirksamkeit meist ungefährlich. Sie gehören zu der vom Publikum erwarteten «persona medici».

der Versuchung erliegt, einen derselben als die Hauptsache herauszuheben und dann die Erklärung abzugeben: «Das ist doch nichts als...!» Ich meine dies in erster Linie in bezug auf den *erotischen* beziehungsweise *sexuellen* Aspekt der Übertragungsphantasie. Die Existenz dieses Aspektes ist unbestreitbar, jedoch ist er nicht immer der einzige und nicht immer der wesentliche. Ein anderer ist nämlich der *Machtwille* (den ADLER beschrieben hat), der sich mit der Sexualität als koexistent erweist, wobei es oft kaum auszumachen ist, ob der eine oder andere Trieb vorwiegt. Schon mit diesen zwei Aspekten ist eine hemmende Konfliktmöglichkeit gegeben.

Es gibt aber noch weitere Formen der instinktiven concupiscentia, die mehr 361
auf dem «Hunger», dem Habenwollen, basieren; andere wieder beruhen auf der instinktiven Negation der Begehrlichkeiten, womit das Leben auf Angst oder auf Selbstvernichtung gegründet erscheint. Ein gewisses «abaissement du niveau mental», das heißt, eine Schwäche in der hierarchischen Ordnung des Ich genügt, um diese instinktiv bedingten Strebungen und Begierden in Bewegung zu setzen und damit eine Dissoziation der Persönlichkeit, das heißt eine Vermehrung der Persönlichkeitsschwerpunkte zu verursachen. (In der Schizophrenie entsteht sogar eine multiple Fragmentierung der Persönlichkeit.) Je nach dem Grad ihres Vorwiegens sind diese dynamischen Komponenten als eigentlich oder als uneigentlich zu nehmen, als vital entscheidend oder nur als syndromal. Obschon die stärksten Triebe unzweifelhaft eine konkrete Anwendung fordern und meist auch erzwingen, so können sie doch nicht ausschließlich biologisch bewertet werden, indem ihr konkreter Ablauf stärksten Modifikationen von seiten der Persönlichkeit ausgesetzt ist. Bei einer temperamentmäßig geistigen Einstellung nimmt auch die konkrete Triebbetätigung einen gewissen symbolhaften Charakter an. Sie ist nicht mehr reine Befriedigung triebhafter Impulsivität, sondern sie ist mit «Bedeutungen» verknüpft oder kompliziert. Handelt es sich gar lediglich um syndromale Triebvorgänge, welche nicht den gleichen Anspruch auf konkrete Verwirklichung haben, so überwiegt die Symbolhaftigkeit der Erfüllung. Die anschaulichsten Beispiele für diese Komplikationen liefert wohl die erotische Phänomenologie. Schon die Spätantike kannte jene erotische Skala der Vier: Chawwa (Eva), Helena (von Troja), Maria, Sophia; eine Reihe, die sich andeutungsweise im GOETHEschen «*Faust*» wiederholt, nämlich in der Gestalt *Gretchens*, als Personifikation einer rein triebmäßigen Beziehung (Eva); der *Helena*, als einer *Anima*-Figur[21], der *Maria*, als Personifikation der

[21] Treffliches Beispiel ist die Helena (Selene) des SIMON MAGUS.

himmlischen, das heißt christlich-religiösen Beziehung, und des *Ewig-Weiblichen* (Sophia), als Ausdruck für die alchemistische Sapientia. Wie aus der Namengebung hervorgeht, handelt es sich um vier Stufen des heterosexuellen Eros, respektive des Animabildes, und damit auch um vier Stufen der Kultur des Eros. Die erste Sufe der Chawwa, Eva, Erde ist bloß biologisch, wo Weib = Mutter nichts darstellt als das Zubefruchtende. Die zweite Stufe betrifft einen noch vorherrschend sexuellen Eros, aber auf ästhetischem und romantischem Niveau, wo die Frau schon einige individuelle Werte besitzt. Die dritte Stufe erhöht den Eros zur höchsten Wertschätzung und zur religiösen Devotion und vergeistigt ihn damit. Im Gegensatz zu Chawwa handelt es sich um geistige Mutterschaft. Die vierte Stufe endlich verdeutlicht etwas, das unerwarteterweise die kaum zu überbietende dritte Stufe noch überschreitet: es ist die Sapientia. Worin aber vermöchte wohl die Weisheit das Heiligste und Reinste zu übertreffen? Vermutlich nur in der Wahrheit, daß etwas weniger nicht selten mehr bedeutet. Diese Stufe stellt eine Vergeistigung der Helena, also des Eros schlechthin dar. Daher wird die Sapientia etwa mit der Sulamitin des *Hohenliedes* parallelisiert.

362 Es gibt nicht nur verschiedene Triebe, die ohne Gewalt nicht auf einander reduziert werden können, sondern es gibt auch verschiedene Ebenen, auf denen sie ablaufen können. Bei dieser wahrlich nicht einfachen Sachlage ist es daher kein Wunder, daß die Übertragung, die ja zum Teil auch zu den Triebvorgängen gehört, ein sehr schwierig zu deutender und zu bewertender Vorgang oder Zustand ist. Denn wie die Triebe und ihre spezifischen Phantasieinhalte teils konkret, teils symbolisch (also *uneigentlich*), oder bald dieses und bald jenes sind, so hat auch ihre Projektion denselben paradoxalen Charakter. Die Übertragung ist fern davon, ein eindeutiges Phänomen zu sein, und es ist nie von vornherein auszumachen, was sie alles bedeutet. Dasselbe gilt natürlich auch von ihrem spezifischen Inhalt, dem sogenannten *Inzest*. Der Phantasiegehalt des Triebes läßt sich bekanntlich reduktiv, das heißt *semiotisch* als Selbstdarstellung desselben deuten, oder *symbolisch* als geistiger Sinn des naturhaften Instinktes. Im ersten Fall ist der Triebvorgang als *eigentlich*, im zweiten als *uneigentlich* aufgefaßt.

363 Es ist im konkreten Fall oft fast unmöglich zu sagen, was Geist und was Trieb ist. Es ist beides ein unergründliches Gemenge, ein wahres Magma aus der Urtiefe des anfänglichen Chaos. Wenn man auf solche Inhalte stößt, so begreift man unmittelbar, warum das seelische Gleichgewicht des Neurotischen gestört ist, und warum beim Schizophrenen das psychische System in Stücke zerspringt. Von diesen Inhalten geht eine Faszination aus, die nicht nur den Pa-

tienten ergreift und schon ergriffen hat, sondern auch eine Induktionswirkung auf das Unbewußte des zunächst unbeteiligten Zuschauers, nämlich des Arztes, ausüben kann. Der Kranke trägt schwer an der Last dieser unbewußten und chaotischen Inhalte, die zwar überall vorhanden, aber nur in ihm zur Wirksamkeit erwacht sind und ihn in unverstandener und unverstehbarer, nur zu mißdeutender, innerer Einsamkeit isolieren. Nur allzuleicht ist es leider, ohne Einfühlung und rein nur von außen, einen solchen Zustand mit irgendeinem Urteil abzutun oder auf ein falsches Geleise zu schieben. Das hat der Patient ja selber schon längst getan und selber jeden Anlaß zur Mißdeutung gegeben. Zunächst scheint ihm das Geheimnis bei den Eltern zu liegen. Wenn sich aber diese Bindung und Projektion löst, dann fällt das ganze Gewicht auf den Arzt, und die Frage richtet sich an diesen: «Was tust *Du* mit der Übertragung?»

Dadurch, daß der Arzt mit bereitwilligem Verständnis sich der seelischen 364
Not des Patienten annimmt, exponiert er sich den bedrängenden Inhalten des Unbewußten und setzt sich damit auch deren Induktionswirkung aus. Der Fall fängt an «ihn zu beschäftigen». Wiederum läßt sich dies leicht und billig aus persönlicher Zu- oder Abneigung herleiten. Dabei bleibt unbemerkt, daß «ignotum per ignotius» [Unbekanntes durch noch Unbekannteres] erklärt wird. In Wirklichkeit werden diese persönlichen Gefühle – sollten sie überhaupt in maßgeblicher Weise vorhanden sein – regiert von jenen aktivierten unbewußten Inhalten. Es ist eine unbewußte Verbindung eingetreten, welche in der Phantasie des Patienten nun alle jene Formen und Dimensionen annimmt, von denen die Fachliteratur reichlich Kunde gibt. Damit, daß der Patient einen aktivierten Inhalt des Unbewußten an den Arzt heranbringt, wird durch Induktionswirkung, die stets von Projektionen in mehr oder minderem Maße ausgeht, auch bei diesem das entsprechende unbewußte Material konstelliert. Damit befinden sich Arzt und Patient in einer auf gemeinsamer Unbewußtheit beruhenden Beziehung.

Begreiflicherweise fällt es dem Arzt nicht allzu leicht, sich diese Möglichkeit 365
bewußtzumachen. Man empfindet einen natürlichen Widerstand dagegen zuzugeben, daß man von «irgend einem» Patienten im Persönlichsten affiziert sein könnte. Je mehr dies aber unbewußterweise der Fall ist, desto eher wird der Arzt versucht sein, sich *apotropäisch*, das heißt abweisend dazu einzustellen, wozu die persona medici, hinter der man sich verbirgt, ein treffliches Instrument sein kann oder vielmehr – zu sein scheint. Untrennbar von der persona ist die Routine und jenes Schon-vorher-Wissen, das zu den beliebten Requisiten des gewiegten Praktikers sowohl als der unfehlbaren Autorität gehört. Man ist aber mit

diesem Mangel an Einsicht übel beraten, denn mit der unbewußten Infektion ist eine nicht zu unterschätzende therapeutische Möglichkeit gegeben, indem nämlich damit die Übertragung der Krankheit auf den sie Behandelnden sich vollzieht. Es ist dabei als selbstverständlich vorauszusetzen, daß der Arzt die bessere Möglichkeit besitzt, sich die konstellierten Inhalte bewußtzumachen, sonst ergibt sich nämlich eine beidseitige Gefangenschaft in derselben Unbewußtheit. Die größte Schwierigkeit dabei ist, daß nicht selten beim Arzt Inhalte aktiviert werden, die normalerweise eigentlich latent bleiben könnten. Er ist vielleicht so normal, daß er in Wirklichkeit solch unbewußter Positionen zur Kompensation seiner Bewußtseinslage nicht bedürfte. Wenigstens hat es häufig diesen Anschein. Ob dem aber in höherem Sinne auch so ist, dürfte fraglich sein. Er hat doch wohl nicht ohne Grund den Beruf eines Psychiaters ergriffen und sich besonders für die Behandlung von Psychoneurosen interessiert, und dieses kann er nicht wohl tun, ohne einige Einsicht in seine eigenen unbewußten Prozesse zu haben. Auch wird diese Anteilnahme am Unbewußten nicht nur allein auf ein ausschließlich frei gewähltes Interesse zurückzuführen sein, sondern auf eine schicksalsmäßige Anlage, welche ihm die Neigung zum Arztberuf schon ursprünglich eingegeben hat. Je mehr Menschenschicksale man gesehen und auf ihre geheime Motivierung untersucht hat, desto eindrucksvoller tritt die Tatsache hervor, wie stark die unbewußten Motive wirken und wie beschränkt die Freiheit und Absichtlichkeit unserer Wahl ist. Der Arzt weiß es oder sollte es wenigstens wissen, daß er nicht zufällig diesen Beruf ergriffen hat, und insbesondere muß der Psychotherapeut sich darüber klar sein, daß psychische Infektionen, auch wenn sie ihm überflüssig erscheinen, im Grunde genommen schicksalsbedingte Begleiterscheinungen seiner Arbeit sind und daher der instinktiven Disposition seines Lebens entsprechen. Diese Einsicht bedeutet zugleich auch die richtige Einstellung zum Patienten. Der Patient geht ihn dann nämlich persönlich etwas an, und damit ist für die Behandlung die günstigste Basis geschaffen.

366 Die Übertragung ist schon in der früheren, voranalytischen Psychotherapie bis zurück zu den romantischen Ärzten als *rapport* bezeichnet worden. Sie bildet die Grundlage für die therapeutische Einwirkung, nachdem die früheren Projektionen des Patienten aufgelöst worden sind. Bei dieser Arbeit stellt es sich dann heraus, daß auch das Urteil des Arztes durch Projektionen getrübt sein kann, dies allerdings in minderem Maße, sonst wäre Therapie unmöglich. Obschon mit Recht von ihm erwartet werden darf, daß er wenigstens um die Wirkungen des Unbewußten auf seine eigene Person Bescheid wisse, und darum auch ver-

langt werden muß, daß jeder, der Psychotherapie auszuüben sich anschickt, sich zuvor einer *Lehranalyse* unterwerfe, so wird doch die beste Vorbereitung es nicht zuwege bringen, daß er über das Ganze des Unbewußten unterrichtet wäre. Eine völlige «Entleerung» des Unbewußten ist ausgeschlossen, schon darum, weil dessen schöpferische Kräfte stets wieder neue Gestaltungen zu erzeugen vermögen. Das Bewußtsein, unbekümmert wie umfangreich es auch sein mag, ist und bleibt der kleinere Kreis, enthalten im größeren des Unbewußten, die Insel, umschlossen vom Ozean; und wie das Meer, so gebiert auch das Unbewußte eine unendliche und stets sich erneuernde Fülle von Lebewesen – ein Reichtum, dem nicht beizukommen ist. Man kann längst von der Bedeutung, den Wirkungen und Eigenschaften der unbewußten Inhalte unterrichtet sein und hat deren Tiefe und Möglichkeiten doch nie ergründet, denn sie sind unendlicher Variation fähig und können an und für sich nicht depotenziert werden. Die einzige Möglichkeit, ihnen praktisch beizukommen, besteht darin, daß man versucht, dem Bewußtsein jene Einstellung zu geben, die es dem Unbewußten erlaubt zu kooperieren statt zu opponieren.

Auch der erfahrenste Psychotherapeut muß immer wieder entdecken, daß 367
eine ihn angehende Bindung und Verbindung auf Grund eines gemeinsamen Unbewußten eingetreten ist. Und wenn er schon über alle nötigen Begriffe und Kenntnisse der konstellierten Archetypen unterrichtet zu sein wähnt, so wird er doch schließlich zur Einsicht kommen, daß es noch sehr viele Dinge gibt, die sich seine Schulweisheit nicht von ferne träumen ließ. Jeder neue Fall, der gründliche Behandlung erfordert, bedeutet Pionierarbeit, und jede Spur von Routine entpuppt sich dann als Irrweg. Die höheren Formen der Psychotherapie sind daher eine sehr anspruchsvolle Beschäftigung und stellen gelegentlich Aufgaben, welche nicht nur den Verstand oder das Mitgefühl, sondern den ganzen Menschen in die Schranken fordern. Der Arzt wird geneigt sein, vom Patienten diesen totalen Einsatz zu fordern. Er muß sich nur bewußt sein, daß diese Forderung nur dann wirkt, wenn er zugleich weiß, daß sie auch ihm selber gilt.

Ich habe oben bemerkt, daß die zur Übertragung kommenden Inhalte in der 368
Regel ursprünglich auf die Eltern und andere Familienglieder projiziert waren. Vermöge der Tatsache, daß diese Inhalte selten oder nie des erotischen Aspektes oder eigentlich sexueller Substanz ermangeln (neben den anderen, obenerwähnten Faktoren), haftet ihnen ein unzweifelhaft inzestuöser Charakter an, was zur FREUDschen Inzestlehre Anlaß gegeben hat. Ihre exogame Übertragung auf den Arzt ändert daran nichts. Er wird durch die Projektion in diese eigentümlich familiär-inzestuöse Atmosphäre einbezogen. Daraus entsteht zwangsläufig eine

Arzt und Patient aufs peinlichste berührende unwirkliche Intimität, welche beiderseits Widerstand und Zweifel hervorruft. Die heftige Ablehnung dieser ursprünglichen Feststellungen FREUDS stößt allerdings ins Leere, denn es handelt sich um eine empirisch feststellbare Tatsache, die dermaßen allgemein bestätigt ist, daß nur noch Ignoranten etwas dagegen vorzubringen haben. Die Bewertung der Tatsache ist allerdings, der Natur des Gegenstandes entsprechend, über alle Maßen kontrovers. Handelt es sich um einen genuinen Inzesttrieb oder um eine pathologische Variation? Oder ist der Inzest eines der *Arrangements* (ADLER) des Machtwillens? Oder handelt es sich um eine Regression normaler Libido[22] auf infantile Vorstufen, aus Furcht vor einer unmöglich scheinenden Lebensaufgabe[23]? Oder ist die Inzestphantasie überhaupt nur symbolisch, und handelt es sich dabei um die Reaktivierung des Inzestarchetypus, der in der Geistesgeschichte eine so bedeutende Rolle spielt?

369 Für alle die so grundverschiedenen Bewertungen lassen sich relativ befriedigende Argumente ins Feld führen. Die Auffassung, die vielleicht am meisten Anstoß erregt, ist wohl die des Inzestes als eines genuinen Triebes. Wenn man aber die sozusagen universale Verbreitung des Inzesttabus in Betracht zieht, so ist die Bemerkung erlaubt, daß in der Regel das, was nicht gewünscht und gewollt wird, auch keines Verbotes bedarf. Meines Erachtens kommt jeder dieser Auffassungen ein bestimmtes Maß an Berechtigung zu, insofern im konkreten Fall sozusagen alle entsprechenden Bedeutungsnuancen vorhanden sind, in allerdings wechselnder Intensität. Bald tritt der eine, bald der andere Aspekt mehr hervor. Ich möchte auch keineswegs behaupten, daß meine obige Aufstellung nicht durch weitere Gesichtspunkte vervollständigt werden könnte.

370 Im praktischen Fall ist es aber von größter Bedeutung, wie der inzestuöse Aspekt aufgefaßt wird. Die Erklärung wird variieren nach Art des Falles, des Stadiums der Behandlung und der Auffassungsgabe, respektive der Urteilsreife des Patienten.

371 Das Vorhandensein des inzestuösen Aspektes bedeutet nicht nur eine intellektuelle Schwierigkeit, sondern vor allem eine affektive Erschwerung der therapeutischen Situation. In diesem Aspekt verbergen sich nämlich die heimlich-

[22] Ich fasse Libido, wie bekannt, nicht im ursprünglichen Sinne FREUDS als appetitus sexualis auf, sondern im Sinne eines appetitus, den man als *psychische Energie* definieren kann. Siehe dazu meine Darstellung in *Über psychische Energetik und das Wesen der Träume*, Erw. Aufl. 1948, p. 51 [GW VIII].

[23] Eine Auffassung, die ich zur Erklärung gewisser Vorgänge vorgeschlagen habe. Siehe *Versuch einer Darstellung der psychoanalytischen Theorie* [GW IV].

sten, peinlichsten, intensivsten, zartesten, schamhaftesten, ängstlichsten, ausgefallensten, unmoralischsten und zugleich heiligsten Gefühle, welche die unbeschreibliche und unerklärliche Fülle menschlicher Beziehungen gestalten und mit zwingender Gewalt ausstatten. Wie die Fangarme eines Octopus schlingen sie sich unsichtbar um Eltern und Kinder und durch Übertragung um Arzt und Patient. Dieser Zwang zeigt sich in der Unwiderstehlichkeit und Hartnäckigkeit des neurotischen Symptoms und in der verzweifelten Anklammerung an die Infantilwelt oder an den Arzt. Mit dem Wort «Besessenheit» ist dieser Zustand wohl unübertrefflich gekennzeichnet.

Diese bedeutende Wirkung der unbewußten Inhalte erlaubt einen Rück- 372
schluß auf die Energie derselben. Obschon alle unbewußten Inhalte, insofern sie aktiviert sind (das heißt, sich bemerkbar machen), eine sozusagen spezifische Energie besitzen, kraft welcher sie sich auch universal manifestieren können (zum Beispiel gerade das Inzestmotiv), so reicht diese Energie normalerweise doch nicht aus, um den Inhalt ins Bewußtsein zu drängen. Dazu gehört eine gewisse Bedingung auf der Seite des Bewußtseins. In diesem muß nämlich ein Fehlbetrag vorliegen in Form eines Energieverlustes. Die hier verlorene Energie erhöht im Unbewußten die psychische Wertigkeit gewisser kompensierender Inhalte. Das «abaissement du niveau mental», der Energieverlust des Bewußtseins, ist ein Phänomen, das sich wohl am drastischsten in den sogenannten «Seelenverlusten» der Primitiven zeigt, die denn auch interessante psychotherapeutische Methoden besitzen, um die in Verlust geratene Seele wieder einzufangen. Da hier nicht der Ort ist, auf dieses Phänomen näher einzugehen, so möge der Hinweis darauf genügen[24]. Der Kulturmensch zeigt ähnliche Erscheinungen. Es passiert auch ihm, daß plötzlich alle Unternehmungslust wegfällt, ohne daß ihm hiefür allemal ein Grund bewußt wäre. Die Aufdeckung des wirklichen Grundes ist oft eine nicht allzu leichte Aufgabe und führt regelmäßig in eine ziemlich heikle Diskussion der Hintergründe. Durch Unterlassungen aller Art, Nichterfüllung von Pflichten, Hinauszögern von Aufgaben, geflissentliche Trotzhaltungen usw. kann die Lebenstätigkeit so angehalten werden, daß gewisse Energiebeträge, die im Bewußtsein keine Anwendung mehr finden, ins Unbewußte abströmen und dort gewisse (kompensierende) Inhalte dermaßen aktivieren, daß diese eine zwingende Wirkung auf das Bewußtsein auszuüben beginnen. (Daher das häufige Zusammentreffen von extremer Pflichtvernachlässigung und Zwangsneurose!)

[24] Ich verweise auf FRAZER, *The Golden Bough*, Vol. III, p. 54 ff.

373 Dies ist die eine Möglichkeit der Entstehung eines Energieverlustes. Die andere besteht darin, daß der Verlust nicht durch falsches Funktionieren des Bewußtseins, sondern durch eine *spontane* Aktivierung der unbewußten Inhalte, die das Bewußtsein sekundär in Mitleidenschaft zieht, herbeigeführt wird. Im menschlichen Leben gibt es Augenblicke, wo eine neue Seite aufgeschlagen wird. Neue, bisher nicht gepflegte Interessen und Tendenzen treten auf, oder eine Veränderung der Persönlichkeit (eine sogenannte Charakterveränderung) meldet sich zum Wort. In der Inkubationszeit einer solchen Änderung beobachtet man häufig einen Energieverlust des Bewußtseins: die neue Entwicklung hat die ihr nötige Energie dem Bewußtsein entnommen. Am deutlichsten wohl sieht man dieses Absinken der Energie vor gewissen Psychosen, ebenso in der Stille und Leere, welche neuen schöpferischen Gestaltungen vorausgeht[25].

374 Die bedeutende Kraft der unbewußten Inhalte beweist daher immer eine entsprechende Schwäche des Bewußtseins und dessen Funktionen. Das Bewußtsein ist gewissermaßen von Ohnmacht bedroht. Dessen Gefährdung ist für den Primitiven einer der am meisten gefürchteten «magischen» Zufälle. Es ist daher begreiflich, daß diese geheime Angst auch beim Kulturmenschen zu finden ist. In schlimmen Fällen ist es die geheime Angst vor Geisteskrankheit, in weniger schlimmen die Furcht vor dem Unbewußten, die auch der Normale verrät in seinem Widerstand gegen psychologische Gesichtspunkte. In geradezu grotesken Formen äußert sich der Widerstand, wenn es darum geht, den psychologischen Erklärungsversuch in künstlerischen, philosophischen und religiösen Dingen abzuwehren, wie wenn die menschliche Seele ausgerechnet mit diesen Dingen nichts zu tun hätte oder nichts zu tun haben dürfte. Der Arzt kennt diese wohlbewehrten Zonen aus seiner Sprechstunde: sie erinnern an die insulären Standpunkte, von denen aus der Neurotiker sich gegen den Octopus verteidigt. («Happy neurosis island», wie einer meiner Patienten seinen Bewußtseinszustand kennzeichnete!) Der Arzt weiß aber sehr wohl, daß der Kranke eine Insel braucht und daß er verloren wäre ohne sie. Sie dient seinem Bewußtsein als Refugium und als letzte Sicherheit gegen die bedrohliche Umklammerung des Unbewußten. Das Gleiche gilt von den Tabubezirken des Normalen, die von der Psychologie nicht berührt werden dürfen. Da man aber mit Verteidigung allein keinen Krieg gewinnt, so muß man, um aus dem Kriegszustand heraus-

[25] In kleinerem, aber nichtsdestoweniger deutlichem Maße kann man das Phänomen beobachten in Gestalt der Apprehension und Depression vor besonderen psychischen Leistungen wie Examen, Vortrag, wichtiger Unterredung usw.

zukommen, mit dem Feind Verhandlungen anknüpfen, um einmal zu sehen, was er eigentlich für Bedingungen stellt. Das ist die Absicht des Arztes, der seine Vermittlung anbietet. Er hat keineswegs die Tendenz, das etwas fragliche Inselidyll zu stören oder gar die schützenden Wälle niederzureißen. Im Gegenteil ist er darauf angewiesen, daß irgendwo ein verläßlicher Fixpunkt existiert, der nicht zuerst aus dem Chaos aufgefischt werden muß, was immer eine verzweifelt schwierige Aufgabe bedeutet. Er weiß, daß die Insel etwas zu eng ist, und das Dasein darauf etwas zu mager und erst noch gequält von allerlei imaginären Nöten, weil zu viel Leben draußen gelassen wurde, wodurch ein angsterregendes Monstrum nicht entstanden ist, sondern vielmehr aus dem Schlaf geweckt wurde. Er weiß auch, daß das anscheinend gefährliche Tier in einem geheimen kompensatorischen Verhältnis zur Insel steht und all das geben könnte, was dort fehlt.

Aber durch die Übertragung verändert sich die seelische Gestalt des Arztes, 375
ihm selber zunächst unbemerkt: er wird affiziert und kann sich gleich dem Patienten nur schwer von dem, was ihn im Besitz hält, unterscheiden. Dadurch entsteht eine beidseitige, unmittelbare Konfrontation mit der das Dämonische bergenden Dunkelheit. Diese paradoxe Überkreuzung von Positivem und Negativem, von Zutrauen und Angst, von Hoffnung und Mißtrauen, von Zuneigung und Widerstand charakterisiert die Anfangsbeziehung. Es ist νεῖκος καὶ φιλία (Haß und Liebe) der Elemente, von den Alchemisten verglichen mit dem uranfänglichen Chaos der Welt. Das aktivierte Unbewußte erscheint als ein Durcheinander entfesselter Gegensätze, und es fordert den Versuch, diese Gegensätze zu versöhnen, woraus, wie die Alchemisten sagen, das große Allheilmittel, die medicina catholica, entstehe.

Es ist hervorzuheben, daß in der Alchemie nicht selten der dunkle Anfangs- 376
zustand, die sogenannte *nigredo*, bereits als ein Produkt einer vorhergehenden Operation gilt und daher nicht den Beginn schlechthin darstellt[26]. So ist auch die psychische Parallele zur nigredo das Resultat des vorausgehenden und einleitenden Gespräches, welches in einem gewissen, oft lange nicht eintretenden

[26] Wo die nigredo mit der putrefactio identifiziert wird, steht sie nicht am Anfang, wie z.B. in der Bilderserie des *Rosarium philosophorum* (*Artis auriferae* II, p.254). Bei MYLIUS (p.116) erscheint die nigredo erst im V.Grade des Werkes, nämlich bei der «putrefactio, quae in umbra purgatorii celebratur» (Faulung, die in der Dunkelheit des Purgatoriums gefeiert wird), und weiter (p.118) heißt es im Widerspruch dazu: «Et haec denigratio est operis initium, putrefactionis indicium» (Und diese Nigredo ist der Anfang des Werkes, das Anzeichen der Faulung) usw.

Augenblick das Unbewußte berührt und die unbewußte Identität[27] von Arzt und Patient herstellt. Dieser Moment *kann* bewußt wahrgenommen und registriert werden, häufig aber ereignet er sich außerhalb des Bewußtseins, und die eingetretene Bindung wird erst später und indirekt an ihren Wirkungen erkannt. Gelegentlich finden zu dieser Zeit Träume statt, welche die eingetretene Übertragung signalisieren. Zum Beispiel sagt ein Traum, es sei Feuer ausgebrochen im Keller, oder ein Dieb habe sich eingeschlichen, oder der Vater sei gestorben, oder es ist eine erotische oder sonstwie zweideutige Situation vorhanden[28]. Von dem Moment eines solchen Traumes geht gelegentlich eine eigenartige unbewußte Zeitrechnung aus, die sich auf Monate und noch länger erstrekken kann. Ich will für diesen Vorgang, den ich schon öfters beobachtet habe, ein praktisches Beispiel geben:

377 Bei der Behandlung einer über 60jährigen Dame fiel mir in einem Traum vom 21. Oktober 1938 folgender Passus auf: «*Ein schönes kleines Kind, ein Mädchen von sechs Monaten, spielt in der Küche bei ihren Großeltern und mir, ihrer Mutter. Die Großeltern standen links im Raum; das Kind stand auf dem viereckigen Tisch in der Mitte der Küche. Ich stehe vor dem Tisch und spiele mit ihm. Die alte Frau sagt, es sei doch gar nicht zu glauben, daß wir das Kind erst sechs Monate kennten. Ich sage, das sei so verwunderlich nicht, da wir es doch schon lange vor seiner Geburt gekannt und geliebt hätten.*»

378 Es ist ohne weiteres ersichtlich, daß es sich um ein besonderes Kind handelt, nämlich um ein Helden- oder Götterkind. Der Vater ist nicht erwähnt, welcher Umstand zum Bild gehört[29]. Die Küche als Ort des Geschehens weist auf das Unbewußte. Der viereckige Tisch ist die Quaternität, welche die klassische Grundlage dieses besonderen Kindes bildet[30]. Es ist nämlich ein Symbol des

[27] Unbewußte Identität ist dasselbe wie die von LÉVY-BRUHL beschriebene «participation mystique».

[28] Eine bildliche Darstellung dieses Momentes in der Gestalt eines Blitzschlages und einer «Steingeburt» findet sich in *Zur Empirie des Individuationsprozesses* Bild 2 [GW IX/1].

[29] Es handelt sich um das im Gnostizismus bekannte Motiv des «unbekannten Vaters». Siehe BOUSSET, Kap. II, p. 58–91.

[30] Vgl. damit die Vision der dreifachen Quelle des Niklaus von Flüe, welche in einem ausdrücklich viereckigen Behälter entspringt. (LAVAUD, p. 67, und STÖCKLI, p. 19.) In einem gnostischen Traktat heißt es: «In the second Father (hood) the five trees are standing and in their midst is a trapeza (τράπεζα). Standing on the trapeza is an Only-begotten word (λόγος μονογενής).» (Siehe BAYNES, p. 70.) Die Trapeza ist gekürzt von τετράπεζα = ein vierfüßiger Tisch oder Podium (l. c., p. 71). Vgl. dazu IRENAEUS, III, 11, wo er das «viergestaltige Evangelium» mit den vier Cherubim der Ezechielvision, den vier Regionen der Welt und den vier Winden vergleicht; «ex quibus mani-

Selbst, für welches die Quaternität symbolischer Ausdruck ist. Das Selbst als solches erscheint als zeitlos und schon vor aller Geburt vorhanden[31]. Die Träumerin ist zwar stark indisch beeinflußt und eine gute Kennerin der Upanishaden, nicht aber der hier entscheidenden mittelalterlich-christlichen Symbolik. Das präzise Alter des Kindes veranlaßte mich, die Träumerin in ihren Aufzeichnungen nachforschen zu lassen, was sechs Monate früher von seiten des Unbewußten sich ereignet hatte. Unter dem 20. April 1938 fand sich folgender Traum:

«*Ich sehe mit andern Frauen ein Gewebe an, quadratisch mit symbolischen Figuren.* 379 *Gleich darauf sitzen einige Frauen und ich vor einem wunderbaren Baum. Er ist herrlich gewachsen, erst scheint es mir eine Art Konifere; dann denke ich im Traum, es sei ein ‹Affenbaum› (Araucaria), dessen Äste wie Kerzen* (Verwechslung mit Kandelaberkaktus) *in die Höhe wachsen. In diesem Baum ist ein Weihnachtsbaum so eingefügt, daß man zunächst nur einen Baum sieht und nicht zwei.*» – Als die Träumerin den Traum sofort beim Erwachen aufschrieb und sich dabei den Baum lebhaft vorstellte, hatte sie plötzlich die Vision eines ganz kleinen, *goldenen Kindes*, das zu Füßen des Baumes lag (Motiv der Baumgeburt!). Sie hat den Traum also sinngemäß weiter geträumt. Er schildert wohl die Geburt des göttlichen («goldenen») Kindes.

Was geschah aber neun Monate vor dem 20. April 1938? Auf die Zeit vom 380 19. bis 22. Juli 1937 fällt eine Malerei, welche links im Bild eine Anhäufung farbiger, geschliffener (Edel-) Steine zeigt, über denen sich eine silberne, geflügelte und gekrönte Schlange erhebt. In der Mitte des Bildes steht eine nackte weibliche Gestalt, aus deren Genitalregion sich dieselbe Schlange bis zur Herzregion erhebt und dort einen fünfzackigen, farbigfunkelnden und goldenen Stern erzeugt. Von rechts fliegt ein farbiger Vogel herunter mit einem kleinen Zweig im Schnabel. Am Zweig befinden sich fünf Blüten in einem quaternio angeordnet, eine gelbe, eine blaue, eine rote und eine grüne, die oberste aber ist golden – also eine deutliche Mandalastruktur[32]! Die Schlange stellt die zischend auffahrende Kundalini dar, was im entsprechenden Yoga den Moment bezeichnet, in welchem jener Prozeß beginnt, der mit der Deifikation im göttlichen Selbst

festum est, quoniam qui est omnium artifex Verbum, qui sedet super Cherubim et continet omnia, dedit nobis quadriforme Evangelium, quod uno spiritu continetur» (woraus es klar wird, daß Er, welcher der Schöpfer aller Dinge ist, der Logos, der über den Cherubim thront und alles umfaßt, uns das viergestaltige Evangelium, gegeben hat, das von einem Geiste umfaßt ist). Zur Küche vgl. LAVAUD, p. 66, und STÖCKLI, p. 18.

[31] Das ist keine metaphysische Behauptung, sondern eine psychologische Feststellung.

[32] Zu diesem Vogel mit dem Blütenzweig siehe unten die Bilder des *Rosarium*.

(der Syzygie Shiva-Shakti) endet[33]. Dies ist offenbar der Moment der symbolischen Empfängnis, die nicht nur tantrisch, sondern durch den Vogel auch als christlich gekennzeichnet ist, insofern es sich hier um eine Kontamination der Empfängnisallegorik mit der ölzweigtragenden Taube des Noah handelt.

381 Dieser Fall und speziell das letzterwähnte Bild sind ein Schulbeispiel für die Art der Symbolik, welche den Eintritt der Übertragung beschreibt. Die klassische Versöhnungsbedeutung von Noahs Taube, die incarnatio Dei, die Verbindung Gottes mit der Materie, welche die Geburt des Mittlers bezweckt, der Weg der Schlange, die Sushumna, welche die Mittellinie zwischen Sonnen- und Mondlinie darstellt – all das ist Vorstufe und Antizipation eines noch durchzuführenden Programmes, welches im Ziel der *Gegensatzvereinigung* gipfelt. Die Einigung der Gegensätze bildet nun die Analogie zur *königlichen Hochzeit* der Alchemisten. Die prodromalen Ereignisse haben die Bedeutung einer Konfrontierung oder eines Zusammenpralls der verschiedenen Gegensätze und können deshalb füglich als *Chaos* und *Schwärze* bezeichnet werden. Diese kann, wie oben erwähnt, gleich zu Beginn einer Behandlung eintreten, oder es muß zuvor eine längere Auseinandersetzung, ein Stadium des «rapprochement» durchlaufen werden. Das ist besonders dann der Fall, wenn beim Patienten heftige, mit Angst gepaarte Widerstände gegen den aktivierten Inhalt des Unbewußten vorhanden sind[34]. Solche Widerstände haben ihren guten Sinn und eine tiefe Berechtigung und dürfen daher unter keinen Umständen mit Überredung und sonstigen Gewinnungsmethoden überrannt werden. Auch sollen sie nicht verkleinert, entwertet und lächerlich gemacht, sondern ernst genommen werden als vital wichtige Schutzmechanismen gegen oft schwer zu bewältigende und übermächtige Inhalte. Im allgemeinen dürfte die Regel gelten, daß *die Schwäche des bewußten Standpunktes proportional der Stärke des Widerstandes* ist. Wo daher star-

[33] AVALON, p. 345 f.

[34] Wie bekannt, betrachtet FREUD das Übertragungsproblem vom Standpunkt einer personalistischen Psychologie und übersieht die für das Wesen der Übertragung charakteristischen kollektiven Inhalte archetypischer Natur. Dies erklärt sich aus seiner sattsam bekannten negativen Einstellung zur psychischen Wirklichkeit archetypischer Gebilde, die er als «Illusion» verwirft. Dieses weltanschauliche Präjudiz hindert ihn an der strikten Durchführung des phänomenologischen Prinzips, ohne welches eine objektive Erforschung der Psyche schlechthin unmöglich ist. Meine Behandlung des Übertragungsproblems schließt aber im Gegensatz zu FREUD dessen archetypischen Aspekt ein, wodurch ein wesentlich anderes Bild des Phänomens entsteht. Die rationale Behandlung des Problems durch FREUD ist zwar durchaus logisch, soweit die Voraussetzung einer rein personalistischen Orientierung reicht, praktisch sowohl wie theoretisch aber ungenügend, da diese der offenkundigen Beimischung archetypischer Gegebenheiten nicht gerecht wird.

ke Widerstände vorhanden sind, muß zuvor der bewußte Rapport mit dem Patienten sorgfältig beobachtet und sein bewußter Standpunkt gegebenenfalls dermaßen gestützt werden, daß man sich selber angesichts der später eintretenden Wendung der ärgsten Inkonsequenz zeihen müßte. Dies muß darum geschehen, weil man nie zu sicher sein darf, daß die Bewußtseinsschwäche des Patienten dem nachfolgenden Ansturm des Unbewußten auch gewachsen ist. Ja, man hat mit der Stützung des bewußten (nach FREUD «verdrängenden») Standpunktes so lange fortzufahren, bis der Patient spontan das «Verdrängte» herankommen lassen kann. Handelt es sich etwa um eine zum vornherein nicht feststellbare latente Psychose[35], so kann gegebenenfalls mit diesem vorsichtigen Verfahren der verheerende Einbruch des Unbewußten umgangen oder noch beizeiten aufgefangen werden. Auf alle Fälle hat dann der Arzt das reine Gewissen, alles in seiner Macht liegende getan zu haben, um den fatalen Ausgang zu vermeiden[36]. Es ist auch nicht überflüssig beizufügen, daß die konsequente Unterstützung des bewußten Standpunktes an sich schon hohe therapeutische Bedeutung besitzt und nicht selten zur Erreichung befriedigender Resultate genügt. Es wäre ein bedenkliches Vorurteil zu glauben, daß die Analyse des Unbewußten *das* Allheilmittel und deshalb unter allen Umständen anzuwenden sei. Die Analyse des Unbewußten ist etwas wie ein chirurgischer Eingriff, und es soll nur zum Messer gegriffen werden, wenn andere Mittel versagen. Wenn es sich nicht aufdrängt, so läßt man das Unbewußte am besten in Ruhe. Der Leser möge sich darum klarmachen, daß meine Erörterung des Übertragungsproblems keineswegs eine Darstellung der täglichen Routine des Psychotherapeuten ist, sondern vielmehr eine Beschreibung jener Vorgänge, welche sich bei einer (nicht immer eintretenden) Durchbrechung der vom Bewußtsein auf das Unbewußte normalerweise ausgehenden Hemmung ereignen.

Die Fälle, in denen das archetypische Problem der Übertragung akut wird, 382
sind keineswegs immer sogenannte «schwere» Fälle, das heißt schlimme Krankheitszustände. Es sind darunter zwar solche, aber auch sogenannte «leichte» Neurosen oder einfach Menschen mit seelischen Schwierigkeiten, bei denen

[35] Das zahlenmäßige Verhältnis der latenten zur manifesten Psychose dürfte etwa dasselbe sein wie das der latenten Tuberkulosefälle zu den manifesten.

[36] Der von FREUD erwähnte heftige Widerstand gegen die rationale Auflösung der Übertragung beruht nicht selten darauf, daß sich in einer besonders sexuell betonten Übertragungsform Inhalte des kollektiven Unbewußten verbergen, welche sich jeder rationalen Auflösung widersetzen. Oder es entsteht – wenn diese Ablösung gelingt – eine auf die Dauer als Verlust empfundene Abspaltung des kollektiven Unbewußten.

man um eine Diagnose verlegen wäre. Und merkwürdigerweise sind es gerade diese, welche dem Arzt die allerschwierigsten Probleme aufgeben, unter denen sie oft selber maßlos leiden, ohne dabei eine neurotische Symptomatologie, um derentwillen man sie als krank bezeichnen müßte, zu entwickeln. Man kann es nicht anders benennen als ein intensives Leiden, eine passio der Seele und nicht einen morbus animi.

383 Dem bewußten Vertrauensverhältnis von Arzt und Patient steht der konstellierte unbewußte Inhalt dadurch entgegen, daß er vermittelst seiner Projektion eine illusionäre Atmosphäre erzeugt, die entweder zu beständigen Mißdeutungen und Mißverständnissen Anlaß gibt oder umgekehrt eine geradezu verblüffende Harmonie vortäuscht, wobei dies noch bedenklicher ist als jenes. Das erste kann schlimmsten- (manchmal auch besten-)falls die Behandlung überhaupt verhindern, das zweite nötigt zu größter Anstrengung, Differenzpunkte zu entdecken. In beiden Fällen erweist sich die Konstellierung des Unbewußten als bedenklicher Faktor. Es entsteht eine Vernebelung der Situation, welche eben der Natur des unbewußten Inhaltes entspricht: er ist dunkel und schwarz – «nigrum, nigrius nigro» (schwarz, schwärzer als schwarz)[37] – wie die Alchemisten richtig sagen, und überdies geladen mit gefährlichen Gegensatzspannungen, mit der inimicitia elementorum (Feindschaft der Elemente). Man befindet sich in einem undurchsichtigen Chaos, welches eines der Synonyme der rätselhaften prima materia ist. Dieser entspricht die Beschaffenheit des unbewußten Inhaltes in jeder Hinsicht mit Ausnahme der Tatsache, daß er nicht, wie in der Alchemie, im chemischen Stoff, sondern diesmal im Menschen selber erscheint. Beim Alchemisten ist er ja auch evidenterweise aus dem Menschen hervorgegangen, wie ich in «*Psychologie und Alchemie*»[38] nachgewiesen habe. Die jahrhundertelang gesuchte und nie gefundene prima materia, respektive der lapis philosophorum ist, wie einige richtig ahnten, im Menschen selber zu finden. Nur kann dieser Inhalt, wie es scheint, nie direkt, sondern nur auf dem Umweg der Projektion gefunden und integriert werden. Das Unbewußte erscheint in der Regel zuerst in der Projektion. Wo es scheinbar unvermittelt einbricht, wie bei Visionen, Träumen, Erleuchtungen, Psychosen usw. sind vorausgehende seelische Bedingungen nachzuweisen, bei denen dann die Projektion deutlich zutage tritt. Ein klassisches Beispiel ist die fanatische Christenverfolgung des Saulus, welche der Christuserscheinung vorausging.

[37] Vgl. LULLIUS, II, p. 790 ff. und MAIER, *Symbola aureae...*, p. 379 f.

[38] Vgl. p. 335 ff. [GW XII, Paragr. 342 f.].

Der evasive, täuschende, schillernde Inhalt, der den Patienten wie ein Dämon possediert, taucht zwischen Arzt und Patient auf und setzt nun als Dritter im Bunde sein bald koboldhaft-neckisches, bald infernalisches Spiel fort. Passend haben ihn die Alchemisten als den betrügerisch-weisen, den verschmitzten Offenbarungsgott *Hermes* beziehungsweise *Mercurius* personifiziert und lamentieren darüber, wie er sie genarrt hat, und geben ihm zugleich die höchsten Namen, die ihn in die Nähe der Gottheit selber rücken[39]. Dabei kommen sie sich nota bene als gute Christen vor, deren Treuherzigkeit kaum zu bezweifeln ist, und beginnen oder schließen ihre Traktate mit frommen Anrufungen[40]. Es wäre allerdings eine nicht zu rechtfertigende Unterschlagung der Wahrheit, wenn ich mich mit der negativen Charakterisierung seiner koboldhaften Putzigkeit, seiner schier unerschöpflichen Erfindung insinuierender und intriganter Einfälle und Propositionen, seiner Zweideutigkeit und oft unverkennbaren Bosheit begnügen sollte. Er ist auch ganz entgegengesetzter Wirkungen fähig, die mich begreifen lassen, warum die Alchemisten ihren Mercurius mit den höchsten geistigen Qualitäten ausstatteten, die doch in geradezu schreiendem Kontrast mit seiner dunkeln Natur stehen. Die unbewußten Inhalte sind tatsächlich von hoher Bedeutsamkeit, denn schließlich ist das Unbewußte die matrix des menschlichen Geistes und dessen Erfindungen. So schön und sinnreich diese ganz andere Seite ist, so trägt sie gerade wegen ihres numinosen Charakters gegebenenfalls in gefährlichster Weise zur Täuschung bei. Man denkt unwillkürlich an die von ATHANASIUS in seiner Biographie des Antonius erwähnten Teufel, die fromme Reden führen, Psalmen singen, aus den heiligen Büchern lesen und – was das Schlimmste ist – sogar die Wahrheit sagen. Man lernt aber bei dieser schwierigen Arbeit, das Wahre, Gute und Schöne dort zu nehmen, wo man es 384

[39] Vgl. dazu *Der Geist Mercurius* [GW XIII].

[40] So schließt der zweite Teil der *Aurora consurgens* (*Artis auriferae* I, p. 246) mit den Worten: «Habet haec medicina gloriosa, quam omni investiganti fideli et pio praestare dignetur Deus omnipotens, unigenitusque filius Dei dominus noster Jesus Christus, qui cum Patre et Spiritu sancto vivit et regnat unus Deus per infinita seculorum, Amen.» (All dies enthält unsere glorreiche Medizin, die der allmächtige Gott und der eingeborene Sohn Gottes, unser Herr Jesus Christus, der mit dem Vater und dem Heiligen Geiste lebt und herrscht in alle Ewigkeit, jedem treu und fromm Suchenden geben möge, Amen.) Dieser Schluß stammt wohl aus dem Offertorium (Gebet bei der commixtio). Es heißt dort: «..qui humanitatis nostrae fieri dignatus est particeps, Jesus Christus, Filius Tuus, Dominus noster: qui tecum vivit et regnat in unitate Spiritus Sancti Deus per omnia saecula saeculorum. Amen.» (..der sich gewürdigt hat, unserer Menschheit teilhaftig zu werden, Jesus Christus, Dein Sohn, unser Herr: der mit Dir lebt und herrscht in der Einheit des Heiligen Geistes, Gott in alle Ewigkeit. Amen.)

findet. Es ist nicht immer dort, wo man es sucht: oft liegt es im Schmutz oder in der Obhut von Drachen. «In stercore invenitur» (im Dreck wird es gefunden) lautet ein alchemistisches Meisterwort, und das Gefundene ist deshalb doch nicht weniger wertvoll. Aber es verklärt keinen Schmutz und mindert das Böse nicht, so wie auch diese die Gottesgabe nicht schmälern. Aber der Kontrast ist peinlich und die Paradoxie verwirrend. Sprüche wie:

ουρανο ανω	Himmel oben
ουρανο κατω	Himmel unten
αστρα ανω	Sterne oben
αστρα κατω	Sterne unten
παν ο ανω	Alles was oben
τουτο κατω	Dies ist auch unten
ταυτα λαβε	Erfasse es
κε ευτυχε	Und freue dich[41]

sind zu optimistisch-oberflächlich und vergessen die moralische Pein der Gegensätzlichkeit und die Bedeutung der ethischen Werte.

385 Die Bearbeitung der prima materia, des unbewußten Inhaltes, erfordert endlose Geduld, Ausdauer[42], aequanimitas, Wissen und Können vom Arzte; vom Patienten aber Anstrengung seiner besten Kräfte und eine Leidensfähigkeit, die auch den Arzt nicht unbeteiligt läßt. Der tiefe Sinn der christlichen Tugenden und namentlich der vornehmsten unter ihnen wird auch dem Glaubenslosen klar, denn er braucht sie unter Umständen alle, um sein Bewußtsein und seine menschliche Existenz vor diesem Stück Chaos zu retten, dessen restlose Bewältigung, die keine Vergewaltigung sein soll, eine nicht gewöhnliche Aufgabe darstellt. Wenn das Werk gerät, so wirkt es oft wie ein Wunder, und man versteht, was den Alchemisten bewog, seinen Rezepten ein wohl gelegentlich aus tiefstem Herzen kommendes «Deo concedente» einzuschieben, oder seine Prozedur nur durch ein von Gott bewirktes miraculum zur Vollendung gedeihen zu lassen.

[41] KIRCHER, II, Class. X, Cap. V, p. 414. Zwischen diesem Text und der *Tabula smaragdina* besteht eine Beziehung. Vgl. J. RUSKA, p. 217.

[42] Das *Rosarium philosophorum* (*Artis auriferae* II, p. 230) sagt: «Et scias, quod haec est longissima via, ergo patentia et mora sunt necessariae in nostro magisterio.» (Und wisse, daß dies ein sehr langer Weg ist, daher sind Geduld und Ausdauer notwendig in unserem Werk.) Vgl. *Aurora consurgens* (l. c. I) Cap. 10: «Tria sunt necessaria videlicet patientia, mora et aptitudo instrumentorum.» (Drei Dinge sind notwendig, nämlich Geduld, Ausdauer und geeignete Handhabung der Instrumente.) KALID MINOR.

Es mag dem Leser vielleicht sonderbar erscheinen, daß ein «ärztliches Verfahren» zu solchen Konsiderationen Anlaß gibt. Obschon man kein Mittel und kein Verfahren bei körperlichen Krankheiten anzugeben vermag, von dem man behaupten könnte, daß es unter allen Umständen unfehlbar wirke, so gibt es doch eine Reihe solcher, die mit großer Wahrscheinlichkeit den gewünschten Erfolg erzielen, ohne daß der Arzt oder der Patient dabei im geringsten das Bedürfnis zu haben braucht, ein «Deo concedente» einzuschieben. Wir behandeln aber hier nicht den Körper, sondern die *Seele.* Und darum müssen wir auch eine andere Sprache reden als die der Körperzellen und Bakterien, nämlich eine Sprache, die dem Wesen der Seele angemessen ist, und ebenso müssen wir eine Haltung haben, welche die Gefahr ermißt und sich ihr gewachsen erweist. Und all das muß echt sein, sonst wirkt es nicht, und ist es hohl, so beschädigt es beide. Das «Deo concedente» ist kein ästhetischer Stil, sondern drückt eine bestimmte Einstellung des Menschen aus, der sich nicht einbildet, es unter allen Umständen besser zu wissen, und der sich dessen bewußt ist, daß er im vorliegenden unbewußten Stoff ein *Lebendiges* vor sich hat, einen paradoxen Mercurius, von dem ein Meister sagt: «Et est ille quem natura paululum operata est et in metallicam formam formavit, tamen imperfectum reliquit[43]», aber ein Naturwesen, das nach seiner Integration in der Ganzheit des Menschen drängt. Es scheint ein Stück uranfänglicher Seele zu sein, in welchem noch kein Bewußtsein scheidend und ordnend eingegriffen hat, eine «geeinte Zwienatur» (GOETHE) von abgründiger Ambiguität. 386

Da man sich tatsächlich nicht vorstellen kann – es sei denn, man habe die kritische Urteilskraft gänzlich eingebüßt –, daß die gegenwärtige Menschheit den höchstmöglichen Bewußtseinsgrad erreicht habe, so muß noch ein «Rest» von entwicklungsfähiger, unbewußter Psyche vorhanden sein, dessen Entfaltung eine größere Extension sowohl als auch eine höhere Differenzierung des Bewußtseins zur Folge hat. Wie groß oder wie klein dieser «Rest» ist, kann niemand sagen, da alle Maßstäbe für die mögliche Erstreckung der Bewußtseinsentwicklung und erst recht für die Reichweite des Unbewußten fehlen. Auf alle Fälle besteht nicht der mindeste Zweifel am Vorhandensein einer massa confusa archaisch undifferenzierter Inhalte, welche sich nicht etwa nur in Psychosen oder Neurosen bemerkbar machen, sondern auch das «skeleton in the cup- 387

[43] «Und er ist Jener, an dem die Natur nur ein Weniges gearbeitet und den sie in metallische Form gebracht, und dennoch unvollendet gelassen hat.» (*Rosarium philosophorum* in *Artis auriferae* II, p. 231.) Was dem Alchemisten in «metallischer Form» erschien, zeigt sich dem Psychotherapeuten im Menschen.

board» zahlloser nicht eigentlich pathologischer Menschen bilden. Daß natürlich jedermann seine Schwierigkeiten und Probleme hat, daran ist man sich allerdings so gewöhnt, daß man es als banale Tatsache einfach hinnimmt, ohne sich darüber Rechenschaft zu geben, was diese Schwierigkeiten im Grunde genommen bedeuten. Warum kann man sich nicht begnügen? Warum ist man nicht vernünftig? Warum tut man das Gute nicht ausschließlich und muß dem Bösen immer noch eine Ecke lassen? Warum sagt man bald zu viel, bald zu wenig? Warum macht man Dummheiten, die man bei einiger Besonnenheit leicht vermeiden könnte? Ja, wodurch werden wir immer wieder durchkreuzt und in unseren besten Intentionen gehemmt? Warum gibt es Menschen, die solches nicht merken oder es nicht einmal zugeben können, daß dem wirklich so sei? Warum schließlich erzeugt diese Menschenherde, wenn zusammengehäuft, die historische Tollheit der letzten dreißig Jahre? Warum ist es nicht schon einem Pythagoras vor zweitausendvierhundert Jahren gelungen, endgültig die Herrschaft der Weisheit zu begründen, oder dem Christentum, das Reich Gottes auf Erden aufzurichten?

388 Die Kirche hat die Lehre vom Teufel, eines bösen Prinzips, das man sich gerne als bocksbeinig, gehörnt und geschwänzt vorstellt, das Bild eines Halbtiermenschen und chthonischen Gottes, der einem dionysischen Mysterienverein entlaufen zu sein scheint, eines noch bestehenden Bekenners sündhaft-fröhlichen Heidentums. Dieses Bild ist trefflich und charakterisiert genau den grotesk-unheimlichen Aspekt des Unbewußten, dem man nicht beigekommen ist und das deshalb noch im ursprünglichen Zustand unbeherrschter Wildheit verharrt. Heute wird es wohl niemand mehr wagen zu behaupten, der europäische Mensch sei ein Lamm und von keinem Teufel besessen. Vor aller Augen liegen die furchtbaren Dokumente der Zeit, die an Umfang der Scheußlichkeit alles übertreffen, was frühere Zeiten mit unzulänglichen Mitteln zu erreichen hofften.

389 Wäre das Unbewußte – wie es viele zu haben wünschen – nur nefast, nur böse, so wäre die Situation einfach und der Weg klar; man täte das Gute und miede das Böse. Aber was ist *gut* und was ist *bös*? Das Unbewußte ist nicht nur bloß naturhaft und böse, sondern auch die Quelle höchster Güter[44]; es ist nicht

[44] Ich muß hier ausdrücklich betonen, daß ich keine Metaphysik betreibe oder Glaubensfragen diskutiere, sondern Psychologie. Was immer religiöses Erlebnis oder metaphysische Wahrheit an sich sein mögen, sie sind, empirisch genommen, in aller erster Linie psychische Phänomene, d.h. erscheinen als solche und müssen daher psychologischer Kritik, Bewertung und Erforschung unterzogen werden. Die Wissenschaft macht Halt an ihren eigenen Grenzen.

nur dunkel, sondern auch hell, nicht nur tierisch, halbmenschlich und dämonisch, sondern auch übermenschlich, geistig und «göttlich» (im antiken Sinn dieses Wortes). Der Mercurius, der eben das Unbewußte personifiziert[45], ist essentiell «duplex», eine paradoxe Doppelnatur, Teufel, Monstrum, Tier und zugleich Heilmittel, «Sohn der Philosophen», Sapientia Dei und donum Spiritus Sancti[46].

Dieser Tatbestand vernichtet alle Hoffnung auf eine einfache Lösung. Alle Definitionen von Gut und Böse werden fragwürdig oder geradezu ungültig. Als moralische Mächte bleiben Gut und Böse unerschüttert und als einfache Tatbestände, wie sie das Strafgesetzbuch, der Dekalog und die traditionelle christliche Moral auffassen, unbezweifelt. Aber Pflichtenkollisionen sind weit feinere und gefährlichere Dinge, und ein geschärftes Gewissen, das mehr weiß von Menschen und Dingen, kann sich nicht mehr auf Paragraphen, Begriffen und schönen Worten ausruhen. Durch die Auseinandersetzung mit jenem zukunftsträchtigen, der Entwicklung bedürftigen Rest an Urseele ist es beunruhigt und sucht nach einer Leitlinie oder einem Fixpunkt. Ja, diese Desiderata werden sogar, wenn die Auseinandersetzung mit dem Unbewußten einmal auf diesem Punkt angelagt ist, zur unmittelbar bedrängenden Not. Da nun in unserer Welt nichts von heilsamen Mächten sichtbar ist, als jene großen «psychotherapeutischen» Systeme, die man als Religionen bezeichnet und von denen man das «Heil der Seele» erwartet, so ist es ganz natürlich, daß nicht wenige den gerechtfertigten und nicht selten auch geglückten Versuch unternehmen, mit neugewonnenem Verständnis für die Bedeutungsschwere überlieferter Heilswahrheiten sich einer der bestehenden Konfessionen einzuordnen. 390

Diese Lösung ist insofern normal und darum befriedigend, als die dogmatisch formulierten Grundwahrheiten der christlichen Kirche die Natur der inneren Erfahrung in fast vollkommener Weise ausdrücken. Es ist darin ein kaum zu überbietendes Wissen um die Geheimnisse der Seele enthalten und in großen, symbolischen Bildern dargestellt. Das Unbewußte hat daher eine natürliche Affinität zum geistigen Gehalt der Kirche, und zwar gerade zur dogmatischen Gestalt, die ihr So-Sein den der Nachwelt so absurd vorkommenden jahrhundertelangen dogmatischen Streitereien, das heißt der in ihnen liegenden leidenschaftlichen Bemühung vieler großer Männer verdankt. 391

[45] Vgl. *Der Geist Mercurius* [GW XIII].

[46] Die Alchemisten vergleichen ihn auch mit Lucifer (dem «Lichtbringer»), dem gefallenen schönsten Engel Gottes. Vgl. MYLIUS, p. 18.

392 Die Kirche böte also dem eine Form für das Chaos des Unbewußten Suchenden eine ideale Möglichkeit, wenn nicht alles Menschenwerk trotz höchster Verfeinerung unvollständig bliebe. Tatsache ist, daß die Rückkehr zu einer Konfession, das heißt zur Kirche, nicht die Regel bildet. Ungleich häufiger sind ein besseres Verständnis für und ein innerlicheres Verhältnis zur Religion an und für sich, welche mit Konfession nicht zu verwechseln ist[47]. Diese Tatsache beruht im wesentlichen darauf, wie mir scheint, daß derjenige, welcher die Legitimität beider Standpunkte, nämlich der beiden getrennten Zweige der Christenheit, eingesehen hat, weder den einen noch den anderen als ausschließlich gültig erklären kann; er müßte sich denn selber belügen. Als Christ muß er erkennen, daß er einer seit vierhundert Jahren gespaltenen Christenheit angehört und daß er mit seiner christlichen Überzeugung keineswegs erlöst, sondern vielmehr jenem Konflikt und jener Spaltung ausgeliefert ist, welche auch das corpus Christi erduldet. So liegen die Tatsachen, die damit nicht aus der Welt geschafft werden, daß die Konfessionen auf Entscheidung drängen, wie wenn es absolut feststünde, daß jede der beiden die absolute Wahrheit besitze. Dieser Standpunkt wird dem modernen Menschen nicht mehr gerecht; er kann sehr wohl sehen, was den Protestantismus vor dem Katholizismus auszeichnet und umgekehrt, und er versteht es mit peinlicher Deutlichkeit, daß das konfessionelle Drängen ihn zu einer Einseitigkeit wider besseres Wissen, das heißt also zu einer Sünde wider den Heiligen Geist veranlassen möchte. Er versteht sogar, warum die Konfessionen so handeln müssen, und weiß, daß es so sein muß, damit sich nämlich von den fröhlichen Christen ja niemand einbilde, er könne sich erlöst und beruhigt und von aller Angst befreit in einem antizipierten Schoße Abrahams zur Ruhe setzen. Die passio Christi geht weiter, denn das Leben Christi im corpus mysticum oder das christliche Leben hüben und drüben ist mit sich selber entzweit, und keiner, der es ehrlich meint, kann diesen Zwiespalt leugnen. Wir sind daher ganz in der Lage eines Neurotikers, der sich der peinlichen Einsicht bequemen muß, daß er in einem Konflikt steht. Er hat mit dem oft wiederholten Versuch, die Gegenseite einfach zu verdrängen, nur eine Verschlimmerung seiner Neurose erreicht. Der Arzt muß ihm deshalb empfehlen, den Konflikt zunächst einmal anzunehmen, zusammen mit dem Leiden, was dieser unvermeidlicherweise verursacht, sonst kann der Konflikt ja gar nie gelöst werden. Einsichtige Europäer sind also (wenn an solchen Fragen überhaupt interessiert) bewußt oder halbbewußt protestantische Katholiken und katholi-

[47] Vgl. dazu *Psychologie und Religion* [GW XI].

sche Protestanten, und es sind die Schlimmsten nicht! Man komme mir nicht mit der Einrede, so etwas gäbe es überhaupt nicht; ich habe sie beide gesehen, und es hat meine Hoffnung auf den zukünftigen Europäer nicht wenig gestärkt.

Im allgemeinen Publikum scheint aber der negative Entscheid hinsichtlich 393 der Konfession viel weniger aus religiösen Überzeugungen hervorzugehen, als vielmehr ein Teilphänomen der allgemeinen Geistesträgheit und religiösen Ignoranz zu sein. Man mag sich über die notorische Ungeistigkeit der Menschen entrüsten. Wenn man aber ein Arzt ist, so denkt man nicht unter allen Umständen, die Krankheit oder der Patient sei schlechten Willens oder sonstwie moralisch minderwertig, sondern vermutet, der negative Erfolg liege vielleicht am verwendeten Heilmittel. Obschon man füglicherweise bezweifeln darf, daß der Mensch im Laufe der überblickbaren fünf Jahrtausende der Kultur erhebliche oder überhaupt merkbare moralische Fortschritte gemacht hat, so ist es doch nicht zu leugnen, daß sein Bewußtsein und dessen Funktionen sich nachweisbar entwickelt haben. Vor allem hat das Bewußtsein in Gestalt des *Wissens* eine uns gewaltig erscheinende Extension erfahren. Aber auch seine einzelnen Funktionen haben sich nicht nur differenziert, sondern sind dem Ich in höherem Maße disponibel gemacht worden, das heißt auch der menschliche *Wille* hat sich entwickelt. Dies fällt ganz besonders auf, wenn wir unseren Geisteszustand mit dem der Primitiven in den Einzelheiten vergleichen. Unsere Ich-Sicherheit hat – im Vergleich mit früheren Zeiten – bedeutend gewonnen und sogar einen dermaßen gefährlichen Vorsprung erreicht, daß wir, auch wenn das «So Gott will» noch ausgesprochen wird, nicht einmal mehr wissen, was wir damit sagen, denn man bekennt im gleichen Atemzug: «Wo ein Wille ist, ist auch ein Weg.» Und wem fällt es noch ein, eher an die Hilfe Gottes als an den guten Willen, die Verantwortlichkeit, das Pflichtbewußtsein, die Vernunft oder Intelligenz des Mitmenschen zu appellieren?

Wie immer man diese Veränderungen der menschlichen Geistesverfassung 394 bewerten möge, es ändert nichts an der Tatsache ihres Bestehens. Wenn sich nun beim Einzelmenschen der Bewußtseinszustand erheblich ändert, so wandeln sich auch die dadurch konstellierten Inhalte des Unbewußten. Und je weiter die Bewußtseinslage sich von einem gewissen Gleichgewichtspunkt entfernt, desto bedeutender und, je nachdem, gefährlicher werden die nach Ausgleich strebenden unbewußten Inhalte. Daraus entsteht schließlich eine Dissoziation: einerseits versucht das Selbstbewußtsein krampfhaft, einen unsichtbaren Gegner abzuschütteln (wenn es nicht gar meint, der Nachbar sei der Teufel!), andererseits unterliegt es in zunehmendem Maße dem tyrannischen Willen einer inneren Gegenregierung, die alle Züge dämonischer Unter- und Übermenschlichkeit zeigt.

395 Wenn ein paar Millionen Menschen in diesen Zustand geraten, so entsteht eine Gesamtlage, zu deren Erkenntnis wir seit einem Jahrzehnt einen täglichen Anschauungsunterricht genießen. Diese zeitgenössischen Ereignisse in ihrer ganzen Einzigartigkeit schildern ihre psychologischen Hintergründe. Die wahnwitzige Zerstörung und Verwüstung ist die Reaktion auf die Entfernung des Bewußtseins aus der Gleichgewichtslage. Es gibt nämlich ein Gleichgewicht zwischen seelischem Ich und Nicht-Ich, eine *religio*, das heißt eine *sorgfältige Berücksichtigung*[48] der präsenten unbewußten Mächte, die man nicht ohne Gefahr vernachlässigt. Diese Wendung hat sich infolge der Veränderung der Bewußtseinslage schon seit Jahrhunderten vorbereitet.

396 Haben sich die Konfessionen dieser säkularen Veränderung angepaßt? Ihre Wahrheit darf sich zwar, mit ungeahntem Recht, *ewig* nennen, aber ihr zeitliches Gewand hat den Zoll der Vergänglichkeit zu entrichten: es sollte der seelischen Veränderung Rechnung tragen. Die ewige Wahrheit bedarf der menschlichen Sprache, die sich mit dem Zeitgeist ändert. Die Urbilder sind unendlicher Wandlung fähig und bleiben doch stets dieselben, aber nur in neuer Gestalt können sie aufs neue begriffen werden. Immer erfordern sie neue Deutung, sollen sie nicht wegen zunehmender Altertümlichkeit ihres Begriffes ihre Bannkraft gegenüber der steten Fluchtbereitschaft des «fugax ille Mercurius»[49] einbüßen und den so nützlichen und doch gefährlichen Feind entwischen lassen. Was ist es mit dem «neuen Wein in alten Schläuchen»? Wo sind die Antworten auf die seelischen Nöte und Bedrängnisse einer neuen Zeit? Wo überhaupt das Wissen um die seelische Problematik, welche die Entwicklung des modernen Bewußtseins aufgeworfen hat? Nie zuvor stand solche Hybris des Wollens und Könnens der «ewigen» Wahrheit herausfordernder gegenüber.

397 Abgesehen von Motiven persönlicher Art liegen hier wohl die tieferen Gründe dafür, daß beinahe der größere Teil Europas dem Neopaganismus, das heißt dem Antichristentum verfallen ist und ein religiöses Ideal diesseitiger Macht im Gegensatz zu dem metaphysisch begründeten der Liebe aufgerichtet hat. Der negative Entscheid des einzelnen hinsichtlich seiner Teilnahme an einer Konfession bedeutet nun keineswegs immer eine antichristliche Haltung, sondern gegebenenfalls geradezu das Gegenteil, nämlich eine Rückbesinnung auf das

[48] Ich benütze hier für «religio» die klassische Etymologie und nicht die der Kirchenväter.

[49] Vgl. M. MAIER, *Symbola aureae*... p. 386.

Gottesreich im Herzen des Menschen, wo sich nach den Worten AUGUSTINS das «mysterium paschale» «in interioribus ac superioribus suis» vollzieht[50]. Jene alte und längst obsolete Idee vom Menschen als Mikrokosmos bedeutet nämlich eine große psychologische Wahrheit, die noch zu entdecken ist. Früher war sie auf den Körper projiziert, wie die Alchemie die unbewußte Psyche in den chemischen Stoff projizierte. Ein anderes aber ist es, wenn der Mikrokosmos jene innere Welt und Natur meint, die sich uns im Unbewußten zögernd enthüllt. Die Ahnung davon liegt auch in den Worten des ORIGENES: «Intellige te alium mundum esse in parvo et esse intra te Solem, esse Lunam, esse etiam stellas[51].» Und wie die Welt kein auseinanderfallendes Vielerlei ist, sondern in der Einheit der Umfassung Gottes ruht, so muß auch der Mensch sich nicht in das widerspruchsvolle Vielerlei seiner durch das Unbewußte vorgezeichneten Möglichkeiten und Tendenzen auflösen, sondern zu deren *umfassender Einheit* werden. Treffend sagt ORIGENES: «Vides, quomodo ille, qui putatur unus esse, non est unus, sed tot in eo personae videntur esse, quot mores[52].» Die Besessenheit durch das Unbewußte bedeutet eben ein Auseinandergerissensein in viele und vieles, eine «disiunctio». Daher ist es für ORIGENES das Ziel des Christen, ein innerlich einheitlicher Mensch zu werden[53]. Die einseitige Betonung der äußerlichen kirchlichen Gemeinschaft erfüllt natürlich diesen Zweck nicht, sondern bietet im Gegenteil und nolens volens der inneren Aufgelöstheit ein äußeres Gefäß an, eben die Gemeinschaft der Ecclesia, ohne damit die innere disiunctio in eine coniunctio wirklich zu wandeln.

Den leidensvollen Konflikt, der in der nigredo oder tenebrositas anhebt, 398
schildert der Alchemist in der separatio oder divisio elementorum (Scheidung der Elemente), der solutio (Auflösung), calcinatio (Verbrennung), incineratio (Einäscherung), der Zerstückelung eines menschlichen Körpers, in qualvollen Tieropfern, dem Abhauen der Hände der Mutter oder der Löwentatzen, der Auflösung des Bräutigams in Atome im Leibe der Braut usw.[54]. Bei dieser äußersten disiunctio entsteht *Wandlung* jenes Wesens oder Stoffes oder Geistes, der sich stets als der geheimnisvolle Mercurius herausstellt, das heißt es schält sich aus

[50] *Epistula* LV, V, 8 [«österliches Mysterium» «bei seinem Inneren und Höheren»]

[51] *Homiliae in Leviticum* 5, 2. (Verstehe, daß du eine zweite Welt im Kleinen bist, und daß in dir die Sonne, der Mond und auch die Sterne sind.)

[52] l. c. (Du siehst, wie jener, der Einer zu sein scheint, nicht Einer ist, sondern so viele {verschiedene} Personen erscheinen in ihm, als {er} Eigenwilligkeiten {besitzt}).

[53] *Homiliae in Librum Regnorum* 1, 4.

[54] «Von einem Brautgemach ins andere gequält.» (*Faust* I)

monströsen Tierformen allmählich eine res simplex heraus, die zwar eine und dieselbe Sache ist, aber dennoch aus einer Zweiheit besteht («geeinte Zwienatur»). In zahllosen verschiedenen Prozeduren und Formen versucht der Alchemist diese Paradoxie oder Antinomie zu überwinden und aus den Zweien das Eine zu machen[55]. Aber gerade die Vielzahl seiner Symbole und symbolischen Prozeduren beweist, daß der Erfolg fraglich bleibt. Selten nämlich sind jene Symbole des Zieles, deren Doppelnatur nicht ohne weiteres ersichtlich ist. Sein filius philosophorum, sein lapis, sein rebis, sein homunculus sind hermaphroditisch. Sein Gold ist non vulgi (nicht gewöhnlich), sein lapis ist Geist und Körper, ebenso seine Tinktur, die ein sanguis spiritualis (ein geistiges Blut)[56] darstellt. Es ist daher begreiflich, daß die nuptiae chymicae, die königliche Hochzeit, als ein Symbol höchster und letzter Einigung bei ihm eine zentrale Stellung einnimmt, da sie ja jenen Analogiezauber darstellt, der das Werk zu seiner endgültigen Vollendung bringt und durch Liebe das Widerstrebende binden soll, denn «Liebe ist stärker als der Tod».

399 Nicht nur in allgemeinen Umrissen, sondern auch in oft verblüffenden Einzelheiten schildert die Alchemie jene psychische Phänomenologie, die der Arzt im Verlaufe der Auseinandersetzung mit dem Unbewußten beobachten kann. Die scheinbare Einheitlichkeit der Person, welche mit Nachdruck sagt: «*Ich* will, *ich* denke» usw., zerspaltet sich und löst sich auf unter der Einwirkung des Zusammenpralls mit dem Unbewußten. Solange der Patient denken konnte, irgend ein anderer (zum Beispiel der Vater oder die Mutter) sei schuld an seiner Mißlichkeit, vermochte er sich den Anschein seiner Einheitlichkeit zu retten (putatur unus esse!). Wenn er aber einsieht, daß er selber einen Schatten besitzt, ja daß er seinen Feind «im eigenen Busen» birgt, dann hebt der Konflikt an, und Eins wird zu Zwei, und da der «andere», wie es sich allmählich herausstellt, selber eine Zweiheit, ja sogar eine Vielheit von Gegensatzpaaren ist, so wird sein Ich bald zum Spielball vieler «mores», und damit tritt die «Verfinsterung des Lichtes» ein, das heißt eine Depotenzierung des Bewußtseins und eine Desorientierung über Sinn und Umfang seiner Persönlichkeit. Das ist gegebenenfalls ein so finsterer Durchgang, daß sich der Patient an seinen Arzt oft als anscheinend letzte Realität anklammern *muß* (nicht sollte!). Diese Situation ist

[55] Derselbe Vorgang in der individuellen Psyche. Siehe *Psychologie und Alchemie*, p. 69 ff. [GW XII].

[56] Vgl. *Turba philosophorum*, ed. J. Ruska, p. 129, Sermo XIX. Der Begriff stammt aus dem Buch *al-Habib* (l. c., p. 43).

für beide Teile schwierig und peinlich, und dabei geht es dem Arzt nicht selten so wie dem Alchemisten, der oft nicht mehr weiß, ob er der ist, welcher die metallische Arkansubstanz im Tiegel schmilzt, oder ob er selber im Feuer als Salamander glüht. Die unvermeidliche psychische Induktion bringt es mit sich, daß beide von der Wandlung des Dritten ergriffen und gewandelt werden, wobei allein das Wissen des Arztes wie ein flackerndes Lämpchen die tiefe Dunkelheit des Geschehens spärlich erhellt. Nichts schildert die seelische Situation des Alchemisten besser als die Einteilung seines Arbeitsraumes in ein «Laboratorium», wo er mit Tiegeln und Retorten hantiert, und ein «Oratorium», wo er die ihm so nötige Erleuchtung von Gott erfleht – «horridas nostrae mentis purga tenebras»[57], wie der Autor der «*Aurora*» zitiert.

«Ars requirit totum hominem», heißt es in einem Traktat[58]. Dies gilt in vollstem Maße auch von der psychotherapeutischen Arbeit. Die wirkliche Anteilnahme jenseits der professionellen Routine ist in solchen Fällen nicht nur erfordert, sondern auch erzwungen, wenn man es nicht vorzieht, die ganze Unternehmung in Frage zu stellen, um dem eigenen Problem, das sich überall mit zunehmender Deutlichkeit aufdrängt, aus dem Wege zu gehen. Die Grenze des subjektiv Möglichen muß unter allen Umständen erreicht werden, denn sonst kann auch der Patient seine eigenen Grenzen nicht wahrnehmen. Aber arbiträre Grenzsetzungen gelten nicht, nur wirkliche. Es ist eine eigentliche Reinigungsprozedur, in der «omnes superfluitates igne consumuntur» (alle Überflüssigkeiten im Feuer verzehrt werden) und die Grundtatsachen sich herausstellen. Und was ist grundlegender als die Erkenntnis: *Das bin ich*? Hier schält sich eine Einheit heraus, die doch eine Vielheit ist oder war. Nicht mehr das frühere Ich mit seiner Fiktion und künstlichen Zurechtmachung, sondern ein anderes, *objektives* Ich, das man aus diesem Grunde besser als das *Selbst* bezeichnet. Es ist keine Auswahl passender Fiktionen mehr, sondern eine Reihe harter Tatsachen, die zusammen jenes Kreuz bilden, das schießlich jeder zu tragen hat, oder das Schicksal, das man ist. Diese ersten Andeutungen einer zukünftigen Zusammensetzung der Persönlichkeit erscheinen im Traum oder in der «aktiven Imagination», wie ich in früheren Publikationen dargestellt habe, in Form der *Mandalasymbolik*, die auch den Alchemisten nichts Unbekanntes ist. Die ersten Anzeichen dieses Symbols der Einheit bedeuten aber noch lange nicht, daß die Ein- 400

[57] «Spiritus alme, / Illustrator hominum / Horridas nostrae / Mentis purga tenebras.» (Erhabener Geist, Erleuchter der Menschen, reinige die schauerlichen Finsternisse unseres Geistes.) *Hymnus in die Pentecostes* des St. Galler Mönches NOTKER BALBULUS († 912).

[58] HOGHELANDE, I, p. 139 [Diese Kunst erfordert den Menschen mit Leib und Seele.]

heit auch schon erreicht sei. Wie die Alchemie eine große Anzahl vielfach variierter Prozeduren kennt, von der siebenfachen Destillation angefangen bis zur tausendfachen, vom «opus unius diei» bis zur jahrzehntelangen Irrfahrt, so gleichen sich auch die Spannungen der psychischen Gegensatzpaare nur allmählich aus, und, wie das alchemistische Endprodukt immer noch eine essentielle Gespaltenheit verrät, so wird auch der geeinten Persönlichkeit die schmerzhafte Empfindung der «Zwienatur» kaum je ganz verlorengehen. Die völlige Erlöstheit vom Leiden dieser Welt müssen wir wohl der Illusion überlassen. Schließlich endete das symbolisch-vorbildhafte Menschenleben des Christus auch nicht in gesättigter Seligkeit, sondern am Kreuz. (Es ist eine merkwürdige Tatsache, daß in der hedonistischen Zielsetzung rationalistischer Materialismus und ein gewisses «fröhliches» Christentum sich brüderlich die Hand reichen.) Das Ziel ist nur als Idee wichtig, wesentlich aber ist das *opus*, das zum Ziel hinführt: es erfüllt die Dauer des Lebens mit einem Sinn. Dazu vereinigen sich «rechte und linke» Ströme[59] und Bewußtes und Unbewußtes kooperieren.

401 Die coniunctio oppositorum in der Gestalt des Sol und der Luna, des königlichen Bruder-Schwester- oder Mutter-Sohn-Paares steht in der Alchemie an so wichtiger Stelle, daß gelegentlich der ganze Prozeß in der Form des Hierosgamos und seiner mystischen Folgeerscheinungen dargestellt wird. Die vollständigste und zugleich einfachste Darstellung dieser Art ist wohl die Bilderserie des «*Rosarium philosophorum*» von 1550, die ich hier folgen lasse. Die psychologische Bedeutsamkeit derselben rechtfertigt eine nähere Erläuterung. Was der Arzt mit dem Patienten zur Zeit der Auseinandersetzung mit dem Unbewußten beobachtet und erlebt, trifft nämlich in merkwürdiger Weise mit dem Sinngehalt der Bilder zusammen. Dies dürfte insofern nicht ganz zufällig sein, als ja die alten Alchemisten häufig zugleich Ärzte waren und daher gewiß reichlich Gelegenheit zu solchen Erfahrungen hatten, insofern sie sich, wie PARACELSUS, um die seelische Wohlfahrt des Kranken mühten oder sich nach dessen Träumen (hinsichtlich Diagnose, Prognose und Therapie) erkundigten. So konnten sie Erfahrungen psychologischer Natur sammeln, und zwar nicht nur am Kranken, sondern wohl auch an sich selber, das heißt an der Wahrnehmung von eigenen unbewußten Inhalten, die durch Induktion aktiviert wurden[60]. Wie

[59] «Denn an dem Einklang der Weisheit sind beteiligt rechte und linke Kräfte.» *Acta Joannis* 7, 98, p. 200: ..καὶ ἁρμονία σοφίας᾽ σοφία δὲ οὖσα ἐν ἁρμονίᾳ ὑπάρχουσιν δεξιοὶ καὶ ἀριστεροὶ δυνάμεις, ἐξουσίαι, ἀρχαὶ καὶ δαίμονες, ἐνέργειαι…

[60] Hinsichtlich der Beobachtung der eigenen Träume ist HIERONYMUS CARDANUS ein treffendes Beispiel.

auch heutzutage das Unbewußte sich in Bilderserien ausdrückt, welche von den Patienten oft spontan gezeichnet werden, so sind wohl auch damals die ursprünglichen Bilder, wie zum Beispiel die des *Codex Alchemicus Rhenovacensis* und andere in ähnlicher Weise zustande gekommen: nämlich als Niederschlag beim Werke gesammelter innerer Eindrücke, die allerdings durch traditionelle Momente gedeutet und modifiziert wurden[61]. Übrigens beobachtet man auch bei modernen Bilderserien nicht wenige Anlehnungen an traditionelle Motive neben spontanen Wiederholungen archaischer respektive mythologischer Vorstellungen. Bei dieser engen Beziehung zwischen Bild und seelischem Inhalt erscheint es mir daher nicht abwegig, eine mittelalterliche Bilderserie im Lichte moderner Erkenntnisse zu betrachten oder sie geradezu als Leitfaden für die Darstellung von solchen zu benützen. In den absonderlichen Gestaltungen des Mittelalters ist ja keimhaft vieles vorausgenommen, was sich erst in den folgenden Jahrhunderten in deutlicherer Form herausgeschält hat.

[61] Bezüglich Umdeutungsarbeit vgl. meinen Aufsatz *Bruder Klaus* [GW XI], ebenso LAVAUD, Kap. III «La Grande Vision».

DIE BILDERSERIE DES ROSARIUM PHILOSOPHORUM ALS GRUNDLAGE FÜR DIE DARSTELLUNG DER ÜBERTRAGUNGSPHÄNOMENE

Invenit gratiam in deserto populus...
JEREMIAS, XXXI, 2.

1
DER MERCURBRUNNEN[1]

402 Dieses Bild führt direkt ins Zentrum alchemistischer Symbolik und versucht, die geheimnisvolle Grundlage des opus darzustellen. Es ist eine *quadratische Quaternität*, durch die vier Sterne in den vier Ecken bestimmt. Diese vier sind die vier Elemente. Oben in der Mitte steht ein fünfter Stern, der das fünfte Wesen, das Eine der Vier, die quinta essentia, bedeutet. Das Bassin unten ist das vas Hermeticum, in welchem die Wandlung geschieht. Sein Inhalt ist das mare nostrum, die aqua permanens (ewiges Wasser), das ὕδωρ θεῖον (göttliches Wasser). Es ist ein mare tenebrosum (finsteres Meer), das Chaos. Das vas wird auch als uterus bezeichnet[2], in welchem der foetus spagyricus (der homunculus) reift[3]. Das Bassin ist im Gegensatz zum Quadrat rund zu denken, denn es ist die Mutterstätte der vollkommenen Gestalt, zu der das Quadrat als unvollkommene Gestalt noch werden muß. In diesem nämlich sind die Elemente auseinanderdrängend, einander feindlich und müssen deshalb im Runden geeint werden. Dieser Absicht entspricht die Beschriftung auf dem Brunnenrand (nach Auflösung der Abkürzungen): «Unus est Mercurius mineralis, Mercurius vegetabi-

[1] [Die Bilder sind dem Frankfurter Erstdruck des *Rosarium philosophorum* von 1550 entnommen. Da in dieser Ausgabe die übliche Paginierung fehlt, verweisen wir auf die entsprechenden Bilder des *Rosarium philosophorum* in *Artis auriferae* II (1593). Alle Zitate stammen ebenfalls aus dieser Ausgabe, ausgenommen ein Gedicht (s. Paragr. 528)]

[2] So sagt das *Consilium coniugii* (*Ars chemica*, p. 147): «Et locus generationis, licet sit artificialis, tamen imitatur naturalem, quia est concavus, conclusus etc.» (Obwohl der Ort der Geburt ein künstlicher ist, ahmt er doch den natürlichen nach, da er konkav und geschlossen ist.) Auf p. 204 heißt es: «Per matricem, intendit fundum cucurbitae.» (Mit matrix meint er den Boden des Rundgefäßes.)

[3] Vgl. *Turba philosophorum* ed. RUSKA, p. 163.

lis, Mercurius animalis» («vegetabilis» wäre als lebend und «animalis» als beseelt oder gar als seelisch im Sinne von psychisch zu übersetzen[4]). Außen am Brunnenrand befinden sich sechs Sterne, welche zusammen mit Mercurius die sieben Planeten oder Metalle darstellen. Sie sind alle im Mercurius quasi enthalten, insofern er der pater metallorum ist. Als Personifikation ist er die Einheit der sieben Planeten, ein Anthropos, dessen Körper die Welt ist, wie Gayomart, aus dessen Leib die sieben Metalle in die Erde fließen. Kraft seiner weiblichen Natur ist er auch die Mutter der Sieben und nicht bloß der Sechs, denn er ist auch Vater und Mutter seiner selbst[5].

Aus dem «Meer» steigt nun die Quelle des Mercurius auf, triplex nomine, 403
was sich eben auf die dreifache Erscheinungsweise des Mercurius bezieht[6]. Dieser ergießt sich aus drei Röhren, als lac virginis (Jungfrauenmilch), acetum fontis (Quellenessig) und aqua vitae (Lebenswasser) bezeichnet. Dies sind drei von zahllosen Synonymen des Mercurius. Die eben betonte Einheit des Mercurius

[4] Vgl. HORTULANUS (RUSKA, *Tabula smaragdina*, p. 186): «Unde infinitae sunt partes mundi, quas omnes philosophus in tres partes dividit scil. in partem Mineralem Vegetabilem et Animalem ... Et ideo dicit habens tres partes philosophiae totius mundi, quae partes continentur in unico lapide scil. Mercurio Philosophorum.» (Deshalb gibt es unendliche Weltbereiche, welche der Philosoph in drei Reiche aufteilt, nämlich in den mineralischen, vegetabilen und animalischen Teil ... Und daher sagt er {Hermes}, er besitze alle drei Teile der Weisheit dieser ganzen Welt, welche Teile enthalten sind in dem einen Stein, nämlich dem Mercurius der Philosophen.) Cap. 13: «Et ideo vocatur lapis iste perfectus, quia in se habet naturam mineralium et vegetabilium et animalium. Est enim lapis triunus et unus, quatuor habens naturas.» (Und so wird jener Stein als vollendet bezeichnet, weil er in sich die Natur der Minerale, der Pflanzen und der Tiere enthält. Der Stein ist nämlich dreieinig und einer, weil er die vier Naturen besitzt.)

[5] Vgl. dazu die Lehre des «increatum». *Psychologie und Alchemie*, p. 439 ff. [GW XII, Paragr. 430 ff.].

[6] Nach einem Zitat des ROSINUS im *Rosarium philosophorum* (*Artis auriferae* II, p. 249): «Triplex in nomine, unus in esse.» Vgl. dazu den dreifachen Gottesbrunnen in der Vision des Bruder Klaus. (LAVAUD, p. 66.) Die ROSINUSstelle (die aber ein Zitat des RHASES ist) lautet: «Lapis noster cum mundi creato(re) nomen habet, qui est trinus et unus.» IV, p. 300. (Unser Stein und der Schöpfer der Welt haben einen gemeinsamen Namen, der dreieinig und einer ist.) SENIOR, p. 45 sagt: «Aes nostrum est sicut homo, habens spiritum, animam et corpus. Propterea dicunt sapientes: Tria et Tria sunt unum. Deinde dixerunt: in uno sunt tria.» (Unser Erz ist wie der Mensch, indem es Geist, Seele und Körper hat. Deshalb sagen die Weisen: Drei und Drei sind Eines. Ferner sagen sie: In Einem sind die Dreie.) Siehe ebenso ZOSIMOS in BERTHELOT, *Coll. alch. grecs* III, VI, 18. Die Mercurquelle erinnert an die πεγὴ μεγάλη der Peraten (HIPPOLYTUS, V, 12, 2), welche ein Teil der dreifach geteilten Welt ist. Den drei Teilen entsprechen drei Götter, (λόγοι), drei Geister (νοῦ), drei Menschen. Dieser Triade gegenüber erscheint ein Christus, mit allen Eigenschaften der Triade ausgestattet und selber von triadischer Natur, von oben, von der ἀγεννησία kommend, vor der Teilung. (Ich bevorzuge hier die Lesart von BERNAYS πρὸ τῆς, weil sinngemäßer, vgl. p. 105.)

erweist sich als Dreiheit. Er ist eine Trinität, triunus oder trinus, wie oft betont wird, die chthonische, untere, sogar infernalische Analogie der himmlischen Trinität, wie ja auch dem Teufel bei DANTE die Tricephalität zukommt[7]. Daher wird der Mercurius öfters als tricephale Schlange dargestellt. Etwas höher als die drei Röhren stehen Sonne und Mond als die unvermeidlichen Akoluthen und Eltern der mystischen Wandlung, und höher als diese der Stern der quinta essentia, das Symbol der Einheit der vier einander feindlichen Elemente. Darüber folgt der serpens bifidus, die gespaltene (oder bicephale) Schlange, die fatale binarius (die Zweizahl), welche bei DORNEUS den Teufel bezeichnet[8]. Diese Schlange ist der serpens mercurialis[9], die natura duplex des Mercurius. Die Köpfe speien Feuer, aus dem die duo fumi (die zwei Rauchsäulen) der Maria (der Koptin oder Jüdin) kommen[10]. Es sind zwei vapores (Dämpfe), die sich niederschlagen, den Prozeß von vorne beginnen[11] und damit eine mehrfache Sublimation beziehungsweise Destillation einleiten zur Reinigung von den mali odores (schlechten Gerüchen), dem foetor sepulcrorum (Gräbergestank)[12] und von der anhaftenden Schwärze des Ursprungs.

404 Dieser Aufbau zeigt die schon den Griechen bekannte tetramerie (Vierteiligkeit) des Wandlungsprozeses. Er beginnt mit den getrennten vier Elementen (Zustand des Chaos), schreitet aufwärts zu den drei Erscheinungsweisen des Mercurius in der anorganischen, organischen und seelischen Welt (Zustand des Heraufkommens), erreicht dann die Form von Sol und Luna – einesteils der edlen Metalle Gold und Silber, anderenteils die Lichtnatur der Götter, welche durch die φιλία (Liebe) das νεῖκος (Haß) der Elemente zu überwinden vermögen – und schließlich die eine und unteilbare (inkorruptible, ätherische, ewige) Natur der anima, der quinta essentia, der aqua permanens, der tinctura oder des lapis philosophorum. Dieses Fortschreiten von vier zu drei zu zwei zu eins stellt das sogenannte *Axiom der Maria* dar und zieht sich in verschiedenen Formen

[7] Bei AL-IRAQI heißt der lapis direkt «al-schaitan», der Teufel. (HOLMYARD, p. 417 ff.)

[8] Ebenso «triplex nomine», wie die Beschriftung «animalis, vegetabilis, mineralis» zeigt.

[9] *Psychologie und Alchemie* [GW XII].

[10] «Ipsa sunt duo fumi complectentes duo lumina.» (Das sind die zwei Rauchsäulen, welche die zwei Gestirne einhüllen.) *Artis auriferae* I, p. 321.

[11] Dasselbe Motiv als Blätter, die vom Baume fallen, der im Feuer wurzelt, im Frontispicium des Poliphile. Siehe Abb. 4 in *Psychologie und Alchemie* [GW XII].

[12] Vgl. *Aurora consurgens* I, Cap. 4: «odores et vapores mali mentem laborantis inficientes.» (schlechte Gerüche und Dämpfe, die den Geist des Adepten vergiften.) Ferner MORIENUS, XII, p. 34: «Hic enim est odor, qui assimilatur odori sepulcrorum...» (Dies nämlich ist der Geruch, der dem Gräbergeruch gleicht...)

ROSARIVM

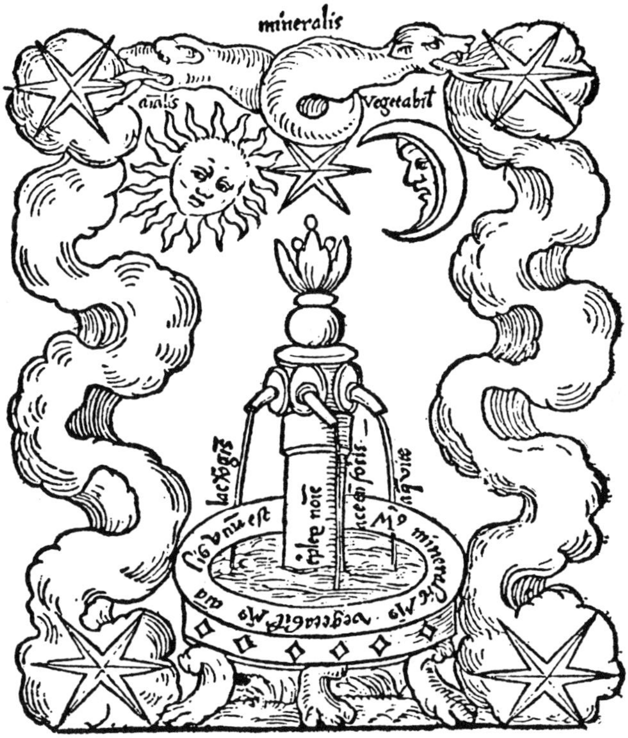

Wyr sindt der metall anfang vnd erste natur/
Die kunst macht durch vns die höchste tinctur.
Keyn brunn noch wasser ist meyn gleych/
Ich mach gesund arm vnd reych.
Vnd bin doch jzund gyftig vnd dötlich.

Succus

Bild 1

wie ein Leitmotiv durch die ganze Alchemie. Wenn wir von den zahlreichen «chemischen» Erklärungen darüber absehen wollen, so kommen wir auf die symbolische Grundlage: der Anfangszustand der Totalität ist charakterisiert durch vier auseinanderstrebende (einander «feindliche») Richtungen; vier ist nämlich die Minimalzahl, die einen Kreis natürlich und anschaulich bestimmt. Die Verminderung dieser Zahl erstrebt die schließliche Einheit. Im Fortschreiten entsteht zunächst die Drei, eine männliche Zahl, dann daraus die Zwei, die weibliche Zahl[13]. *Männlich* und *Weiblich* konstellieren unfehlbar die Idee der geschlechtlichen Vereinigung als des Mittels zur Erzeugung der Eins, die dann konsequent auch filius regius (Königssohn) respektive filius philosophorum genannt wird.

405 Unser symbolisches Bild schildert daher im Grunde genommen nichts anderes als die alchemistische Methode und Philosophie. Diese aber sind keineswegs etwa durch die Natur der den alten Meistern bekannten Materie gewährleistet, sondern können nur der unbewußten Psyche entstammen. Sicherlich haben die Alchemisten auch bewußt spekuliert, was aber die unbewußte Projektion nicht im mindesten hindert, denn wo immer der forschende Geist sich von der genauesten Beobachtung des tatsächlich Vorhandenen entfernt und eigene Wege einschlägt, da nimmt der unbewußte spiritus rector die Zügel in die Hand und führt ihn zu den ihm unveränderlich zugrundeliegenden Archetypen zurück, die durch diese Regression zur Projektion veranlaßt werden.

406 Die *Quaternität* ist einer der universalsten Archetypen und erweist sich auch als eines der nützlichsten Strukturschemata für die Orientierungsfunktionen des Bewußtseins[14]. Sie ist recht eigentlich das Fadenkreuz im Fernrohr unseres Verstandes. Das durch die vier Eckpunkte bestimmte *Kreuz* ist von nicht minderer Universalität und hat für den westlichen Menschen überdies eine aufs höchste gesteigerte moralische und religiöse Bedeutung. Gleicherweise ist der *Kreis* als Symbol der Vollkommenheit und des vollkommenen Wesens ein allverbreiteter Ausdruck für Himmel, Sonne, Gott und für das Urbild des Menschen und der Seele[15]. Vier als minimale Mehrzahl stellt den pluralistischen Zustand desjenigen Menschen dar, der nicht zur inneren Einheit gelangt ist, also den Zustand der Unfreiheit, des Uneinsseins mit sich selbst, der Zerfallenheit, des nach ver-

[13] Die Deutung der ungeraden Zahl als männlich und der geraden als weiblich ist Gemeingut der Alchemie, das schon aus der Antike stammt.

[14] Vgl. dazu *Psychologische Typen* [GW VI]. Entspr. Diagramme in J. JACOBI, pp. 19, 24, 28, 30.

[15] Seele als Viereck und Kreis, resp. Kugel, siehe *Psychologie und Alchemie*, p. 125 u. a. O. [GW XII, Paragr. 109].

schiedenen Richtungen Auseinandergerissenseins, also einer qualvollen, unerlösten Situation, die nach Vereinigung, Versöhnung, Erlösung, Heilung, das heißt Ganzmachung verlangt.

Die *Dreiheit* erscheint als *männliche*, das heißt aktive Entschließung und Tat (alchemistisch als das Aufquellen der Brunnen). Die *Zweiheit* verhält sich dazu *weiblich*, das heißt als konzipierendes, aufnehmendes patiens, oder als zu formender Stoff (alchemistisch informatio, Formgebung und impraegnatio, Schwängerung). Psychologisch entspricht die Dreiheit dem Bedürfnis, Verlangen, Trieb, der Aggression und dem Willensentschluß, die Zweiheit aber der Reaktion des psychischen Systems im ganzen auf den Antrieb oder den Entschluß des Bewußtseins, der ja an und für sich ins Leere verpuffen würde, wenn es ihm nicht gelänge, die Inertie des Gesamtmenschen zu überwinden und sich gegen alle Trägheits- und andere stets vorhandene Widerstände durchzusetzen. Durch das Mitreißen, das Nachfolgen und das Durchführen entsteht die *Tat*, und nur darin erscheint der Mensch als lebendiges Ganzes und als Einheit («Im Anfang war die Tat») [16], vorausgesetzt natürlich, daß die Tat das reife Produkt eines die seelische Ganzheit erfassenden Geschehens, und nicht bloß eines diese eben gerade unterdrückenden Kampfes oder Impulses ist. Wir bewegen uns hier in einem bekannten Gebiet, welches das letzte und größte alchemistische Werk, der «*Faust*», uns mit den herrlichsten Bildern vor Augen führt. GOETHE schildert recht eigentlich das Erleben des Alchemisten, der entdeckt, was er in die Retorte hineinprojiziert hat, nämlich sein eigenes Dunkel, seine Unerlöstheit, seine Leidenschaft, sein Streben nach dem Ziel, das zu werden, was er eigentlich ist, und wozu ihn seine Mutter geboren hat, nämlich nach der peregrinatio eines langen, in tausend Irrtümer verstrickten Lebens zum filius regius, zum Sohn der höchsten Mutter zu werden. Oder man greife zurück auf den bedeutenden Vorläufer des «*Faust*», auf CHRISTIAN ROSENCREUTZ' «*Chymische Hochzeit*» von 1616 [17], welche GOETHE unbedingt vorgelegen haben muß. Dort handelt es sich im Grunde um dasselbe, eben um das *Axioma Mariae*, nämlich die Wandlung des 407

[16] Oben Gesagtes ist nicht moralisch, sondern bloß psychologisch zu verstehen. Die «Tat» ist nicht eo ipso die Essenz des seelischen Lebensprozesses, sondern bloß ein, allerdings wichtiges, Teilstück desselben.

[17] Übrigens hat JOHANN VALENTIN ANDREAE, der Verfasser der *Chymischen Hochzeit*, auch ein lateinisches Faustdrama geschrieben, mit dem Titel *Turbo, sive moleste et frustra per cuncta divagans ingenium*, die Geschichte eines Alleskenners und schließlich Enttäuschten, der in der contemplatio Christi seine Erlösung findet. Der Autor war Theologe in Württemberg und lebte von 1586 bis 1654.

Rosencreutz aus dem unerleuchteten Anfangszustand bis zum Innewerden seiner «königlichen» Verwandtschaft. Der Zeit entsprechend (Anfang des 17. Jahrhunderts!) befindet sich hier der ganze Vorgang noch ungleich viel mehr in der Projektion, und die Rücknahme derselben in die Person des Helden, die bei «*Faust*» zum Übermenschentum führt[18], ist hier nur zaghaft angedeutet. Aber der psychologische Prozeß ist im wesentlichen derselbe, nämlich das Innewerden jener gewaltigen Inhalte, welche die Alchemie in den Geheimnissen der Materie witterte.

408 Der dem Bild des Mercurbrunnens folgende Text des «*Rosarium*» beschäftigt sich hauptsächlich mit dem «Wasser» der Kunst, nämlich dem Mercurius. Da ich schon Gesagtes nicht wiederholen möchte, so verweise ich auf meine Vorlesung «*Der Geist Mercurius*». Ich erwähne nur, daß diese flüssige Substanz mit allen ihren paradoxen Eigenschaften eben das Unbewußte bedeutet, das in sie projiziert ist. Das «Meer» ist ihr statischer Zustand, die «Quelle» ihre Aktivierung und der «Prozeß» ihre Wandlung. Die Integration der unbewußten Inhalte kommt zum Ausdruck in der Idee des Heilmittels, der medicina catholica sive universalis, des aurum potabile (trinkbares Gold), des cibus sempiternus (der ewigwährenden Speise), der heilsamen Früchte des philosophischen Baumes, des vinum ardens (Glühweins) und wie die Synonyma alle heißen. Andere sind ausgesprochen ungünstig, aber nicht weniger charakteristisch: succus lunariae sive lunatica[19] (Saft der Pflanze Lunaria usw.), aqua Saturni (Saturn, ein Maleficus!), Gift, Skorpion, Drache, Sohn des Feuers, urina puerorum (Knabenurin) sive canis (Hundeurin), Schwefel, Teufel usw.

409 Obwohl im Text nicht ausdrücklich gesagt ist, daß der aus dem Gefäß aufsteigende Mercurbrunnen wieder in dasselbe zurückfällt und damit einen geschlossenen Kreislauf darstellt, so bedeutet dies doch die essentielle Eigenschaft des Mercurius, daß er jene Schlange ist, die sich selber befruchtet, tötet, verzehrt und wiedergebiert. In diesem Zusammenhang darf erwähnt werden, daß der runde, abflußlose See, welcher sich durch eine in seine Mitte aufsteigende Quelle stetig erneuert, bei NICOLAUS CUSANUS eine *Allegorie Gottes* ist[20].

[18] Ich habe diesen psychologischen Vorgang ausführlich behandelt in *Die Beziehungen zwischen dem Ich und dem Unbewußten*, p. 83 f. und 184 f. [GW VII, Paragr. 224 f. und 380 f.].

[19] Deutet auf Wahnsinn hin. Die afflictio animae wird erwähnt bei OLYMPIODORUS (BERTHELOT, *Coll. alch. grecs* II, IV, 75), MORIENUS (XII, p. 18), MICHAEL MAIER (*Symbola aureae mensae*..., p. 568) und in der chinesischen Alchemie (WEI PO-YANG, p. 241 ff.).

[20] Gott ist Quelle, Fluß und Meer, in welchen das gleiche Wasser fließt. Die Dreieinigkeit ist ein Leben «qui va de même au même, en passant par le même» (E. VANSTEENBERGHE, p. 296 f.)

2
KÖNIG UND KÖNIGIN

Das im vorigen Bild nicht dargestellte arcanum artis (Geheimnis der Kunst), nämlich die coniunctio Solis et Lunae als die supreme Einigung der feindlichen Gegensätze, wird nun in einer Reihe von Bildern, seiner Bedeutung entsprechend, ausführlich geschildert. König und Königin, Bräutigam und Braut, treten zur Verlobung oder Verheiratung zusammen. Das inzestuöse Moment erscheint im Bruder-Schwester-Verhältnis von Apollo und Diana. Das Paar steht nämlich auf Sol beziehungsweise Luna, womit seine Sonnen- und Mondnatur angedeutet ist, entsprechend der astrologischen Voraussetzung von der Wichtigkeit der Sonnenstellung für den Mann und der Mondstellung für die Frau. Die Begegnung ist zunächst distant, was durch die höfische Kleidung angedeutet wird. Sie reichen sich gegenseitig die *linke* Hand, was kaum unabsichtlich ist, weil es dem gemeinen Brauch zuwiderläuft. Es handelt sich eben um ein ängstlich zu hütendes Geheimnis, um den «Pfad der linken Hand», wie die indischen Tantristen ihre, in gewissem Sinne, ähnliche Shiva-Shakti-Verehrung nennen. Die linke Seite (sinister!) ist die dunkle, unbewußte. «Links» ist ungünstig und ungeschickt. Die linke Seite ist auch die des Herzens, aus dem nicht nur die Liebe, sondern gerade mit dieser auch die bösen Gedanken kommen, das heißt die moralischen Widersprüche der menschlichen Natur, die sich am deutlichsten im Affektleben ausdrücken. Man könnte daher die Berührung der linken Hand als einen Hinweis auf die affektive Natur der Beziehung auffassen, und zwar auf deren zweifelhaften Charakter, weil es sich um eine Mischung von «himmlischer und irdischer» Liebe handelt, kompliziert durch das sous-entendu des Inzestes. Angesichts dieser heiklen Situation, die doch so durchaus menschlich ist, wirkt die Geste der *rechten* Hände direkt kompensatorisch. Diese halten nämlich ein Gebilde, das aus fünf (4+1) Blumen gebildet ist. Die Zweige, die von den Händen gehalten werden, tragen je zwei Blumen. Diese Vierzahl deutet wieder auf die vier Elemente, von denen zwei die aktiven, Feuer und Luft, und zwei die passiven, Wasser und Erde, bedeuten; die ersteren dem Mann, die letzteren der Frau zugeschrieben. Aus der Höhe kommt die eine, fünfte Blume, welche vermutlich die quinta essentia darstellt; sie wird von der Taube des Heiligen Geistes (analog der Taube Noahs mit dem Ölzweig der Versöhnung) im Schnabel getragen. Der Vogel kommt vom Stern der Quintessenz (vergleiche Bild 1). 410

411 Die Vereinigung zur *rechten* Hand stellt nun das eigentliche Geheimnis dar, denn sie ist, wie das Bild zeigt, durch das donum Spiritus Sancti, die königliche Kunst, vermittelt. Zur «sinistren» Bedeutung der linksseitigen Berührung gesellt sich von oben eine Vereinigung der beiden Quaternitäten, der männlichen und weiblichen Erscheinungsweise der vier Elemente in Gestalt einer Ogdoas, die aus fünf Blüten und drei Zweigen besteht. Diese männlichen Zahlen weisen auf Aktion, Entschluß, Vorsatz und Bewegung hin. Die Fünf ist bereits dadurch vor der Vier ausgezeichnet, daß die Taube sie bringt. Die drei Zweige entsprechen dem «Aufquellen» des Mercurius triplex nomine, respektive den drei Brunnenröhren. Es handelt sich also wiederum um eine abgekürzte Rekapitulation des opus, das heißt um denselben tieferen Sinn, der schon in Bild 1 offenbar wurde. Der Text, der Bild 2 folgt, beginnt bedeutsamerweise mit den Worten: «Bemerke es wohl: In der Kunst unseres Magisteriums ist nichts von den Philosophen verborgen worden mit Ausnahme des Geheimnisses der Kunst, das man nicht irgendwem verraten darf. Denn, wenn das geschähe, so würde er (der Verräter) verflucht; er würde den Zorn Gottes auf sich ziehen und an Apoplexie sterben. Daher besteht aller Irrtum in der Kunst darin, daß sie nicht den entsprechenden Ausgangsstoff nehmen[1]. Deshalb wollen wir von der verehrungswürdigen Natur Gebrauch machen, weil aus ihr und durch sie und in ihr unsere Kunst geboren wird und *in nichts anderem*. Und so ist unser Magisterium das Werk der Natur und nicht des Werkmeisters[2].»

412 Nehmen wir die Befürchtung göttlicher Strafe im Falle des Verrates als das, was sie zu bedeuten scheint, so muß es sich wohl um eine Sache handeln, welche vermutlich dem Heil der Seele gefährlich ist, also um ein typisches «peril of the soul». Das kausale «quare», womit der nächste Satz beginnt, kann sich nur auf das Geheimnis beziehen, das nicht geoffenbart werden darf. Weil infolgedessen die prima materia unbekannt ist, so fallen diejenigen in Irrtum, welche das Geheimnis nicht kennen, und dies geschieht dadurch, wie der nächste Satz zeigt, daß sie etwas Arbiträres oder Künstliches wählen und nicht die reine Natur. Die Betonung der venerabilis natura[3] läßt etwas ahnen von jener Forscher-

[1] «Debita materia» meint die prima materia des Prozesses.

[2] *Rosarium philosophorum* (*Artis auriferae* II, p. 219): «Nota bene: In arte nostri magisterii nihil est celatum a Philosophis excepto secreto artis, quod non licet cuiquam revelare: quodsi fieret, ille malediceretur et indignationem Domini incurreret et apoplexia moreretur. Quare omnis error in arte existit ex eo quod debitam materiam non accipiunt. Igitur venerabili utimini natura, quia ex ea et per eam et in ea generatur ars nostra et non in alio: et ideo magisterium nostrum est opus naturae et non opificis.»

[3] Vgl. RUSKA, *Turba philosophorum*, Sermo XXIX, p. 137.

PHILOSOPHORVM.

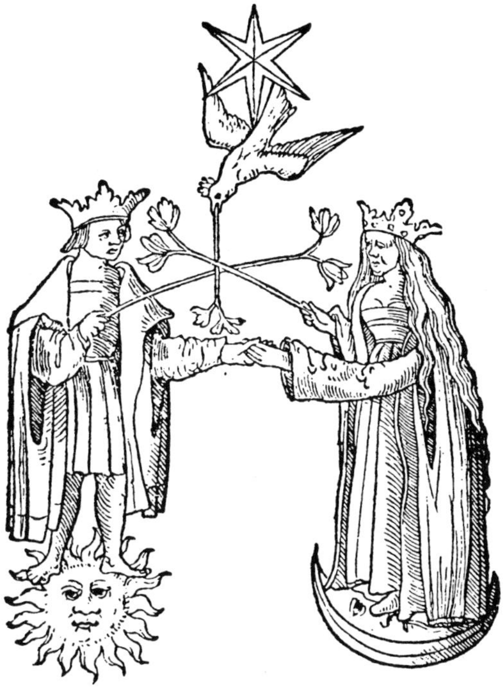

Nota bene: In arte noſtri magiſterij nihil eſt celatũ à Philoſophis excepto ſecreto artis, quod non licet cuiquam reuelare, quod ſi fieret ille maledicerctur, & indignationem domini incurreret, & apoplexia moreretur. # Quare omnis error in arte exiſtit, ex eo, quod debitam *Secretum artis*

C ij

Bild 2

leidenschaft, welche schließlich moderne Naturerkenntnis aus sich geboren, jedoch nur allzuoft dem Prinzip des Glaubens sich abhold erwiesen hat. Die Verehrung der Natur, ein antikes Erbstück, stand in mehr oder weniger geheimem Gegensatz zur kirchlichen Weltanschauung und lenkte Herz und Sinn gewissermaßen auf einen «Pfad der linken Hand». Welche Sensation war PETRARCAS Besteigung des Mont Ventoux! Schon AUGUSTIN warnte in seinen «*Confessiones*»: «Et eunt homines admirari alta montium et ingentes fluctus maris et latissimos lapsus fluminum et oceani ambitum et gyros siderum et relinquunt seipsos...[4]»

413 Die ausschließliche Betonung der Natur als einzige Grundlage der Kunst steht allerdings in auffallendem Gegensatz zu den immer wiederkehrenden Bekenntnissen, sie sei ein donum Spiritus Sancti, ein arcanum der sapientia Dei usw., woraus man auf die unerschütterte Rechtgläubigkeit der Alchemisten schließen müßte. Ich glaube nicht, daß man an dieser im allgemeinen zweifeln darf. Im Gegenteil scheint der Glaube an die Erleuchtung durch den Heiligen Geist sogar eine besondere seelische Notwendigkeit angesichts des drohend dunkeln Naturgeheimnisses gewesen zu sein.

414 Wenn nun ein Text, der so sehr auf der reinen Natur insistiert, mit einer Illustration wie Bild 2 erläutert oder verdeutlicht wird, so muß man wohl annehmen, daß die Beziehung zwischen König und Königin in einem der Natur entsprechenden Sinn aufgefaßt wurde. Die unvermeidliche Meditation und Spekulation über das Geheimnis der coniunctio hat die erotische Phantasie gewiß nicht unberührt gelassen, schon darum nicht, weil diese symbolischen Bilder ja gerade aus entsprechenden unbewußten, halb geistigen, halb sexuellen Inhalten hervorgegangen sind und auch an das Zwielicht dieser Sphäre erinnern sollen, denn aus der unterschiedslosen Nacht allein wird das Licht geboren. So lehrt die Natur und die natürliche Erfahrung, der Geist aber glaubt an das lumen de lumine (Licht vom Lichte)[5]. Irgendwie war der artista in dieses unbewußte Projektionsspiel verwickelt und konnte nicht umhin, das geheimnisvolle Geschehen mit etwelcher Angst als «tremendum» zu empfinden. Auch der respektlose

[4] *Confessiones* X, VIII. (Und es gehen die Menschen zu bewundern die Höhe der Berge und die ungeheuren Fluten des Meeres und das breite Herunterströmen der Flüsse und den Umfang des Ozeans und die Kreise der Gestirne und verlassen sich selbst darob...)

[5] Vgl. die *Aurora consurgens* I, wo auf die Parabeln «Von der schwarzen Erde...», «Von der Wasserflut und dem Tode...», «Von der babylonischen Gefangenschaft...» die Parabel folgt vom «philosophischen Glauben» mit dem Bekenntnis zum Lumen de lumine. Vgl. auch AVICENNA, XIII, p. 990.

Lästerer AGRIPPA VON NETTESHEIM legt sich bei der Kritik der «Alkumistica»[6] eine bemerkenswerte Zurückhaltung auf. Nachdem er vieles, was sich über diese zweifelhafte Kunst sagen läßt, vorgebracht hat, fügt er bei: «Permulta adhuc de hac arte (mihi tamen non ad modum inimica) dicere possem, nisi iuratum esset (quod facere solent, qui mysteriis initiantur) de silentio[7].» Diese Einschränkung seiner Kritik, die man bei AGRIPPA kaum erwartet hätte, gibt zu denken: er scheut sich, denn irgendwo ist er von der königlichen Kunst berührt[8].

Man braucht beim Geheimnis der Kunst keineswegs an etwas Trübes zu denken. Die Natur kennt keinen moralischen Schmutz, sie ist in ihrer Wahrheit erschreckend genug. Denken wir nur an den einen Umstand, daß die gesuchte coniunctio keine legitime Verinigung, sondern von jeher und immer – man möchte sagen aus Prinzip – ein Inzest war. Die diesen Komplex umgebende Angst – die «Inzestangst» – ist typisch und wurde schon von FREUD hervorgehoben. Dazu kommt noch die mit den meisten unbewußten Inhalten verbundene Furcht vor dem von ihnen ausgehenden Zwang. 415

[6] Eine Verballhornung von «Alchymia».

[7] *De incertitudine et vanitate* ..., Cap. XC, p. 422. (Ich könnte dazu noch sehr vieles über diese Kunst {die mir doch nicht so unsympathisch ist} sagen, wenn nicht ein auf das Schweigen bezüglicher Eid {den die abzulegen pflegen, welche in die Mysterien eingeweiht werden} bestünde.)

[8] Später fügt AGRIPPA (l. c.) noch einiges den lapis Betreffendes dazu: «Denique de illo unico solo, praeter quod non est aliud, ubique tamen reperies, benedicto sacratissimi philosophorum lapidis subiecto, videlicet, pene nomen rei effutivi, cum periurio sacrilegus futurus, dicam tamen circumlocutione sed obscuriore, ut non nisi filii artis et qui huius mysterii initiati sunt, intelligant. Res est quae substantiam habet, nec igneam nimis, nec prorsus terream... {es folgt eine Aufzählung der paradoxen Eigenschaften der Arkansubstanz} ... plura dicere non conceditur, atque sunt tamen iis maiora: sed ego hanc artem (ob eam, quae secum mihi familiaritas est) illo honore potissime dignam censeo, quo probam mulierem definit Thucydides, illam inquiens optimam esse, de cuius laude vel vituperio minimus esset sermo.» (Über jenes einzigartige, gesegnete Subjectum, außer dem es kein anderes gibt, obwohl du es überall findest, über jenen heiligsten Stein der Philosophen werde ich – jetzt habe ich als zukünftiger Tempelschänder unter Eidbruch beinahe den Namen der Sache ausgeplaudert – dennoch in dunklerer Andeutung reden, so daß nur die Söhne der Kunst und die Eingeweihten dieses Mysteriums verstehen. Die Sache ist die, welche weder eine zu feurige noch zu irdene Substanz hat usw. Mehr zu sagen ist mir nicht gestattet, und doch gibt es Größeres als diese {im Vorangegangenen erwähnten Eigenschaften}. Ich erachte aber diese Kunst, die mir vertraut ist, am ehesten jener Ehre würdig, welche THUKYDIDES der rechtschaffenen Frau beimißt, von der er sagt, daß jene die beste sei, von deren Lob oder Tadel am wenigsten geredet werde.) Vgl. zu einem Eid der Geheimhaltung auch SENIOR, p. 92: «Hoc est secretum, super quo iuraverunt, quod non indicarent in aliquo libro.» (Dies ist das Geheimnis, von welchem sie schworen, es nicht in irgendeinem Buch aufzudecken.)

416 Die Berührung der linken Hand und die kreuzweise Verbindung der rechten Hände «durch die Blume» – sub sigillo des Geheimnisses der Kunst – schildert anschaulich, wenn auch in spärlichster Andeutung, die delikate Situation des Adepten, in welche ihn die venerabilis natura versetzt hat. Obwohl die rosenkreuzerische Bewegung sich nicht über die *«Confessio»* und *«Fama Fraternitatis»* des ANDREAE im Anfang des 17. Jahrhunderts zurückführen läßt[9], so haben wir doch in diesem seltsamen Bouquet der drei Blütenzweige eine «Kreuzrose» oder ein Rosenkreuz vor uns, das offenbar schon etwas vor 1550 entstanden ist, aber, wie ersichtlich, noch keinen Anspruch auf eine «rosicrux» erhebt[10]. Wie schon erwähnt, erinnert seine dreifache Struktur einerseits an den Mercurbrunnen, andererseits aber deutet es auf die wichtige Tatsache hin, daß es drei lebende Wesen sind, welche die «Rose» erzeugen, nämlich der König, die Königin und zwischen ihnen die Taube des Heiligen Geistes. Damit wird der Mercurius triplex nomine in drei Gestalten versetzt, und er kann nicht mehr als Metall oder Mineral, sondern nur noch als *Geist* verstanden werden. Auch in dieser Form ist er dreifacher Natur, männlich, weiblich und göttlich. Seine Koinzidenz mit dem Heiligen Geist als der dritten Person der Gottheit ist allerdings dogmatisch nicht gewährleistet, aber die venerabilis natura hat offenbar den Alchemisten vermocht, dem Spiritus Sanctus in sehr unorthodoxer Weise einen unzweifelhaft chthonischen Partner anzugliedern, beziehungsweise jenen durch denjenigen Gottesgeist zu ergänzen, welcher seit den Tagen der Schöpfung in der Kreatur gefangen blieb. Dieser *untere* Geist aber ist der in der Physis verhaftete Urmensch hermaphroditischer Natur von iranischer Herkunft[11]. Er ist der runde, das heißt vollkommene Mensch der Ur- und Endzeit, Anfang und Ziel des Menschen. Er ist die Ganzheit des Menschen, die jenseits der Geschlechtertrennung steht, beziehungsweise nur dadurch wieder erreicht werden kann, daß männlich und weiblich zusammengesetzt und vereint werden. Mit der Offenbarung dieses höheren Sinnes wird die durch die zweifelhafte Berührung der linken Hand hervorgerufene Problematik gelöst und aus der chaotischen Finsternis wird das «lumen quod superat omnia lumina» (das Licht, das alle Lichter überwindet) geboren.

[9] Beide Schriften sollen von 1610 an handschriftlich verbreitet vorkommen. Siehe *Chymische Hochzeit*, pp. 47–84.

[10] Eine Art von Rosenkreuz liegt auch schon im Wappen LUTHERS vor.

[11] Vgl. dazu *Psychologie und Alchemie*, p. 492 ff. [GW XII, Paragr. 456], ebenso REITZENSTEIN und SCHÄDER.

Wenn ich nicht aus reichlicher Erfahrung wüßte, daß auch beim modernen Menschen, den man in keinerlei Weise irgendwelcher historischer Kenntnisse in der Richtung der gnostischen Anthroposlehre verdächtigen kann, solche Entwicklungen vorkommen, so wäre ich geneigt, bei den Alchemisten an ein Fortbestehen geheimer Tradition zu denken, obschon die hiefür sprechenden Möglichkeiten (die Andeutungen in den Traktaten des ZOSIMOS VON PANOPOLIS) so spärlich sind, daß auch ein relativ guter Kenner der mittelalterlichen Alchemie, WAITE, kein Bestehen einer «secret tradition» annehmen kann[12]. Auf Grund meiner professionellen Erfahrung bin ich daher der Meinung, daß die Anthroposidee in der mittelalterlichen Alchemie zum Teil «autochthon», das heißt Ausfluß subjektiver Erlebnisse ist. Es handelt sich dabei eben um eine «ewige» Wahrheit, das heißt um einen Archetypus, der jederzeit und überall spontan wiedererscheinen kann. Wir begegnen dem Anthropos sogar in der alten chinesischen Alchemie im Traktat des WEI PO-YANG, das um 142 nach Christus verfaßt wurde. Er wird dort als chên-yên («true man») bezeichnet[13]. 417

Die Offenbarung des Anthropos bedeutet nun allerdings keine gewöhnliche religiöse Emotion, sondern soviel wie eine Vision Christi für den gläubigen Christen. Aber er erscheint nicht *ex opere divino*, sondern *ex opere naturae*, nicht eigentlich von oben herab, sondern aus der Wandlung einer dem Bösen nicht allzufernen Gestalt des Hades, die den Namen eines heidnischen Offenbarungsgottes trägt. Dieses Dilemma wirft ein neues Licht auf das Geheimnis der Kunst: es ist die ernst zu nehmende Gefahr der Häresie. Damit befanden sich die Alchemisten zwischen Skylla und Charybdis: einerseits riskierten sie den ihnen bewußten Irrtum oder den Verdacht betrügerischer Goldmacherei, andererseits den für die Ketzer bestimmten Scheiterhaufen. Hinsichtlich des Goldes erwähnt das «*Rosarium*» gleich zu Anfang des Textes, der Bild 2 folgt, das SENIORzitat: «Aurum nostrum non est aurum vulgi» (Unser Gold ist nicht das vulgäre Gold)[14]. Aber die Alchemisten haben, wie die Geschichte zeigt, eher den Verdacht der Goldmacherei riskiert als den der Ketzerei. Es ist eine noch offene Frage, die vielleicht kaum je entschieden werden kann, wie viel oder wie wenig den Alchemisten von der wahren Natur ihrer Kunst bewußt war. Auch Texte, die so tiefe Einsichten ermöglichen, wie das «*Rosarium*» oder gar die «*Aurora consurgens*», helfen uns in dieser Hinsicht nicht weiter. 418

[12] A. E. WAITE, *The Secret Tradition in Alchemy.*

[13] WEI PO-YANG, p. 241.

[14] SENIOR, p. 92 (*Rosarium philosophorum* in *Artis auriferae* II, p. 220).

419 Betreffend die Psychologie dieses Bildes ist vor allem hervorzuheben, daß es zunächst eine menschliche Begegnung schildert, bei der die Liebe die ausschlaggebende Rolle spielt. Die konventionelle Kleidung des Paares weist auf eine ebensolche gegenseitige Einstellung hin. Sie sind noch durch Konvention getrennt und in ihrer natürlichen Wirklichkeit voreinander verborgen. Die kritische Berührung der linken Hand deutet auf «Sinistres», Illegitimes, Morganatisches, Emotional-Triebhaftes hin, eben auf die fatale Beimischung des Inzestes und dessen «perverser» Faszination. Die gleichzeitig vorhandene «Intervention» des Heiligen Geistes aber enthüllt den geheimen Sinn des Inzestes, der Vereinigung von Bruder und Schwester oder Mutter und Sohn, als eines anstößigen Symboles für eine unio mystica. Der Inzest als Vereinigung der nächsten Blutsverwandten ist zwar allgemein tabu, jedoch eine Königsprärogative (vergleiche die Inzestehen der Pharaonen). Der Inzest symbolisiert die Vereinigung mit dem eigenen Wesen, die Individuation oder Selbstwerdung, und hat, der hohen vitalen Bedeutung wegen, eine gelegentlich fast unheimliche Faszination, wenn nicht in brutaler Wirklichkeit, so doch wenigstens in dem vom Unbewußten kontrollierten psychischen Geschehen, wie dies jedem Kenner der Psychopathologie geläufig ist. Aus diesem Grund, und nicht etwa wegen gelegentlicher Inzestfälle, zeugen Urgötter fast immer durch Inzest. Der Inzest ist einfach die der Uridee der Selbstbefruchtung unmittelbar folgende Stufe der Vereinigung von Gleichartigem [15].

420 Dieser psychische Tatbestand schildert das, was man bei sorgfältiger Analyse einer Übertragung eruieren kann. Auf die konventionelle Situation folgt eine unbewußte «Familiarisierung» des Partners durch Projektion jener infantilen (und archaischen) Phantasiebilder, die erstmals in die Mitglieder der eigenen Familie investiert waren und die den Patienten durch Faszination (positiver oder negativer Art) an Eltern und Geschwister verhaften [16]. Die Übertragung auf den Arzt zwingt diesen in die familiäre Intimität, die zwar sehr unerwünscht ist, aber doch die zum Werke dienliche prima materia darstellt. Ist eine Übertagung eingetreten, so muß sie der Arzt auch behandeln und sich mit ihr ausein-

[15] Die Vereinigung von «Gleichartigem» in Form homosexueller Verbindungen findet sich in der Arisleusvision als Vorstufe des Bruder-Schwester-Inzestes.

[16] Nach der Auffassung FREUDS handelt es sich bei diesen Projektionen um Wunschphantasien des Kindes. Die genauere Erforschung kindlicher Neurosen zeigt aber, daß solche Phantasiegebilde auch in hohem Maße von der Psychologie der Eltern abhängen, resp. von deren unrichtiger Einstellung beim Kinde hervorgelockt werden. (Vgl. *Psychologie und Erziehung*, p. 106ff.) [GW XVII, Paragr. 216f.].

andersetzen, damit nicht eine neurotische Sinnlosigkeit mehr in die Welt gesetzt wird. Die Übertragung ist ein an sich natürliches Phänomen, das sich keineswegs nur in der ärztlichen Sprechstunde ereignet, sondern überall zu beobachten ist und zum größten Unsinn Anlaß geben kann, wie alle nicht eingesehenen Projektionen. Die ärztliche Behandlung der Übertragung ist eine seltene und unschätzbare Gelegenheit zur Rücknahme von Projektionen, zur Ausgleichung von Substanzverlusten und zur Integration der Persönlichkeit. Die der Übertragung zugrunde liegenden Motive sind allerdings zunächst von dunkelm Aspekt, auch wenn man sich alle Mühe gibt, sie weiß zu färben, denn das, was zum Werke gehört, ist der schwarze *Schatten* (umbra solis oder sol niger der Alchemisten), den jeder mit sich führt, nämlich den minderen und deshalb verborgenen Aspekt der Persönlichkeit, die zu jeder Stärke gehörende Schwäche, die Nacht, die jedem Tage folgt, das Böse des Guten[17]. Die Einsicht darein ist natürlich mit der Gefahr verknüft, daß man dem Schatten verfällt. Mit dieser Gefahr ist aber die Möglichkeit der bewußten Entscheidung gegeben, ihm nicht zu verfallen. Ein sichtbarer Feind ist unter allen Umständen besser als ein unsichtbarer. Ich vermag den Vorteil der Vogelstraußpolitik in diesem Fall schon gar nicht einzusehen. Es kann doch kein Ideal sein, daß die Menschen dauernd infantil bleiben, über sich selbst in Verblendung leben, alles ihnen Unerwünschte dem Nachbarn andichten und diesen mit ihren Vorurteilen und Projektionen plagen. Wie viele Ehen gibt es, die jahrelang und manchmal auf immer unglücklich sind, weil er in seiner Frau die Mutter und sie in ihrem Mann den Vater sieht, ohne jemals die Wirklichkeit des anderen Menschen zu erkennen! Das Leben ist wahrhaftig schwer genug, daß man sich die dümmsten Schwierigkeiten wenigstens ersparen könnte. Ohne gründliche Auseinandersetzung mit einem Gegenüber ist aber die Ablösung der infantilen Projektionen oft einfach unmöglich. Da dies der legitime und sinnvolle Zweck der Übertragung ist, so führt sie immer und überall, sei die Methode des «rapprochement» was sie immer wolle, unvermeidlich zur Diskussion und Auseinandersetzung und damit zu höherer Bewußtwerdung, welche ein Gradmesser der Persönlichkeitsintegration ist. In dieser Diskussion jenseits der verhüllenden Konventionen kommt der wirkliche Mensch an den Tag. Er wird recht eigentlich aus der psychischen Beziehung geboren, und seine Bewußtheitsausdehnung nähert sich der Rundung des umfassenden Kreises.

[17] In der *Aurora consurgens* I, Cap. 6, heißt es daher: «..et a facie iniquitatis meae conturbata sunt omnia ossa mea.» (..nichts Heiles ist an meinen Gebeinen ob meiner Sünde. Zürcher Bibel *Ps.* 38, 4.)

421 Es liegt nun nahe zu meinen, daß König und Königin eine Übertragungsbeziehung darstellen, wobei der König dem männlichen und die Königin dem weiblichen Partner entspräche. Dem ist aber keineswegs so, vielmehr handelt es sich bei diesen Figuren um Inhalte, die sich aus dem Unbewußten des Adepten (und der soror mystica) projiziert haben. Da dieser sich als Mann bewußt ist, so kann sein Mannsein sich nicht projizieren, denn das können nur unbewußte Inhalte. Weil es sich hier in erster Linie um Mann und Frau handelt, so kann der projizierte Persönlichkeitsteil nur das Weibliche des Mannes, nämlich dessen Anima[18] sein. Ebenso kann bei der Frau nur der männliche Aspekt projiziert sein. Es ergibt sich also eine merkwürdige Überkreuzung des Geschlechtscharakters: der Mann (in diesem Fall der Adept) ist durch die Königin repräsentiert, die Frau (in diesem Fall die soror mystica) durch den König. Es scheint mir, als ob diese Überkreuzung symbolhaft durch die Blumen angedeutet wäre. Der Leser möge daher bei der Lektüre im Auge behalten, daß sich in den Bildern des «*Rosarium*» zwei archetypische Figuren begegnen, wobei im geheimen die Luna zum Adepten gehört, Sol aber zur Helferin beim Werke. Die königliche Qualität der Figuren drückt, wie das wirkliche Königtum, deren archetypischen Charakter aus, das heißt es handelt sich um kollektive Figuren, die einer Vielzahl von Menschen gemeinsam sind. Wäre nun der hauptsächliche Inhalt dieses Mysteriums die Weihung zum König oder die Deifikation eines Sterblichen, so bestünde die Möglichkeit einer Projektion der Königsfigur, und in diesem Fall entspräche der König dem Adepten. Da nun aber der weitere Verlauf des Dramas einen ganz anderen Sinn hat, so dürfen wir diese Möglichkeit außer acht lassen[19].

[18] Für diesen Begriff verweise ich auf *Die Beziehungen zwischen dem Ich und dem Unbewußten*, Kap.: Anima und Animus [GW VII, Paragr. 296 ff.].

[19] Es dürfte dem Leser vielleicht hilfreich sein, wenn ich ihn daran erinnere, daß der Roman *She* von RIDER HAGGARD eine Schilderung dieser «königlichen» Gestalten enthält: Leo Vincey, der Held des Romans, ist jung und schön und die Summe aller Vollkommenheiten, ein wahrer Apollo. Neben ihm steht sein väterlicher Vormund Holly, dessen Affenähnlichkeit ausführlich beschrieben wird. Er ist aber innerlich ein Muster von Weisheit und sittlicher Vollkommenheit. Sein Name deutet auf holy (heilig). Beide haben trotz aller Banalisierung übermenschliche Züge, Leo sowohl wie der fromme «Baboon», der Anthropoide. (Sie entsprechen dem «sol et umbra eius».) Die dritte Gestalt ist der treuherzige Diener der beiden und führt den bezeichnenden Namen Job (Hiob). Er entspricht dem leidenden aber getreuen Menschen, welcher die Übermenschlichkeit in der Gestalt des Vollkommenen und des Anthropoiden aushalten muß. Leo (das Domizil der Sonne) als Sonnengott ist auf der Quest nach der «She», die «in Gräbern wohnt», von der die Sage geht, daß sie ihre jeweiligen Liebhaber töte (diese Eigenschaft schreibt BENOIT auch seiner Atlantide zu!) und sich in

Die Tatsache, daß König und Königin sich überkreuzend das gegengeschlechtige Unbewußte des Adepten und der Soror darstellen – aus Gründen, die sich empirisch belegen lassen –, bedeutet eine peinliche Komplikation, welche das Problem der Übertragungsbeziehung keineswegs vereinfacht. Die wissenschaftliche Aufrichtigkeit verbietet aber alle Simplifikationen, wo kein einfacher Tatbestand vorliegt, was mir hier der Fall zu sein scheint. Das Schema der Beziehung ist zwar recht einfach, aber es ist äußerst schwierig, in jedem einzelnen Fall einer Detaildarstellung sich zu vergegenwärtigen, von welchem Standpunkt aus man die Beziehung beschreibt oder welcher Aspekt beschrieben wird. Das Schema ist folgendes: 422

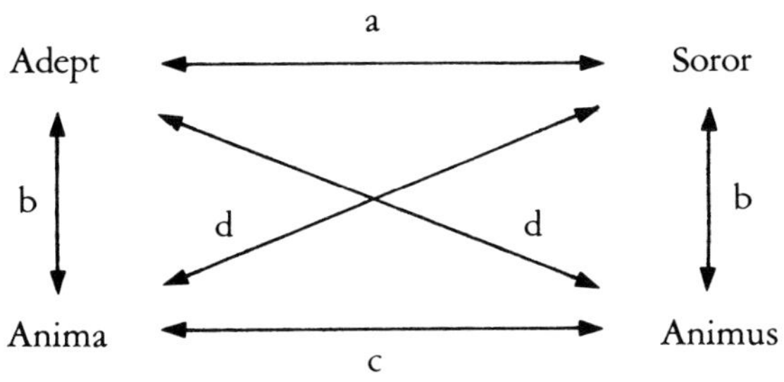

Die Pfeilrichtung gibt ein Gefälle vom Männlichen zum Weiblichen und vice-versa und vom Unbewußten der einen Person zum Bewußtsein der anderen an (was einem positiven Übertragungsverhältnis entspricht). Es sind also folgende Beziehungen zu unterscheiden, die gegebenenfalls alle in eins fallen können (wodurch natürlich eine maximale Konfusion entsteht): 423

a) Eine unkomplizierte, persönliche Beziehung.

b) Eine Beziehung des Mannes zu seiner Anima und eine solche der Frau zu ihrem Animus.

c) Eine Beziehung von Animus zu Anima und vice-versa.

d) Eine Beziehung des weiblichen Animus zum Mann (welche stattfindet, wenn die Frau mit dem Animus identisch ist) und eine solche der männlichen Anima zur Frau (welche stattfindet, wenn der Mann mit seiner Anima identisch ist).

einem magischen Feuer jeweils verjünge. Sie entspricht der Luna, insbesondere dem gefährlichen Neumond. (In der Synodos des Noviluniums tötet die Braut den Geliebten!) Der weitere Verlauf der Geschichte führt (in *Ayesha*) zum mystischen Hierosgamos.

424 Ich habe bei meiner Darstellung des Übertragungsproblems an Hand der Bilderserie diese verschiedenen Möglichkeiten nicht jeweils auseinandergehalten, denn in der Wirklichkeit sind sie auch stets vermischt, und für die Erklärung wäre eine unerträgliche Belastung entstanden, wenn man stets das Schema hätte durchführen wollen. So schillert nun die Königin sowohl wie der König in allen menschlichen und übermenschlichen, wenn nicht untermenschlichen Nuancen, bald als transzendentale Figur, bald als in der Gestalt des Adepten verborgen. Sollte der Leser in dieser Hinsicht einigen wirklichen oder vermeintlichen Widersprüchen in den nachfolgenden Ausführungen begegnen, so möge er sich an diese Erklärung erinnern.

425 Die in der Übertragung sich überkreuzenden Beziehungen haben ein völkergeschichtliches Vorspiel: der Archetypus der überkreuzten Ehe, den ich als den *Heiratsquaternio* bezeichne[20], findet sich nämlich auch in Märchen. So berichtet ein isländisches Märchen[21] folgende Geschichte:

426 Finna, die geheimnisvolle Fähigkeiten besitzt, verlangte von ihrem Vater, der zum Thing fuhr, daß er, wenn sich dort ein Mann um ihre Hand bewerben sollte, ihm die Bitte abschlagen müsse. Es fanden sich nun zahlreiche Freier, die alle vom Vater abgewiesen wurden. Auf dem Heimweg aber begegnete der Vater einem unheimlichen Mann namens Geir, der ihn mit Waffengewalt zwang, ihm die Tochter zu versprechen. Es kam zur Ehe, in welche Finna ihren Bruder Sigurd mitnahm. Als Weihnachten nahte, rüstete Finna das Festmahl, aber Geir war verschwunden. Finna suchte ihn mit ihrem Bruder und fand ihn auf einer Insel bei einer schönen Frau. Nach Weihnachten erschien Geir plötzlich in ihrer Kammer. Im Bett lag ein Kind. Geir fragte sie, wem das Kind gehöre, da sagte sie, es sei ihr Kind. Und so geschah es an drei aufeinanderfolgenden Weihnachten. Jedesmal nahm Finna das Kind an. Beim dritten Mal war Geir entzaubert. Die schöne Frau war Ingibjörg, seine Schwester. Er war von seiner Stiefmutter, einer Hexe, wegen Ungehorsams dazu verflucht worden, mit seiner Schwester drei Kinder zu zeugen, und wenn er nicht eine Frau bekäme, die von allem wisse und dazu schweige, so sollte er zu einer Schlange und die Schwester zu einem Füllen werden. Durch das Verhalten seiner Frau wurde er erlöst und gab dem Sigurd seine Schwester Ingibjörg zum Weibe.

[20] Öfters sind die alchemistischen Gegensatzpaare in solchen Quaternionen angeordnet. Vgl. *Aion* [GW IX/2], sowie *Mysterium Coniunctionis* [GW XIV/2].

[21] Isländische Volksmärchen Nr. 8, p. 47 ff.

Ein weiteres Beispiel ist das russische Märchen «*Fürst Daniel hat's befohlen*»[22]: 427
Ein Fürstensohn erhält von einer Hexe ein glückbringendes Ringlein, dessen Zaubermacht an die Bedingung geknüpft ist, daß er kein anderes Mädchen heirate als dasjenige, an dessen Finger der Ring passe. Wie er nun erwachsen ist, geht er auf die Brautsuche, aber vergeblich, keiner will der Ring passen. Er klagt sein Leid seiner Schwester, die den Ring anprobieren will. Er sitzt wie angegossen. Da will der Bruder sie heiraten; sie hält das aber für Sünde und sitzt weinend vors Haus. Alte Bettler, die vorbeiwandern, trösten sie und geben ihr folgenden Rat: «Mache vier Puppen und setze sie in die vier Ecken des Zimmers. Ruft dich dein Bruder zur Trauung, so gehe, ruft er dich ins Schlafgemach, so lasse dir Zeit! Hoffe auf Gott und folge unserem Rat!»

Nach der Trauung ruft der Bruder sie ins Bett. Da singen die vier Puppen: 428

Fürst Daniel hat's befohlen,
Will seine Schwester zur Frau sich holen,
Erde tu dich auf,
Nimm sie auf.

Die Erde springt auf und verschlingt die Schwester. Der Bruder ruft sie drei- 429
mal. Beim drittenmal aber ist sie in der Erde verschwunden. Sie geht nun unter der Erde weiter und kommt zur Hütte der Babayaga[23], deren Tochter ihr freundlich Herberge gibt und sie zunächst vor der Hexe versteckt. Bald aber entdeckt diese den Gast und läßt den Ofen heizen. Die beiden Mädchen stecken nun die Alte in den Ofen und entkommen der Verfolgung durch die Hexe. Sie gelangen in das Fürstentum des Bruders, wo die Schwester vom Diener ihres Bruders erkannt wird. Dieser kann aber die beiden Mädchen nicht unterscheiden, so gleich sehen sie aus. Der Diener rät nun dem Fürsten zu einer Probe: er solle eine Haut mit Blut gefüllt unter den Arm nehmen. Er (der Diener) werde ihm dann ein Messer in die Seite stoßen, und der Herr solle wie tot hinfallen, dann werde sich die Schwester schon verraten. So geschieht es auch: die Schwester wirft sich klagend über ihn. Er aber springt auf und umarmt seine Schwester. Das magische Ringlein paßt auch an den Finger der Hexentochter, infolgedessen der Fürst diese heiratet und seine Schwester einem rechten Mann zum Weibe gibt.

In diesem Märchen wird der Inzest beinahe vollzogen und nur durch den 430
merkwürdigen Ritus der vier Puppen verhindert. Die vier Puppen in den vier

[22] Russische Volksmärchen, p. 86ff.

[23] Die russische Hexe par excellence.

Ecken des Zimmers stellen den Heiratsquaternio dar, denn es handelt sich um die Verhinderung des Inzestes und damit eben um die Ersetzung der Zwei durch die Vier. Die vier Puppen bilden ein magisch wirksames simulacrum, welches die Umgehung des Inzestes dadurch ermöglicht, daß die Schwester in die Unterwelt versetzt wird, wo sie ihr alter ego entdeckt. Man könnte daher sagen, daß die Hexe, die dem Knaben das fatale Ringlein schenkte, seine Schwiegermutter in spe ist, denn sie muß als Hexe wohl wissen, daß das Ringlein nicht bloß an den Finger der Schwester, sondern auch an den ihrer Tochter paßt.

431 In beiden Märchen erscheint der Inzest als ein böses Verhängnis, das nicht leicht umgangen werden kann. Der Inzest als endogame Beziehung entspricht einer Libido, welche letzten Endes die engste Familie zusammenhalten will. Man könnte sie daher als *Verwandtschaftslibido* bezeichnen, indem man darunter etwas wie einen Instinkt verstünde, der wie ein Schäferhund die familiäre Gruppe zusammenhält. Dieser Libidoform steht die exogame diametral gegenüber. Die beiden Formen halten sich gegenseitig in Schach: die endogame Tendenz empfiehlt die Schwester, die exogame irgendeine Fremde. Der beste Kompromiß ist daher die Cousine ersten Grades, respektive der Vetter ersten Grades. Von diesem steht in unseren Märchen allerdings nichts, wohl hingegen vom Heiratsquaternio. Im isländischen Märchen haben wir das Schema:

	Ehe	
Geir	————————	Finna (Magie)
| Inzest		
	Ehe	
Ingibjörg	————————	Sigurd

Im russischen:

	Ehe	
Fürst	————————	Hexentochter (Magie)
| Inzest		
	Ehe	
Schwester	————————	Unbekannter

432 Die Schemata stimmen auffallend überein. Der Held gewinnt in beiden Fällen eine Frau, die es irgendwie mit der Magie, respektive mit der Jenseitswelt zu tun hat. Wenn man nun annimmt, daß diesen folkloristisch beglaubigten Vier-

heiten unser oben geschilderter Archetypus zugrunde liegt, so geht das Märchen offenbar von folgendem Schema aus:

	Ehe	
Adept	———————	Anima
	Ehe	
Soror	———————	Animus

Die Ehe mit der Anima ist psychologisch gleichbedeutend mit einer völligen 433
Identität des Bewußtseins mit dem Unbewußten. Insofern ein solcher Zustand nur möglich ist bei gänzlicher Abwesenheit von psychologischer Selbsterkenntnis, so muß er mehr oder weniger primitiv sein, das heißt, die Beziehung zur Frau besteht wesentlich nur in einer Animaprojektion. Die einzige Andeutung von dem, was wir heute das Unbewußte nennen, ist die an sich bemerkenswerte Tatsache, daß die Trägerin des Animabildes durch magische Züge ausgezeichnet wird. Die Soror-Animus-Beziehung in unseren Märchen läßt diese Züge vermissen, das heißt, das Unbewußte macht sich überhaupt nicht als gesonderte Erfahrung bemerkbar. Aus diesem Sachverhalt muß man schließen, daß die Märchensymbolik eine erheblich primitivere Geistesstruktur zur Voraussetzung hat als der alchemistische Quaternio oder gar die entsprechende psychologische Vierheit. Man muß daher erwarten, daß auf einer noch tieferen Stufe auch die Anima ihre magischen Attribute verliert, so daß ein unkomplizierter, rein konkreter Heiratsquaternio entsteht. In der Tat haben die beiden übers Kreuz angeordneten Paare ihre Entsprechung im sogenannten *cross-cousin-marriage*. Zur Erklärung dieser primitiven Heiratsform muß ich etwas weiter ausholen: Die Verheiratung der Schwester an den Bruder der Frau ist ein Relikt des sogenannten *sister-exchange-marriage*, was ein Kennzeichen primitiver Stammesstruktur ist. Zugleich aber ist diese Doppelhochzeit auch die primitive Parallele zu der uns hier beschäftigenden Problematik der bewußten und unbewußten Doppelbeziehung von Adept und Soror einerseits und Rex und Regina, respektive Animus und Anima andererseits. Die bedeutsame Untersuchung von John Layard: «*The Incest Taboo and the Virgin Archetype*» hat mich an den soziologischen Aspekt unseres Psychologems erinnert. Der primitive Stamm zerfällt in zwei Hälften, von denen Howitt sagt: «It is upon the division of the whole community into two exogamous intermarrying classes, that the whole social structure is built up[24].» Diese «moieties» (Hälften) treten in Erscheinung in der An-

[24] *The Native Tribes…*, p. 157. Vgl. Frazer, *Totemism and Exogamy* I, p. 306.

lage der Siedlungen[25] sowohl wie in vielen sonderbaren Gewohnheiten. Bei Zeremonien zum Beispiel sind die Hälften streng geschieden, und keine darf der anderen Grund betreten. Auch wenn die Eingeborenen miteinander wandern oder jagen, so trennen sich die Hälften sofort, wenn campiert wird. Es wird sogar darauf geachtet, die beiden Camps so anzulegen, daß sich dazwischen ein natürliches Hindernis, wie zum Beispiel ein Bachbett befindet. Im Gegensatz dazu sind die Hälften aber auch wieder miteinander verbunden durch das, was HOCART «the ritual interdependence of the two sides» nennt und als «mutual ministration» (gegenseitige Dienstleistung) formuliert. In Neu-Guinea zum Beispiel kommt es vor, daß die eine Seite Schweine und Hunde aufzüchtet und mästet, aber nicht für sich selber, sondern für die andere Seite und vice-versa. Wenn in einem Dorf ein Todesfall stattfindet und ein Totenmahl angerichtet wird, dann ist es die andere Seite, die es ißt usw.[26]. Die Teilung zeigt sich des weiteren im weitverbreiteten «dual kingship» (Zweikönigsherrschaft)[27].

434 In besonderem Maße erleuchtend sind die Bezeichnungen, welche die beiden Seiten tragen, nämlich – um einige Beispiele zu nennen – Ost-West, oben-unten, Tag-Nacht, hoch-niedrig, männlich-weiblich, Wasser-Land, rechts-links usw. Aus solchen Bezeichnungen ist unschwer zu erkennen, daß die beiden Hälften als gegensätzlich empfunden werden und daher als Ausdruck eines endopsychischen Gegensatzes gewertet werden müssen. Dieser Gegensatz kann formuliert werden als Ich (♂) und die Andere (♀), das heißt als Bewußtsein versus Unbewußtes (personifiziert als Anima). Die primäre Spaltung der Psyche in bewußt und unbewußt scheint der Anlaß zur Stammes- und Siedlungsteilung zu sein. Es handelt sich dabei um eine faktische Spaltung, die aber als solche nicht bewußt ist.

435 Die soziale Spaltung ist nur ursprünglich eine Zweiteilung (von matrilinearer Natur), in Wirklichkeit stellt sie eine Vierteilung von Stamm und Siedlung dar. Die Vierteilung kommt dadurch zustande, daß die matrilineare Trennungslinie von einer patrilinearen durchkreuzt wird[28]. Der praktische Zweck, der dieser «Quartier»-Einteilung zugrunde liegt, ist die Trennung und Unterscheidung der Heiratsklassen. Die ganze Bevölkerung ist in «moieties» geteilt, und ein

[25] Siehe JOHN LAYARD, *Stone Men of Malekula*, p. 62 ff.

[26] A. M. HOCART, p. 265.

[27] l. c., p. 157, 193 u. a. a. O.

[28] Vgl. dazu J. LAYARD, *Stone Men of Malekula*, p. 85 ff. [Eine Gemeinschaft teilt sich in zwei «moieties», nämlich in eine patrilaterale und eine matrilaterale. Diese werden ihrerseits wiederum je in einen matrilinearen und einen patrilinearen Zweig unterteilt.]

Mann kann nur aus der anderen Hälfte sich eine Frau holen. Die Grundzeichnung, welche sich darin offenbart, ist ein durch ein Kreuz geteiltes Viereck (respektive Kreis) und bildet den Grundplan der primitiven Siedlung und der archaischen Stadt, ebenso des Klosters usw., der sich gleichermaßen in Europa wie in Asien und im prähistorischen Amerika findet[29]. Die ägyptische Hieroglyphe für Stadt ist ein Andreaskreuz, von einem Kreis umschlossen[30].

Zur Spezifikation der Heiratsklassen ist zu erwähnen, daß jeder Mann zu der- 436
jenigen «moiety» gehört, in welcher sich seine väterliche Verwandtschaft befindet. Seine Frau darf nicht aus der matrilinearen, [sondern muß aus der patrilinearen] «moiety» seiner Mutter stammen. Zur Vermeidung der Inzestmöglichkeit heiratet er die Mutters-Bruders-Tochter und gibt seine Schwester dem Bruder seiner Frau zum Weibe (sister-exchange-marriage). Dadurch entsteht das sogenannte cross-cousin-marriage[31].

Diese Verbindung nun scheint die ursprüngliche Vorlage zu dem eigentüm- 437
lichen Psychologem der Alchemie als zwei überkreuzten Bruder-Schwester-Heiraten zu sein.

Adept — Soror mystica
Rex (Animus) — Regina[32] (Anima)

Wenn ich den Ausdruck «Vorlage» gebrauche, so möchte ich damit nicht etwa behaupten, daß unser Psychologem aus dem System der Heiratsklassen kausal hervorgegangen sei, sondern nur hervorheben, daß dieses dem alchemistischen Quaternio historisch vorausgegangen ist. Es ist auch nicht anzunehmen, daß dieser Archetypus im primitiven Heiratsquaternio seinen absoluten Anfang genommen hätte, denn dieser ist keineswegs eine Erklügelung oder Erfindung, sondern ein vorbewußtes Vorhandensein, wie dies ungefähr bei allen rituellen Symbolen der Primitiven sowohl wie bei denjenigen der heutigen Kulturvölker der Fall ist. Man tut es einfach, das heißt ohne Reflexion, weil man es immer schon so getan hat.[33]

[29] A. M. HOCART, p. 244 ff.

[30] l. c., p. 250.

[31] J. LAYARD, *The Incest Taboo* ..., p. 270 ff.

[32] Ich erinnere den Leser daran, daß Rex und Regina in der Regel Bruder und Schwester oder auch gelegentlich Sohn und Mutter sind. Vgl. *Aion* [GW IX/2], sowie *Mysterium Coniunctionis* [GW XIV/2].

[33] Wenn es sich bei einem solchen Tun überhaupt um ein Denken handelt, dann muß es ein vorbewußter, resp. unbewußter Denkakt sein. Um diese Annahme kann die psychologische Erklärung nicht wohl herum kommen.

438 Der Unterschied zwischen dem primitiven und dem kultürlichen Heiratsquaternio besteht darin, daß jener ein soziologisches, dieser aber ein mystisches Phänomen darstellt. Während die Heiratsklassen bei den zivilisierten Völkern bis auf spärlichste Reste verschwunden sind, tauchen sie auf höherer Kulturstufe als geistige Ideen wieder auf. Die exogame Gesellschaftsordnung hat im Interesse der Wohlfahrt und Entwicklung des Stammes die endogame Tendenz in den Hintergrund gedrängt, um die gefährliche Bildung kleinster Gruppen zu verunmöglichen. Dies könnte nämlich dazu führen, daß der soziale Zusammenhalt ganz verlorenginge. Sie hat die Zuführung «neuen Blutes» in physischer und geistiger Hinsicht erzwungen und sich damit als mächtiges Instrument der Kulturentwicklung erwiesen. So sagen SPENCER und GILLEN: «This system of what has been called group marriage, serving as it does to bind more or less closely together groups of individuals who are mutually interested in one another's welfare, has been one of the most powerful agents in the early stages of the upward development of the human race[34].» LAYARD hat diesen Gedanken bedeutend erweitert und vertieft in seiner oben erwähnten Untersuchung. Er hält die endogame (Inzest-)Tendenz für einen echten Trieb, der sich, wenn ihm die Verwirklichung im Fleisch versagt wird, im Geist durchsetzen muß. Wie die exogame Ordnung die Kultur überhaupt ermöglicht, so enthält sie auch einen latenten spirituellen Zweck. LAYARD sagt: «Its latent or spiritual purpose is to enlarge the spiritual horizon by developing the idea that there is after all a sphere in which the primary desire may be satisfied, namely the divine sphere of the gods together with that of their semidivine counterparts, the culture heroes[35].» In der Tat tritt in den Religionen der zivilisierten Völker die Idee des inzestuösen Hierosgamos auf und verzweigt sich bis in die höchste Geistigkeit der christlichen Vorstellungswelt (Christus und die Kirche, sponsus et sponsa, die Hoheliedmystik usw.). «Thus the incest taboo», sagt LAYARD, «leads in full circle out of the biological sphere into the spiritual[36].» Auf primitiver Stufe ist das Bild des Weiblichen, die Anima, noch völlig unbewußt und daher im Zustand latenter Projektion. Durch die Differenzierung des vierfachen Heiratsklassensystems zum achtfachen[37] wird der Verwandtschaftsgrad schon erheblich verdünnt,

[34] SPENCER and GILLEN, p. 74.

[35] LAYARD, *The Incest Taboo...*, p. 284.

[36] l. c., p. 293.

[37] In diesem System wird die Mutters-Mutters-Bruders-Tochters-Tochter geheiratet.

und im zwölffachen System wird die Verwandtschaft überhaupt obsolet. Diese sogenannten «Dichotomien»[38] dienen offensichtlich dazu, den Rahmen der Heiratsklassen zu erweitern und damit in zunehmendem Maße neue Bevölkerungsgruppen in das Verwandtschaftssystem einzubeziehen. Eine solche Erweiterung war natürlich nur dort möglich, wo größere Bevölkerungen sich ausbreiteten[39]. Das achtfache und gar das zwölffache Heiratsklassensystem bedeutet einerseits einen gewaltigen Vorstoß der exogamen Ordnung, andererseits aber eine ebenso große Unterdrückung der endogamen Tendenz, welche dadurch ihrerseits zu einem neuen Vorstoß angeregt wird. Wenn immer eine Triebkraft, das heißt ein gewisser Betrag an psychischer Energie durch eine einseitige (in diesem Fall die exogame) Haltung des Bewußtseins in den Hintergrund gedrängt wird, so entsteht eine gewisse Dissoziation der Persönlichkeit. Der bewußten Persönlichkeit mit der einen Richtung (in unserem Fall der exogamen) tritt eine unbewußte andere (die endogame) gegenüber, und weil diese unbewußt ist, so wird sie als fremd empfunden und tritt daher in projizierter Form in Erscheinung. Zunächst erscheint sie wohl an menschlichen Figuren, welche die Macht haben, das zu tun, was andere nicht tun dürfen, also zum Beispiel an Königen und Fürsten. Hierin liegt wohl der Grund für die königliche Inzestprärogative, für welche das alte Ägypten sprechende Beispiele liefert. Insofern aber die magische Macht der königlichen Person in zunehmendem Maße von Göttern hergeleitet wird, verschiebt sich die Inzestprärogative auf diese. Daraus ergibt sich der inzestuöse Hierosgamos. Wenn aber das Numen der menschlichen Person des Königs von den Göttern übernommen wird, so ist es dadurch auf eine spirituelle Instanz übergegangen, und damit ist die Projektion eines autonomen seelischen Komplexes respektive die Wirklichkeit seelischer Existenz entstanden. So leitet auch LAYARD folgerichtigerweise die Anima aus dem Numen der weiblichen Gottheit ab[40]. In der Gestalt der Gottheit ist sie *manifest projiziert*, in ihrer eigenen (psychologischen) Gestalt aber ist sie *introjiziert*; sie ist, wie LAYARD sagt, die «anima within». Sie ist die natürliche sponsa, die Mutter-Schwester-Tochter-Gattin des Mannes seit der Urzeit; sie ist jene Gefährtin, welche die endogame Tendenz vergeblich in der Gestalt von Mutter und Schwester zu erreichen hofft. Sie stellt jene Sehnsucht dar, die seit grauer Vorzeit ge-

[38] Siehe HOCART, p. 259.

[39] So finden sich z. B. in China Reste des zwölften Systems.

[40] LAYARD, *The Incest Taboo* ..., p. 281 ff.

opfert werden mußte. Sehr mit Recht spricht daher LAYARD von «internalisation through sacrifice»[41].

439 In der erhöhten Sphäre der Götter sowohl wie in der Überwelt des Geistes erweist sich die Anwendungsmöglichkeit der endogamen Tendenz. In diesem Gebiet offenbart sie sich als eine Triebkraft geistiger Natur und läßt in ihrem Licht das Leben des Geistes auf höchster Stufe als eine Rückkehr zum Anfang erscheinen und verwandelt damit den Gang der Entwicklung in eine Geschichte der Vorstufen einer Vollendung des menschlichen Lebens im Geiste.

440 Die spezifisch alchemistische Projektion sieht aus wie eine eigentümliche Regression: Gott und Göttin sind zu König und Königin reduziert und diese ihrerseits erscheinen als bloße Allegorien chemischer Körper, die im Begriffe stehen, eine Verbindung einzugehen. Die Regression ist aber nur eine scheinbare. In Wirklichkeit handelt es sich um einen ebenso eigenartigen Entwicklungsprozeß: Das Bewußtsein des mittelalterlichen Naturforschers steht zwar noch unter dem Einfluß metaphysischer Vorstellungen, und da er diese nicht aus der Natur ableiten kann, leitet er sie in die Natur über. Er versucht sie im Stoffe zu finden, weil er vermutet, daß sie dort anzutreffen wären. Es handelt sich dabei um einen ähnlichen Übergang des Numen, wie bei dem vom König auf den Gott. Das Numen scheint heimlicherweise aus der Welt des Geistes in das Reich des Stoffes ausgewandert zu sein. Die Vertiefung der Projektion in den Stoff hat aber schon die alten Alchemisten, zum Beispiel MORIENUS ROMANUS, zu der deutlichen Erkenntnis gebracht, daß dieser Stoff nicht nur der menschliche Körper (oder wenigtens etwas in demselben), sondern direkt die menschliche Person sei. Diese ahnungsvollen Meister griffen daher schon früh hinaus über die unvermeidliche Phase des Materialismus, dessen Stumpfsinn erst noch aus dem Schoße der Zeiten geboren werden mußte. Darüber hinaus bedurfte es noch der Einsichten moderner Psychologie, um jenen menschlichen «Stoff» der Alchemisten als *Seele* erkennen zu können.

441 Die Verwandtschaftsverwicklung des cross-cousin-marriage wird auf der Stufe der Psychologie zunächst zum Übertragungsproblem, dessen Dilemma die Tatsache bildet, daß Anima und Animus auf das menschliche Gegenüber projiziert sind und dadurch eine andeutungsweise Urverwandtschaft, die offenbar bis in die Zeit der group-marriage zurückgeht, herstellen. Insofern aber Animus

[41] Vgl. p. 284. Ich darf hier vielleicht an meine grundsätzlich ähnlichen Ausführungen in *Wandlungen und Symbole der Libido* erinnern. Neuaufl.: *Symbole der Wandlung*, II. Teil, Kap. VII: Das Opfer [GW V, Paragr. 613 ff.].

und Anima unzweifelhaft auch gegengeschlechtige Persönlichkeitskomponenten darstellen, so ist ihr Verwandtschaftscharakter nicht rückwärts zur Gruppenehe, sondern vorwärts zur Integration der Persönlichkeit, das heißt zur Individuation.

Unsere gegenwärtige Bewußtseinskultur – insofern es sich um «Kultur» handelt – hat die christliche Prägung, was bedeuten will, daß weder Animus noch Anima integriert sind, sondern sich noch im Zustande der Projektion befinden, das heißt durch das Dogma ausgedrückt sind. Auf dieser Stufe sind die beiden Gestalten als Persönlichkeitskomponenten noch unbewußt. Sie entfalten aber ihre Wirksamkeit im Numen der dogmatischen Vorstellungen von Bräutigam und Braut. Insofern nun aber unsere «Kultur» sich als ein recht zweifelhafter Begriff herausgestellt hat, was man als ein Ab- oder Zurückgleiten von der Höhe des christlichen Ideals betrachten kann, so sind auch die Projektionen von den göttlichen Gestalten größtenteils abgefallen und haben sich notgedrungenerweise in die menschliche Sphäre verlagert. Das ist insofern durchaus verständlich, als der aufgeklärte Verstand sich über den Menschen hinaus nichts Größeres vorstellen kann als jene Ersatzgötter, die ebenfalls mit Totalitätsansprüchen auftreten und sich als Staat und «Führer» bezeichnen. Diese Regression hat sich in Deutschland und anderen Staaten mit aller wünschenswerten Deutlichkeit abgespielt. Und wo dies anscheinend nicht der Fall ist, da haben die abgefallenen Projektionen die Beziehungen der Menschen unter sich beschwert und die Ehen zu mindestens 25 Prozent ruiniert. Wenn man nicht geneigt ist, die Peripetien der Weltgeschichte an dem Maßstab von recht und unrecht, wahr und falsch, gut und böse zu messen, sondern in jedem Vorwärts auch das Rückwärts, in jedem Guten auch das Böse und in jeder Wahrheit auch den Irrtum erkennen will, dann könnte man diese gegenwärtige Regression mit dem scheinbaren Rückschritt, der von der Scholastik in die Mystik der Naturphilosophen und damit in den Materialismus führte, vergleichen. Wie der Materialismus endlich zur empirischen Wissenschaft und damit zu einem neuen Verständnis der Seele führte, so zwingt einerseits gerade die Totalitätspsychose mit ihren furchtbaren Folgen und andererseits die unerträgliche Beschwerung der menschlichen Beziehungen die Aufmerksamkeit zur Seele des Menschen und ihrer unheimlichen Unbewußtheit zurück. Noch nie hat die Menschheit im Ganzen das Numen des psychologischen Faktors in derart großartigem Maßstab erfahren. Das ist zwar eine Katastrophe und ein Rückschritt sondergleichen, aber es ist nicht unmöglich, daß eine solche Erkenntnis etwas in sich hätte, das eines positiven Aspektes nicht entbehrt und leicht zu einem Keime 442 der höheren Kultur eines erneuerten Zeitalters werden könnte. Es besteht ja die Möglichkeit, daß der endogame Anspruch schlußendlich nicht auf eine Projektion hinzielt, sondern eine innere Verbindung der Persönlichkeitskompenenten erstrebt, und zwar unter dem Bild des cross-cousin-marriage, aber auf der Ebene der «geistigen Hochzeit» als unprojiziertem innerem Erlebnis. Dieses wird ja von den Träumen schon längst als viergeteiltes Mandala dargestellt und scheint nach aller Erfahrung zugleich das Ziel des Individuationsprozesses, nämlich das Selbst zu bedeuten[42].

443 Infolge der Zunahme der Bevölkerung und der damit fortschreitenden Dichotomie der Heiratsklassen mit ihrer Extension der exogamen Ordnung haben sich die Grenzen allmählich verwischt, und es ist nichts geblieben als das Inzesttabu. Die ursprüngliche soziale Ordnung hat anderen Ordnungsfaktoren, die heute im Begriffe des Staates gipfeln, Platz gemacht. Wie alles Vergangene allmählich dem Unbewußten verfällt, so auch die soziale Urordnung. Sie stellt einen Archetypus dar, der den Gegensatz von Endogamie und Exogamie in glücklichster Weise einigte, indem sie zwar die Bruder-Schwester-Ehe verunmöglichte, dafür aber das cross-cousin-marriage einsetzte. Diese Verbindung ist einerseits noch so nahe, daß sie die endogame Tendenz einigermaßen befriedigt, andererseits so distant, daß sie eine andere Gruppe einbezieht und so den geordneten Zusammenhang des Stammes ausbreitet. Indem aber die exogame Tendenz durch weitere Dichotomie allmählich ihre Grenzen aufhebt, muß die endogame Tendenz sich notwendigerweise verstärken, um die Verwandtschaft zu betonen und damit zusammenzuhalten. Diese Reaktion spielte sich nun hauptsächlich auf religiösem und sodann auf politischem Gebiete ab, indem auf jenem Kultvereine und Konfessionen – man denke an die Brüderschaften und die christliche «Brüderlichkeit» –, auf diesem die Nationen entstanden. Der zunehmende internationale Zusammenhang und die Schwäche der Religionen hat schon und wird in der Zukunft diese Begrenzungen noch mehr verwischen oder überbrücken und damit eine amorphe Masse erzeugen, deren Prodrome wir in den modernen Phänomenen der Massenpsyche bereits erblicken. Damit nähert sich die ursprüngliche, exogame Ordnung allmählich dem Zustand des mühsam gebändigten Chaos. Demgegenüber gibt es nur ein Mittel, nämlich die innere Verfestigung des Individuums, welches von einer sonst unvermeidlichen Verblödung und Auflösung in der Massenpsyche bedroht ist. Was dies bedeutet, hat uns die jüngste Vergangenheit aufs klarste demonstriert. Davor hat kei-

[42] Vgl. dazu *Psychologie und Religion* [GW XI].

ne Religion geschützt, und unser Ordnungsfaktor, der Staat, hat sich sogar als tüchtigster Wegbereiter zur Vermassung entpuppt. Unter diesen Umständen kann wohl nur die Immunisierung des Individuums gegen das Gift der Massenpsyche von Nutzen sein. Wie schon gesagt, wäre es denkbar, daß die endogame Tendenz kompensatorisch eingreifen und auf der psychischen Ebene, das heißt im Inneren des Menschen wieder die Verwandtschaftsehe, respektive die Vereinigung der getrennten Persönlichkeitskomponenten als Gegengewicht gegen die fortschreitende Dichotomie, das heißt die psychische Dissoziation des Massenmenschen in die Wege leiten würde.

Es ist nun von allergrößter Bedeutung, daß dieser Prozeß *bewußt* vollzogen 444 wird, weil sich sonst unweigerlich die psychischen Folgen der Vermassung festsetzen werden. Wird nämlich die innere Verfestigung des Individuums nicht bewußt hergestellt, so tritt sie spontan ein, und zwar in jener bereits bekannten Erscheinung, daß der Massenmensch sich gegen seinesgleichen in unvorstellbarem Maße verhärtet. Er wird zum seelenlosen Herdentier, nur noch regiert von Panik und Begierde. Seine Seele aber, die nur aus der menschlichen Beziehung lebt, geht verloren. Der bewußte Vollzug der inneren Einigung hält an der menschlichen Beziehung als an einer unerläßlichen Bedingung fest, denn ohne bewußt anerkannte und akzeptierte Bezogenheit auf den Nebenmenschen gibt es überhaupt keine Synthese der Persönlichkeit. Jenes Etwas nämlich, in welchem sich die innere Einigung vollzieht, ist nichts Persönliches oder Ichhaftes, sondern ein diesem Übergeordnetes, denn es bedeutet, als Selbst, eine Synthese des Ich mit dem überpersönlichen Unbewußten. Die innere Verfestigung des Individuums stellt daher keineswegs die Verhärtung des Massenmenschen auf höherer Stufe dar, etwa in Form einer geistigen Abgeschlossenheit und Unzugänglichkeit, sondern begreift den Mitmenschen ein.

Insofern nämlich das Übertragungsphänomen noch nichts anderes ist als eine 445 Projektion, so bewirkt es ebensoviel Trennung als Zusammenhang. Aber die Erfahrung lehrt, daß ein gewisser Zusammenhang in der Übertragung auch durch die Auflösung der Projektion nicht abbricht. Denn hinter ihm steht ein höchst bedeutsamer, instinktiver Faktor, nämlich die Verwandtschaftslibido. Diese ist allerdings durch die grenzenlose Erweiterung der exogamen Tendenz dermaßen in den Hintergrund gedrängt, daß sie nur noch im engsten Familienkreise und auch da nicht immer, wegen des (berechtigten) Inzestwiderstandes, eine bescheidene Anwendung findet. Die durch Endogamie beschränkte Exogamie hat einstmals eine natürliche Gesellschaftsordnung erzeugt, die heute völlig verschwunden ist. Jeder ist ein Fremder unter Fremden. Die Verwandtschaftslibido, welche zum Beispiel in den urchristlichen Gemeinden noch eine das Gefühl befriedigende Zusammengehörigkeit erzeugte, hat ihr Objekt längst verloren. Da sie aber ein Instinkt ist, so genügt ihr kein Ersatz durch Konfession, Partei, Nation oder Staat. Sie will den *menschlichen* Zusammenhang. Das ist der nicht wegzudenkende Kern des Übertragungsphänomens, denn die Beziehung zum Selbst ist zugleich die Beziehung zum Mitmenschen, und keiner hat einen Zusammenhang mit diesem, er habe ihn denn zuvor mit sich selbst.

446 Bleibt die Übertragung was sie ist, nämlich Projektion, so zeigt der durch sie erzeugte Zusammenhang Neigungen zu regressiver Konkretisierung, respektive atavistischer Wiederherstellung der primitiven Gesellschaftsordnung. Diese Tendenz ist aber in unserer modernen Welt dermaßen unmöglich, daß jeder Schritt auf diesem Wege in immer tiefere Konflikte, nämlich in eine eigentliche Übertragungsneurose hineinführt. Die Analyse der Übertragung ist daher unerläßlich, weil die projizierten Inhalte dem Subjekt integriert werden müssen, um diesem jene Übersicht, die für eine freie Entscheidung nötig ist, zu ermöglichen.

447 Ist die Projektion abgelöst, so kann der durch die Übertragung bewirkte negative (Haß) oder positive Zusammenhang (Liebe) sozusagen momentan zusammenbrechen, so daß anscheinend nichts übrig bleibt als die Höflichkeit einer professionellen Bekanntschaft. Man mag in einem solchen Fall niemandem ein erleichtertes Aufatmen mißgönnen, obschon man weiß, daß für den einen sowohl wie für den anderen das Problem nur aufgeschoben ist: früher oder später, hier oder an anderem Ort wird es sich wieder stellen, denn dahinter steht der nie rastende Drang zur Individuation.

448 Der Individuationsprozeß hat zwei prinzipielle Aspekte: einerseits ist er ein interner, subjektiver Integrationsvorgang, andererseits aber ein ebenso unerläßlicher objektiver Beziehungsvorgang. Das eine kann ohne das andere nicht sein, wenn schon bald das eine, bald das andere mehr im Vordergrund steht. Diesem Doppelaspekt entsprechen zwei typische Gefahren: die eine besteht darin, daß das Subjekt die durch die Auseinandersetzung mit dem Unbewußten gebotenen geistigen Entwicklungsmöglichkeiten dazu benützt, sich gewissen tieferen menschlichen Verpflichtungen zu entziehen und eine «Geistigkeit» zu affektieren, welche der moralischen Kritik nicht standhält; die andere besteht darin, daß die atavistischen Neigungen zu sehr überwiegen und die Beziehung auf ein primitives Niveau hinunterdrücken. Zwischen dieser Skylla und Charybdis führt der schmale Weg, zu dessen Kenntnis die christliche Mystik des Mittelalters wie die Alchemie so Großes beigetragen haben.

In diesem Lichte betrachtet ist das Band der Übertragung, so schwer erträglich und so unverständlich es auch scheinen mag, nicht nur lebenswichtig für das Individuum, sondern auch für die Gesellschaft und damit für den moralischen und geistigen Fortschritt der Menschheit überhaupt. Wenn also der Psychotherapeut sich mit schwierigen Übertragungsproblemen plagen muß, so möge er sich zum Trost diese Überlegungen zu Gemüte führen. Er müht sich ja nicht nur für diesen einzelnen, vielleicht unbedeutenden Patienten, sondern auch für sich selber und seine eigene Seele, und damit legt er ein vielleicht infinitesimales Korn auf die Waagschale der Menschheitsseele. So klein und unsichtbar seine Leistung auch sein mag, es ist ein opus magnum, denn sie vollzieht sich auf einem Gebiet, in welchem neuerdings das Numen eingewandert ist, und in welches sich das Schwergewicht der Menschheitsproblematik verlagert hat. Die letzten und höchsten Fragen der Psychotherapie sind keine private Angelegenheit, sondern eine Verantwortlichkeit vor höchster Instanz. 449

3

DIE NACKTE WAHRHEIT

450 Der dem Bilde folgende Text des «*Rosarium*» ist ein Zitat aus dem «*Tractatus aureus*» des HERMES TRISMEGISTUS[1], das allerdings einige Veränderungen erfahren hat. Es lautet: «Wer in diese Kunst und verborgene Weisheit eingeführt werden will, muß das Laster der Anmaßlichkeit von sich tun, muß fromm und rechtschaffen, profunden Geistes, den Menschen gegenüber menschlich, heiteren Angesichts und fröhlicher Disposition sein und ihnen Verehrung erweisen, (ebenso) muß er ein Beobachter der ewigen Geheimnisse sein, die sich ihm eröffnen. Mein Sohn, vor allem ermahne ich dich, Gott zu fürchten, der dein Tun sieht (in quo dispositionis tuae visus est) und bei welchem Hilfe ist für einen Abgetrennten, wer er auch immer sei» (adiuvatio cuiuslibet sequestrati)[2]. Und aus PSEUDO-ARISTOTELES fügt das «*Rosarium*» bei: «O wenn Gott eine treue Gesinnung (fidelem mentem) in einem Menschen fände, so würde er ihm sein Geheimnis offenbaren[3].»

451 Dieser Appell an offenkundig moralische Qualitäten läßt unschwer erkennen, daß das opus nicht bloß ein intellektuelles und technisches Können erfordert, wie zum Beispiel die praktische Erlernung oder Ausübung der modernen Chemie, sondern vielmehr neben der psychischen auch eine moralische Unternehmung bedeutet. Admonitionen dieser Art sind in den Texten häufig anzutreffen. Sie weisen auf eine Einstellung hin, die bei der Ausführung eines religiösen Werkes erforderlich wäre. In diesem Sinne wurde das opus von den Alchemisten auch verstanden. Mit einer solchen Einleitung will nun unser Bild kaum zusammenstimmen. Die schamhafte Verhüllung ist gefallen[4]. In ungehemmter Natürlichkeit stehen sich Mann und Frau gegenüber. Sol sagt: «O Luna gib[5] mir dein gemahl zu werden.» Luna sagt: «O Sol ich sol dir billich zu

[1] Eine ursprünglich arabische Schrift, deren Herkunft noch im dunkeln liegt. Sie findet sich in *Ars chemica*, p. 7 ff. und (mit Scholien) in *Bibliotheca chemica curiosa*, p. 400 ff.

[2] Dieses Stück lautet im Urtext etwas anders (*Ars chemica*, p. 14): «in quo est nisus tuae dispositionis, et adunatio cuiuslibet sequestrati». Vgl. *Psychologie und Alchemie*, p. 372 [GW XII, Paragr. 385].

[3] *Artis auriferae* II, p. 227 f.

[4] In Anlehnung an Cantic. [*Hohelied*] V, 3: «Exspoliavi me tunica mea.» (Ich habe mein Röcklein ausgezogen). Zürcher Bibel

[5] Im Original unleserlich: vgan?

PHILOSOPHORVM.

ſeipſis ſecundum ęqualitatē inſpiſſentur. Solus enim calor tēperatus eſt humiditatis inſpiſſatiuus et mixtionis perfectiuus, et non ſuper excedens. Nā generatiōes et procreationes rerũ naturaliũ habent ſolũ fieri per tēperatiſsimũ calorē et ęquale,vti eſt ſolus fimus equinus humidus et calidus.

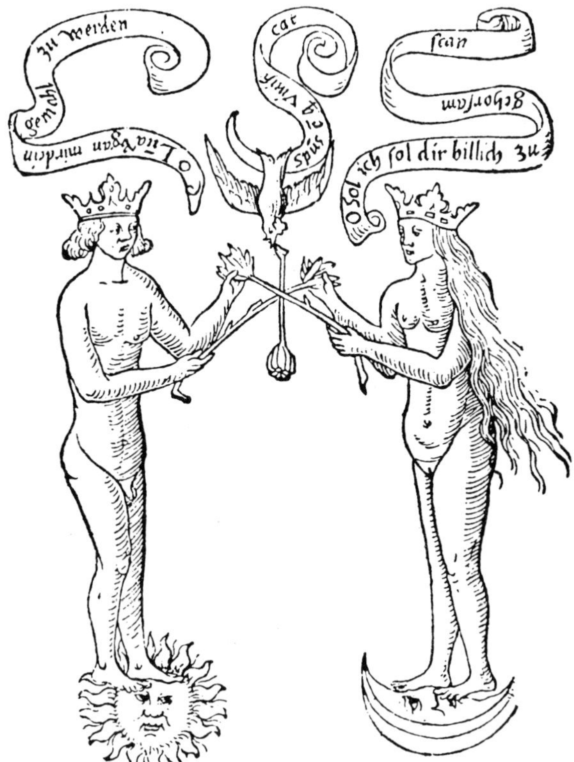

D i t

Bild 3

gehorsam stan.» Die Taube ist beschriftet: «Spiritus est qui unificat»[6] (Es ist der Geist, der einig macht). Dieser letztere Satz stimmt nun aber nicht mit der ungeschminkten Erotik des Bildes überein, denn was Sol und Luna aussagen (die nota bene Bruder und Schwester sind), meint wohl irdische Liebe, wenn irgend etwas. Der von oben dazwischentretende Geist wird aber als der Vereiniger erklärt[7], womit die Situation einen anderen Aspekt erhält: es soll eine Vereinigung im Geiste sein. Damit stimmt nun eine wesentliche Einzelheit des Bildes trefflich überein: die Berührung der linken Hand ist weggefallen. Dafür halten die linke Hand der Luna und die rechte des Sol die Zweige (den Ursprung der Blüten, der flores Mercurii, den drei Röhren des Brunnens entsprechend) und die rechte Hand der Luna sowie die linke des Sol berühren die Blüten. Aber die Beziehung «zur linken Hand» hat aufgehört. Beide Hände beiderseits stehen nun im Zusammenhang mit dem vereinigenden Symbol. Auch an diesem ist eine Veränderung eingetreten: es sind nur noch drei Blumen statt fünf, und es ist keine Ogdoas mehr, sondern eine Hexas[8], ein sechsstrahliges Gebilde; also statt einer doppelten Vierheit eine doppelte Dreiheit. Diese Vereinfachung ist offenbar dadurch zustandegekommen, daß sich je zwei Elemente einigten, vermutlich die entgegengesetzten, indem nach alchemistischer Lehre jedes Element

[6] Diese Lesart findet sich in der Edition 1593. Die Erstausgabe 1550 hat «vivificat».

[7] Die Taube ist auch Attribut der Liebesgöttin und schon bei den Alten ein Symbol des amor coniugalis.

[8] Vgl. dazu JOHANNES LYDUS, II, 11: «Den sechsten Tag schreiben sie dem Phosphorus (Morgenstern) zu, welcher zugleich erwärmt und zeugend befeuchtet (γονίμως ὑγραίνοντι). Dieser mag etwa der Sohn der Aphrodite sein, wie auch Hesperos (Abendstern), wie es den Hellenen scheint. Die Aphrodite könnte man die Natur des wahrnehmbaren Universums nennen, d.h. die erstgeborene Hyle, welche das Orakel sowohl als Sternengleiche ('Αστερία), wie als Himmlische bezeichnet. Die Sechszahl nämlich ist die zum Zeugen geschickteste (γεννητικώτατος) als gerade-ungerade, indem sie teilhat sowohl an dem tätigen Wesen entsprechend dem Ungeraden (περιττόν, das auch überflüssig und übermäßig bedeutet!), als auch am hylischen wegen des Geraden, weshalb die Alten sie auch Ehe (γάμος) und Harmonie nannten. Denn sie ist unter denen nach der Einzahl die einzig vollkommene durch ihre Teile, indem sie zusammengesetzt ist aus diesen, zur Hälfte aus der Dreiheit, zum Drittel aus der Zweiheit, zum Sechstel aus der Einheit (6 = 3+2+1). Und sie sagen einfach, daß sie sowohl männlich wie weiblich sei, wie auch selbst die Aphrodite von männlicher wie weiblicher Art ist und deshalb von den Theologen mannweiblich genannt wird. Und ein anderer sagt: Die Sechszahl ist Seelen erzeugend (resp. gehört zur ψυχογονία, ψυχογονικός), indem sie von der Sechsheit sich zur Kugel des Alls multipliziert (ἐπιπεδούμενος = πολλαπλασιασμός) und die Gegensätze sich (in ihr) mischen. Sie führt zu Gleichgesinntheit (ὁμόνοια) und Freundschaft, indem sie ferner den Körpern Gesundheit, Einklang der Lieder und der Musik, und Tugend der Seele, dem Staate Gedeihen, dem All die Voraussicht (πρόνοια) gibt.»

«innen» sein Gegenteil enthält. Die Affinität als «liebende» Annäherung hat also bereits ein Resultat erzielt, indem sich die Elemente teilweise geeint haben, so daß nunmehr nur noch der Gegensatz von männlich-weiblich oder agens-patiens (wie die Beschriftung auch andeutet) bestehen bleibt. Nach dem *Axiom der Maria* hat sich die elementare Vierheit zur aktiven Dreiheit gewandelt, die sich nunmehr zur coniunctio der Zwei vorbereitet.

Psychologisch ist dazu zu bemerken, daß die Situation die konventionelle 452
Hülle abgeworfen und sich zur Konfrontation mit der Wirklichkeit ohne falsche Schleier und sonstige Verschönerungsmittel gestaltet hat. Damit tritt der Mensch hervor, wie er ist, und zeigt das, was zuvor unter der Maske der konventionellen Anpassung verborgen war, nämlich den *Schatten*. Dieser wird durch die Bewußtwerdung dem Ich integriert, wodurch sich eine Annäherung an die Ganzheit vollzieht. *Die Ganzheit ist keine Vollkommenheit, sondern eine Vollständigkeit.* Durch die Assimilation des Schattens wird der Mensch gewissermaßen körperhaft und damit tritt seine animalische Triebsphäre sowohl wie die primitive oder archaische Psyche in den Lichtkegel des Bewußtseins, woraus sie sich nicht mehr mit Hilfe von Fiktionen und Illusionen verdrängen läßt. Dadurch wird der Mensch zu dem schwierigen Problem, das er eben ist. Diese Grundtatsache muß dem Bewußtsein gegenwärtig bleiben, will man sich überhaupt weiter entwickeln. Verdrängung führt, wenn nicht geradewegs zum Stillstand, so doch zu einseitiger Entwicklung und damit schließlich zu neurotischer Dissoziation. Die heutige Fragestellung ist nicht mehr: Wie kann ich meinen Schatten loswerden? Denn dazu hat man genug gesehen vom Fluch der Halbseitigkeit. Vielmehr muß man sich fragen: Wie kann der Mensch mit seinem Schatten leben, ohne daß daraus eine Reihe von Unglücksfällen entsteht? Die Anerkennung des Schattens gibt Grund zu Bescheidenheit, ja zur Furcht vor dem unergründlichen menschlichen Wesen. Diese Vorsicht ist sehr angezeigt, insofern der Mensch ohne Schatten sich harmlos vorkommt, eben aus Unkenntnis seines Schattens. Wer aber seinen Schatten kennt, weiß, daß er nicht harmlos ist, denn mit diesem tritt die archaische Psyche, die ganze archetypische Welt in unmittelbare Berührung mit dem Bewußtsein und durchdringt dieses mit archaischen Einflüssen. Damit steigert sich in unserem Fall die Gefahr der «Affinität» mit ihren täuschenden Projektionen und ihrem Drang, das Objekt im Sinne der Projektion zu assimilieren, das heißt zu familiarisieren, um die geheime Inzestsituation zu verwirklichen, welche um so attraktiver und faszinierender erscheint, je weniger sie eingesehen wird. Der Vorteil der Situation, bei allem Risiko, besteht darin, daß mit der Herausstellung der ungeschminkten

Wahrheit das Gespräch auf das Wesentliche gekommen ist, und damit das Ich mit seinem Schatten nicht mehr in der Zweiheit oder Gespaltenheit verharrt, sondern zu einer, wenn auch konflikthaften, Einheit zusammengesetzt wird. Mit diesem Fortschritt tritt aber das Anderssein des Gegenüber nur um so deutlicher hervor, und das Unbewußte versucht dann in der Regel durch eine Steigerung der Attraktion die bestehende Distanz zu überbrücken, um die ersehnte Einheit auf irgendeine Weise zustandezubringen. Damit geht die alchemistische Idee Hand in Hand, daß das den Prozeß unterhaltende Feuer am Anfang temperiert sein müsse, um dann später allmählich bis zum höchsten Grad anzusteigen.

4
DAS EINTAUCHEN IM BADE

In diesem Bild erscheint ein neues Motiv, das Bad. Damit kehren wir in gewissem Sinn zu Bild 1 zurück, zum Mercurbrunnen, welcher das «Heraufquellen» darstellt. Die Flüssigkeit ist der Mercur, der nicht nur drei, sondern «tausend» Namen hat. Er bedeutet jene geheimnisvolle psychische Substanz, die wir heute als die unbewußte Psyche bezeichnen. Der heraufströmende Brunnen des Unbewußten hat König und Königin erreicht, oder sie sind vielmehr darein als in ein Bad hinuntergestiegen. Dies ist ein in der Alchemie vielfach variiertes Thema. Ich erwähne bloß einige Varianten: der König droht im Meer zu ertrinken, oder er ist darin gefangen, oder die Sonne ertrinkt im Mercurbrunnen, oder der König schwitzt im Glashaus, oder der grüne Löwe verschlingt die Sonne, oder Gabricus verschwindet im Leibe seiner Schwester Beya und löst sich darin in Atome auf. Einerseits als harmloses Bad gedeutet, andererseits aber als gefährliches Überhandnehmen des «Meeres» beginnt der chthonische Geist Mercurius in wäßriger Gestalt das königliche Paar von *unten* zu erfassen, wie er zuvor in Gestalt der Taube von *oben* kam. Die Berührung der linken Hand in Bild 2 hat offenbar genügt, um den Geist der Tiefe zu wecken und sein Wasser zum Heraufquellen zu bringen. 453

Das Eintauchen ins «Meer» bedeutet «solutio». Auflösung im physikalischen Sinn, und bei DORNEUS zugleich Lösung eines Problems[1]. Es ist eine Rückversetzung in den dunkeln Anfangszustand, in die Amnionflüssigkeit des graviden Uterus. Häufig weisen die Alchemisten darauf hin, daß ihr Stein werde wie ein Kind im Mutterleib; sie nennen das «vas Hermeticum uterus» und dessen Inhalt foetus. Wie vom lapis so sagen sie auch von dem «Wasser»: «Dieses stinkende Wasser hat alles in sich, dessen es bedarf[2].» Es ist ein sich selbst genügen- 454

[1] «Studio philosophorum comparatur putrefactio chemica... ut per solutionem corpora solvuntur, ita per cognitionem resolvuntur philosophorum dubia.» (Die chemische Faulung kann dem Studium der Philosophen verglichen werden... wie durch die Lösung die Minerale aufgelöst werden, so werden die Zweifel der Philosophen durch die Erkenntnis aufgelöst.) DORNEUS, II, p. 303.

[2] Statt des sinnlosen «aqua foetum» lese ich «aqua foetida». *Rosarium philosophorum* (*Artis auriferae*, II, p. 241) Vgl. *Consilium coniugii* (*Ars chemica*, p. 64): «Leo viridis, id est... aqua foetida, quae est mater omnium ex qua et per quam et cum qua praeparant...» (Der grüne Löwe, das ist... das stinkende Wasser, welches die Mutter aller Dinge ist, aus der und durch die und mit der sie ihre Vorbereitungen machen...)

des Wesen, wie der Ouroboros, der «Schwanzfresser», von dem es auch heißt, daß er sich selber erzeuge, sich selber töte und auffresse. «Aqua est, quae occidit et vivificat» (Das Wasser ist das, was tötet und belebt)[3]. Es ist die aqua benedicta (das Taufwasser)[4], in welchem die Geburt des neuen Wesens vorbereitet wird. Wie der Text zu unserem Bild erläutert, soll «aus der Natur der zwei Körper unser Stein ausgezogen werden». Der Text vergleicht das Wasser auch dem ventus (Wind) der «*Tabula smaragdina*»[5], wo es heißt: «Portavit eum ventus in ventre suo» (Es hat ihn der Wind in seinem Bauche getragen). Unser «*Rosarium*» fügt hinzu: «Es ist klar, daß der Wind Luft ist, und Luft ist Leben, und Leben ist Seele, das heißt Öl und Wasser[6].» Die eigenartige Vorstellung, daß Seele (gemeint die Hauchseele) Öl und Wasser sei, erklärt sich aus der Doppelnatur des Mercurius. Die aqua permanens ist eines der vielen Synonyme des Mercurius, die Ausdrücke oleum, oleaginitas, unctuosum, unctuositas[7] bezeichnen die Arkansubstanz im besonderen, die ebenfalls der Mercurius ist. Die Vorstellung erinnert lebhaft an den kirchlichen Gebrauch der verschiedenen Öle und des Weihwassers. Diese Doppelsubstanz ist ja auch durch König und Königin dargestellt, was sich an die *commixtio* der beiden Substanzen im Messekelch anlehnen dürfte. Ich verweise auf ein derartiges Coniunctionsbild in den «*Les Grandes Heures du Duc de Berry*»[8], wo sie als ein nacktes «Männlein und Fräulein» im Taufbade des Kelches von zwei assistierenden Heiligen gesalbt werden. Die Beziehung des alchemistischen opus zur Messe ist unzweifelhaft, wie der Traktat des MELCHIOR CIBINENSIS beweist[9]. Unser Text sagt nämlich: «anima est Sol et Luna». Der Alchemist denkt streng mittelalterlich trichotomisch[10]: das lebende Wesen – und auch sein lapis ist ein solches – besteht aus

[3] *Rosarium philosophorum* (*Artis auriferae* II, p. 214). Vgl. hiezu *Aurora consurgens* I, Cap. 12, wo die Braut von sich die Worte Gottes (*Deut.* 32, 39) sagt: «Ego occidam et ego vivere faciam… et non est qui de manu mea possit eruere…» (Ich bin's, der tötet und der lebendig macht… und niemand errettet aus meiner Hand.)

[4] *Rosarium philosophorum* (*Artis auriferae* II, p. 213).

[5] J. RUSKA, *Tabula smaragdina* p. 114.

[6] *Rosarium philosophorum* (*Artis auriferae* II, p. 237). Dies geht zurück auf SENIOR, p. 19, 31, 33.

[7] Öl, Öligkeit, Zähflüssigkeit.

[8] Vgl. auch *Psychologie und Alchemie,* Abb. 159 [GW XII].

[9] *Theatrum chemicum* XI, p. 853 ff.

[10] Vgl. auch die *Aurora consurgens* I, Cap. 9: «qualis pater talis filius, talis et Spiritus Sanctus et hi tres unum sunt, corpus, spiritus et anima, quia omnis perfectio in numero ternario consistit, hoc est mensura, numero et pondere.» (Wie der Vater, so der Sohn und so auch der Heilige Geist; und diese drei sind Eines, Körper, Geist und Seele, da alle Vollkommenheit in der Dreizahl besteht, das heißt in Maß, Zahl und Gewicht.)

ROSARIVM

corrũpitur, neq; ex imperfecto penitus ſecundũ artem aliquid fieri poteſt. Ratio eſt quia ars primas diſpoſitiones inducere non poteſt, ſed lapis noſter eſt res media inter perfecta & imperfecta corpora, & quod natura ipſa incepit hoc per artem ad perfectionẽ deducitur. Si in ipſo Mercurio operari inceperis vbi natura reliquit imperfectum, inuenies in eo perfectionẽ et gaudebis.

Perfectum non alteratur, ſed corrumpitur. Sed imperfectum bene alteratur, ergo corruptio vnius eſt generatio alterius.

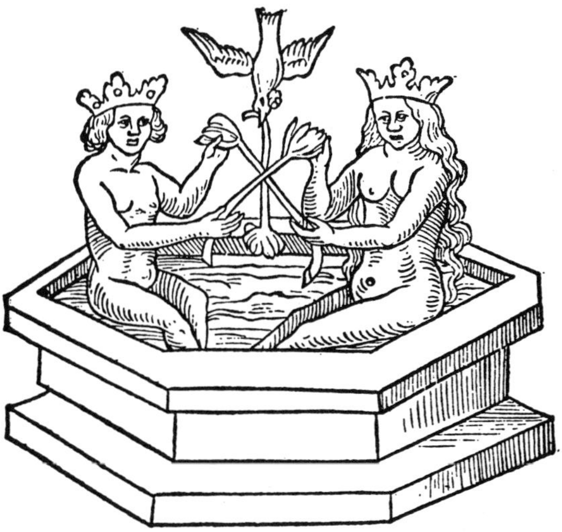

Speculum

Bild 4

corpus, anima und spiritus. Unser Text bemerkt dazu[11]: «Der Körper ist Venus und weiblich, der Geist ist Mercurius und männlich»; die anima als «vinculum» (Band) zwischen corpus und spiritus wäre daher hermaphroditisch[12], nämlich eine «coniunctio Solis et Lunae». Der Hermaphroditus par excellence ist der Mercurius. Aus dieser Textstelle dürfte hervorgehen, daß die Königin an und für sich den Körper[13] und der König den Geist darstellt, beide aber sind unverbunden ohne Seele, denn diese ist das vinculum, das beide zusammenhält[14]. Insofern also das Band der Liebe nicht existiert, fehlt ihnen die Seele. In unseren Bildern ist das Verbindende aber einerseits die von oben kommende Taube, andererseits das Wasser von unten. Das ist das vinculum, eben die Seele[15]. Die zugrundeliegende Vorstellung der Psyche ist also eine halb körperliche, halb geistige Substanz, eine «anima media natura»[16], wie sie die Alchemisten bezeichnen[17], ein gegensatzvereinigendes, hermaphroditisches Wesen[18], welches im Individuum nie vollständig ist ohne die Beziehung auf den anderen Menschen. Der unbezogene Mensch hat keine Ganzheit, denn er erreicht diese nur durch die Seele, die ihrerseits nicht sein kann ohne ihre andere Seite, welche sich stets im «Du» findet. Die Ganzheit besteht aus der Zusammensetzung von Ich und Du, welche als Teile einer transzendenten Einheit erscheinen[19], deren Wesen nur noch symbolisch erfaßt werden kann, zum Beispiel durch das Symbol des

[11] *Rosarium philosophorum* (*Artis auriferae* II, p. 239).

[12] «Anima vocatur Rebis.» *Artis auriferae* I, p. 180.

[13] Nach FIRMICUS MATERNUS, p. 3, ist Luna «humanorum corporum mater».

[14] Gelegentlich ist auch der Geist das vinculum, oder letzteres ist eine natura ignea. N. FLAMELLI, *Annotationes* VI, p. 887.

[15] Für spiritus wäre psychologisch «mens» zu setzen.

[16] Vgl. *Liber de arte chimica* XI, p. 584 ff. und MYLIUS, p. 9.

[17] «.. Spiritus et corpus unum sunt mediante anima, quae est apud spiritum et corpus. Quod si anima non esset, tunc spiritus et corpus separarentur ab invicem per ignem, sed anima adiuncta spiritui et corpori, hoc totum non curat ignem nec ullam rem mundi.» (.. Geist und Körper sind Eines durch die Vermittlung der Seele, welche Geist und Körper nahesteht. Wenn die Seele nicht existierte, dann würden Geist und Seele durch das Feuer voneinander getrennt; wenn aber die Seele dem Geiste und dem Körper verbunden ist, wird das Ganze weder vom Feuer noch von irgend einer anderen Sache in der Welt affiziert.) *Artis auriferae* I, p. 180.

[18] Vgl. dazu die Beobachtungen bei WINTHUIS.

[19] Es handelt sich selbstverständlich nicht um die Synthese, resp. Identifikation zweier Individuen, sondern um die bewußte Verbindung des Ich mit all dem, was sich als Projektion im «Du» birgt. Das heißt also, daß die Herstellung der Ganzheit ein intrapsychischer Vorgang ist, welcher essentiell vom Bezogensein des Individuums auf einen anderen Menschen abhängt. Das Bezogensein ist an sich eine Vorstufe und Möglichkeit der Individuation, beweist aber kein Vorhandensein

Runden[20], der Rose, des Rades oder der «coniunctio Solis et Lunae». Ja, die Alchemisten gehen sogar so weit, daß sie sagen, corpus, anima und spiritus der Arkansubstanz seien alle drei Eines, «weil sie aus dem Einen, vom Einen und mit Einem kommen, welches seine eigene Wurzel ist»[21]. Ein Wesen, das der Grund und Ursprung seiner selbst ist, kann nichts anderes sein als die Gottheit selber, wenn man nicht dem unausgesprochenen Dualismus der Paracelsisten huldigt, die der Ansicht waren, daß die prima materia ein «increatum» (Ungeschaffenes) sei[22]. Ebenso wird im vorparacelsischen «*Rosarium*»[23] von der Quintessenz gesagt, daß sie ein «corpus per se subsistens, differens ab omnibus elementis et elementatis» (ein durch sich existierender Körper, verschieden von allen Elementen und allen aus diesen Geschaffenen) sei.

Was nun die Psychologie unseres Bildes anbelangt, so ist es klar, daß es sich um einen Abstieg zum Unbewußten handelt. Das Eintauchen ins Wasser ist eine Art *Nachtmeerfahrt*[24] auch in der Alchemie, wie die «*Visio Arislei*» beweist. Dort werden nämlich die Philosophen zusammen mit dem Bruder-Schwester-Paar in einem dreifachen Glashaus am Grunde des Meeres vom «Rex Marinus» eingesperrt. Wie es in den primitiven Mythen im Walfischbauch[25] zuweilen so heiß ist, daß dem Helden die Haare ausgehen, leiden auch die Philosophen in ihrer Gefangenschaft an intensiver Hitze, und wie es sich im Heldenmythus um Neugeburt und Apokatastasis handelt, so hier um die Wiederbelebung des toten Thabritis (Gabricus) oder, nach anderer Fassung, um die Wiedergeburt desselben[26]. Die Nachtmeerfahrt ist eine Art «descensus ad inferos», ein Abstieg 455

der Ganzheit. Die Projektion auf das weibliche Gegenüber enthält die Anima und gegebenenfalls auch das Selbst.

[20] Vgl. dazu *Psychologie und Alchemie* [GW XII].

[21] *Rosarium philosophorum* (*Artis auriferae* II, p. 369): «Quia ipsa omnia sunt ex uno et de uno et cum uno, quod est radix ipsius.»

[22] Vgl. hiezu *Psychologie und Alchemie*, p. 439 [GW XII, Paragr. 430 ff.].

[23] Vgl. p. 251.

[24] Vgl. FROBENIUS.

[25] «Mansimus in tenebris undarum et intenso aestatis calore ac maris perturbatione.» *Artis auriferae* I, p. 148. (Wir blieben in der Finsternis der Wellen und in der intensiven Hitze des Sommers und in der stürmischen See.)

[26] Vgl. damit die Mithrasgeburt «de solo aestu libidinis». (HIERONYMUS, col. 229.) Auch in der arabischen Alchemie besteht das die Verbindung vermittelnde Feuer in Form von «libido». Vgl. *Turba philosophorum* in *Artis auriferae* I, Exercitatio XV, p. 181: «Inter supradicta tria (sc. corpus, anima, spiritus) inest libido» usw. (Zwischen den obgenannten Dreien {d. h. Körper, Seele, Geist} wohnt eine Begierde {Libido}.)

zum Hades und eine Fahrt ins Geisterland, also in ein Jenseits dieser Welt, das heißt des Bewußtseins, mithin also ein Eintauchen ins Unbewußte. Dies geschieht hier durch das Heraufkommen des chthonischen, feurigen Mercurius, das heißt einer vermutlich sexuellen Libido, welche das Paar überschwemmt[27] und das offenbare Gegenstück zur himmlischen Taube bildet, die zwar auch seit alters ein Liebesvogel ist, aber in der christlichen Tradition, die auch für die Alchemisten gilt, eine rein geistige Bedeutung hat. Im Oberen ist das Paar geeinigt durch das Symbol und durch den Heiligen Geist. Es scheint daher, als ob das Eintauchen im Bad nun auch die Vereinigung im Unteren vollzöge, im Wasser als dem Gegenstück des Geistes («Es ist Tod den Seelen, zu Wasser zu werden» HERAKLIT). Gegensatz und Identität zugleich – eine philosophische Frage nur insofern, als es sich um eine psychologische handelt!

456 Mit dieser Entwicklung wiederholt sich das Herabsteigen des Urmenschen in und seine Annäherung an die Physis, die ihn gefangenzunehmen droht, ein Urbild, das als Leitmotiv die ganze Alchemie durchzieht. In moderner Form entspricht dieser Stufe die Bewußtwerdung sexueller Phantasien und eine dementsprechende Tönung der Übertragung. Es ist bedeutsam, daß in dieser schon sehr unmißverständlichen Situation das Paar noch mit beiden Händen das vom Heiligen Geist vermittelte radiäre Symbol hält, welches den Sinn der Verbindung darstellt, eben die transzendente Ganzheit des Menschen.

[27] Vgl. dazu die Beschriftung von Bild 5a (*Rosarium* in *Artis auriferae* II, p. 303), wo es heißt:

Hye wird Sol aber verschlossen
Und mit Mercurio philosophorum übergossen.

Die gleiche Bedeutung hat die im Mercurbrunnen ertrinkende Sonne (p. 315) und der die Sonne verschlingende Löwe (p. 366), womit auch die «ignea natura» des Mercurius angedeutet ist (Leo = domicilium Solis). Zu dieser Seite des Mercurius vgl. *Der Geist Mercurius* [GW XIII, Paragr. 239 ff.]

5
DIE CONIUNCTIO

457 Das Meer hat über König und Königin zusammengeschlagen, das heißt sie sind in den chaotischen Urzustand, in die massa confusa zurückgekehrt. Die Physis hat den Lichtmenschen in brünstiger Umarmung gefangengenommen. Wie der nachfolgende Text sagt: «Denn Beya (welche in diesem Fall das mütterliche Meer darstellt) steigt über Gabricus empor und schließt ihn in ihrem Uterus ein, so daß nichts mehr von ihm sichtbar bleibt. Mit solcher Liebe hat sie den Gabricus umarmt, daß sie ihn ganz in ihre Natur aufgenommen und in nicht weiter teilbare Partikel aufgelöst hat.» Dazu werden die Verse des MERCULINUS (MASCULINUS)[1] zitiert:

Candida mulier, si rubeo sit nupta marito,
Mox complexantur, complexaque copulantur,
Per se solvuntur, per se quoque conficiuntur,
Ut duo qui fuerant, unum quasi corpore fiant.

(Frau, weißglänzend, dem rötlichen Gatten in Liebe verbunden,
Schlingend die Arme um sich und verschlungen in eh'licher Bindung,
Lösen sich auf, um dem Ziel der Vollendung eilends zu nahen,
Zwei, die sie waren, zu Einem im Körper als Gleichnis zu werden.)

458 Der Hierosgamos von Sol und Luna setzt sich in der fruchtbaren Phantasie der Alchemisten bis ins Tierreich fort, wie die Anweisung zeigt: «Nimm den coëtanischen Rüden und die armenische Hündin, bringe sie zur Deckung, und sie werden dir einen Hundesohn gebären» usw.[2]. Die Symbolik ist so kraß wie möglich. Andererseits sagt das «*Rosarium*»: «In hora coniunctionis maxima apparent miracula»[3] (In der Stunde der coniunctio erscheinen die größten Wunder). In diesem Moment nämlich wird der filius philosophorum, respektive der lapis erzeugt. Ein ALFIDIUSzitat sagt dazu: «Lux moderna ab eis gignitur»[4]

[1] Vgl. Paragr. 472, Anm. 13.

[2] *Rosarium philosophorum* (*Artis auriferae* II, p. 248). Zitat aus dem *Secretum Secretorum* des KALID, (*Artis auriferae* I, p. 340). [Vgl. Paragr. 353, Anm. 1, sowie folgende Anm. 5 KALID].

[3] *Rosarium philosophorum* (*Artis auriferae* II, p. 247).

[4] l. c., p. 248.

(Das neue Licht wird von ihnen gezeugt). Vom Hundesohn sagt KALID, er sei «coloris coeli» (von himmlischer Farbe), und «dieser Sohn wird dir in deinem Hause dienen von Anfang an in dieser Welt und in der anderen»[5]. Ähnlich sagt SENIOR: «Sie hat einen Sohn geboren, der in allem seinen Erzeugern diente, nur ist er strahlender und leuchtender»[6], das heißt er überstrahlt Sonne und Mond. Dies ist nämlich der eigentliche Sinn der coniunctio, daß sie jene Geburt hervorbringt, die das Eine und Geeinte darstellt. Es ist eine Wiederherstellung des verschwundenen Lichtmenschen, der in der gnostischen Symbolik sowohl wie in der christlichen mit dem Logos identisch ist und vor aller Schöpfung war, so wie er uns zu Beginn des Johannesevangeliums entgegentritt. Es handelt sich also um eine kosmische Idee, welche die Superlative der alchemistischen Definition hinlänglich erklärt.

459 Die Psychologie dieses zentralen Symbols ist keine einfache Sache. Oberflächlich betrachtet hat es den Anschein, als ob der Naturtrieb gesiegt hätte. Sehen wir aber genauer zu, so bemerken wir, daß die cohabitatio im Wasser stattfindet, also in mari tenebrositatis, das heißt im Unbewußten. Dieser Auffassung kommt eine im «*Rosarium*» befindliche Variante unseres Bildes 5 entgegen. (Bild 5a.) Dort sind Sol und Luna ebenfalls im Wasser, aber beide geflügelt. Sie stellen also spiritus dar, das heißt Luft- respektive Gedankenwesen. Wie man aus den Texten nachweisen kann, sind Sol und Luna zwei vapores oder fumi, die sich infolge des graduell gesteigerten Feuers allmählich entwickeln und sich aus der der decoctio und digestio unterworfenen Ausgangsmaterie wie auf Flügeln erheben[7]. Daher wird das Gegensatzpaar auch als zwei sich bekämpfende Vö-

[5] KALID (*Artis auriferae* I, p. 340): «Et dixit Hermes patri suo: Pater, timeo ab inimico in mea mansione. Et dixit: Fili, accipe canem masculum Corascenem et caniculam Armeniae et iunge in simul et parient canem coloris coeli et imbibe ipsum una siti ex aqua maris: quia ipse custodiet tuum amicum et custodiet te ab inimico tuo et adiuvabit te ubicumque sis, semper tecum existendo in hoc mundo et in alio.» (Es sagte Hermes zu seinem Vater: Vater, ich fürchte den Feind in meinem Hause. Und er sagte: Mein Sohn, nimm einen koraszenischen Rüden und eine armenische Hündin, bringe sie zur Deckung, und sie werden einen Hundesohn von der Farbe des Himmels gebären, und tränke ihn mit Meerwasser, wenn er durstig ist: denn er wird Deinen Freund bewachen und Dich vor Deinem Feinde schützen, und er wird Dir beistehen, wo immer Du auch seiest, da er immer mit Dir sein wird in dieser Welt und in der andern.)

[6] *Rosarium philosophorum* (*Artis auriferae* II, p. 248). Die strahlende Qualität eignet dem Mercurius (στίλβων!) wie dem Urmenschen Gayomart und Adam. Vgl. A. CHRISTENSEN, p. 22 ff. und KOHUT, p. 68, 72, 87.

[7] Die *Practica Mariae* (*Artis auriferae* I, p. 321) macht aus der Zweiheit eine Vierheit: «(Kibrich et Zubech) ..ipsa sunt duo fumi complectentes duo lumina.» (..dies sind die zwei Rauchsäulen,

CONIVNCTIO SIVE
Coitus.

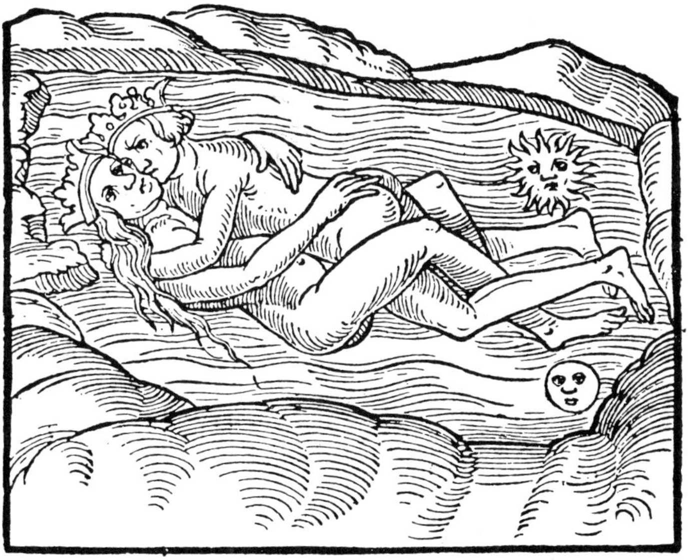

O Luna durch meyn vmbgeben/vnd susse mynne/
Wirstu schön/starck/vnd gewaltig als ich byn.
O Sol/du bist vber alle liecht zu erkennen/
So bedarfstu doch mein als der han der hennen.

ARISLEVS IN VISIONE.

Coniunge ergo filium tuum Gabricum dile=
ctiorem tibi in omnibus filijs tuis cum sua sorore
Beya

Bild 5

gel[8] oder als ein geflügelter und ein ungeflügelter Drache dargestellt[9]. Daß zwei Luftwesen sich auf oder unter dem Wasser begatten, stört den Alchemisten nicht im geringsten, denn die Auswechselbarkeit seiner Synonyme ist ihm dermaßen geläufig, daß ihm Wasser nicht nur Feuer ist, sondern noch vieles andere Erstaunliche mehr. Wenn wir daher dieses Wasser als Wasserdampf deuten, so dürften wir der Wahrheit nahe sein. Es handelt sich ja um eine kochende solutio, in der sich die zwei Substanzen einigen.

460 Bezüglich der aufdringlichen Erotik des Bildes muß ich meinen Leser daran erinnern, daß es für mittelalterliche Augen gezeichnet wurde und infolgedessen keine pornographische, sondern symbolische Bedeutung besitzt. Die mittelalterliche Hermeneutik und Meditation hat, ohne Anstoß zu nehmen, auch die heikelsten Stellen des *Hohenliedes* in geistiger Verklärung schauen können. In dieser Richtung ist wohl auch das Coniunctionsbild zu verstehen: die Vereinigung auf biologischer Stufe als Symbol der unio oppositorum in höchstem Sinne. Damit wird einerseits bekundet, daß die Einung der Gegensätze in der königlichen Kunst ebenso wesenhaft sei wie für den gemeinen Verstand die cohabitatio, und andererseits wird damit das opus zu einer Analogie der Natur, wodurch die Triebenergie wenigstens zum Teil in eine symbolische Tätigkeit übergeleitet wird. Durch die Schaffung solcher Analogien werden der Trieb und die biologische Sphäre überhaupt vom Druck unbewußter Inhalte befreit. Abwesenheit des Symbols aber belastet die Triebsphäre[10]. Die Analogie von Bild 5 ist für den modernen Geschmack allerdings etwas zu deutlich, so daß sie ihren Zweck fast verfehlt.

461 Die psychologische Parallele in der ärztlichen Erfahrung nimmt, wie jedem Spezialisten bekannt, oft Phantasieformen an, die, wenn gezeichnet, sich von unserem Bild kaum unterscheiden. Wie der oben erwähnte Fall zeigt, wird die Konzeption gelegentlich symbolisch dargestellt, und genau neun Monate nachher produziert das Unbewußte, wie unter dem Einfluß einer «suggestion à

welche die zwei Gestirne einhüllen.) Diese Vier entsprechen offenbar auch den 4 Elementen, wie es p. 320 heißt: «..si sunt apud homines omnia 4 elementa, dixit compleri possent et complexionari et coagulari eorum fumi... (..wenn bei den Menschen, so sagte er, alle vier Elemente enthalten sind, so könnten sich die Rauchsäulen ergänzen, umfangen und miteinander verschmelzen..)

[8] Vgl. die LAMBSPRINGKschen Symbole (*Musaeum hermeticum* III, p. 337 ff.).

[9] Titelbild der *Hypnerotomachia Poliphili*... (F. COLONNA). Siehe: *Psychologie und Alchemie* [GW XII].

[10] Daher der ambivalente Satz: «In habentibus symbolum facilis est transitus.» (Für diejenigen, welche das Symbol besitzen, ist der Übergang leicht.) (MYLIUS, p. 182.)

PHILOSOPHORVM.

FERMENTATIO.

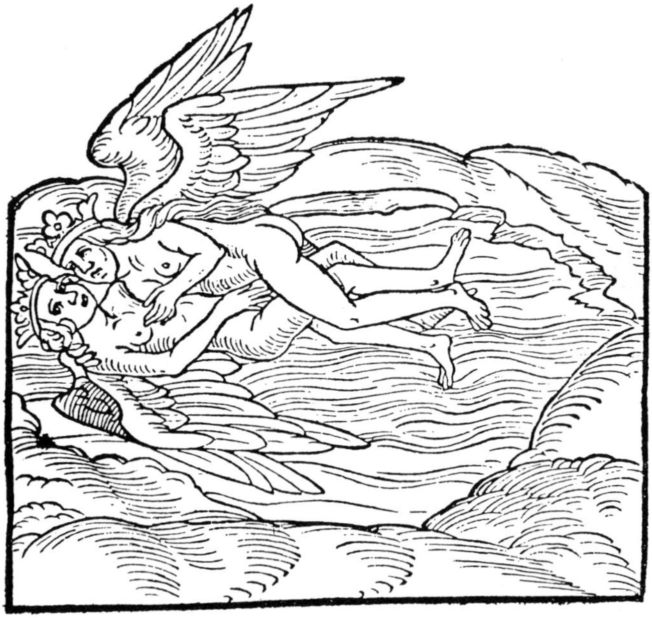

Hye wird Sol aber verschlossen
Vnd mit Mercurio philosophorum vbergossen.

O ij.

Bild 5a

échéance», die Symbolik einer Geburt oder eines neugeborenen Kindes, ohne daß der Patientin die vorausgegangene psychische Konzeption zum Bewußtsein gekommen wäre oder daß sie die Schwangerschaftsmonate bewußt abgezählt hätte. In der Regel läuft sogar dieser ganze Prozeß in der Form von Träumen ab und wird erst bei der retrospektiven Überarbeitung des Traummaterials entdeckt. Viele Alchemisten rechnen als Dauer des opus die Zeit einer Schwangerschaft und vergleichen ihre Prozedur überhaupt mit einer solchen[11].

462 Der Nachdruck liegt auf der unio mystica, wie die vorausgegangenen Bilder deutlich durch das Festhalten am vereinigenden Symbol zeigen. Allerdings – und dies dürfte nicht ohne tieferen Belang sein – verschwindet das Symbol im conuinctio-Bild. In diesem Augenblick erfüllt sich nämlich die Bedeutung desselben: die Partner sind selber zum Symbol geworden; zuerst repräsentieren sie je zwei Elemente, dann vereinigen sich diese zu je Einem (Integration des Schattens!), und schließlich werden die Zwei zusammen mit dem Dritten zu einer Ganzheit – «ut duo qui fuerant, unum quasi corpore fiant». So erfüllt sich das *Axiom der Maria.* Bei dieser Vereinigung verschwindet auch der Heilige Geist, dafür werden, wie schon erwähnt, Sol und Luna selber zu spiritus. Was also eigentlich gemeint ist, ist «höhere Begattung»[12], eine Verbindung in unbewußter Identität, die man mit dem primitiven und anfänglichen Zustand des Chaos oder der massa confusa, respektive der richtig so genannten «participation mystique»[13], der unbewußten Bezogenheit und Kontamination heterogener Faktoren vergleichen könnte. Die coniunctio unterscheidet sich davon nicht als Mechanismus, wohl aber dadurch, daß sie kein natürlicher Anfangszustand, sondern das Produkt eines Prozesses oder das Ziel einer Bemühung ist. Psychologisch ist sie dies ebenfalls, aber meist unbeabsichtigt und vom biologisch orientierten und gewissenhaften Arzt bis zuletzt bekämpft. Man spricht daher von «Ablösung der Übertragung». Diese Möglichkeit, die Projektion des Patienten vom Arzt abzulösen, ist für beide Teile erwünscht, und wird, wenn sie gelingt, als positiver Erfolg gebucht. Sie ist tatsächlich dann möglich, wenn wegen der Jugend oder einer sonstigen Schicksalsanlage des Patienten, oder eines durch die Projektion veranlaßten Mißverständnisses mit dem Arzt, oder durch handfeste

[11] Vgl. KALID (*Artis auriferae* I, p. 355 f.).

[12] «Nicht mehr bleibest du umfangen / In der Finsternis Beschattung, / Und dich reißet neu Verlangen / Auf zu höherer Begattung.» (GOETHE: *West-Östlicher Divan.* Selige Sehnsucht.)

[13] LÉVY-BRUHL, der diesen glücklichen Begriff geprägt hat, vermied in seinen späteren Publikationen das Wort «mystique».

Vernunft die weitere Wandlung der projizierten unbewußten Inhalte zu einem hoffnungslosen Stillstand kommt, und zugleich eine äußere Möglichkeit zur Verlagerung der Projektion auf ein anderes «Objekt» eintritt. Diese Lösung hat ungefähr dasselbe Verdienst, wie wenn es einem gelingt, jemanden zu überreden, nicht ins Kloster einzutreten, oder eine gewisse lebensgefährliche Expedition nicht zu wagen, oder eine nach allem Dafürhalten dumme Heirat nicht zu machen. Man kann zwar Vernünftigkeit nicht hoch genug preisen, aber gelegentlich muß man sich fragen: Wissen wir tatsächlich genug oder so viel von individuellen Schicksalsbestimmungen, daß wir unter *allen* Umständen in der Lage sind, *den* guten Rat zu geben? Gewiß müssen wir nach unserer besten Überzeugung handeln, aber sind wir so sicher, daß unsere Überzeugung auch hinsichtlich des anderen die beste ist? Man weiß ja sehr oft nicht, was einem selber frommt, und gelegentlich kann man in späteren Jahren Gott aus vollem Herzen dafür danken, daß seine gütige Hand uns vor der «Vernünftigkeit» unserer damaligen Pläne bewahrt hat. Nachher kann ja der Kritikus leicht sagen: «Das war eben noch nicht die richtige Vernunft!» Aber wer weiß mit unerschütterlicher Sicherheit, wann er die richtige hat? Und gehört es nicht zur wahren Lebenskunst, über alle Vernunft und Anpassung hinaus gelegentlich auch das sogenannte Unvernünftige und Unangepaßte in den Bereich des Möglichen zu ziehen?

Es darf uns daher nicht wundern, wenn es nicht wenige Fälle gibt, bei denen 463
sich trotz stärkster Bemühung keine Möglichkeit zu einer Ablösung der Übertragung einstellt, obschon der Patient alle – vom Standpunkt der Vernunft aus – nötige Einsicht besitzt und man daher weder ihn noch sich selber irgendwelcher technischer Nachlässigkeit oder Unterlassung anklagen kann. Arzt und Patient, beide mögen vielleicht tief beeindruckt sein von der immensen Unvernünftigkeit des Unbewußten und zum Schluß kommen, den gordischen Knoten mit dem Schwert des gewaltsamen Entschlusses zu durchhauen. Eine chirurgische Trennung der siamesischen Zwillinge ist aber eine gefährliche Operation. Es gibt vielleicht geglückte Resultate, aber nach meiner bisherigen Erfahrung nicht manche. Ich bin daher für eine konservative Lösung des Problems. Wenn die Lage tatsächlich so ist, daß keinerlei andere Möglichkeiten in Frage kommen, und das Unbewußte offenkundig auf der Beibehaltung der Bindung insistiert, dann muß die Behandlung des Falles expektativ weitergehen. Möglicherweise tritt die Ablösung erst zu einem späteren Zeitpunkt ein, möglicherweise ist aber auch eine psychische «Schwangerschaft» eingetreten, deren natürliches Ende abgewartet werden muß, oder es handelt sich um ein Schicksal, das man

zu Recht oder Unrecht annimmt oder zu umgehen sucht. Der Arzt weiß, daß der Mensch allezeit und überall vor dem Schicksal steht. Auch die einfachste Krankheit kann sich überraschend komplizieren und ebenso unerwartet kann ein anscheinend schwerer Zustand eine Wendung zum Besseren nehmen. Seine Kunst hilft bisweilen, manchmal versagt sie. Auf psychischem Gebiet vollends, wo wir noch so wenig wissen, stößt man oft auf Nichtvorhergesehenes oder sogar Unerklärliches, dessen Woher und Wohin schwer oder gar nicht zu ergründen ist. Erzwingen läßt sich meistens nichts, und wo es anscheinend gelingt, muß es später vielleicht bereut werden. Besser man sei stets der Beschränktheit seines Wissens und Könnens eingedenk. Vor allem bedarf es der Langmut und Geduld, denn öfters vermag die Zeit mehr als die Kunst. Nicht alles kann und muß geheilt werden. Oft nämlich verbergen sich dunkle moralische Probleme oder unerklärliche Schicksalsverwicklungen unter der Decke einer Neurose. Eine Patientin litt an jahrelangen Depressionen und einer merkwürdigen Phobie vor Paris. Von der Depression wurde sie befreit, die Phobie aber erwies sich als unzugänglich. Sie fühlte sich aber dermaßen wohl, daß sie es riskieren wollte, die Phobie zu ignorieren. Es gelang ihr, nach Paris zu gehen; am folgenden Tag aber schon kam sie bei einem Automobilunfall ums Leben. Ein Patient litt an einer sonderbaren, nicht aufzulösenden Phobie vor Freitreppen. Er geriet zufällig in einen Straßentumult, bei dem geschossen wurde. Er befand sich gerade vor einem öffentlichen Gebäude, zu dem eine breite Freitreppe hinaufführte. Trotz seiner Phobie rannte er hinauf, um im Gebäude Schutz zu suchen. Er fiel aber auf den Stufen tödlich getroffen von einer verirrten Kugel.

464 Solche Fälle zeigen, daß psychische Symptome mit größter Vorsicht beurteilt sein wollen. Dies gilt auch von den mannigfachen Formen und Inhalten der Übertragung. Sie geben dem Arzt gelegentlich fast unlösbare Rätsel auf oder verursachen ihm anderes Ungemach, das nicht selten bis zur Grenze des Erträglichen geht und diese Grenze sogar gelegentlich überschreitet. Dadurch entstehen gerade bei einer ethischen Persönlichkeit, die es mit der Arbeit an der Seele ernst nimmt, moralische Konflikte und Pflichtenkollisionen, deren scheinbare oder wirkliche Unlösbarkeit schon mehr als einen Unglücksfall verursacht hat. Auf Grund einer langen Erfahrung möchte ich darum vor allzuviel therapeutischem Enthusiasmus warnen. Die Arbeit an der Seele gehört zum Schwierigsten: aber gerade auf diesem Gebiet tummeln sich die Inkompetenten, nicht ohne Schuld der medizinischen Fakultäten, die allzulange übersahen, daß die Seele zu den ätiologischen Faktoren der Pathologie gehört, wenn man schon sonst nichts mit ihr anzufangen weiß. Unwissenheit ist gewiß nie eine Empfeh-

lung, aber auch das beste Wissen ist oft nicht genug. Es möge darum kein Tag vergehen, an dem der Psychotherapeut sich nicht demütig daran erinnere, daß er noch alles zu lernen hat.

Der Leser darf sich nicht vorstellen, daß die Psychologie irgendwie in der Lage wäre zu erklären, was *höhere Begattung*, mithin was *coniunctio* und was *psychische Schwangerchaft* und gar was das *Seelenkind* ist. Man darf es dem Laien auf diesem delikaten Gebiet sowie dem eigenen Zynismus nicht übelnehmen, wenn er sich an diesen – wie ihm vorkommt – ärmlichen Ersatzstoffen stößt und mit mitleidigem Lächeln und verletzendem Takt darüber hinweggeht. Aber die wissenschaftliche, das heißt unvoreingenommene Beobachtung, die nichts als die Wahrheit sucht, muß sich vor vorschneller Bewertung und Deutung hüten, denn sie steht hier vor *seelischen Tatsachen*, die das intellektuelle Urteil nicht unterschlagen und betrügerisch aus der Welt schaffen kann. Unter den Patienten gibt es intelligente und urteilsfähige Menschen, welche die Möglichkeit zur Ersinnung von entwertenden Deutungen so gut wie der Arzt besitzen, aber angesichts der ihnen zustoßenden Tatsachen sich dieser Waffe nicht bedienen können. Mit dem Worte «Unsinn» schafft man sich nur das vom Leibe, was sich einem in der Stille und Einsamkeit der Nächte nicht tyrannisch anhängt. Diese dem Unbewußten entstammenden Bilder aber tun es. Wie man diese Tatsache nennt, hat mit der Sache selbst nichts zu tun. Ist es eine Krankheit, so muß man mit diesem morbus sacer eben doch seiner Natur entsprechend verfahren. Der Arzt muß sich damit trösten, daß er, wie alle seine Fachgenossen, nicht nur heilbare Patienten hat, sondern auch chronische, wo seine Heiltätigkeit zur Pflege wird. Allerdings gibt uns das Beobachtungsmaterial keine genügende Handhabe, immer von Krankheit zu sprechen; im Gegenteil, man merkt, daß es sich um ein moralisches Problem handelt und wünscht sich oft einen Priester, der nicht bekennt und bekehrt, sondern hört, gehorcht und diese sonderbare Angelegenheit wiederum Gott vorlegt, damit Er entscheide. 465

Patientia et mora sind unerläßlich in diesem Werk. Man muß abwarten können. Arbeit gibt es genug mit der sorgfältigen Ausarbeitung der Träume und sonstiger unbewußter Inhalte. Was der Arzt nicht erträgt, erträgt auch der Patient nicht, und darum sollte dieser ein wirkliches Wissen um diese Dinge besitzen und nicht bloße Meinungen, die ja doch nur Ausfluß der zeitgenössischen Allerweltsphilosophie sind. Um dieses so nötige Wissen zu mehren, greifen meine Untersuchungen zurück in jene früheren Zeiten, wo eine naive Introspektion und Projektion noch am Werke waren und Seelenhintergründe spiegelten, die uns beinahe verschüttet sind. Ich habe daraus für meine eigene Pra- 466 xis viel gelernt, namentlich für das Verständnis der kaum abschätzbaren Faszinationskraft der in Frage kommenden Inhalte. Diese selber erscheinen dem Patienten allerdings keineswegs immer besonders faszinierend, dafür aber leidet er an einer proportional gesteigerten Zwangsbindung, in deren Intensität er die Macht jener Hintergrundsbilder wiederfinden kann. Er wird aber die Tatsache der Bindung im Sinne des Zeitgeistes rationalistisch deuten und darum die irrationalen Grundlagen seiner Übertragung, eben die archetypischen Bilder, nicht wahrnehmen und nicht wahrhaben wollen.

6
DER TOD

Das vas hermeticum, der Brunnen und das Meer sind hier zum Sarkophag und Grab geworden. Das Paar ist tot und zu einem Bicephalus (zweiköpfig) zusammengeschmolzen. Dem Fest des Lebens folgt die Totenklage. Wie Gabricus nach der Vereinigung mit der Schwester stirbt, und wie überhaupt der Sohngeliebte der vorderasiatischen Muttergöttin nach dem Hierosgamos ein frühes Ende nimmt, so tritt nach der coniunctio oppostitorum ein todähnlicher Stillstand ein. Wenn nämlich die Gegensätze sich einen, dann hört alle Energie auf: es gibt kein Gefälle mehr. Mit dem Überschwang der hochzeitlichen Freude und Sehnsucht hat der Wassersturz die größte Tiefe erreicht, und es ist ein stagnierender Teich entstanden ohne Welle und Strömung. So will es wenigstens, äußerlich betrachtet, erscheinen. Wie die Beschriftung sagt, stellt das Bild die *putrefactio*, die *Faulung*, dar, also die Zersetzung eines vordem lebendigen Gebildes. Ebenso aber heißt das Bild *conceptio*. Der Text sagt: «Corruptio unius generatio est alterius» (Die Zerstörung des einen ist die Erzeugung eines anderen)[1], womit angedeutet wird, daß dieser Tod ein Zwischenstadium ist, dem ein neues Leben folgen wird. Kein neues Leben kann entstehen, wie die Alchemisten sagen, ohne daß zuvor das alte gestorben ist. Sie vergleichen die Kunst mit der Tätigkeit des Sämanns, der das Weizenkorn in die Erde versenkt, wo es stirbt, um zu neuem Leben zu erwachen[2]. Sie ahmen daher mit ihrer mortificatio, interfectio, putrefactio, combustio, incineratio, calcinatio[3] usw. das Werk der Natur nach. Ebenso vergleichen sie auch ihr Werk mit dem Sterben des Menschen, ohne welches das neue, ewige Leben nicht erlangt werden kann[4]. 467

[1] AVICENNA (*Artis auriferae* I, p. 426).

[2] Vgl. *Aurora consurgens* I, Cap. 12 (nach *Joh.* 12, 24). HORTULANUS (RUSKA: *Tabula smaragdina*, p. 186): «Vocatur (lapis) etiam granum frumenti, quod nisi mortuum fuerit, ipsum solum manet... usw. (Er {der Stein} wird auch Weizenkorn genannt, welches allein bleibt, wenn es nicht erstirbt.) Ebenso unglücklich ist der andere, ebenfalls beliebte Vergleich: «Habemus exemplum in ovo quod putrescit primo, et tunc gignitur pullus, qui post totum corruptum est animal vivens.» (Im Ei haben wir ein Beispiel: zuerst fault es, dann entsteht das Hühnchen, welches als Lebewesen aus der totalen Faulung hervorgeht.) *Rosarium philosophorum* (*Artis auriferae* II, p. 255).

[3] Tötung, Ermordung, Faulung, Verbrennung, Einäscherung, Calcinierung usw.

[4] Vgl. RUSKA, *Turba philosophorum*, p. 139, Sermo XXXII: «Tunc autem, doctrinae filii, illa res igne indiget, quousque illius corporis spiritus vertatur et per noctes dimittatur, ut homo in suo tumulo, et pulvis fiat. His peractis reddet ei Deus et animam suam et spiritum, ac infirmitate ablata

468 Die Leiche, die vom Fest übrigbleibt, ist bereits ein neuer Körper, nämlich ein *Hermaphroditus* (Vereinigung von Hermes-Mercurius mit Aphrodite-Venus). Darum ist in den alchemistischen Darstellungen die eine Körperhälfte männlich, die andere weiblich (im «*Rosarium*» ist letztere die linke Hälfte)[5]. Da sich nun der Hermaphroditus als der gesuchte rebis respektive lapis erweist, stellt er dasjenige Wesen dar, um dessen Erzeugung willen das Werk unternommen wird. Es ist aber noch nicht am Ziel angelangt, insofern der lapis nicht lebt. Er ist nämlich gedacht als animal, als lebendiges Wesen mit Körper, Seele und Geist. In der Beschriftung heißt es, daß das Paar, das Geist und Körper darstellt, tot sei, und daß die Seele (offenbar nur *eine*[6]) «mit großer Not» sich von ihnen scheide[7]. Obschon noch andere Bedeutungen eine Rolle spielen, so kann man sich doch nicht des Eindruckes erwehren, daß der Tod gewissermaßen eine (unausgesprochene) Strafe für den begangenen Inzest sei, denn «der Tod ist der Sünde Lohn»[8]. Das würde nämlich die «große Not» der Seele erklären, und auch die Schwärze[9], die in der Variante unserer Bilderserie erwähnt ist («Hie ist Sol worden schwartz»)[10]. Daß diese Schwärze immunditia (Unreinigkeit) ist, erweist sich aus der später notwendig werdenden ablutio (Abwaschung). Die coniunctio war als Inzest schuldhaft und hinterläßt eine Verunreinigung. Die

confortatur illa res… quemadmodum homo post resurrectionem fortior fit» usw. (Nun aber, ihr Adepten, bedarf diese Substanz des Feuers, bis der Geist ihres Körpers sich wandelt, und sie muß durch Nächte hindurch stehen gelassen werden, wie ein Mensch in seinem Grabe, bis sie zu Staub wird. Ist das geschehen, dann wird Gott ihr ihre Seele und ihren Geist zurückgeben, und die Substanz wird dann von aller Schwäche geheilt werden… wie der Mensch nach der Auferstehung gestärkt sein wird.)

[5] *Artis auriferae* II, p. 291.

[6] Vgl. SENIOR, p. 16: «.. et reviviscit, quod fuerat morti deditum… post inopiam magnam.» (..was dem Tode geweiht war, kehrt nach großer Not zum Leben zurück.)

[7] Vgl. oben die ψυχογονία aus der Hexas bei JOHANNES LYDUS.

[8] Vorlage dazu ist für den Alchemisten *Gen.* 2, 17: «Quocumque enim die comederis ex eo, morte morieris.» (..denn sobald du davon issest, mußt du sterben.) Es ist Adams Sünde, die zum Schöpfungsdrama gehört. «Cum peccavit Adam, eius est anima mortua.» (Als Adam gesündigt hatte, starb seine Seele.) sagt GREGOR DER GROSSE, *Epistulae* CXIV.

[9] *Rosarium philosophorum* (*Artis auriferae* I, p. 324).

[10] Die Nigredo tritt hier nicht als Anfangszustand auf, sondern erscheint als Produkt eines vorausgehenden Prozesses. Das zeitliche Nacheinander der Phasen des opus ist eine sehr unsichere Sache. Wir begegnen derselben Unsicherheit auch beim Individuationsprozeß, wo man eine typische Abfolge der Stufen nur ganz im allgemeinen konstruieren kann. Der tiefere Grund für diese «Unordnung» ist wohl die «Zeitlosigkeit» des Unbewußten, indem das bewußte Nacheinander dort ein Beieinander, ein Zugleichsein ist, welches Phänomen ich als «Synchronizität» bezeichnet habe. Vgl. *Synchronizität als ein Prinzip akausaler Zusammenhänge* [GW VIII]. Von einem andern Ge-

PHILOSOPHORVM.

CONCEPTIO SEV PVTREfactio

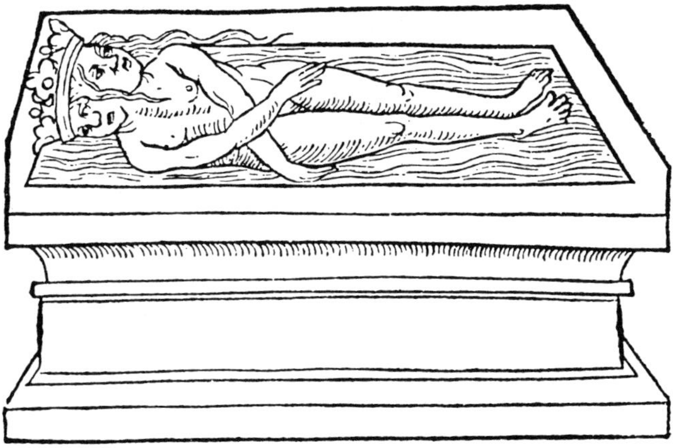

Hye ligen könig vnd königin dot/
Die sele scheydt sich mit grosser not.

ARISTOTELES REX ET Philosophus.

NVnquam vidi aliquod animatum crescere sine putrefactione, nisi autem fiat putridum inuanum erit opus alchimicum.

Bild 6

nigredo erscheint stets verknüpft mit tenebrositas, der Finsternis des Grabes und des Hades, um nicht zu sagen der Hölle. Der mit dem Hochzeitsbad anhebende Abstieg hat also bis auf den tiefsten Grund, in Tod, Finsternis und Schuld geführt. Der hoffnungsvolle Aspekt ist für den Adepten aber auch schon gegeben in der antizipierten Erscheinung des Hermaphroditen, was psychologisch allerdings zunächst noch undurchsichtig ist.

469 Die Situation, die in unserem Bild geschildert wird, ist eine Art Aschermittwoch. Die Rechnung wird präsentiert, und eine finstere Leere tut sich auf. Der Tod bedeutet einen Zustand absoluter Auslöschung des Bewußtseins und damit einen völligen Stillstand des seelischen Lebens, insofern es bewußtseinsfähig ist. Diese katastrophale Wendung, die an so vielen Orten Gegenstand jährlicher Lamentationen war (Linos-, Tammuz-, Adonisklagen[11]), muß einem wichtigen Archetypus entsprechen, da es auch heute noch einen Karfreitag gibt. Ein Archetypus nämlich stellt typisches Geschehen dar. Wie wir gesehen haben, ereignet sich in der coniunctio eine Vereinigung zweier Figuren, von denen die eine das Tagesprinzip, respektive das lichtvolle Bewußtsein, und die andere ein nächtliches Licht, nämlich das Unbewußte, darstellt. Dieses ist stets projiziert, da es direkt nicht angeschaut werden kann, indem es nicht, wie der Schatten, ichzugehörig ist, sondern kollektiv. Aus diesem Grunde wird es als fremd empfunden und im Besitz desjenigen Menschen vermutet, mit dem eine gewisse emotionale Verbundenheit besteht. Zudem hat das Unbewußte des Mannes ein weibliches Vorzeichen; es birgt sich sozusagen in seiner weiblichen Seite, die er als solche nicht sieht, sondern natürlicherweise in jener Frau findet, die ihn irgendwie fasziniert. Daher wohl ist die Seele (anima, ψυχή) weiblichen Geschlechtes. Tritt daher zwischen Mann und Frau eine irgendwie geartete unbewußte Identität ein, so nimmt er die Züge ihres Animus, sie aber die seiner Anima an. Obschon weder Animus noch Anima ohne das Dazwischentreten der entsprechenden Persönlichkeit konstelliert werden, so will dies doch nicht besagen, daß die dadurch entstehende Situation nichts anderes sei als eine persönliche Bezogenheit und Verwicklung. Das ist zwar eine Tatsache, aber deswegen doch nicht die Hauptsache. Diese ist nämlich repräsentiert durch das *subjektive Erlebnis* der Situation. Das heißt mit anderen Worten: Es ist ein Irrtum zu glauben, daß die persönliche Auseinandersetzung mit dem Partner die Hauptrolle

sichtspunkt aus rechtfertigt sich auch die Bezeichnung «Elastizität der unbewußten Zeit» (analog der ebenfalls vorhandenen «Elastizität des Raumes»). Zur Beziehung zwischen Psychologie und Atomphysik verweise ich auf C. A. Meier: *Moderne Physik – Moderne Psychologie.*

[11] *Ez.* 8, 14: «Dort sah ich Frauen sitzen, die den Thammus beweinten.»

spiele. Diese fällt im Gegenteil der inneren Auseinandersetzung des Mannes mit der Anima, der Frau mit dem Animus zu. Die coniunctio findet ja auch nicht mit dem persönlichen Partner statt, sondern sie stellt ein Königsspiel zwischen dem Aktiv-Männlichen der Frau, also dem Animus einerseits und dem Passiv-Weiblichen des Mannes, also der Anima dar. Obschon diese beiden Figuren stets das Ich verlocken, sich mit ihnen zu identifizieren, so ist eine wirkliche Auseinandersetzung, auch persönlicher Natur, nur dann möglich, wenn man sich *nicht* mit ihnen identifiziert. Die Nichtidentifikation erfordert eine beträchtliche moralische Anstrengung. Sie ist zudem nur dann legitim, wenn man sie nicht als einen Vorwand benützt, um sich dem notwendigen Maß an persönlicher Auseinandersetzung zu entziehen. Ist die psychologische Auffassung, mit der man an diese Auseinandersetzung herantritt, eine zu personalistische, so wird man der Tatsache nicht gerecht, daß es sich dabei um einen kollektiven Archetypus handelt, der nichts weniger als persönlich zu verstehen ist. Er stellt vielmehr eine universal verbreitete, allgemeine Voraussetzung dar, und das in solchem Maße, daß es oft ratsam erscheint, weniger von *meiner* Anima oder *meinem* Animus, als vielmehr von *der* Anima und *dem* Animus zu reden. Diese Gestalten sind als Archetypen eben mindestens zur Hälfte kollektive und unpersönliche Größen, und wenn man schon bei einer Identifikation mit ihnen am allermeisten im Eigenen zu stehen wähnt, so ist man doch eben darin sich selber am ehesten entfremdet und dem Durchschnittstypus des homo sapiens angenähert. Der Gedanke, daß es sich letzten Endes um eine *transsubjektive Vereinigung archetypischer Gestalten* handelt, sollte den persönlichen Aktoren des Königsspieles stets vor Augen bleiben, und es sollte nie vergessen werden, daß die Beziehung *symbolischer* Natur ist und die Vollendung der Individuation zum Ziele hat. In unserer Bilderserie ist dieser Gedanke «durch die Blume» angedeutet. Tritt daher das opus in der Gestalt der Rose oder rota dazwischen, so wird die unbewußte und nur persönliche Beziehung zu einem psychologischen Problem, womit zwar das Abgleiten in völlige Verfinsterung verhindert, aber die Wirksamkeit des Archetypus keineswegs aufgehoben ist. Wie der Irrweg bezahlt werden muß, so auch der rechte Weg, denn, sosehr auch vom Alchemisten die venerabilis natura gepriesen wird, es handelt sich auf alle Fälle um ein *opus contra naturam.* Es ist widernatürlich, einen Inzest zu begehen, und es ist wider die Natur, einer ernstlichen Neigung nicht nachzugehen. Und doch ist es wiederum die Natur, die zu solcher Haltung zwingt, denn es handelt sich um die Verwandtschaftslibido. Es ist also, wie PSEUDO-DEMOKRITOS sagte: «Die Natur freut sich der Natur, die Natur überwindet die Natur, die Natur beherrscht die

Natur[12].» Die Instinkte im Menschen sind nicht harmonisch aufeinander abgestimmt, sondern drängen sich gegenseitig gewalttätig in die Ecke. Nach der optimistischen Auffassung der Alten hat aber dieser Kampf nicht den Charakter eines chaotischen Gewühls, sondern strebt nach höherer Ordnung.

470 So bedeutet der Zusammenstoß mit Anima und Animus einen Konflikt und eine schwer beantwortbare Frage, in die uns die Natur selber hineinstellt. Tut man dieses oder jenes, beidemal ist die Natur gekränkt und muß leiden, sozusagen bis zum Tode, denn der bloß natürliche Mensch muß während seines eigenen Lebens gewissermaßen sterben. Aus diesem Grund ist das christliche Symbol des Crucifixus vorbildhaft und eine «ewige» Wahrheit. Es gibt mittelalterliche Bilder, welche darstellen, wie Christus von seinen eigenen Tugenden ans Kreuz geschlagen wird. Anderen Menschen besorgen dasselbe die Untugenden. Wer immer sich auf dem Weg zur Ganzheit befindet, kann jener eigentümlichen Suspension, welche die Kreuzigung darstellt, nicht entgehen. Denn er wird unfehlbar dem begegnen, was ihn *durchkreuzt*, nämlich erstens dem, was er nicht sein möchte (Schatten), zweitens dem, was nicht *er*, sondern der andere ist (individuelle Wirklichkeit des Du), und drittens dem, was sein psychisches Nicht-Ich, nämlich das kollektive Unbewußte ist. Die Durchkreuzung ist angedeutet in den sich durchkreuzenden Blütenzweigen von König und Königin, und diese stellen ihrerseits das dar, was als Anima den Mann und als Animus die Frau durchkreuzt. Die Begegnung mit dem kollektiven Unbewußten ist ein schicksalshaftes Geschehen, von dem der natürliche Mensch nichts ahnt, bis er drin steht. («Du bist dir nur des einen Triebs bewußt, o lerne nie den andern kennen!»)

471 Dieser zunächst als verwirrend erscheinende Prozeß liegt dem opus zugrunde, weshalb dieses sich bemüht, Konflikt, Tod und Wiedergeburt auf höherer Ebene figürlich darzustellen, einmal in Form chemischer Verwandlungen in der practica und sodann in begrifflich-anschaulicher Form in der theoria. Derselbe Vorgang darf auch als Grundlage gewisser religiöser opera vermutet werden, insofern beträchtliche Parallelen zwischen der kirchlichen Symbolik und der Alchemie vorliegen. Als psychisch par excellence kennt die Psychotherapie und Neurosenpsychologie diesen Vorgang, insofern er den Inhalt der Übertragungsneurose darstellt. Der wesentliche Zweck des opus psychologicum ist die Bewußtwerdung, das heißt zunächst die Bewußtmachung der bis dahin projizier-

[12] Ἡ φύσις τῇ φύσει τέρπεται, καὶ ἡ φύσις τὴν φύσιν νικᾷ, καὶ ἡ φύσις τὴν φύσιν κρατεῖ. BERTHELOT, *Coll. alch. grecs* II, I, 3.

ten Inhalte. Diese Bemühung führt allmählich zur Erkenntnis des anderen Menschen, sowohl wie zur Selbsterkenntnis und damit zur Unterscheidung zwischen dem, was einer wirklich ist, und dem, was in ihn projiziert wird, oder was er von sich selber phantasiert. Bei diesem Prozeß ist man von seiner eigenen Anstrengung dermaßen erfüllt, daß kaum ein Bewußtsein davon aufkommt, wie sehr man von der «Natur» nicht nur getrieben, sondern auch unterstützt ist, mit anderen Worten wie sehr es dem Instinkt daran liegt, jenes höhere Bewußtseinsniveau zu erreichen. Dieser Drang zu höherem und umfangreicherem Bewußtsein erzwingt Zivilisation und Kultur. Dieses Ziel kann aber nicht erreicht werden, ohne daß der Mensch sich auch freiwillig diesem Dienst unterstellt. Die Alchemisten sind der Ansicht, daß der artifex der Diener am Werke sei, und daß nicht er, sondern die Natur das Werk vollende. Von seiten des Menschen aber braucht es ein Wollen sowohl als ein Können. Wo beides nicht vorhanden ist, da bleibt der Drang auf der Stufe des naturhaft Symbolischen stecken und verursacht nur eine Perversion jenes Triebes zur Ganzheit, welcher, um seinen Zweck zu erreichen, aller Ganzheitsteile bedarf, also auch jener, die in ein Du projiziert sind. Dort sucht er sie, um jenes königliche Paar, das jeder Mensch in seiner Ganzheit hat, wiederherzustellen, eben jenen zwiegeschlechtigen Urmenschen, der «nur seiner selbst bedarf». Wenn dieser Trieb erscheint, so verkleidet er sich zunächst in die Inzestsymbolik, denn das nächste Weibliche eines Mannes ist seine Mutter, Schwester oder Tochter, wenn er es nicht in sich selber sucht.

Mit der Integration von Projektionen, welche der bloß natürliche Mensch in 472
seiner noch ungehemmten Naivität als solche nicht erkennen kann, weitet sich die Persönlichkeit in einem derartigen Maße aus, daß die normale Ichpersönlichkeit in hohem Grade ausgelöscht wird, das heißt es entsteht eine positive oder negative *Inflation*, wenn man sich mit den zu integrierenden Inhalten identifiziert. Die positive nähert sich einem mehr oder weniger bewußten Größenwahn, die negative wird wie eine Vernichtung des Ich empfunden, oder die beiden Zustände wechseln miteinander ab. Auf alle Fälle bedeutet die Integration von Inhalten, die immer unbewußt und projiziert waren, eine ernsthafte Läsion des Ich. Die Alchemie drückt dies durch die Symbole von Tod, Verwundung oder Vergiftung aus, oder durch die kuriose Vorstellung der Hydropsie (Wassersucht), welche im «*Aenigma Merlini*»[13] als ein übermäßiges Wassertrinken

[13] Merlinus hat wahrscheinlich mit dem Zauberer Merlin so wenig zu tun wie der «König Artus» mit dem König Arthur. Merlinus ist wohl ein Merculinus, eine Diminutivform des Mercurius

des Königs dargestellt wird. Er trinkt so viel, daß er sich selber dadurch auflöst und von den alexandrinischen Ärzten wieder geheilt werden muß[14]. Er übernimmt sich also am Unbewußten und wird dadurch dissoziiert, «ut mihi videtur omnia membra mea ab invicem dividuntur» (wie es mir scheint, trennen sich alle meine Glieder voneinander)[15]. Ja selbst die «Mater Alchemia» ist in ihrer unteren Körperhälfte hydropisch[16]. Die Inflation wird in der Alchemie offenbar zu einem psychischen Ödem[17].

473 Wie die Alchemie aussagt, bedeutet der Tod zugleich conceptio des filius philosophorum, dessen Idee eine eigenartige Variation der Anthroposlehre ist[18]. Die Erzeugung durch Inzest ist eine königliche und göttliche Prärogative, deren Vorteile zu genießen dem gewöhnlichen Menschen verboten ist. Das ist der natürliche Mensch; der König und Heros dagegen ist der übernatürliche Mensch, der πνευματικός, der «mit Geist und Wasser getauft», das heißt in der «aqua benedicta» gezeugt und aus ihr geboren ist. Er ist der gnostische Christus, der in der Taufe auf den Menschen Jesus herniedersteigt und ihn vor dem Ende wieder verläßt. Dieser «Sohn» ist der neue Mensch, der aus der Vereinigung von König und Königin entsteht, und zwar wird er hier nicht etwa von der Königin geboren, sondern sie selber mit dem König wird in die neue Geburt verwandelt[19].

und das Pseudonym eines hermetischen Philosophen. Artus ist der hellenistisch-ägyptische Name Horos. Arabisch ist die Form Merqûlius und Marqûlius für Mercurius beglaubigt. Jûnân bei Marqûlius ist Jon (Ἴων) aus Hellas, der nach der byzantinischen Mythologie ein Sohn des Mercurius ist. (D. CHWOLSOHN, I, p. 796.) El-Marqrîzi sagt: «Merqûlianer... das sind die Edessener, welche in der Gegend von Harrân waren», also offenbar Ssabier. (l. c., II, p. 615) Der Jon bei ZOSIMOS (BERTHELOT, *Coll. alch. grecs* III, I, 2) dürfte dem obigen entsprechen.

[14] MERLINUS, *Artis auriferae* I, p. 393. «Rex autem... bibit et rebibit, donec omnia membra sua repleta sunt, et omnes venae eius inflatae.» (Der König aber... trinkt und trinkt wieder, bis alle seine Glieder voll und seine Blutgefäße angeschwollen sind.)

[15] Im *Tractatus aureus de lapide philosophorum* (*Musaeum hermeticum*, p. 51) trinkt der König die aqua pernigra, die hier als pretiosa et sana bezeichnet wird, zu seiner Stärkung und Gesundheit. Der König ist hier bereits die neue Geburt, das Selbst, welches das «schwarze Wasser», nämlich das Unbewußte, assimiliert. Das schwarze Wasser bedeutet Adams Sünde, das Kommen des Messias und den Weltuntergang in der *Baruch-Apokalypse*.

[16] *Aurora consurgens* (*Artis auriferae* I, p. 196).

[17] Daher die Warnung: «Cave ab hydropisi et diluvio Noe.» (Hüte dich vor Wassersucht und vor der Sinflut Noahs.) RIPLAEUS, p. 69.

[18] Vgl. dazu meine Nachweise in *Psychologie und Alchemie*, p. 484 f. [GW XII, Paragr. 456 ff.].

[19] Dies ist eine von verschiedenen Versionen.

In psychologische Sprache übersetzt lautet das Mythologem: Die Vereinigung des Bewußtseins oder der Ichpersönlichkeit mit dem als Anima personifizierten Unbewußten erzeugt eine neue Persönlichkeit, welche beide Komponenten umfaßt, «ut duo qui fuerant, unum quasi corpore fiant». Die neue Persönlichkeit ist keineswegs ein Drittes zwischen bewußt und unbewußt, sondern beides. Sie ist bewußtseinstranszendent und daher nicht mehr als *Ich*, sondern als *Selbst* zu bezeichnen. Bei diesem Begriff muß auf den indischen Atman hingewiesen werden, dessen Phänomenologie, nämlich dessen persönliche und kosmische Existenz, eine genaue Parallele zum psychologischen Begriff des Selbst und des filius philosophorum ist[20]: das Selbst ist Ich und Nicht-Ich, subjektiv und objektiv, individuell und kollektiv. Es ist als Inbegriff der totalen Gegensatzvereinigung das *vereinigende Symbol*[21]. Als solches ist es, seiner paradoxen Natur gemäß, nur durch symbolische Figuren auszudrücken. Diese Symbole treten, wie der Arzt weiß, empirisch in Träumen und spontanen Phantasien auf und finden ihren anschaulichen Ausdruck in Mandalamotiven, die in Träumen, Zeichnungen und Malereien der Patienten erscheinen. Das Selbst ist also wohlverstanden keine Doktrin, sondern ein Bild, das durch die *operatio naturae* entsteht, und zwar als natürliches Symbol, jenseits aller bewußten Absichtlichkeit. Ich muß diese Selbstverständlichkeit hervorheben, weil gewisse Kritiker noch immer glauben, die Phänomene des Unbewußten als bloße Spekulationen abtun zu können. Es handelt sich um beobachtbare Tatsachen, wie jeder Arzt wissen kann, der entsprechende Fälle zu behandeln hat. Die Integration des Selbst ist im Grunde genommen eine Frage der zweiten Lebenshälfte. Traumsymbole, die Mandalacharakter haben, können zwar schon längst vorher auftreten, ohne daß damit das Wachstum des inneren Menschen zum unmittelbaren Problem würde. Solche vereinzelten Vorkommnisse können leicht übersehen werden, so daß es dann den Anschein hat, als ob die oben angedeuteten Erscheinungen seltene Curiosa wären. Sie sind es indessen nicht, sondern kommen überall dort vor, wo der Individuationsprozeß zum Gegenstand bewußter Betrachtung wird oder wo, wie bei Psychosen, das kollektive Unbewußte das Bewußtsein überschwemmt und mit seinen Archetypen erfüllt. 474

[20] Damit meine ich selbstverständlich eine psychologische und keine metaphysische Parallele.

[21] Vgl. dazu meine Ausführungen in *Psychologische Typen* [GW VI].

7
DER AUFSTIEG DER SEELE

475 Hier wird die Schilderung der putrefactio fortgesetzt. Es löst sich alles auf, und die Seele erhebt sich zum Himmel. Es ist nur *eine* Seele, die sich von Zweien trennt, die allerdings Eines geworden sind. Damit wird die Natur der Seele als vinculum oder ligamentum (Band, Bindemittel) betont, das heißt als *Beziehungsfunktion*. Wie im wirklichen Tode scheidet sich die Seele vom Körper und kehrt zurück zu ihrem himmlischen Ursprung. Das Eine der Zwei ist deren gewandelte Gestalt, die noch nicht geworden, sondern erst konzipiert ist. Aber entgegen dem, was bei einer Konzeption gedacht werden müßte, kommt die Seele nicht herunter, um einen Körper zu beleben, sondern verläßt diesen, um emporzusteigen. Die «Seele» ist hier offenbar als eine *Idee* der Einheit vorgestellt, die noch nicht zur konkreten Tatsache geworden, sondern erst in potentia vorhanden ist. Auf die Idee der Ganzheit, die aus sponsus und sponsa besteht, bezieht sich der «rotundus globus coelestis» [1].

476 Die psychologische Entsprechung ist ein dunkler Zustand der Desorientiertheit. Das Auseinanderfallen der Elemente bedeutet die Dissoziation und Auflösung des bisherigen Ichbewußtseins. Die Analogie mit einem schizophrenen Zustand liegt auf der Hand und ist insofern eine ernst zu nehmende Tatsache, als dies der Moment ist, wo latente Psychosen, eben im Augenblick der Bewußtwerdung des kollektiven Unbewußten, des psychischen Nicht-Ich, akut werden können. Diese oft längere Zeit andauernde Aufgelöstheit zusammen mit der Desorientiertheit des Bewußtseins gehören zu den schwierigsten Übergängen der analytischen Behandlung und stellen gelegentlich höchste Anforderungen an die Geduld, den Mut und das Gottvertrauen des Arztes sowohl als des Patienten. Die Aufgelöstheit und Desorientiertheit bedeuten nämlich einen unfreien Zustand der Getriebenheit und der Richtungslosigkeit, einen im eigentlichen Sinne seelenlosen Zustand des Ausgeliefertseins an autoerotische Affekte und Phantasien. Ein Alchemist sagt von diesem Zustand der tödlichen Finsternis: «Hoc est ergo magnum signum, in cuius investigatione nonnulli perierunt» (Das ist ein großes Zeichen, bei dessen Erforschung einige zugrunde gegangen sind) [2].

[1] *Tractatus aureus* (*Musaeum hermeticum*, p. 47).

[2] Ein Zitat aus einer mit Sorin bezeichneten, mir unbekannten Quelle. *Rosarium philosophorum* (*Artis auriferae* II, p. 264).

ROSARIVM
ANIMÆ EXTRACTIO VEL
imprægnatio.

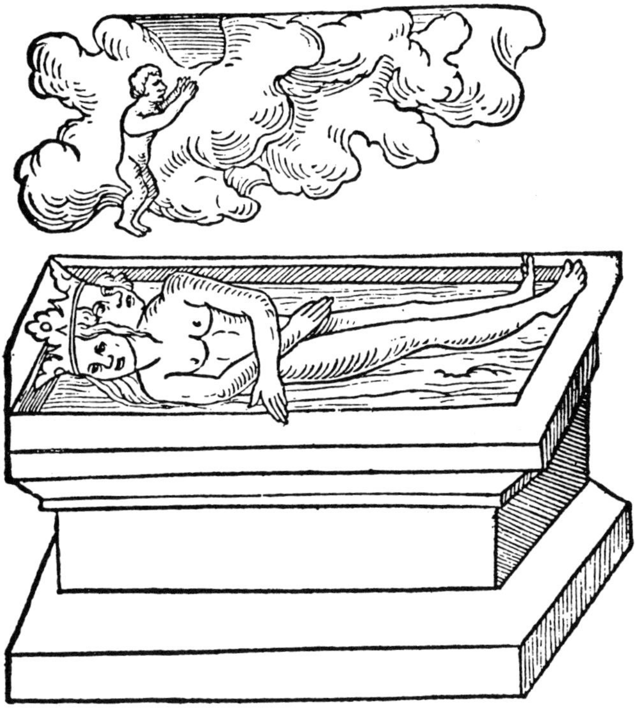

Hye teylen sich die vier element/
Aus dem leyb scheydt sich die sele behendt.

De

Bild 7

477 Dieser kritische Zustand, wo das Bewußtsein beständig im Unbewußten zu versinken droht, ist ähnlich den bei Primitiven so häufigen Anfällen von «Seelenverlust». Es handelt sich dabei um ein mehr oder weniger plötzliches «abaissement du niveau mental», ein Absinken der Bewußtseinsspannung, die beim Primitiven um so leichter möglich ist, als sein Bewußtsein sowieso noch schwach ist und ihm eine große Anstrengung bedeutet. Daher kommt auch seine Unfähigkeit zu absichtlicher, willensmäßiger Konzentration und seine starke psychische Ermüdbarkeit, wie ich beim Palaver mit Primitiven zur Genüge erfahren habe. Die im Osten allgemein verbreitete Übung von Yoga und Dhyāna bedeutet ein absichtlich zum Zweck der Erholung herbeigeführtes «abaissement», also eine technisch bewirkte Abscheidung der Seele. Ich habe in einigen Fällen sogar das Vorkommen subjektiv empfundener Levitationen in Augenblicken besonders qualvoller Verwirrung feststellen können[3]. Wenn die Patienten im Bett lagen, so fühlten sie sich außerhalb des Körpers – einige Fuß darüber – horizontal in der Luft schweben, was andeutungsweise dem Phänomen des sogenannten Hexenschlafes einerseits und andererseits der parapsychischen Levitation, die vielfach auch von Heiligen berichtet wird, entspricht.

478 Die Leiche als Überrest des Gewesenen stellt den bisherigen Menschen dar, der zum Untergang bestimmt ist. Die tormenta (Qualen) der alchemistischen Prozedur gehören in dieses Stadium des iterum mori (des wiederholten Todes). Es handelt sich um «membra secare, arctius sequestrare ac partes mortificare et in naturam, quae in eo (lapide) est, vertere» (Glieder zerschneiden, in noch kleinere Stücke zertrennen und die Teile abtöten und in jene Natur, die in ihr ⟨der Arkansubstanz⟩ ist, zu wandeln), wie ein Hermeszitat des «*Rosarium*» lautet. An dieser Stelle heißt es des ferneren, «man müsse das in der Arkansubstanz wohnende Wasser und Feuer bewachen und deren Wässer mit seinem Wasser (der aqua permanens) festhalten, auch wenn dies überhaupt kein Wasser, (sondern) die feurige Form des wahren Wassers sei[4].» Aus der siedenden Lösung, in der sich die Elemente zerteilen, droht die wertvolle Substanz (die Seele) zu entweichen. Diese ist ein Paradox, das aus Feuer und Wasser besteht, eben der Mercurius, der als servus oder cervus fugitivus (flüchtiger Sklave oder Hirsch) stets auf Flucht bedacht ist, das heißt die Integration (ins Bewußtsein) scheut. Er

[3] Ein solcher Fall findet sich bei C. A. Meier: *Spontanmanifestationen des kollektiven Unbewußten*, p. 290.

[4] *Artis auriferae* II, p. 264: «Et eorum aquas sua aqua continere, si qua non est aqua, forma ignea verae aquae.»

muß aber festgehalten werden mit jenem «Wasser», dessen paradoxe Natur dem Wesen des Mercurius entspricht und ihn in sich faßt und begreift (continet). In diesen Worten liegt etwas wie eine Andeutung der nötigen Therapie: gegenüber der Desorientierung muß die Orientierung des Arztes festgehalten werden, das heißt er muß wissen, was der Zustand bedeutet, er muß die wertvollen Inhalte der Träume begreifen, und zwar in jener *aqua doctrinae*, die der Natur des Unbewußten angemessen ist, das heißt mit Auffassungen und Ideen, welche der Symbolik des Unbewußten Genüge tun. Intellektualistische, sogenannte wissenschaftliche Theorien sind der Natur des Unbewußten nicht adäquat, da sie sich einer Begriffssprache bedienen, die mit der prägnanten Symbolik des Unbewußten nicht die geringste Verwandtschaft hat. Die aquae müssen durch eine aqua, das heißt durch die «forma ignea verae aquae» angezogen und festgehalten werden. Die Auffassung, mit der dies möglich ist, muß daher selber bildhaft und symbolisch und ihrerseits aus der Erfahrung unbewußter Inhalte hervorgegangen sein. Sie darf sich daher nicht zu weit ins Abstrakte und Intellektuelle entfernen, weshalb sie am besten im Rahmen des traditionellen Mythologems, das seine umfassende Natur bereits erwiesen hat, stehenbleibt, und zwar um des praktischen Zweckes willen. Das schließt die Befriedigung theoretischer Bedürfnisse nicht aus, nur sind diese in usum medici zu reservieren.

Die Therapie beabsichtigt eine Stärkung des Bewußtseins, und wo irgend 479
möglich versuche ich den Patienten zu geistiger Tätigkeit und zur verstehenden Bewältigung der massa confusa seines Geistes anzuregen[5], um ihm einen Standpunkt «au-dessus de la mêlée» zu verschaffen. Bei diesem Werk gerät schließlich niemand in Gefahr, den Verstand zu verlieren, der nicht bereits einen solchen hat. Nur gibt es Leute, die bis dahin nicht wußten, wozu sie ihn hatten. In solcher Situation aber wirkt er lebensrettend. Durch das Verstehen wird das Unbewußte integriert, und damit entsteht allmählich ein höherer Standpunkt, der beides vertritt, das Bewußte und das Unbewußte. Dann stellt es sich auch heraus, daß die Überwältigung durch das Unbewußte wie eine Nilüberschwemmung ist, welche die Fruchtbarkeit des Ackerbodens erhöht. So ist der hymnische Lobpreis, den das «*Rosarium*» diesem Zustand erteilt, zu verstehen: «O natura benedicta et benedicta est tua operatio, quia de imperfecto facis perfectum cum vera putrefactione quae est nigra et obscura. Postea facis germinare novas

[5] In Erinnerung an die Regel, daß sich jeder Satz der Psychologie auch mit Nutzen umkehren läßt, ist zu erwähnen, daß die Betonung des Bewußtseins überall dort verkehrt ist, wo es sich sowieso als zu stark erweist und das Unbewußte krampfhaft unterdrückt.

res et diversas, cum tua viriditate facis diversos colores apparere» (O gesegnete Natur und gesegnet ist dein Wirken, weil du aus dem Unvollkommenen das Vollkommene machst durch die wahre Faulung, die schwarz und dunkel ist. Nachher lässest du neue und mannigfaltige Dinge keimen, mit deiner Grüne lässest du die verschiedenen Farben erscheinen)[6]. Es ist zunächst nicht verständlich, wieso gerade dieser dunkle Zustand ein besonderes Lob verdient, gilt doch die nigredo allgemein als eine melancholische, düstere Stimmung, welche an Tod und Grab erinnert. Die Tatsache aber, daß die mittelalterliche Alchemie nicht nur Beziehungen zur zeitgenössischen Mystik hat, sondern selber eine Form derselben darstellt, erlaubt uns, als Parallele zur nigredo die Schrift des JOHANNES A CRUCE (†1591) «*Dunkle Nacht*» heranzuziehen. Der Autor faßt die «geistige Nacht» der Seele als einen durchaus positiven Zustand auf, in welchem das unsichtbare (und darum dunkle) göttliche Licht die Seele durchdringe und sie läutere.

480 Das Erscheinen der Farben, die sogenannte cauda pavonis (Pfauenschwanz) bedeutet nach alchemistischer Auffassung den Frühling, also die Erneuerung des Lebens – post tenebras lux. Der Text fährt fort: «ista nigredo nuncupatur terra» (diese Schwärze heißt Erde). Der Mercurius, in dem die Sonne ertrinkt, ist ein chthonischer Geist, ein *Deus terrestris*[7], wie ihn die Alchemisten nennen, die Sapientia Dei, welche sich der stofflichen Kreatur, diese schaffend, einverleibt hat. Das Unbewußte ist der Geist der chthonischen Natur und enthält die archetypischen Bilder der Sapientia Dei. Nur hatte sich der Intellekt des zivilisierten Menschen unserer Tage zu weit in die Bewußtseinswelt verirrt, so daß er aufs heftigste erschrak, als er plötzlich des Antlitzes seiner Mutter, der Erde, gewahr wurde.

481 Die Darstellung der Seele als homunculus weist darauf hin, daß sie bereits die Vorstufe des filius regius darstellt, also des in sich geeinten (hermaphroditischen) Urmenschen, des Anthropos. Wie dieser ursprünglich in die Gewalt der Physis geraten ist, so steigt er hier wiederum empor, befreit aus dem Gefängnis

[6] *Artis auriferae* II, p. 265.

[7] LAURENTIUS VENTURA, *Theatrum chemicum* I, p. 260. Im Golde findet sich ein «quiddam essentiale Divinum» (eine gewisse göttliche Substanz). *Tractatus Aristotelis* in *Theatrum chemicum* V, p. 892. «Natura est vis quaedam insita rebus... Deus est natura et natura Deus, a Deo oritur aliquid proximum ei.» (Die Natur ist eine gewisse, den Dingen innewohnende Kraft... Gott ist Natur, und die Natur ist Gott, und von Gott kommt etwas, das ihm sehr nahe steht.) PENOTUS, *Theatrum chemicum* II, p. 153. Gott wird in der linea in se reducta des Goldes erkannt. M. MAIER, *De circulo physico quadrato*, p. 16.

des sterblichen Körpers. Er tritt eine Art Himmelfahrt an, wobei er – laut «*Tabula smaragdina*» – die «Kräfte des Oberen» mit sich vereinigt. Er ist die essentielle Kraft des «Unteren», der wie die sogenannte «dritte Sohnschaft» in der Lehre des BASILIDES von unten nach oben dringt[8], aber nicht, um im Himmel zu bleiben, sondern um als Heilkraft, Unsterblichkeits- und Vervollkommnungsmittel, als mediator und salvator wieder auf Erden zu erscheinen. Die Anknüpfung an den christlichen Parusiegedanken ist unverkennbar.

Die psychologische Deutung dieses Vorganges führt in Gebiete innerer Er- 482
fahrung, die sich auch der vorurteils- oder rücksichtslosesten wissenschaftlichen Darstellungskunst entziehen. Der dem wissenschaftlichen Temperament unsympathische Begriff des Geheimnisses drängt sich hier dem forschenden Verstand auf, aber nicht etwa als ein Deckmantel des Nichtwissens, sondern vielmehr als ein Eingeständnis des Unvermögens, Gewußtes in die Sprache des intellektuellen Alltages zu übersetzen. Ich begnüge mich daher mit der Andeutung des Archetypus, der hier zum inneren Erlebnis wird, nämlich der Geburt des *göttlichen Kindes* oder – in der Sprache der Mystiker ausgedrückt – des inneren Menschen[9].

[8] HIPPOLYTUS, VII, 26, 10.

[9] ANGELUS SILESIUS, Bd. IV, p. 194: «Das liebste Werk, das Gott so inniglich liegt an, / Ist, daß er seinen Sohn in dir gebären kann.» Bd. II, p. 103: «Berührt dich Gottes Geist mit seiner Wesenheit, / So wird in dir gebor'n das Kind der Ewigkeit.»

8

DIE REINIGUNG

483 Der fallende Tau ist ein Vorzeichen der kommenden göttlichen Geburt. Der «ros Gedeonis» (Gideons Tau[1]) ist ein Synonym der aqua permanens, also des Mercurius[2]. Ein SENIORzitat des hier folgenden Textes aus dem «*Rosarium*» lautet: «Das Wasser aber, das ich erwähnt habe, ist etwas, das vom Himmel heruntersteigt, und die Erde mit ihrer Feuchtigkeit nimmt es auf, und das Wasser des Himmels wird mit dem Wasser der Erde zurückgehalten, und das Wasser der Erde wegen seiner Dienstbarkeit und seiner Erde[3] ehrt jenes, und Wasser gesellt sich zu Wasser, und Wasser wird Wasser festhalten, und Albira wird mit Astuna geweißt[4].»

484 Die Weißung (albedo oder dealbatio) wird mit dem ortus solis (Sonnenaufgang) verglichen. Sie ist das Licht, das nach der Finsternis erscheint, die Erleuchtung nach der Verdunkelung. Ein HERMESzitat sagt: «Azoth et ignis latonem abluunt et nigredinem ab eo auferunt» (Azoth[5] und Feuer waschen den lato[6] ab und nehmen die Schwärze davon weg). Der Geist Mercurius in seiner himmlischen Gestalt als sapientia und als Heiliger Geist (Feuer) kommt von oben und reinigt von der Schwärze. Unser Text fährt fort: «Dealbate latonem et libros rumpite, ne corda vestra rumpantur[7]. Haec est enim compositio omnium Sapientum et etiam tertia pars totius operis[8]. Jungite ergo, ut dicitur in Turba,

[1] *Richt.* 6, 36 ff.

[2] Vgl. *Der Geist Mercurius*, p. 90 ff. [GW XIII, Paragr. 239 ff.].

[3] Lat. «arenam»: eigentlich Sand, hier wohl besser Erde.

[4] *Artis auriferae* II, p. 275 f. Vgl. SENIOR, p. 17 f.: «Dixit iterum Maria: Aqua, quam iam memoravi, est rex de coelo descendens et terra cum humore suo suscepit eum et retinetur aqua coeli cum aqua terrae propter servitium suum et propter arenam suam honorat eam et congregatur aqua in aquam, Alkia in Alkiam et dealbatur Alkia cum Astuam.» Letzteres Wort ist arab. auch Alkia: alkiyān = vital principle. (STAPLETON, p. 152, Anm. 5.) Alkian im Sinne von Libido oder Lebensprinzip im *Liber Platonis quartorum* (*Theatrum chemicum* V, p. 152).

[5] Azoth ist die Arkansubstanz. Vgl. SENIOR, p. 95.

[6] Schwarze Materie. Lato = eine Mischung von Kupfer, Cadmeia und Orichalcum. Griech.: ἐλατρόν (DU CANGE).

[7] *Rosarium philosophorum* (*Artis auriferae* II, p. 277). Dieses oft wiederholte Zitat wird im Traktat des MORIENUS (l.c., p. 7 ff.), der angeblich von ROBERT VON CHARTRES im 12. Jh. aus dem Arabischen übersetzt wurde, auf den obsolet gewordenen Autor ELBO INTERFECTOR zurückgeführt. Es muß schon sehr früh entstanden sein, aber kaum vor dem 8. Jh.

[8] Bezieht sich auf die *Tabula smaragdina*, p. 185, wo es heißt: «Itaque vocatus sum Hermes Tris-

PHILOSOPHORVM

ABLVTIO VEL
Mundificatio

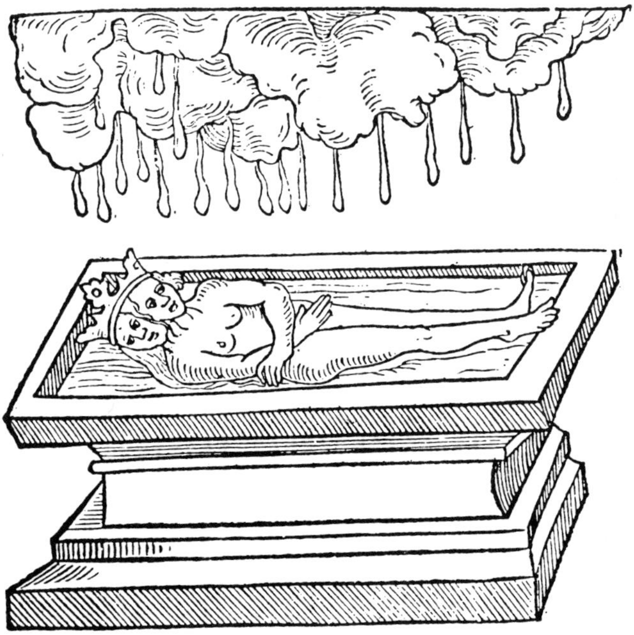

Hie felt der Tauw von Himmel herab/
Vnnd wascht den schwartzen leyb im grab ab.

K iiij

Bild 8

siccum humido: id est, terram nigram cum aqua sua et coquite donec dealbetur. Sic habes aquam et terram per se et terram cum aqua dealbatam: illa albedo dicitur aer.» (Weißet das Schwarze und zerreißet die Bücher, damit eure Herzen nicht gebrochen werden. Das ist nämlich das synthetische Werk aller Weisen und auch der dritte Teil des ganzen opus. Verbindet also, wie in der «*Turba*»[9] gesagt wird, das Trockene mit dem Feuchten, das heißt die schwarze Erde mit ihrem Wasser und kochet, bis sie weiß wird. So hast du Wasser und Erde an und für sich und die Erde mit Wasser geweißt: jene Weiße aber heißt Luft.) Damit man wisse, daß das «Wasser» die aqua sapientiae und der vom Himmel fallende Tau die Gnadengabe der Erleuchtung und der Weisheit sei, folgt unmittelbar darauf ein längerer Exkurs über die Weisheit unter Berufung auf «Septimum Sapientiae Salomonis»: «Er (Salomo) hat gezeigt, wie diese Wissenschaft als Leuchte zu brauchen wäre und sie über alle Schönheit und alles Heil gestellt. Im Vergleich zu ihr hat er den Wert des Edelsteines ihr nicht gleichgestellt. Denn alles Gold ist im Vergleich zu ihm (dem lapis) wie geringer Sand, und Silber ist wie Lehm gegen ihn einzuschätzen. Denn besser ist es, ihn zu erlangen, als der Erwerb von reinstem Gold und Silber. Seine Frucht ist wertvoller als alle Reichtümer dieser Welt, und alles, was in der Welt erwünscht scheint, kann diesem nicht verglichen werden. Langes Leben und Gesundheit sind zu seiner Rechten und zu seiner Linken Ruhm und unendlicher Reichtum. Seine Wege sind schöne und lobenswerte Methoden (operationes), nicht zu verachtende, und seine Pfade sind maßvoll und nicht hastig (festinae)[10], sondern mit der Beharrlichkeit ausdauernder Arbeit verbunden. Ein Baum des Lebens ist sie (die Sapientia respektive Scientia Dei) für alle, die sie erfassen, und ein nie erlöschendes Licht. Selig, die sie verstanden haben, denn

megistus habens tres partes philosophiae totius mundi.» (Daher werde ich Hermes Trismegistus genannt, weil ich alle drei Teile der Weisheit dieser ganzen Welt besitze.)

[9] Eine der klassischen Autoritäten arabischen Ursprungs; lateinische Fassung 11.–12. Jh. Das *Turba*zitat im *Rosarium* stammt aus *Rosinus ad Sarratantam* (*Artis auriferae* I, p. 284 f.). In der *Turba* (ed. RUSKA, p. 158) heißt es nur: «Siccum igitur humido miscete, quae sunt terra et aqua, ac igne et aere coquite, unde spiritus et anima desiccantur.» (Mischet also das Trockene mit dem Feuchten, nämlich Erde mit Wasser, und kocht sie mit Feuer und Luft, wodurch Geist und Seele getrocknet werden.)

[10] Bezieht sich auf den Spruch bei MORIENUS (*Artis auriferae* II, p. 21): «..omnis festinatio (sc. festinantia) ...ex parte Diaboli est» (alle Hast ist vom Teufel). Daher steht im *Rosarium* (*Artis auriferae* II, p. 352): «Ergo qui patientiam non habet ab opere manum suspendat, quia impedit eum ob festinantiam credulitas.» (Wer also keine Geduld hat, der soll die Hände vom Werk lassen, weil ihn, wegen seiner Hast, Leichtgläubigkeit behindert.)

die Weisheit (scientia) Gottes wird niemals vergehen, wie ALFIDIUS bezeugt, indem er sagt: Wer einmal diese Weisheit gefunden hat, dessen rechtmäßige (oder echte – legitimus) und ewige Speise wird sie sein[11].»

In diesem Zusammenhang möchte ich darauf hinweisen, daß die Wassersymbolik der Weisheit und des Geistes in erster Linie auf das Gleichnis Christi im Gespräch mit dem samaritanischen Weibe am Jakobsbrunnen[12] zurückgeht. Wie diese Allegorik gehandhabt wurde, zeigt ein Zeitgenosse unserer Alchemisten, der Kardinal NICOLAUS CUSANUS, in einer seiner Predigten: 485

«In puteo Jacob est aqua, quae humano ingenio quaesita et reperta est, et potest significari quoad hoc philosophia humana, quae penetratione laboriosa sensibilium quaeritur. In Verbo autem Dei, quod est in profundo vivi putei, scl. humanitatis Christi, est fons refrigerans spiritum. Et ita notemus puteum sensibilem Jacob, puteum rationalem, et puteum sapientialem. De primo puteo, qui est naturae animalis et altus, bibit pater, filii et pecora; de secundo, qui altior in orizonte naturae, bibunt filii hominum tantum, scl. ratione vigentes, et philosophi vocantur; de tertio, qui altissimus, bibunt filii excelsi, qui dicuntur dii et sunt veri theologi. Christus secundum humanitatem puteus quidem dici potest altissimus... In illo profundissimo puteo est fons sapientiae, quae praestat felicitatem et immortalitatem... portat vivus puteus fontem suae vitae ad sitientes, vocat sitientes ad aquas salutares, ut aqua sapiantiae salutaris reficiantur[13].»

[11] *Rosarium philosophorum* (*Artis auriferae* II, p. 277). Vgl. *Aurora consurgens* I, Cap. 1.

[12] «Omnis qui bibit ex aqua hac, sitiet iterum: qui autem biberit ex aqua, quam ego dabo ei, non sitiet in aeternum: sed aqua, quam ego dabo ei, fiet in eo fons aquae salientis in vitam aeternam.» (*Joh.* 4, 13 f.) (Jeder, der von diesem Wasser trinkt, wird wieder dürsten; wer aber von dem Wasser trinkt, das ich ihm geben werde, wird in Ewigkeit nicht dürsten, sondern das Wasser, das ich ihm geben werde, wird in ihm zu einer Quelle von Wasser werden, das sprudelt, um ewiges Leben zu spenden.)

[13] (Im Brunnen Jakobs ist Wasser, das mit menschlicher Klugheit gesucht und gefunden wurde, und man kann damit die menschliche Philosophie bezeichnen, die man in mühsamer Durchdringung der Sinnenwelt sucht. In dem Worte Gottes aber, das in der Tiefe des lebendigen Brunnens ist, nämlich der Menschheit Christi, ist ein Quell zur Erfrischung des Geistes. Und so haben wir hier den sinnfälligen Brunnen Jakobs, den Brunnen der Vernunft und den Brunnen der Weisheit. Aus dem ersten Brunnen, der von tierischer Natur und tief ist, trinkt der Vater, die Kinder und das Vieh; aus dem zweiten, der tiefer ist und an der Grenze der Natur liegt, trinken nur die Menschenkinder, d. h. diejenigen, bei denen die Vernunft in Blüte steht, und die man Philosophen nennt; aus dem dritten, der am tiefsten ist, trinken die Söhne des Allerhöchsten, die man Götter nennt und die wahre Gotteslehrer sind. Christus kann nach seiner Menschheit als der tiefste Brunnen bezeichnet werden... In diesem allertiefsten Brunnen ist der Quell der Weisheit, welcher Seligkeit und Unsterblichkeit verleiht... der lebendige Brunnen trägt den Quell seines Lebens, er ruft die Dürstenden zu den Wassern des Heiles, damit sie mit dem Wasser der heilsamen Weisheit erquickt werden.)

Im selben Sermon heißt es an anderer Stelle: «Qui bibit spiritum, bibit fontem scaturientem[14].» Schließlich sagt CUSANUS:

«Adhuc nota, quod intellectus nobis datus est cum virtute seminis intellectualis: unde in se habet principium fontale, mediante quo in seipso generat aquam intelligentiae, et fons ille non potest nisi aquam suae naturae producere, scl. humanae intelligentiae, sicut intellectus principii ‹quodlibet est vel non est› producit aquas metaphysicales, ex quibus alia flumina scientiarum emanant indesinenter[15].»

486 Nach all dem dürfte kein Zweifel mehr darüber obwalten, daß die Schwärze der Finsternis durch die aqua sapientiae beseitigt wird, das heißt durch die scientia nostra, nämlich durch die von Gott verliehene Gabe der königlichen Kunst und ihres Wissens. Die mundificatio (Reinigung) bedeutet, wie wir sahen, die Entfernung des Überflüssigen, das allen bloßen Naturprodukten anhaftet, in Sonderheit auch jenen symbolhaften Inhalten des Unbewußten, die sich dem Alchemisten in den Stoff projizieren. Er handelt daher nach der CARDANschen Traumregel, nach welcher die Deutungsarbeit den Traumstoff auf seinen Nenner zu bringen hat[16]. In seiner Laboratoriumsarbeit ist es das, was er «extractio animae» nennt und was man auf psychologischem Gebiet als Herausarbeitung der Idee bezeichnen könnte. Dieses Geschäft verlangt bekanntlich eine vorausgehende oder vorausgesetzte Fragestellung oder Hypothese, das heißt ein gewisses Begriffsgerüst, mittels welchem «apperzipiert» werden kann. Diese Voraussetzung ist beim Alchemisten seine meist schon vorhandene aqua (doctrinae) respektive von Gott inspirierte sapientia, die er sich auch durch das eifrige Studium der «Bücher», das heißt der alchemistischen Klassiker erwirbt. Daher der Hinweis auf die Bücher, die man (in dieser Phase) zerreißen respektive vermeiden sollte, um, wie der Text sagt, das «Herz nicht zu brechen». Diese sonderbare Ermahnung, die man aus «chemischen» Voraussetzungen allerdings kaum erklären könnte, hat aber eben gerade in dieser Phase ihre tiefe Bedeu-

[14] (Wer den Geist trinkt, trinkt einen sprudelnden Quell.)

[15] (Bemerke wohl, daß uns der Verstand gegeben worden ist mit der geistigen Samenkraft; darum enthält er in sich einen Quellgrund, aus dem er in sich selbst das Wasser der Einsicht erzeugt. Und dieser Quell kann nur Wasser seiner Natur entsprechend hervorbringen, nämlich menschliches Verständnis, wie die Einsicht in das Prinzip ‹ein jedes ist oder ist nicht› die Wasser der Metaphysik hervorbringt, aus denen die andern Ströme der Wissenschaft unaufhörlich fließen.) Zu diesen Stellen siehe J. KOCH, p. 124, 132 und 134.

[16] CARDANUS: «Unumquodque somnium ad sua generalia deducendum est.» (Jeder Traum ist auf seinen Nenner zurückzuführen.)

tung. Das abluierende Wasser, die aqua sapientiae, ist als donum Spiritus Sancti in den Lehren und Sprüchen der Meister niedergelegt und ermöglicht dem Philosophen das Verständnis der «miracula operis». Er könnte daher leicht in Versuchung geraten, die philosophische Erkenntnis für das höchste Gut zu halten, wie obiges Zitat ausweist. Auf psychologischem Gebiet wäre die Entsprechung die, daß man die Bewußtmachung der unbewußten Inhalte und eventuell ihre theoretische Auswertung für das Ziel des Werkes hielte. In beiden Fällen würde damit dem Begriff *Geist* die Definition aufgezwungen, daß er eine Angelegenheit des Denkens und Intuierens sei. Beide Bemühungen erstreben ja ein *geistiges* Ziel: Der Alchemist unternimmt die Erzeugung eines neuen volatilen (das heißt luftigen respektive *geistigen*) Wesens, dem corpus, anima et spiritus zukommen, wobei corpus als ein «subtile», ein Hauchkörper, verstanden ist; der Arzt versucht eine gewisse Einstellung oder Haltung, also einen «Geist» in diesem Sinn zuwegezubringen. Aber wie das corpus «crassius» (dichter und gröber) ist als anima und spiritus, auch wenn es als «corpus glorificationis» aufgefaßt wird, so bleibt ihm doch ein «Erdenrest», obgleich ein subtiler[17]. Eine Haltung aber, die dem Unbewußten sowohl wie dem Mitmenschen gerecht werden soll, kann unmöglich nur auf Erkenntnis beruhen, sofern diese bloß aus Intellekt und Intuition besteht. Ihr würden die Funktion der Werte, nämlich das Gefühl, und die «fonction du réel», nämlich die Berücksichtigung der Wirklichkeit, das *Empfinden* fehlen[18].

Gelten also die Bücher und deren Wissen weiter und ausschließlich, so wird 487
das Gefühls- und Affektleben des Menschen gekränkt. Darum soll der bloß intellektuelle Standpunkt aufgegeben werden. Der Tau des Gideon bedeutet nämlich eine göttliche Intervention; er ist die Feuchtigkeit, welche die sich wieder nahende Seele verkündet.

[17] «..subtilietur lapis, donec in ultimam subtilitatis puritatem deveniat et ultimo volatilis fiat.» (Man soll den Stein verfeinern, bis er die Grenze der äußersten Verfeinerung erlangt und schließlich hauchförmig wird.) *Rosarium philosophorum* (*Artis auriferae* II, p. 351). An anderer Stelle: «Sublimatio est duplex: Prima est remotio superfluitatis, ut remaneant partes purissimae a faecibus elementaribus segregatae, sicque virtutem quintae essentiae possideant. Et haec sublimatio est corporum in spiritum reductio, cum scilicet corporalis densitas transit in spiritus subtilitatem.» (Die Sublimation ist zwiefach. Erstens ist es die Entfernung des Überflüssigen, so daß nur die reinsten Teile, getrennt von den elementaren Rückständen, übrigbleiben und so die Wirkkraft der Quintessenz besitzen. Die andere Sublimation ist die Zurückführung der Körper in Geist, indem nämlich die Stofflichkeit des Körpers in die Subtilität des Geistes übergeht.) *Rosarium philosophorum* (*Artis auriferae* II, p. 285).

[18] Zu diesen Begriffen vgl. *Psychologische Typen* [GW VI] Definitionen.

488 Von den Alchemisten scheint die Gefahr empfunden worden zu sein, daß die Realisierung im Gebiet einer bestimmten Bewußtseinsfunktion stehenbleibt. Sie betonen daher die Wichtigkeit der theoria, das heißt des intellektuellen Verstehens, gegenüber der practica, die sich mit dem bloßen Experimentieren begnügen könnte. Dieses entspräche der reinen Perzeption, die aber durch die Apperzeption ergänzt werden muß. Aber auch diese zweite Stufe bedeutet keine völlige Realisierung. Es fehlt noch das Herz, nämlich das *Gefühl*, welches dem Verstandenen einen verbindlichen Wert gibt. Die Bücher müssen daher zerstört werden, damit das Denken dem Gefühl keinen Abbruch tue, sonst kann nämlich die Seele nicht zurückkehren.

489 Die Psychotherapie kennt diese Schwierigkeiten wohl. Häufig kommt es vor, daß der Patient sich mit der bloßen Wahrnehmung eines Traumes oder eines Phantasiebildes begnügt, und zwar namentlich dann, wenn er Neigungen zum Ästhetizismus in weiterem Sinn besitzt. Er sträubt sich sogar gegen das intellektuelle Verstehen, das ihm wie eine Beleidigung seiner seelischen Wirklichkeit vorkommt. Andere drängen nach dem denkerischen Begreifen und wollen das Stadium des reinen Geschehens ungeduldig überspringen. Und wenn sie verstanden haben, so erscheint es ihnen, als ob damit der Realisierung Genüge getan sei. Daß sie aber auch ein Gefühlsverhältnis zu ihren Inhalten haben sollten, kommt ihnen merkwürdig oder gar absurd vor. Das intellektuelle Verständnis sowohl wie der Ästhetizismus verschaffen das ebenso trügerische wie bestechende Gefühl von Befreiung und Überlegenheit, das durch das Dazwischentreten der Gefühlsbetonung in die Brüche zu gehen droht. Diese nämlich bedeutet eine gewisse Gebundenheit an Existenz und Sinn der symbolischen Inhalte und daher auch eine Verbindlichkeit derselben für das ethische Verhalten, von welchem sich Ästhetizismus und Intellektualismus allzu gerne befreien möchten.

490 Bei der fast gänzlichen Abwesenheit psychologischer Differenzierung im Zeitalter der Alchemie ist es nicht erstaunlich, daß solche Konsiderationen wie die obigen in den Traktaten nur andeutungsweise vorkommen. Immerhin gibt es solche, wie wir sehen. Seitdem aber hat die Differenzierung der Funktionen bedeutend zugenommen, wodurch dieselben auch mehr voneinander getrennt wurden. Infolgedessen wird es dem modernen Geist nur allzuleicht, bei der einen oder anderen Funktion stehenzubleiben und sie so nur noch teilweise zu realisieren. Es ist überflüssig zu bemerken, daß daraus mit der Zeit eine neurotische Dissoziation entsteht. Dieser verdanken wir allerdings die weitere Differenzierung der einzelnen Funktionen sowohl wie die Entdeckung des Unbewußten, aber wir zahlen mit einer psychischen Störung. Die mangelhafte Realisie-

rung erklärt vieles Schwerverständliche im einzelnen sowohl wie in der Zeitgeschichte. Sie ist eine crux für die Psychotherapeuten, namentlich für diejenigen, die noch der Ansicht sind, daß intellektuelle Einsicht und Verstandenhaben oder sogar bloße Wiedererinnerung zur Heilung genügten. Die Alchemisten meinten, daß zum Werk nicht nur Laborieren, Bücher lesen, Meditieren und schließlich Geduld, sondern auch die Liebe gehören.

Wir würden heute von *Gefühlswerten* und von einer Realisierung durch das 491
Gefühl sprechen. Oft handelt es sich um jenen erschütternden Übergang des Faust vom «verfluchten dumpfen Mauerloch» des Laborierens und Philosophierens zu der Offenbarung: «Gefühl ist Alles.» Hierin zeigt sich allerdings schon der moderne Mensch, der es bereits soweit gebracht hat, daß er seine Welt aus einer einzigen Funktion aufbauen kann und sich darauf nicht weniges zugute tut. Die mittelalterlichen philosophi wären allerdings kaum auf den Gedanken verfallen, daß mit der Forderung nach dem Gefühl eine neue Welt entdeckt sei. Der verderbliche und pathologische Slogan «l'art pour l'art» wäre ihnen absurd vorgekommen, denn für sie gab es nur ein Empfinden, Gestalten, Denken, Erkennen und Fühlen des Geheimnisses der Natur. Ihr Geisteszustand war noch nicht dermaßen in Funktionen aufgesplittert, daß jede Stufe des Realisierungsprozesses eines neuen Lebensabschnittes bedurft hätte. Wie unnatürlich dieses ist, geht aus dem «*Faust*» hervor: so bedarf es der Intervention des Teufels mit dessen STEINACHschen Antizipationen, um den alten Alchemisten in einen jungen Galan zu verwandeln und ihn über seinem eben entdeckten allzu jugendlichen Gefühl sich selber vergessen zu lassen. Das ist es aber eben, was der Moderne riskiert: er erwacht eines Tages und merkt, daß er die Hälfte seines Lebens verpaßt hat.

Auch die Realisierung durch das Gefühl ist nicht das Letzte. Obschon es 492
nicht gerade in dieses Kapitel gehört, so gehört es wohl in diesen Zusammenhang, neben den drei besprochenen Stufen auch die vierte zu erwähnen. Dies um so eher, als sie in der Alchemie eine so ausgeprägte Symbolik besitzt: es ist die Antizipation des lapis. In dieser Vorwegnahme einer Möglichkeit, deren Erfüllung überhaupt kein Gegenstand der Erfahrung sein konnte – schon in der griechischen Alchemie hieß er λίθος οὐ λίθος (Stein nicht Stein) – zeigt sich die imaginative Tätigkeit der vierten Funktion, der *Intuition*, zu deutsch Ahnung, ohne welche keine Realisierung vollständig ist. Die Ahnung gibt Ausblick und Durchblick und ergötzt sich an den Zaubergärten des Möglichen, wie wenn sie wirklich wären. Es gibt kaum etwas Ahnungsreicheres als den lapis philosophorum. Dieser Schlußstein rundet das Werk zu einem Ganzheitserlebnis des Indi-

viduums, wie es unserer Zeit völlig fremd ist, dessen sie aber, wie keine vor ihr, eben bedürfte. Es ist klar, daß die psychische Heilkunst unserer Tage vor allem mit diesem Problem konfrontiert ist und infolgedessen sich bemüht, unsere «psychologie à compartiments» durch Einsetzen von Verbindungstüren etwas aufzulockern.

493 Nach dem Aufstieg der Seele, welche den Körper in der Finsternis des Todes zurückgelassen hat, tritt nun in diesem Kapitel eine Enantiodromie ein: auf die nigredo folgt die albedo. Die Schwärze respektive der unbewußte Zustand, der sich aus der Vereinigung der Gegensätze ergab, erreicht einen Tief- und zugleich Wendepunkt. Der fallende Tau kündet die Wiederbelebung und ein neues Licht an. Der Abstieg in ein immer tieferes Unbewußtes geht über in eine Erhellung von oben. Indem nämlich die Seele infolge des Todes entschwand, ging sie nicht verloren, sondern bildete den lebendigen Gegenpol im Jenseits zum Todeszustand im Diesseits. Ihr Wiederherabsteigen kündet sich, wie schon bemerkt, durch die Feuchtigkeit des Taues an. Diese entspricht einerseits dem Wesen der Psyche, indem ψυχή mit ψυχρός (kühl) und ψυχόω (beseelen und abkühlen) verwandt ist; andererseits ist ros (Tau) synonym mit aqua permanens und aqua sapientiae, die ihrerseits die Erleuchtung durch Sinngebung bedeutet. Die vorausgehende Vereinigung der Gegensätze hat es bewirkt, daß zum Dunkel sich auch das Licht gesellt, das ja, wie immer, aus der Nacht hervorgeht. In diesem Licht wird dann sichtbar werden, was mit der Gegensatzvereinigung eigentlich gemeint war.

9
DIE WIEDERKEHR DER SEELE

Vom Himmel fliegt die Seele, das Vereinigende der Zwei, herunter, um den Leichnam wieder zu beleben. Die beiden Vögel unten stellen das bekannte Gleichnis vom geflügelten und ungeflügelten Drachen, respektive vom flüggen und noch nicht flüggen Vogel dar[1]. Das Gleichnis ist eines der vielen Synonyme für die Doppelnatur des Mercurius, nämlich für dessen chthonisches und pneumatisches Wesen. Wenn dieses getrennte Gegensatzpaar im Bild erscheint, so will das soviel bedeuten, daß zwar der Hermaphroditus geeint und sogar lebendig, der Konflikt der Gegensätze aber keineswegs endgültig zur Ruhe gekommen oder gar verschwunden ist. Er ist aber nach *links* und *unten* relegiert, das heißt in die Sphäre des Unbewußten verwiesen, wofür auch die theriomorphe Darstellung der Gegensätze spricht (im Vergleich mit der früheren anthropomorphen!). 494

Der nachfolgende Text bringt ein MORIENUSzitat: «Cinerem ne vilipendas: nam ipse est diadema cordis tui»[2]. Die Asche als totes Produkt der Zersetzung im Feuer bezieht sich auf die Leiche, nämlich den Körper, und die Ermahnung setzt diesen in eine merkwürdige Beziehung zum Herzen, unter welchem die damalige Zeit den eigentlichen Seelensitz verstand[3]. «Diadem» bedeutet den königlichen Hauptschmuck. Die coronatio spielt in der Alchemie insofern eine Rolle, als zum Beispiel gerade das «*Rosarium*»[4] ein Bild der coronatio Mariae[5] 495

[1] Vgl. Abb. in den LAMBSPRINGKschen Symbolen (*Musaeum hermeticum*, p. 355). Der zugehörige Text lautet: «Nidus in sylva reperitur / In quo Hermes suos pullos habet, / Unus semper conatur volatum, / Alter in nido manere gaudet, / Et alter alterum non dimittit.» (Es gibt ein Nest im Walde, / In dem Hermes seine Kücken hat, / Eines versucht immer wegzufliegen, / Das andere freut sich, im Nest zu bleiben, / Und eines will das andere nicht gehen lassen.) Dieses Gleichnis stammt aus SENIOR, p. 15: «Abscisae sunt ab eo alae et pennnae et est manens, non recedens ad superiora.» (Seine Flügel und Federn sind abgeschnitten, und es bleibt nun und entflieht nicht mehr in die Höhen.) Ähnlich bei STOLCIUS, Fig. XXXIII. Bei M. MAIER findet sich p. 127 der Gegensatz als «vultur in cacumine montis et corvus sine alis» (ein Geier auf dem Bergesgipfel und ein flügelloser Rabe) dargestellt. Vgl. *Ars chemica*, p. 11 f. und *Artis auriferae* I, p. 316.

[2] *Rosarium philosophorum* (*Artis auriferae* II, p. 283). (Verachte die Asche nicht, denn sie ist das Diadem deines Herzens.)

[3] Vgl. *Paracelsus als geistige Erscheinung*, p. 138 [GW XIII, Paragr. 145 ff.].

[4] Vgl. p. 375.

[5] Siehe *Psychologie und Alchemie*, Abb. 235 [GW XII]; vgl. GOODENOUGH und Anm. 15 zu Paragr. 497.

bringt, welche die Erhöhung des weißen mondartigen (gereinigten) Körpers bedeutet. Im Text steht dazu folgendes SENIORzitat:

«.. de tinctura alba: Si parentes dilecti mei de vita gustaverint, et lacte mero lactati fuerint, et meo albo inebriati fuerint, et in lectulo meo nupserint, generabunt filium Lunae, qui totam parentelam suam praevalebit. Et si dilectus meus de tumulo rubeo petrae potaverit, et fontem matris suae gustaverit et inde copulatus fuerit, et vino meo rubeo et mecum inebriatus fuerit, et in lecto suo mihi amicabiliter concubuerit, et in amore meo sperma suum cellulam meam subintraverit, concipiam, et ero praegnans, et tempore meo pariam filium potentissimum, dominantem et regnantem prae cunctis regibus et principibus terrae, coronatum aurea corona victoriae, ad omnia a Deo altissimo, qui vivit et regnat in seculorum secula[6].»

496 Das Bild der Krönung als Illustration zu diesem Text[7] beweist, daß die Wiederbelebung des gereinigten Leichnams zugleich eine Glorifikation desselben bedeutet, indem diese Prozedur der Krönung Mariens verglichen wird[8]. Die kirchliche Bildersprache kommt diesem Vergleich entgegen. Die Beziehungen der Gottesmutter zu Mond[9], Wasser und Quelle sind so bekannt, daß ich sie hier nicht weiter belegen muß. Während aber hier Maria gekrönt wird, ist es im SENIORtext der Sohn, der die «Krone des Sieges» erhält. Als filius regius, der seinen Vater ersetzt, ist dies auch in Ordnung. In der «*Aurora*» ist es die regina austria, die sapientia, welche zu ihrem Geliebten sagt: «Ego corona, qua coronatur dilectus meus» (Ich bin die Krone, mit der mein Geliebter gekrönt wird),

[6] *Rosarium philosophorum* (*Artis auriferae* II, p. 377). (Über die weiße Tinctur: Wenn meine geliebten Eltern vom Leben geschmeckt haben, mit lauterer Milch genährt worden, von meiner weißen {Substanz} trunken geworden sind und in meinem Bette sich umarmt haben, werden sie den Sohn des Mondes hervorbringen, der seine ganze Verwandtschaft überragen wird. Und wenn mein Geliebter vom roten Felsengrab getrunken und die Quelle der Mutter gekostet hat, dann mit ihr {der Mutter} verehelicht, mit mir {die Mutter spricht} zusammen von meinem roten Wein trunken geworden, in seinem Bette mir in Freundschaft beigewohnt hat, und während ich ihn liebte, sein Sperma in meine Zelle eingegangen ist, dann werde ich empfangen, werde schwanger sein und zu meiner Zeit einen sehr mächtigen Sohn gebären, welcher über allen Königen und Fürsten der Erde herrschen und regieren wird, gekrönt mit der goldenen Krone des Sieges zu Allem vom höchsten Gott, der lebt und herrscht in alle Ewigkeit.) Vgl. auch *Consilium coniugii* (*Ars chemica*, p. 129), und *Rosinus ad Sarratantam* (*Artis auriferae* I, p. 291 ff.).

[7] Die Bilder stammen dem Stile nach aus dem 16. Jh. Der Text dagegen dürfte etwa 100 Jahre älter sein. RUSKA, *Tabula smaragdina*, p. 193, setzt den Text ins 14. Jh. Die spätere Datierung, 15. Jh. (RUSKA, *Turba philosophorum*, p. 342), dürfte die richtigere sein.

[8] Vgl. dazu *Psychologie und Alchemie*, p. 566 ff., ebenso p. 510 [GW XII, Paragr. 500].

[9] Vgl. Abb. 220 in *Psychologie und Alchemie* [GW XII].

PHILOSOPHORVM.

ANIMÆ IVBILATIO SEV
Ortus seu Sublimatio.

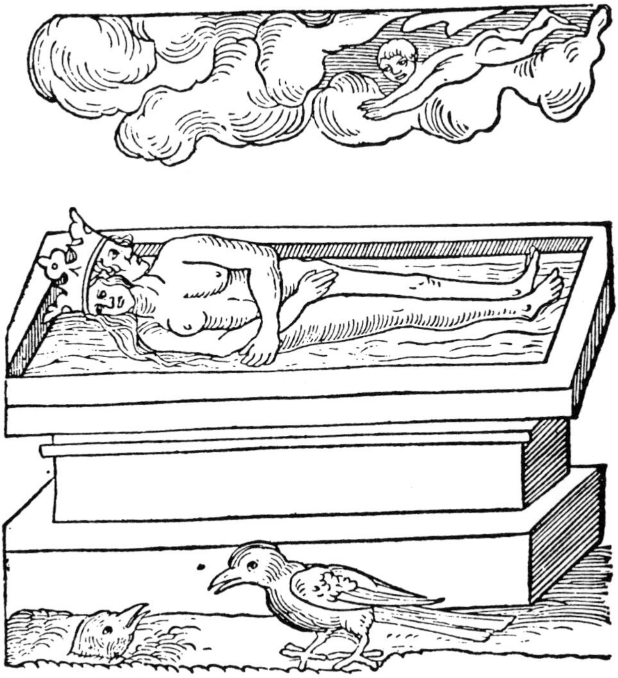

Hie schwinget sich die sele hernidder/
Vnd erquickt den gereinigten leychnam wider.

L iij

Bild 9

was in Hinsicht der Krone die Mutter mit dem Sohngeliebten zusammenbringt[10]. In einem späteren Text[11] wird die aqua amara als «mit Licht gekrönt» bezeichnet. Für jene Zeit galt noch die Etymologie ISIDORS VON SEVILLA: «mare ab amaro»[12], welche das «Meer» als Synonym der aqua permanens gewährleistet. Hier spielt auch die Wassersymbolik der Maria als πηγή (Quelle) hinein[13]. Wie man stets wieder feststellen muß, verfährt der Alchemist in der Wahl seiner Symbole wie das Unbewußte: Jede Idee findet einen positiven und einen negativen Ausdruck, das heißt, bald ist es ein königliches Paar, bald sind es Hunde; so drückt sich auch die Wassersymbolik gegensätzlich aus. Es heißt, daß das königliche Diadem «in menstruo meretricis» erscheine[14], oder die Anweisung wird erteilt: «Nimm den unreinen Bodensatz (fecem), der im Kochgefäß zurückbleibt, und bewahre ihn, denn er ist die Krone des Herzens» (corona cordis). Der Bodensatz entspricht dem Leichnam im Sarkophag, welcher der Mercurbrunnen, respektive das vas Hermeticum ist.

497 Die Seele, die vom Himmel herunterkommt, ist identisch mit dem Tau, der aqua divina, welche, wie der Text erkärt, den «Rex de coelo descendens» bedeutet[15]. Dieses Wasser ist also selber gekrönt und bildet das «Diadem des Herzens»[16] in anscheinendem Widerspruch zur früheren Feststellung, daß es die

[10] GREGOR DER GROSSE kommentiert die Stelle *Hohelied* 3, 11: «Videte ... regem Salomonem in diademate, quo coronavit illum mater sua in die desponsationis illius» (..kommt heraus und beschaut den König in der Krone, mit der seine Mutter ihn krönte am Tag seiner Hochzeit, am Tag seiner Herzensfreude) usw. folgendermaßen: die Mutter sei Maria, «quae coronavit eum diademate, quia humanitatem nostram ex ea ipsa assumpsit... Et hoc in die desponsationis eius... factum esse dicitur: quia quando unigenitus filius Dei divinitatem suam humanitati nostrae copulare voluit, quando... Ecclesiam sponsam suam sibi assumere placuit: tunc... carnem nostram ex matre Virgine suscipere voluit.» (welche ihn mit der Krone krönte, weil er von ihr unsere menschliche Natur annahm... und das soll am Tage seiner Hochzeit geschehen sein: als nämlich der eingeborene Sohn Gottes seine Göttlichkeit mit unserer Menschlichkeit verbinden wollte, gefiel es ihm, die Kirche als seine Braut zu wählen. Damals beschloß er, unser Fleisch von seiner jungfräulichen Mutter anzunehmen.) (*Super Cantica Canticorum*, Cap. III).

[11] *Gloria mundi* (*Musaeum hermeticum*, p. 213).

[12] Vgl. XIII, 14.

[13] *Psychologie und Alchemie*, p. 109 [GW XII, Paragr. 92].

[14] PHILALETHES, (*Musaeum hermeticum*, p. 654).

[15] Ein Zitat der MARIA PROPHETISSA. SENIOR, p. 17.

[16] Es ist nicht ausgeschlossen, daß die Vorstellung von «diadema» eine Beziehung zum kabbalistischen Kether (corona) hat. Das Diadema purpureum ist Malchuth, das Weibliche, die Braut. Der Purpur weist auf vestimentum, welches ein Attribut der Schechinah (göttliche Gegenwart) ist. Letztere «enim est Vestis et Palatium Modi Tiphereth, non enim potest fieri mentio Nominis Tetragrammati nisi in Palatio eius, quod est Adonai. Appelaturque nomine Diadematis, quia est Coro-

«Asche» sei. Man weiß nicht, ist der Alchemist derart benebelt, daß er seine handgreiflichen Widersprüche schon gar nicht mehr merkt, oder schreibt er seine Paradoxien mit überlegener Absichtlichkeit. Ich vermute, beides sei wahr, indem die «ignorantes, stulti, fatui» (die Unwissenden und Dummen) die Texte wörtlich nehmen und dem Gewirr der Analogien auf den Leim gehen, die Gescheiteren aber, um die Notwendigkeit des Symbolismus wissend, diesen nur um so virtuoser und unbekümmerter handhaben. Intellektuelle Verantwortlichkeit scheint durchwegs ihre schwächste Seite zu sein; immerhin gibt es solche, die es deutlich heraussagen, was von ihrer Sprache zu halten sei[17]. So wenig sie

na in capite mariti sui.» (Letztere nämlich ist das Gewand und der Palast der Sephira Tiphereth, denn der Name des Tetragrammes, der Adonai ist, darf nur in seinem Palaste ausgesprochen werden. Und sie wird bezeichnet mit dem Namen Diadema, weil sie die Krone auf dem Haupte ihres Gatten ist.) (*Kabbala denudata* I, Pars I, p. 131) «..Malchuth vocatur Kether nempe corona legis» (Malchuth heißt Kether, d.h. Krone des Gesetzes.) «Sephirah decima vocatur Corona: quia est mundus Dilectionum, quae omnia circumdant» (Die zehnte Sephira heißt die Krone, weil sie die Welt der Liebesbezeugungen ist, die alle Dinge umgeben.) (l. c., p. 487). «(Corona) sic vocatur Malchuth, quando ascendit usque ad Kether; ibi enim existens est Corona super caput mariti sui.» (Wie Malchuth Krone genannt wird, wenn sie bis zu Kether aufsteigt; dort nämlich ist die Krone über dem Haupte ihres Gatten.) (l. c., p. 614).

[17] NORTONS *Ordinall* (*Theatrum chemicum Britannicum*, p. 40) sagt: «For greatly doubted evermore all suche, / That of this Scyence they may write too muche: / Every each of them tought but one pointe or twayne, / Whereby his fellowes were made certayne; / How that he was to them a Brother, / For every of them understoode each other; / Alsoe they wrote not every man to teache, / But to shew themselves by a secret speache: / Trust not therefore to reading of one Boke, / But in many Auctors works ye may looke; / Liber librum apperit saith Arnolde the greate Clerke...» – Das *Buch des Krates* (BERTHELOT, *La Chimie au moyen âge* III, p. 52) sagt: «Tes intentions sont excellentes, mais ton âme ne se résoudra jamais à divulguer la vérité, à cause des diversités des opinions et des misères de l'orgueil.» – THEOBALD VAN HOGHELANDE (*Theatrum chemicum* I, p. 155) sagt: «At haec (scientia)... tradit opus suum immiscendo falsa veris et vera falsis, nunc diminute nimium, nunc superabundanter, et sine ordine, et saepius praepostero ordine, et nititur obscure tradere et occultare quantum potest.» (Diese Wissenschaft überliefert ihr Werk, Falsches mit Wahrem und Wahres mit Falschem vermischend, manchmal allzu kurz, dann wieder allzu weitschweifig, ohne Anordnung und oft in umgekehrter Anordnung; sie ist bestrebt, das Opus nur dunkel zu überliefern und es so gut wie möglich zu verbergen.) – Bei SENIOR, p. 55, heißt es: «Verum dixerunt per omnia, Homines vero non intelligunt verba eorum... unde falsificant veridicos, et verificant falsidicos opinionibus suis... Error enim eorum est ex ignorantia intentionis eorum, quando audiunt diversa verba, sed ignota intellectui eorum, cum sint in intellectu occulto.» (Sie sagten in allem die Wahrheit, die Menschen aber verstehen ihre Worte nicht... weshalb sie durch ihre Ansichten das Wahrhaftige verfälschen und das Unwahre wahr machen... Der Irrtum entsteht aus der Tatsache, daß die Absicht nicht verstanden wird, wenn sie verschiedene, ihrem Verstehen unbekannte Worte hören, die einen verborgenen Sinn haben.) Von dem in den Worten der Weisen verborgenen Geheimnis sagt SENIOR: «Est enim illud interius subtiliter perspicientis et cognoscentis.» (Dies gehört jenem, der es

auf den «Schweiß» und den «gekrümmten Rücken» des Lesers achten, so sehr sind sie nolens volens dem Unbewußten verpflichtet und schildern gerade durch die schier unabsehbare Mannigfaltigkeit ihrer Bilder und Paradoxien eine psychische Tatsache von hoher Bedeutung, nämlich die *Unbestimmtheit*, respektive *Vieldeutigkeit des Archetypus*, der jeweils eine einfache, aber nur durch eine Vielzahl von Bildern ausdrückbare Wahrheit darstellt. Sie sind dermaßen von der inneren Erfahrung absorbiert, daß es ihnen nur noch darauf ankommt, diese in Bilder und Ausdrücke zu fassen, ohne irgendwelche Rücksicht auf die Mitteilbarkeit derselben. Damit haben sie zwar den Anschluß an die Neuzeit verpaßt, aber dennoch das große Verdienst erworben, eine Art Phänomenologie des Unbewußten lange vor aller Psychologie zuwegegebracht zu haben. Wir, als die Erben dieser Reichtümer, haben es nicht leicht, uns dieses Erbteils zu erfreuen. Aber wir können uns damit trösten, daß die alten Meister einander auch nicht oder nur mit Mühe verstanden haben. So sagt der Autor des «*Rosarium*», daß die «antiqui Philosophi tam obscure quam confuse scripserunt», so daß sie die Forscher getäuscht oder gar abgeschreckt hätten. Er aber werde dem Leser das «experimentum verissimum» deutlich vor Augen führen und «aufs sicherste und menschlichste» offenbar machen[18], und schreibt dann genau so, wie alle anderen vor ihm. Das mußte auch so sein, weil die Alchemisten gar nicht wußten, wovon sie eigentlich schrieben. Ob wir das heutzutage wissen, scheint mir nicht ganz sicher. Immerhin glauben wir nicht mehr, daß das Geheimnis in der che-

innerlich durchschaut und erkennt.) Das *Rosarium* (*Artis auriferae* II, p. 230) erklärt: «Ego non dixi omnia apparentia et necessaria in hoc opere, quia sunt aliqua quae non licet homini loqui.» (Ich habe nicht alles erklärt, was erscheint und nötig ist in diesem Werk, da es Dinge gibt, über die man nicht zu einem Menschen sprechen soll.) «Talis materia debet tradi mystice, sicut poësis fabulose et parabolice.» (Solche Dinge müssen mystisch überliefert werden, ähnlich wie die Dichtkunst in Fabeln und Parabeln spricht.) (l. c., p. 274). – HENRICUS KHUNRATH, *Von hylealischen*, ..., p. 21, erwähnt den Satz: «Arcana publicata vilescunt.» ANDREAE hat diese Worte in seinem Motto zur *Chymischen Hochzeit* benutzt. ABU'L QASIM, bekannt als AL-IRAQI, sagt in seinem *Book of the Seven Climes*, p. 410, von der Lehrweise des Jābir Ibn Hayyān: «Then he spoke enigmatically concerning the composition of the External and the Internal... Then he spoke darkly... that in the External there is no complete tincture and that the complete tincture is to be found only in the Internal. Then he spoke darkly... saying, Verily we have made the External nothing more than a veil over the Internal... that the Internal is like this and like that and that he did not cease from this kind of behaviour until he had completely confused all except the most quick-witted of his pupils...» – WEI PO-YANG (ca. 142 n. Chr.) sagt: «It would be a great sin on my part not to transmit the Tao which would otherwise be lost to the world forever. I shall not write on silk lest the divine secret be unwittingly spread abroad. In hesitation I sigh... (p. 243.)

[18] Vgl. *Artis auriferae* II, p. 205.

mischen Materie liegt, sondern vielmehr in einem gewissen, dunkeln Hintergrund der Psyche, von dem wir allerdings auch nicht wissen, woraus er eigentlich besteht. Es werden wohl einige hundert Jahre wieder vergehen müssen, bis man eine neue Dunkelheit entdeckt, aus der das kommt, was man nicht versteht und doch mit äußerster Gewißheit als etwas Wirkendes empfindet.

Es ist für das alchemistische Denken kein Widerspruch, wenn das Diadem 498
das eine Mal mit dem «Bodensatz» verglichen wird, das andere Mal aber himmlischen Ursprungs ist. Es geht eben nach der Regel der «*Tabula smaragdina*»: «Quod est inferius, est sicut quod est superius. Et quod est superius, est sicut quod est inferius[19].» Das alchemistische Unterschiedsbewußtsein ist noch nicht so geschärft wie das moderne; es ist sogar deutlich stumpfer als das zeitgenössische, scholastische Denken. Diese anscheinende Regression erklärt sich nicht etwa aus einer besonderen geistigen Rückständigkeit der Alchemisten, sondern vielmehr aus dem Umstand, daß der Nachdruck ihres Interesses auf dem Unbewußten liegt und gar nicht etwa, wie bei dem scharfen, scholastischen Begriffsdenken, auf der Diskrimination und Formulierung. Sie sind zufrieden, wenn sie wieder irgendwelche Ausdrücke, welche das empfundene Geheimnis aufs neue umreißen, gefunden haben. Wie diese dann sich zueinander verhalten, beziehungsweise wie sie sich gegenseitig unterscheiden, ist von geringerem Interesse, denn die Alchemisten setzen eigentlich nicht voraus, daß man aus ihren Anschauungsbegriffen ihre Kunst rekonstruieren könne, sondern sie gehen vielmehr von der Annahme aus, daß jeder, der sich der Kunst naht, auch bereits vom Geheimnis fasziniert sei und davon eine deutliche Empfindung respektive Ahnung besitze oder gar von Gott dazu erwählt und bestimmt sei. So sagt das «*Rosarium*», indem es HORTULANUS[20] zitiert: «Solus ille, qui scit facere lapidem Philosophorum, intelligit verba eorum de lapide»[21]. Vor dem Auge des erleuchteten Philosophen löst sich die Dunkelheit der Symbolik auf. So sagt HORTULANUS: «Nihil enim prodest occultatio philosophorum in sermonibus, ubi doctrina Spiritus sancti operatur[22]».

[19] [Das, was unten ist, ist gleichsam auch zuoberst. Und das, was oben ist, ist gleichsam auch zuunterst.] Die Parallele dazu ist die paradoxale Beziehung von Malchuth, dem untersten, zu Kether, dem obersten, wie oben erwähnt (vgl. Anm. 16 oben).

[20] Er soll mit JOANNES DE GARLANDIA (zweite Hälfte des 12. und Anfang des 13. Jh.) identisch sein. Von ihm stammt der *Commentarius in Tabulam smaragdinam* (*De alchemia*, p. 364).

[21] *Artis auriferae* II, p. 270 (Einzig jener, der weiß, wie man den Stein der Weisen macht, versteht ihre {der Philosophen} Worte über den Stein).

[22] Vgl. p. 365 (Die Geheimhaltung in den Worten des Philosophen nützt nichts, wo die Lehre des Heiligen Geistes am Werke ist). Da die Alchemisten als «Philosophen» Empiriker der Seele

499 Der mangelnden Diskrimination von corpus und spiritus kommt in diesem Fall allerdings auch die Annahme entgegen, daß durch die vorausgegangene mortificatio und sublimatio der Körper quintessentialische, das heißt spirituelle Form angenommen habe und sich infolgedessen als ein corpus mundum (reiner Körper) nicht mehr allzusehr vom Geiste unterscheide und daher diesen wohl beherbergen möge, beziehungsweise sogar wieder zu sich herabziehen könne[23]. Aus allen diesen Vorstellungen geht hervor, daß nicht nur die coniunctio, sondern auch die Wiederbeseelung des sogenannten Körpers ein durchaus jenseitiges Geschehen ist, mithin ein Vorgang im psychischen Nicht-Ich. Daraus würde sich dessen Projizierbarkeit erklären, denn wenn er persönlicher Natur wäre, so hätte er wegen seiner Fähigkeit, ohne weiteres bewußt zu werden, seine Projizierbarkeit in höherem Maße eingebüßt. Auf alle Fälle hätte sie nicht dazu ausgereicht, eine Projektion in die tote Materie, die ja der äußerste Gegensatz zur lebendigen Psyche ist, zustandezubringen. Der Projektionsträger ist nämlich, wie die Erfahrung zeigt, kein x-beliebiger Gegenstand, sondern stets einer, der sich der Natur des zu projizierenden Inhaltes adäquat erweist, beziehungsweise der aufzuhängenden Sache einen entsprechenden Haken anbietet[24].

500 Vermöge der Projektion reicht der an sich transzendentale Vorgang in die Wirklichkeit, indem er die bewußte und persönliche Psyche in heftigste Mitleidenschaft zieht. Daraus entsteht aber eine Inflation, bei der es dann deutlich wird, daß die coniunctio ein Hierosgamos der Götter und nicht die Liebesaffäre der Sterblichen ist. Dies ist sehr fein angedeutet in der «*Chymischen Hochzeit*», wo Rosencreutz, der Held des Dramas, nur ein Gast beim Feste ist und sich, verbotenerweise nur, in die geheime Kammer der Venus einschleicht, um die nackte Schönheit der Schlafenden zu bewundern. Zur Strafe für diese Einmischung wird er von Cupido mit dem Pfeil an der Hand verletzt[25]. Sein eigentlicher geheimer Zusammenhang mit der königlichen Hochzeit wird nur am

sind, so ist ihre Begriffssprache, wie beim Empirismus überhaupt, gegenüber der Erfahrung sekundär. Der Entdecker ist selten zugleich auch der Klassifikator.

[23] So sagt DORNEUS: «Spagirica foetura terrestris caelicam naturam induat per ascensum, et deinceps suo descensu centri naturam terreni recipiat» (*Theatrum chemicum* I, p. 409). (Die irdische, spagirische Geburt soll durch Aufstieg himmlische Natur, und dann durch ihren Abstieg die Natur des Erdzentrums annehmen).

[24] Aus diesem Umstand erklärt sich auch, warum die Projektion meist nicht ohne Einfluß auf den Projektionsträger bleibt. Und diese letztere Tatsache erklärt wiederum, wieso sich die Alchemisten von der «Projektion» des Steines eine Veränderung der unedlen Materie versprachen.

[25] Bei den Alchemisten ist dies das «telum passionis» des Mercurius.

Schluß flüchtig angedeutet. Der König macht Rosencreutz gegenüber die Anspielung: «Ich (Rosencreutz) wer (wäre) sein Vatter[26].» ANDREAE, der Verfasser, muß ein witziger Mann gewesen sein, der sich hier mit Humor aus der Affäre zu ziehen versucht. Er deutet damit nämlich an, daß er selber der Erzeuger seiner Gestalten sei und läßt sich dies vom König bestätigen. Die freiwillig angebotene Information über die Vaterschaft dieses Kindes ist der wohlbekannte Versuch eines schöpferischen Menschen, das Prestige seiner Ichpersönlichkeit vor der Befürchtung zu retten, daß er auch das Opfer seines dem Unbewußten entquellenden Schöpferdranges sei. GOETHE hat sich dem Griff des «*Faust*», des «Hauptgeschäftes», längst nicht so leicht entziehen können. (Kleinere Leute haben eben mehr Bedürfnis nach Größe, darum müssen sie die anderen mehr meinen machen.) ANDREAE war natürlich vom Geheimnis der Kunst ebenso sehr erfaßt wie alle Alchemisten; das beweist sein ernsthafter Versuch, den Rosenkreuzerorden zu gründen, und es waren wohl hauptsächlich Zweckmäßigkeitsgründe seiner geistlichen Stellung, welche ihn zu seiner späteren Distanzierung veranlaßten[27].

Wenn es überhaupt ein Unbewußtes gibt, das nicht persönlich ist, das heißt 501
nicht aus individuell erworbenen (vergessenen, subliminal wahrgenommenen, verdrängten) Inhalten besteht, dann muß es auch Vorgänge in diesem Nicht-Ich geben, spontane archetypische Ereignisse, die das Bewußtsein nur in deren Projektion wahrnehmen kann. Es ist das Urfremde und zugleich Urbekannte, von dem eine bedeutende Faszination ausgeht. Es verblendet und erleuchtet zugleich. Es zieht an und ist angsterregend in einem. Es tritt in Phantasien, Träumen, Wahnvorstellungen und in gewissen religiös-ekstatischen Zuständen auf[28]. Die coniunctio gehört zu diesen Archetypen. Die assimilierende Kraft des Archetypus erklärt nicht nur die große Verbreitung dieses Motives, sondern auch die leidenschaftliche Intensität, mit der es vom Individuum, oft gegen alle Vernunft und Einsicht, Besitz ergreift. Zu den Peripetien des Coniunctiophänomens gehören auch die Vorgänge, die in unseren letzten Bildern geschildert sind. Es handelt sich um die Nachwirkungen des Zusammenkommens der Ge-

[26] CHRISTIANI ROSENCREUTZ, *Chymische Hochzeit*, Anno 1459. Arcana publicata vilescunt et gratiam prophanata amittunt. Straßburg, Zetzner 1616. Die Datierung «anno 1459» ist bewußte Irreführung.

[27] A. E. WAITE, *The Real History of the Rosicrucians*.

[28] Auch Intoxikationen, die deliriöse Zustände veranlassen, können es auslösen. In primitiven Riten wird dazu besonders Datura und Peyotl (Anhalonia Lewinii) gebraucht. Siehe HASTINGS, IV, 735 f.

gensätze, welche in ihrer Vereinigung die bewußte Persönlichkeit einbezogen haben. Die extreme Folge davon ist eine Auflösung des Ich im Unbewußten, also etwas wie ein Tod. Diese Folge tritt ein wegen der relativen Identität des Ich mit den unbewußten Faktoren, der sogenannten *Kontamination*. Dies ist die vom Alchemisten empfundene *immunditia*, die Unreinlichkeit. Er deutet sie als eine Verunreinigung der transzendenten Faktoren durch den dichten und schweren Körper, der darum der Sublimation unterworfen werden muß. Psychologisch aber ist der Körper der Ausdruck unserer individuellen und bewußten Existenz, die wir als vom Unbewußten überschwemmt oder vergiftet empfinden. Wir versuchen daher, das Ichbewußtsein vom Unbewußten abzutrennen und uns aus dieser gefährlichen Umarmung zu befreien. Die Macht des Unbewußten wird als etwas Bedenkliches gefürchtet. Dieses Gefühl ist durch die Tatsachen allerdings nur zum Teil gerechtfertigt, denn wir wissen andererseits, daß das Unbewußte auch günstiger Wirkungen fähig ist. Welche Wirkung es hat, hängt nämlich in hohem Maße von der Einstellung des Bewußtseins ab.

502 Die mundificatio (Reinigung) bedeutet daher so viel als eine Diskrimination des Vermischten, nämlich der coincidentia oppositorum, in die das Individuum einbezogen ist. Der vernünftige Mensch dieser Welt hat sich zu unterscheiden von dem, was er sozusagen «in der Ewigkeit» ist. Als einmaliges Individuum stellt er eben auch den «Menschen» schlechthin dar und nimmt an allem teil, was das kollektive Unbewußte bewegt. Mit anderen Worten: Die «ewigen» Wahrheiten werden zu gefährlichen Störungen, wenn sie das einmalige Ich unterdrücken und auf dessen Kosten und zu dessen Schaden leben. Wenn unsere Psychologie, gezwungen durch die besonderen Umstände ihres Erfahrungsmaterials, die Bedeutung des Unbewußten hervorheben muß, so bedeutet dies keineswegs, daß damit die Wichtigkeit des Bewußtseins heruntergesetzt wird. Nur dessen einseitige und übertriebene Geltung soll durch eine gewisse Relativierung eingeschränkt werden. Aber die Relativierung ihrerseits darf nicht so weit gehen, daß die Faszination durch die archetypischen Wahrheiten das Ich überwältigt. Das Ich lebt in Raum und Zeit und muß deren Gesetzen angepaßt sein, soll es überhaupt existieren. Wird es aber ans Unbewußte dermaßen assimiliert, daß alle Entscheidung bei diesem liegt, dann ist es erstickt, und es ist nichts mehr da, worein das Unbewußte integriert oder worin es realisiert werden könnte. Die Unterscheidung des empirischen Ich vom «ewigen» und universalen Menschen ist daher von schlechthin vitaler Bedeutung, namentlich in unseren Tagen, wo die Vermassung der Persönlichkeit bedrohliche Fortschritte macht. Vermassung kommt nämlich nicht nur von außen, sondern auch von in-

nen, vom kollektiven Unbewußten. Nach außen war ein Schutz durch die «droits de l'homme» gewährleistet, welche gegenwärtig der größere Teil Europas verloren hat[29], und wo sie noch nicht verloren wurden, da sind ebenso mächtige als naive politische Parteien am Werke, welche ihr bestes Bemühen drauf richten, die ewigen Menschenrechte zu unterhöhlen und zu Gunsten des ergastulum-(Sklavenstall-)Daseins zu eliminieren mittels des Lockvogels der sozialen Sicherheit. Gegen die Dämonie des Innern schützt die Form der Kirche, solange sie die Autorität besitzt. Schutz und Sicherheit sind aber nur so lange wertvoll, als sie ihrerseits das Leben nicht übermäßig beengen, und ebenso ist die Überlegenheit des Bewußtseins nur so lange wünschenswert, als nicht zuviel Leben dadurch unterdrückt und ausgeschlossen wird. Immer ist das Leben eine Fahrt zwischen Skylla und Charybdis.

Der Unterscheidungsprozeß zwischen Ich und Unbewußtem[30] entspricht der 503
mundificatio, und wie diese die Bedingung dafür ist, daß die Seele wieder in den Körper herunterkommen kann, so ist auch der Körper unerläßlich, soll das Unbewußte keine destruktiven Wirkungen auf das Ichbewußtsein haben. Der Körper nämlich gibt der Persönlichkeit die Beschränkung. *Die Integration des Unbewußten ist aber nur möglich, wenn das Ich standhält.* Was daher dem Alchemisten als erstrebenswert erscheint, nämlich die Vereinigung des corpus mundum (reinen Körpers) mit seiner Seele, erscheint auch dem Psychologen so, wenn es ihm zuvor gelungen ist, das Ichbewußtsein von der Kontamination mit dem Unbewußten zu befreien. In der Alchemie geschieht die Reinigung durch vielfache Destillation, in der Psychologie durch eine ebenso gründliche Scheidung des gewöhnlichen Ichmenschen von allen inflationistischen Beimischungen des Unbewußten. Diese Aufgabe bedeutet eine minutiöse Gewissensprüfung und Selbsterziehung, welche derjenige, der sie selbst geleistet hat, auch einem anderen vermitteln kann. Wie der Alchemist das corpus in den höchsten Graden des Feuers von allen superfluitates reinigt und den Mercurius «von einem Brautgemach ins andere quält», so ist auch der psychologische Unterscheidungsprozeß keine leichte Arbeit, sondern erfordert ausdauernde Geduld. Eine solche Auseinandersetzung ist, wie die alchemistische Symbolik dartut, gar nicht möglich ohne Beziehung zu einem menschlichen Gegenüber. Eine allgemeine, akademische «Einsicht in seine Fehler» ist wirkungslos, denn dabei treten die Fehler gar

[29] Da diese Schrift 1943 verfaßt wurde, lasse ich diesen Satz in der Hoffnung auf eine bessere Welt in seiner ursprünglichen Fassung stehen.

[30] Meine Schrift *Die Beziehungen zwischen dem Ich und dem Unbewußten* [GW VII] beschäftigt sich mit diesem Unterscheidungsprozeß.

nicht wirklich auf, sondern nur deren Vorstellung. Sie werden aber akut, wo sie in der Beziehung zum Mitmenschen wirklich hervortreten und einem selbst sowohl wie dem anderen merkbar werden. Da erst können sie wirklich empfunden und in ihrer wahren Natur erkannt werden. So wirkt auch das Geständnis, das man sich selber macht, meist wenig oder gar nicht, wogegen es, wenn es einem anderen gegenüber geschieht, viel mehr Wirkung erwarten läßt.

504 Die «Seele», die sich mit dem corpus wieder vereinigt, ist das Eine der Zwei, als vinculum (Band), das beiden gemeinsam ist[31]. Die Seele erscheint daher als Inbegriff von Beziehung. Als Repräsentantin des kollektiven Unbewußten hat die psychologische Anima ebenfalls die Eigenschaft des «Kollektiven». Das kollektive Unbewußte ist ein Selbstverständliches, allgemein Vorhandenes und verursacht daher, wo immer es auftritt, eine unbewußte Identität, respektive «participation mystique». Sofern die bewußte Persönlichkeit darin gefangen ist und gegen das Einbezogensein keinen Widerstand leistet, so personifiziert sich die Bezogenheit als Anima (zum Beispiel im Traum) als eine relativ autonome Teilpersönlichkeit, die hauptsächlich störende Wirkungen entfaltet. Wenn aber durch eine lange und gründliche Kritik und Auflösung der Projektionen eine Unterscheidung zwischen dem Ich und dem Unbewußten durchgeführt worden ist, dann hört die Anima allmählich auf, eine autonome Persönlichkeit zu sein. Sie wird nunmehr zur Beziehungsfunktion zwischen dem Bewußtsein und dem Unbewußten. Solange sie projiziert ist, veranlaßt sie durch Illusionen aller Art endlose Verwicklungen in Menschen und Dinge. Durch die Zurücknahme ihrer Projektion wird sie wieder zu dem, was sie vorher war, nämlich zu einem archetypischen Bild, welches an der richtigen Stelle zum Vorteil des Individuums funktioniert. Zwischen Ich und Welt ist sie eine schillernde Shakti, die den Schleier der Maya wirkt und tanzend die Verblendung alles Seins erzeugt. Zwischen dem Ich und dem Unbewußten aber wird die Anima zur Gundlage göttlicher und halbgöttlicher Figuren, von der antiken Göttin bis zu Maria, von der Gralsbotin bis zur Heiligen[32]. Die *unbewußte* Anima ist ein ausgesprochen beziehungsloses und autoerotisches Wesen, welches nichts sucht außer der totalen Besitzergreifung des Individuums, wodurch ein Mann in seltsamer und ungünstiger Weise verweiblicht wird. Dies zeigt sich in einer launischen, unbeherrschten Disposition, welche allmählich auch die bis dahin verläßlichen und

[31] Vgl. *Tractatus Aristotelis* (*Artis auriferae* I, p. 371).

[32] Ein gutes Beispiel hiefür bei ANGELUS SILESIUS, Bd. III, p. 238: «Ach Freude! Gott wird Mensch und ist auch schon geboren! / Wo da? In mir: er hat zur Mutter mich erkoren. / Wie gehet es dann zu? Maria ist die Seel, / Das Krippelein mein Herz, der Leib, der ist die Höhl, ..»

vernünftigen Funktionen, zum Beispiel den Verstand, verdirbt, indem sie Gedanken und Meinungen erzeugt, wie man sie an animusbesessenen Frauen mit Recht tadelt[33].

Ich muß schon hier hervorheben, daß für die weibliche Psychologie wesentlich andere Formulierungen gelten, da wir es dort an entsprechender Stelle nicht mit einer Beziehungsfunktion, sondern im Gegenteil mit einer unterscheidenden Funktion, nämlich dem Animus, zu tun haben. Als eine Philosophie war die Alchemie allerdings in erster Linie eine männliche Präokkupation, infolgedessen fallen ihre Formulierungen hauptsächlich männlich aus. Aber es ist nicht zu übersehen, daß das weibliche Element in derselben insofern eine gewisse Bedeutung hat, als schon in deren alexandrinischen Anfängen Philosophinnen beglaubigt sind, wie THEOSEBEIA[34], die soror mystica des ZOSIMOS, PAPHNUTIA und MARIA PROPHETISSA. Aus späterer Zeit kennen wir das Alchemistenpaar NICOLAS FLAMEL und PERONELLE. Der «*Mutus Liber*» von 1677 schildert das opus als von Mann und Frau gemeinsam ausgeführt[35], und schließlich haben wir im 19. Jahrhundert noch das englische Alchemistenpaar, THOMAS SOUTH und seine Tochter, die spätere Mrs. ATWOOD. Nachdem sich die beiden längere Zeit mit dem Studium der Alchemie beschäftigt hatten, beschlossen sie, ihre Einsichten und Erfahrungen in schriftlicher Form niederzulegen. Zu diesem Behufe trennten sie sich, indem der Vater in einem Teil des Hauses, die Tochter aber in einem anderen Teil arbeitete. Sie schrieb ein dickes, gelehrtes Buch, er aber machte Verse. Sie war zuerst fertig und ließ das Buch drucken. Kaum war es aber herausgegeben, wurde der Vater von Skrupeln befallen, sie hätten am Ende das große Geheimnis verraten. Es gelang ihm, seine Tochter zu überreden, das Buch zurückzuziehen und zu vernichten. Er opferte sein poetisches Werk ebenfalls. Es sind nur wenige Zeilen davon in ihrem Buch erhalten, von dem nicht mehr alle Exemplare zurückgerufen werden konnten. Erst nach ihrem Tode[36] wurde ein Neudruck (1920) veranstaltet[37]. Ich habe das Buch gelesen: es 505

[33] Auch der Animus der Frau hat eine ähnliche illusionserzeugende Wirkung, nur besteht sie hier in einer Art von Lehrmeinungen und Vorurteilen, die nicht selber erdacht, sondern von irgendwoher übernommen wurden.

[34] Die Euthicia des Traktates *Rosinus ad Sarratantam* (*Artis auriferae* I).

[35] Der *Mutus Liber* ist reproduziert als Anhang zu MANGETUS, *Bibliotheca chemica curiosa*, 1702 (Abb. siehe *Psychologie und Alchemie*). Es gibt auch einen modernen Neudruck. Als Alchemistenpaar wären auch JOHN PORDAGE und JANE LEADE anzusprechen (17. Jh.).

[36] Sie lebte 1817–1910.

[37] M. A. ATWOOD

werden darin keine Geheimnisse verraten. Es ist noch ganz mittelalterlich mit theosophischen Erklärungsversuchen als Konzession an den Synkretismus der Neuzeit.

506 Ein bemerkenswerter Beitrag zur Rolle der weiblichen Psychologie in der Alchemie findet sich in einem Brief des englischen Theologen und Alchemisten PORDAGE[38] an seine soror mystica JANE LEADE[39], in welchem er ihr geistige Anweisung gibt in bezug auf das opus:

507 «Dieser heilige Ofen, diß Balneum Mariae, diese gläserne Phiole, dieser geheime Ofen, ist der Ort, die Matrix oder Behrmutter, und das Centrum, woraus die göttliche Tinctur hervorquillet, aufwallet und ihren Ursprung hat. Des Orts oder der Stette, da die Tinctur ihre Wohnung und Aufenthalt hat, hab ich nicht nöthig zu gedencken, noch seinen Nahmen zu nennen, sondern ermahne Euch nur im Grunde anzuklopfen. Salomon sagt uns in seinem Hohenliede, daß ihre innere Wohnung nicht ferne vom Nabel sey, welcher einem runden Becher gleich, der mit dem heiligen Liquore der reinen Tinctur angefüllt ist[40]. Das Feuer der Philosophen kennet Ihr, dieses war der Schlüssel, welchen sie verborgen hielten... Das Feuer ist das Liebe-Feuer-Leben, so aus der Göttlichen Venere, oder Liebe Gottes, ausfleust, des Martis Feuer ist zu hitzig, zu scharff und zu grimmig, so daß die Materia vertrucknen und verbrennen würde: dannenhero allein das Liebe-Feuer der Veneris die Eigenschafften des rechten wahren Feuers hat.

508 Diese wahre Philosophie wird Euch lehren, wie Ihr Euch selbsten erkennen sollet, und so Ihr Euch selbsten recht erkennet, so werdet Ihr auch die reine Natur erkennen; denn die reine Natur ist in Euch selbsten. Und wenn Ihr die reine Natur, die eure, von aller bösen sündlichen Selbheit befreyte, wahre Selbstheit ist, erkennet, alsdann erkennet Ihr auch Gott; weil die Gottheit in der reinen Natur, als ein Kern in der Nußschaale verborgen und eingewickelt ist... Die wahre Philosophie wird Euch lehren, wer der Vatter, und wer die Mutter dieses magischen Kindes?... Der Vatter dieses Kindes ist Mars, er ist das Feuer-Leben, das von Marte, als des Vatters Eigenschafft ausgeht. Seine Mutter ist die Venus, die das sanffte Liebe-Feuer ist, und von des Sohnes Eigenschafft ausgehet. Allhier sehet Ihr Männlein und Weiblein, den Mann und das Weib, die Braut und den

[38] JOHN PORDAGE (1607–1681) hat in Oxford Theologie und Medizin studiert. Er war ein Anhänger JACOB BÖHMES und dessen alchemistisch gefärbter Theosophie und erwarb sich astrologische und alechmistische Kenntnisse. Eine Hauptrolle in seiner mystischen Philosophie spielt die Sophia («Sie ist meine göttliche, ewige, wesentliche Selbständigkeit. Sie ist mein Rad, inwendig in meinem Rade...», *Sophia*, p. 21).

[39] Der Brief ist abgedruckt in ROTH-SCHOLTZ, I, p. 569 ff. Die erste deutsche Ausgabe (*Philosophisches Send-Schreiben vom Stein der Weißheit*) scheint in Amsterdam 1698 herausgekommen zu sein.

[40] Eine der beliebten Anspielungen auf das *Hohelied* 7, 3: «Dein Schoß ist wie ein runder Becher, dem nimmer Getränk mangeln.» (Lutherbibel). Vgl. auch *Aurora consurgens* I, Cap. 12.

Bräutigam, die erste Hochzeit oder Vermählung Galilaeae, in den Eigenschafften und Gestalten der Natur, welche zwischen Mars und Venus geschicht, wenn sie aus ihrem Stande des Abfalls wiederkehren. Mars, oder der Ehemann, muß ein göttlicher Mann werden, anders wird ihn die reine Venus nicht ehlichen, noch ins heilige Ehe-Bett einnehmen. Venus muß eine reine Jungfrau, ein jungfräulich Weib werden, anders wird sie der zornige eyfersüchtige Mars im Zorn-Feuer nicht ehlichen, noch mit ihr in Vereinigung leben; sondern an statt der Einigkeit und Harmonie, lauter Streit, Eyfersucht, Zwietracht und Feindschafft unter den Eigenschafften der Natur seyn.

So Ihr demnach eine gelehrte Artistin zu werden gedencket, so sehet Euch mit Ernste 509
nach der Vereinigung Eures eignen Martis und Veneris um, damit das ehliche Band recht geknüpfft, und die Vermählung zwischen ihnen würcklich vollzogen werde. Ihr müßt wohl zusehen, daß sie im Bette ihrer Einigkeit beysammen liegen, und in süßer Harmonie leben, alsdenn wird Jungfrau Venus in Euch ihre Perle, ihren Wasser-Geist hergeben, des Martis Feuer-Geist zu sänfftigen, und des Martis Zorn-Feuer wird sich in Liebe und Sanfftmuth gantz willig in der Veneris Liebes-Feuer einsencken, und sich also beyder Eigenschafften, als Feuer und Wasser, mit einander mischen, vereinbahren und ineinander fließen; aus deren Einigkeit und Vereinigung die erste Empfängnuß der magischen Gebuhrt, welche man Tinctur, die Liebes-Feuer-Tinctur nennet, und aufgehen wird. Ob nun wohl die Tinctur in der Behrmutter Eurer Menschheit empfangen und zum Leben erweckt ist, so ist doch noch große Gefahr darbey, und zu befürchten, daß sie, weil sie noch im Leibe oder Behrmutter ist, oder ehe sie recht zeitig und ans Licht gebracht wird, noch verwahrloset werden möge. Solchem nach nun müßt Ihr Euch nach einer guten Kinds-Wärterin umsehen, die ihro in ihrer Kindheit wohl wahrnehme, und ihro recht pflege: und solche muß Euer eigen rein Gemüth, und Euer eigner jungfräulicher Wille seyn.»

Die rechte Nahrung des Kindes sei das «Liebe-Feuer der Veneris» und nicht das 510
«Zorn-Feuer Martis», welches das Kind «ersticken und tödten» würde. Nachdem es richtig ernährt worden, «muß diß Kind, diß tingierende Leben in den Eigenschafften der Natur angefochten, geprüfft und versucht werden; darbey sich denn wieder große Sorge und Gefahr ereignet; angesehen es im Leibe und Behrmutter der Versuchung Schaden leiden, und Ihr also um die Geburt kommen möget. Denn allhier muß die zarte Tinctur, diß zarte Kind des Lebens in die Gestalten und Eigenschafften der Natur hinabsteigen, daß es leyden und die Versuchung erdulten und bestehen mag; es muß nothwendig in die Göttliche Finsternuß, in den finstern Saturnum hinabsteigen, worinnen kein Licht des Lebens gesehen wird: allda innen muß es gefangen gehalten, und mit den Ketten der Finsternuß gebunden werden, und muß von der Speise leben, die ihm der stachlichte Mercurius zu essen geben wird; welche der Göttlichen Lebens-Tinctur anders nichts, als Staub und Asche, als Gifft und Galle, als Feuer und Schweffel ist. Es muß in den grimmigen zornigen Martem eingehen, von welchem es (wie Jonae im Bauche der Höllen geschah) verschlungen werden, und den Fluch des Zorns Gottes empfinden; auch von Lu-

cifer und Millionen Teuffeln, die in des Zorn-Feuers Eigenschafft wohnen, versucht werden muß. Und allhier siehet der Göttliche Artista in diesem Philosophischen Wercke die erste Farbe, worinne die Tinctur nunmehro in ihrer Schwärtze erscheinet, es ist die schwärtzeste Schwärtze; die gelehrten Philosophi nennen sie ihre schwartze Krähe, oder ihren schwartzen Raben, oder auch die gesegnete und seelige Schwärtze; denn in der Finsternuß dieser Schwärtze ist in Saturni Eigenschafft das Licht der Lichter verborgen; und in diesem Gifft und Galle ist im Mercurio die allerköstlichste Artzney wider den Gifft, das Leben des Lebens, verborgen: Und im Grimm oder Zorne und Fluche Martis ist die gesegnete Tinctur verborgen.

511 Allhier dünckt den Artisten, es seye alle seine Arbeit verlohren. Was ist nun aus der Tinctur geworden? Hier ist nichts, so zum Vorscheine kömmt, das zu sehen, zu erkennen, oder zu schmecken ist, als Finsternuß, als der peinlichste Tod, als ein Höllisch, ängstlich Feuer, nichts als Zorn und Fluch Gottes, siehet aber nicht, daß in dieser Putrefaction oder Auflößung und Zerstöhrung der Tinctur des Lebens, daß allhier in dieser Finsternuß Licht, in diesem Tode Leben, in diesem Grimm und Zorn die Liebe, und in diesem Gifft die höchste und kostbarste Tinctur und Artzney wieder alles Gifft und Kranckheit sey.

512 Die alten Philosophi nennten diß Werck oder Arbeit, ihre Descension, ihre Cineration, ihre Pulverisation, ihren Tod, ihre Putrefaction der Materie des Steins, ihre Corruption, ihr Caput mortuum. Diese Schwärtze, oder schwartze Farbe, nun müßt Ihr nicht verachten, sondern in Gedult, in Leydsamkeit und in Stille drinnen aushalten, biß ihre vierzig Tage der Versuchung vorüber, biß die Tage ihrer Leyden vollendet sind, alsdann wird der Saame des Lebens sich selbsten zum Leben erwecken, auferstehen, sich sublimiren oder verherrlichen, sich selbsten in weiß verwandeln, sich selbsten reinigen und heiligen, sich selbsten die Röthe geben, d.i. sich selbsten verklären und figiren. Dannenhero wenn diß Werck so weit gebracht, es eine leichte Arbeit ist: denn die gelehrten Philosophi sagten, daß alsdenn das Machen des Steins ein Weiber-Werck und Kinder-Spiel wäre. So daß, wenn der menschliche Wille übergeben oder gelassen, Leydend, still und als ein todtes Nichts worden, alsdenn die Tinctur alles in uns und für uns thun und würcken wird; wenn wir von allen unsern Gedanken, Bewegungen und Einbildungen still stehen, oder feyren und ruhen können. Aber wie schwer, hart und sauer kömmt diß Werck den menschlichen Willen an, biß er zu dieser Gestalt gebracht werden kan, daß er also still und gelassen stehen möge, wenn alle Feuer ihn zu sichten loß gelassen werden, und alle Versuchungs-Arten auf ihn anstürmen!

513 Hier ist, wie Ihr sehet, große Gefahr, und kan die Tinctur des Lebens gar leicht verwahrlost, und die Frucht im Mutterleibe verderbt werden, wenn sie also von so manchen Teuffeln und von so manchen versuchenden Essentien von allen Seiten umringt und angefochten wird. So sie aber diese Feuer-Probe und schwere Versuchung aushalten oder bestehen kan, und den Sieg darvon bringet: Alsdann werdet Ihr den Anfang ihrer Auferstehung aus der Hölle, Sünde, Tod und aus dem Grabe der Sterblichkeit, und zwar zu

erst in Veneris Eigenschafft erscheinen sehen: denn alsdenn wird die Tinctur des Lebens aus dem Gefängnuß des finstern Saturni, durch die Hölle des gifftigen Mercurii, und durch den Fluch und peinlichen Tod des in Marte brennenden und flammenden Zorns Gottes selbst mit Macht ausbrechen, und das sanffte Liebe-Feuer in Veneris Eigenschafft die Oberhand bekommen, und die Liebe-Feuer-Tinctur in der Regierung den Vorzug und Oberherrschafft haben. Und denn regirt allhier die Sanfftmuth und das Liebe-Feuer der göttlichen Veneris als Herr und König in und über allen Eigenschafften.

Nichts desto weniger ist allhier annoch Gefahr, daß das Werck des Steins gleichwohl 514
noch mißrathen möge. Darum muß der Artista noch warten, biß er die Tinctur mit ihrer andern, als mit der weißen Farbe und allerweißesten Weiße überkleidet siehet, welche er nach langer Geduld und Stille-seyn zu sehen erwartet; die auch würcklich erscheinet, wenn die Tinctur in lunarischer Eigenschafft empor steiget: angesehen Luna der Tinctur eine schöne Weiße, ja die allervollkommenste weiße Farbe, und einen helleuchtenden Glantz gibt. Und allhier ist die Finsternuß ins Licht, und der Tod ins Leben verwandelt. Und über dieser hellgläntzenden Weiße pflegt im Hertzen des Artisten Freude und Hoffnung aufzugehen, daß das Werk so glücklich vor sich gegangen und ausgefallen. Denn nunmehro offenbahret die weiße Farbe dem erleuchten Seelen-Auge Reinigkeit, Unschuld, Heiligkeit, Einfalt, Willens-Einheit, Himmlisch-Gesinntheit, Heiligkeit und Gerechtigkeit, wormit die Tinctur nunmehro über und über als mit einem Kleide, bekleidet ist: Sie ist hell wie der Mond, schön wie die Morgenröthe. Nunmehro erscheinet die göttliche Jungfrauschafft des tingirenden Lebens, und ist kein Fleck oder Runtzel, noch einiger Mackel mehr an ihr zu sehen.

Dieses Werck pflegten die Alten ihren weißen Schwan, ihre Albification, oder Weiß- 515
machung, ihre Sublimation, ihre Destillation, ihre Circulation, ihre Reinigung, ihre Scheidung, ihre Heiligung, und ihre Auferstehung zu nennen, weil die Tinctur wie ein hellgläntzend Silber weiß gemacht ist; Sie ist durch ihr öfters Absteigen in den Saturnum, Mercurium und Martem, und durch ihr öfters Wiederaufsteigen in die Venus und Lunam sublimiert oder erhöhet und verklärt. Diß ist ihre Distillation, ihr Balneum Mariae: weil durchs öfftere Distillieren des Wassers, Bluts und himmlischen Taues von der göttlichen Jungfrau Sophia die Tinctur in den Eigenschafften der Natur gereiniget, und durch die mannigfaltige Circulation des Ein-Aus- und Durchgehens der Eigenschafften und Gestalten der Natur, wie weiß hellgläntzend polirt Silber, weiß und rein gemacht ist. Und allhier ist alle Unreinigkeit der Schwärtze, aller Tod, Hölle, Fluch, Zorn und aller Gifft, die aus den Eigenschafften des Saturni, Mercurii und Martis aufsteigen, separirt und abgeschieden, daher sie es ihre Separation nennten, und wenn die Tinctur in Venere und Luna ihre Weiße und Glantz erreichet, nennten sie solches ihre Heiligung, ihre Reinigung und Weißmachung. Sie nennten es ihre Auferstehung; weil die Weiße hier aus der Schwärtze, und die göttliche Jungfrauschafft und Reinigkeit aus dem Giffte des Mercurii, und aus dem rothen feurigen Grimm und Zorne des Martis auferstehet.»

516 Zu der Weiße gibt Jupiter das Gelbe und Sol das Carmoisin, Scharlach, Granatrot, Rosinfarbene, Goldglänzende.

«Nunmehro ist der Stein figiert, das Elixir des Lebens bereitet, das Liebe Kind, oder das Kind der Liebe, gebohren, die neue Gebuhrt vollendet, und das Werck gantz und vollkommen ausgemacht. Fahr hin Fall, Hölle, Fluch, Tod, Drache, Thier und Schlange! Gute Nacht Sterblichkeit, Furcht, Trauren und Elend! Denn nun wird sich Erlösung, Heyl und Wiederbringung alles dessen, so verlohren war, von innen und außen wieder finden; weil Ihr nunmehro das große Secret und Geheimnuß der gantzen Welt habt; Ihr habt die Perle der Liebe; Ihr habt die unwandelbahre beständige Essenz der göttlichen Freude, worvon alle heilende Tugend und alle vermehrende Krafft herkömmt; worvon die würckende Krafft des Heiligen Geistes würcklich ausgehet. Ihr habt den Weibes-Saamen, welcher der Schlangen den Kopff zertretten hat. Ihr habt den Saamen der Jungfrau und das Blut der Jungfrau in einer Essenz und Eigenschafft.

517 O Wunder aller Wunder! Ihr habt die tingirende Tinctur, die Perle der Jungfrau, welche drey in einer Essenz oder Eingeschafft hat, sie hat Leib, Seele und Geist, sie hat Feuer, Licht und Freude, sie hat des Vatters Eigenschafft, sie hat des Sohns Eigenschafft, und hat auch des Heiligen Geistes Eigenschafft, und zwar alle diese dreye in einer fixen und beständigen Essenz und Wesen. Diß ist der Sohn der Jungfrau, diß ist Ihr Erstgebohrner, diß ist der edle Held, der Schlangentretter, und der den Drachen unter die Füße wirfft und zertritt... Denn nunmehro ist der Paradies-Mensch klar, als ein durchscheinend Glaß, in welchem die Göttliche Sonne durch und durch scheinet, als Gold, das durchaus hell, rein und klar, auch ohne allen Mackel oder Flecken ist. Die Seele ist nunmehro ein bestättigster seraphinischer Engel, sie mag sich selbsten zu einem Medico, Theologo, Astrologo, zu einem Göttlichen Mago machen, sie mag aus sich machen was sie will, auch thun und haben was sie will: weil alle Eigenschafften nur einen Willen in Einigkeit und Harmonie haben. Und derselbe einige Wille, ist Gottes ewiger unfehlbarer Wille; und nunmehro ist der Göttliche Mensch in seiner eignen Natur eins mit Gott worden[41].»

518 Dieser himmlische Mythus von Liebe, Jungfrau, Mutter und Kind mutet zwar recht weiblich an, ist aber in Wirklichkeit die archetypische Konzeption des männlichen Unbewußten, wobei die Jungfrau Sophia der Anima (in psychologischem Sinn) entspricht[42]. Sie ist, wie die Symbolik und die ungenügende Unterscheidung vom Sohn erweisen, zugleich der «paradiesische» beziehungsweise «göttliche» Mensch, das heißt das Selbst. Daß diese, damals noch

[41] Die letzten Sätze muten sehr wie die Lehren der «secta liberi spiritus» an, welche schon im 13. Jh. von den Beguinen und Beguarden ausging.

[42] PORDAGES Auffassung entspricht daher zwar einigermaßen der bewußten weiblichen Psychologie, nicht aber der unbewußten.

mystischen, Ideen und Gestalten so wenig differenziert sind, erklärt sich aus dem emotionalen Charakter der inneren Erlebnisse, die PORDAGE selber schildert[43]. Solche Erfahrungen lassen dem kritischen Verstand wenig Raum. Sie offenbaren aber die hinter der alchemistischen Symbolik verborgenen Vorgänge und bilden die Brücke zu den Erkenntnissen der modernen ärztlichen Psychologie. Leider besitzen wir keine Originaltraktate, die man mit genügender Sicherheit einer weiblichen Autorin zuschreiben könnte. Infolgedessen wissen wir nicht, was für eine alchemistische Symbolik aus der weiblichen Schau hervorgegangen wäre. Aus der modernen ärztlichen Erfahrung aber wissen wir, daß das weibliche Unbewußte eine Symbolik erzeugt, die sich zur männlichen in großen Zügen kompensatorisch verhält. Um mit PORDAGE zu reden, wäre das Leitmotiv weniger die milde Venus als vielmehr der feurige Mars, und weniger die Sophia als Hekate, Demeter und Persephoneia oder die mutterrechtliche, südindische Kali in ihrem helleren und dunkleren Aspekt[44].

In diesem Zusammenhang möchte ich auch auf die merkwürdige Darstellung der arbor philosophica im *Codex Ashburn* 1166 hinweisen[45]. Bei Adam, der vom Pfeil getroffen ist[46], wächst der Baum aus der Genitalgegend, bei Eva dagegen aus dem Kopf. Ihre Rechte verdeckt die Genitalgegend, die Linke dagegen weist auf einen Totenkopf. Das erste ist eine deutliche Anspielung darauf, daß das opus beim Mann mit dem *erotischen Aspekt* der Anima, das zweite, daß es bei der Frau mit dem Animus, als einer *Kopffunktion*, zu tun hat[47]. Die prima materia als Unbewußtes wird beim Mann durch die Anima (in ihrer unbewußten Form) dargestellt, bei der Frau dagegen durch den Animus (ebenfalls in seiner 519

[43] PORDAGE, *Sophia*, Cap. 1 ff.

[44] Es gibt aber ein modernes Werk, welches die weibliche Symbolwelt treffend schildert: ESTHER HARDING, *Woman's Mysteries*.

[45] Vgl. Abb. 131 und 135 *in Psychologie und Alchemie* [GW XII].

[46] Der Pfeil weist auf das «telum passionis» des Mercurius. (Siehe *Cantilena* RIPLAEI, p. 423.) Vgl. dazu *Der Geist Mercurius*, p. 121 f. [GW XIII, Paragr. 239 ff.]. Siehe auch BERNARD DE CLAIRVAUX, XXIX, 8: «Est et sagitta sermo Dei vivus et efficax et penetrabilior omni gladio ancipiti... Est etiam sagitta electa amor Christi, quae Mariae animam non modo confixit, sed etiam pertransivit, ut nullam in pectore virginali particulam vacuam amore relinqueret.» (Gottes Wort ist ein Pfeil; er ist lebendig und wirksam und durchdringender als ein zweischneidiges Schwert... Und auch die Liebe Christi ist ein auserlesener Pfeil, der Marias Seele nicht nur traf, sondern sie durchbohrte, so daß kein Teilchen in ihrem jungfräulichen Herzen frei von Liebe blieb).

[47] Vgl. hiezu z. B. auch das Märchen *Von der Frau, die zur Spinne wurde* in K. RASMUSSEN, p. 121 ff., und das sibirische Märchen (KUNIKE) Nr. 31 *Das Mädchen und der Schädel*, wo eine Frau jeweils einen Schädel heiratet.

unbewußten Form). Aus der prima materia wächst der Baum der Philosophen, die Entwicklung des Werkes. Auch in ihrem symbolischen Sinn genommen, stimmen die Bilder mit dem psychologischen Befund; indem Adam dann den Animus der Frau darstellt, welcher aus seinem membrum die «philosophischen» Gedanken erzeugt (die λόγοι σπερματικοί), Eva dagegen die Anima des Mannes, welche als sapientia oder σοφία die gedanklichen Inhalte des Werkes aus ihrem Kopf hervorgehen läßt.

520 Schließlich muß ich darauf hinweisen, daß auch das «*Rosarium*» eine Konzession an die weibliche Psychologie enthält, welche darin besteht, daß der ersten Bilderserie eine zweite, weniger vollständige, aber sonst analoge folgt, bei der zum Schluß nicht ein weibliches Wesen, wie in der ersten, die «Keyserin», «Tochter der Philosophen», sondern ein männliches, der «Keyser», erscheint. Das stärkere Hervortreten des weiblichen Elementes im rebis entspricht der vorherrschenden männlichen Psychologie. Die Anfügung des «Keysers» in der zweiten Version aber ist eine Konzession an die Frau (oder eventuell an das Bewußtsein des Mannes).

521 Der Animus ist in seiner ersten unbewußten Form spontane, unbeabsichtigte Meinungsbildung, die einen beherrschenden Einfluß auf das Gefühlsleben ausübt, die Anima dagegen eine spontane Gefühlsbildung mit nachfolgender Beeinflussung respektive Distorsion des Verstandes. («Sie hat ihm den Kopf verdreht.») Der Animus projiziert sich daher mit Vorliebe auf «geistige» Autoritäten und sonstige «Helden» (beispielsweise Tenöre, Künstler und Sportgrößen). Die Anima bemächtigt sich gerne des Unbewußten, Leeren, Frigiden, Hilflosen, Beziehungslosen, Dunkeln und Zweideutigen in der Frau. Das Inzestuöse spielt in beiden Fällen eine bedeutende Rolle, bei der jungen Frau der Vater, bei der älteren der Sohn, beim jungen Mann die Mutter, beim älteren die Tochter.

522 Die im opus zum Ichbewußtsein hinzutretende Seele hat also beim Mann das weibliche Vorzeichen, bei der Frau das männliche. Seine Anima sucht zu einigen und zu vereinen, ihr Animus will unterscheiden und erkennen. Dies ist ein strikter Gegensatz, der im rebis der Alchemisten als dem Symbol einer transzendenten Einheit eine coincidentia oppositorum darstellt; in der Bewußtseinswirklichkeit aber, die kraft der vorausgegangenen mundificatio von unbewußter Beimischung befreit ist, bedeutet er eine Konfliktsituation, auch wenn die bewußte Beziehung der beiden Individuen harmonisch ist. Wenn schon das Bewußtsein sich nicht mit der Tendenz des Unbewußten identifiziert, so ist es doch damit konfrontiert und muß sie irgendwie berücksichtigen, damit sie am Leben des Individuums Anteil hat, so beschwerlich dies auch sein mag. Wird

dem Unbewußten nicht irgendwie Ausdruck verliehen durch Wort, Tat, Sorge, Erleiden, Rücksicht, Widerstand usw., so entsteht wieder die frühere Spaltung mit allen jenen oft unabsehbaren Folgen, welche die Nichtberücksichtigung des Unbewußten haben kann. Wird ihm zuviel nachgegeben, so entsteht eine Inflation der Persönlichkeit in positivem oder negativem Sinn. Wie man diese Situation drehen und wenden mag, sie ist ein innerer und äußerer Konflikt: der eine Vogel ist flügge und der andere nicht. Man ist im Zweifel: ein Pro, das zu beanstanden, und ein Contra, das zu bejahen ist. Diesem zugegeben unbehaglichen Zustand möchte jeder gerne entrinnen, um dann zu entdecken, daß das, was er hinter sich ließ, er selber war. Auf der Flucht vor sich selber zu leben, ist eine bittere Sache, und mit sich selber zu leben, verlangt eine Reihe von christlichen Tugenden, die man in diesem Fall bei sich selber anwenden muß, nämlich Geduld, Liebe, Glaube, Hoffnung und Demut. Es ist gewiß eine große Sache, den Nebenmenschen damit zu beglücken, aber leicht klopft einem dabei der Teufel der Selbstbespiegelung auf den Rücken und sagt: «Gut gemacht!» Und weil dies eine große psychologische Wahrheit ist, so muß sie für ebenso viele Menschen umgekehrt werden, damit der Teufel etwas zu tadeln hat. Ist man aber beglückt, wenn man diese Tugenden sich selber applizieren muß? Wenn ich selber der Empfänger der eigenen Gabe bin, nämlich jener Geringste unter meinen Brüdern, den ich bei mir aufnehmen sollte? Wenn ich anerkennen müßte, daß ich selber meiner Geduld, meiner Liebe, meines Glaubens und sogar meiner Demut bedarf? Ja, daß ich mir selber der Teufel bin, der Gegenspieler, der jeweils und von allem das Gegenteil will? Kann man sich wirklich selber tragen? Man soll dem anderen nichts tun, was man sich nicht selber täte. Dies gilt im Bösen wie im Guten.

In der «*Confessio amantis*» des JOHN GOWER findet sich der Spruch, den ich 523
als Motto der Einleitung vorgesetzt habe: «Bellica pax, vulnus dulce, suave malum[48].» Mit diesen Worten formuliert der alte Alchemist die Quintessenz seiner Erfahrung. Ich vermöchte nichts der unvergleichlichen Einfachheit und Konzentration dieser Worte beizufügen. Sie enthalten alles, was das Ich für sich aus dem opus beanspruchen kann, und sie geben ihm eine Klarheit über das paradoxe Dunkel des menschlichen Lebens. Die Unterwerfung und Hingabe an die fundamentale Gegensätzlichkeit der menschlichen Natur bedeutet ein Akzep-

[48] Vgl. II, lib. I, p. 35 (Ein kriegerischer Friede, eine süße Wunde, ein mildes Übel). Vgl. BERNARD DE CLAIRVAUX, XXIX, 8: (Maria) «Et illa quidem in tota se grande et suave amoris vulnus accepit...» (Und sie aber empfing ganz in sich eine große und süße Liebeswunde...).

tieren der psychischen *Selbstdurchkreuzungstendenzen*. Wie die Alchemie lehrt, ist der Gegensatz vierfach, das heißt er bildet ein Kreuz, welches die vier einander feindlichen Elemente bedeutet. Der vierfache Aspekt ist der Minimalaspekt einer totalen Gegensätzlichkeit. Die «crux» als Kreuzform und als Qual entspricht der psychischen Wirklichkeit. Die «Kreuztragung» ist daher ein passendes Symbol der Ganzheit und zugleich der Passion, mit welcher der Alchemist sein opus vergleicht. Nicht unpassend daher schließt das «*Rosarium*» mit dem Bilde des auferstehenden Christus und dem deutschen Vers:

> Nach meinem viel und manches leiden und marter groß /
> Bin ich erstanden / clarificiert / und aller mackel bloß.

524 Eine ausschließlich rationale Analyse und Deutung der Alchemie sowohl wie der darin projizierten unbewußten Inhalte könnte und müßte sogar mit den obigen Parallelen und deren Antinomien ihr Ende erreicht haben, denn der totale Gegensatz kennt kein Drittes – «tertium non datur»! An den Grenzen der Logik hört zwar die Wissenschaft auf, nicht aber die Natur, die auch dort blüht, wohin noch keine Theorie gedrungen ist. Die venerabilis natura macht nicht halt beim Gegensatz, sondern sie bedient sich desselben, um aus dem Gegensätzlichen eine neue Geburt zu formieren.

10
DIE NEUE GEBURT

Das Bild ist das zehnte in der Reihe, was keineswegs einen Zufall bedeutet, da der denarius (Zehnzahl) die vollkommene Zahl darstellt[1]. Die Vier, Drei, Zwei, Eins bilden, wie oben gezeigt wurde, das *Axiom der Maria.* Die Quersumme dieser Zahlen ist Zehn, welche die Einheit auf höherer Stufe darstellt. Der unarius (die Einzahl) stellt als Einheit die res simplex, das heißt die Gottheit (als auctor rerum) dar[2], die Zehnzahl aber ergibt sich nach und durch Vollendung des Werkes. Der denarius bedeutet daher eigentlich den Sohn Gottes[3]; die Alchemisten nennen ihn zwar den filius philosophorum[4], symbolisieren ihn aber einesteils direkt als Christus, anderenteils benützen sie symbolische Eigenschaften der kirchlichen Christusfigur, um damit ihren rebis zu kennzeich- 525

[1] «Numerus perfectus est denarius.» (Die vollkommene Zahl ist die Zehnzahl) (MYLIUS, p. 134). Bei den Pythagoräern ist der δέκας der τέλειος ἀριϑμός (HIPPOLYTUS, I, 2, 8). Vgl. JOHANNES LYDUS, 3, 4, und PROCLUS, 21 AB. Diese Anschauung gelangte durch Vermittlung der *Turba philosophorum* in die Alchemie (*Sermo Pythagorae*, ed. RUSKA, p. 300 ff.). Ebenso SENIOR, p. 29 f. DORNEUS (*Theatrum chemicum* I, p. 622) sagt: «Quando quidem ubi Quaternarius et Ternarius ad Denarium ascendunt, eorum fit ad unitatem regressus. In isto concluditur arcano omnis occulta rerum sapientia.» (Wenn die Vierer und die Dreier zur Zehnzahl aufsteigen, so geschieht damit die Rückkehr zur Einheit. In diesem Geheimnis ist all die verborgene Weisheit der Natur enthalten). Er bestreitet aber (l. c., p. 545), daß man durch 1+2+3+4 zu 10 gelange, da 1 noch keine Zahl sei. Der denarius entstehe vielmehr aus 2+3+4 = 9+1. Er insistiert auf der Ausschaltung des teuflischen binarius (l. c., p. 542 ff.). JOHN DEE (*Theatrum chemicum* II, p. 220) leitet den denarius in der gewöhnlichen Weise ab. Die «antiquissimi Latini Philosophi» nähmen an, daß die crux rectilinea den denarius bedeute. Der alte, vermutlich arabische Autor ARTEFIUS (XII, p. 222) leitet den denarius zunächst ebenfalls durch die Addition der vier ersten Zahlen ab. Dann erwähnt er, daß 2 die erste Zahl sei und macht nun folgende Operation 2+1 = 3, 2+2 = 4, 4+1 = 5, 4+3 = 7, 7+1 = 8, 8+1 = 9, 8+2 = 10, «eodem modo centenarii ex denariis, millenarii vero ex centenariis procreantur». (In der gleichen Weise werden die Hunderter aus den Zehnern und die Tausender aus den Hundertern hervorgebracht). Die Operation ist rätselhaft oder kindisch.

[2] Nach HIPPOLYTUS, IV, 43, 4, sagen die Ägypter, daß Gott eine μονὰς ἀδιαίρετος (unteilbare Einheit) sei, ebenso sei die Zehn eine Monas, der Anfang und das Ende der Zahlen.

[3] «Denarius» als allegoria Christi bei RABANUS MAURUS.

[4] «Audi atque attende: Sal antiquissimum Mysterium! Cuius nucleum in Denario, Harpocratice, sile.» (Höre und merke auf: Das Salz ist das älteste Mysterium. Seinen Kern in der Zehnzahl harpokratisch verbirg!) (K. KHUNRATH, *Amphitheatrum sapientiae...*, p. 194.) Das Salz ist das der Sapientia. Harpocrates ist der Genius des Mysteriengeheimnisses.

nen[5]. Diese Charakterisierung dürfte für die mittelalterliche Rebisfigur ungefähr das Richtige treffen, für die Hermaphroditusfigur der arabischen und griechischen Quellen aber müssen wir zum Teil heidnische Überlieferungen annehmen. Die kirchliche Symbolik von sponsus und sponsa führt zur mystischen Einheit der beiden, nämlich zur anima Christi, die im corpus mysticum der Kirche lebt. Diese Einheit ist die Grundlage der Androgynie Christi, welche die mittelalterliche Alchemie zu ihren Zwecken ausbeutet. Die weit ältere Hermaphroditusfigur, die ihre äußere Form wohl von einer cyprischen Venus barbata herleitet, stieß auf die schon in der östlichen Kirche ausgestaltete Vorstellung eines androgynen Christus, welche ihrerseits nicht ohne inneren Zusammenhang mit der platonischen Idee des zwiegeschlechtigen Urmenschen sein dürfte. Christus ist ja schließlich der Anthropos schlechthin.

526 Der denarius bildet «totius operis summa», den Gipfelpunkt, der nicht mehr überschritten werden kann, außer durch die sogenannte multiplicatio. Obschon der denarius eine Einheit auf höherer Stufe darstellt, ist er aber auch ein Mehrfaches von Eins und besitzt deshalb die Fähigkeit zu unbeschränkter Vermehrung in der ratio von 10, 100, 1000, 10000 usw., gleich wie das corpus mysticum der Kirche sich aus einer beliebig großen Anzahl von Gläubigen zusammensetzt und unbeschränkter Vermehrung dieser Zahl fähig ist. Daher kommen die Bezeichnungen des rebis als cibus sempiternus, lumen indeficiens usw. und die Annahme, daß die tinctura sich selber wieder ergänze und das Werk nur *einmal* vollendet werden müsse, was für immer genüge[6]. Die multiplicatio ist aber nicht mehr als eine Eigenschaft des denarius, weshalb hundert nichts anderes oder Besseres bedeutet als zehn[7].

527 Der lapis als kosmogonischer Urmensch ist, wie das «*Rosarium*» sagt, radix

[5] Eine Parallele dazu findet sich im System des Monoïmos (HIPPOLYTUS, VIII, 12, 2ff.). Der Sohn des Okeanos (der Anthropos) ist eine unteilbare Monade und doch teilbar, er ist Mutter und Vater, eine Monade, die auch eine Dekade ist. «Ex denario divino statues unitatem.» (Aus dem göttlichen Zehner wirst Du die Einheit aufstellen können.) (Zitat von JOH. DAUSTIN bei AEGIDIUS DE VADIS, *Theatrum chemicum* II, p. 115f.) Dausten, Dastyne usw., anscheinend ein Engländer, der von einigen anfangs des 14. Jh., von anderen aber viel später angesetzt wird. Siehe FERGUSON.

[6] NORTON, *Ordinall* (*Theatrum chemicum Britannicum*, p. 48). PHILALETHES (*Musaeum hermeticum*, p. 802): «Qui semel adeptus est, ad Autumnum sui laboris pervenit.» (Wer es einmal erreicht hat, ist in die Erntezeit seiner Bemühung gelangt.) Ein Zitat aus JOH. PONTANUS. Dieser lebte um 1550 und war Arzt wie auch Professor der Philosophie in Königsberg. Vgl. FERGUSON, II, p. 212.

[7] Es ist bemerkenswert, daß auch bei JOHANNES VOM KREUZ der geistige Aufstieg der Seele zehn Stufen hat.

PHILOSOPHORVM.

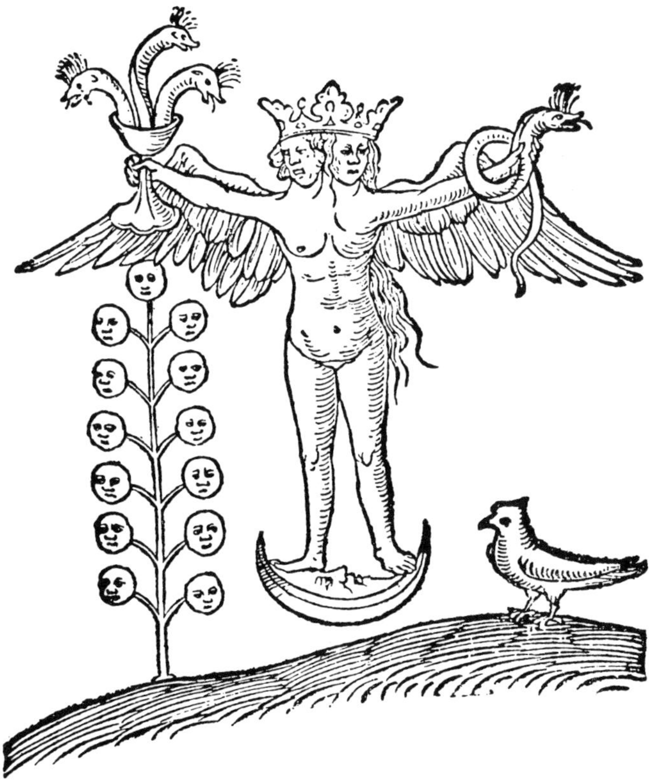

Hie ist geboren die eddele Keyserin reich/
Die meister nennen sie jhrer dochter gleich.
Die vermeret sich/gebiert kinder ohn zal/
Sein vndötlich rein/vnnd ohn alles mahl.

Die

Bild 10

ipsius. Aus diesem Einen und durch dieses Eine ist Alles geworden[8]. Es ist der Ouroboros, der sich selbst schwängert und sich selbst gebiert, per definitionem ein increatum, obschon ein Zitat aus dem «*Rosarium*» angeführt wird, nach welchem Mercurius noster nobilissimus von Gott als eine res nobilis geschaffen worden sei. Dieses creatum increatum kann nur als eine weitere Paradoxie gebucht werden. Es hilft nichts, sich den Kopf über diese eigentümliche Geistesverfassung zu zerbrechen. Man wird dies überhaupt nur so lange tun, als man annimmt, es sei keine bewußte Absicht der Alchemisten, paradox zu sein. Es scheint mir, daß sie natürlicherweise der Auffassung waren, ein Unerkennbares lasse sich am besten durch Gegensätze beschreiben[9]. In einem längeren deutschen Gedicht[10], das offenbar erst zur Zeit der Drucklegung (1550) entstanden ist, wird die Natur des Hermaphroditus folgendermaßen erläutert:

528 Hie ist geboren die eddele Keyserin reich /
Die meister nennen sie jhrer dochter gleich.
Die vermeret sich / gebiert kinder ohn zal /
Sein undötlich rein / unnd ohn alles mahl.
Die Königin hasset den todt und armuth
Sie ubertriffet goldt silber eddel gesteyn /
Alle Artzeneie / groß und klein.
Nichts ist auff erden jhr gleich /
Des sagen wir danck Gott von Himmelreich.
O gewalt zwingt mich nackendes weib /
Dann unsälig was mein erster leib.
Unnd noch nie mutter was ich worden /
Biß ich zum andern mahl ward geboren.
Da gewan ich aller wurtz unnd kreutter krafft /
Inn aller kranckheyt ward ich sigkhafft
Meines Sones nam ich da wahr /
Unnd kam mit jhm selbannder dar.
Da ich seiner wardt schwanger /
Unnd gebäret uff ein unfruchtbarn anger.
Ich wardt Mutter / unnd bleib doch Magt /
Unnd wardt in meinem wesen angelagt.

[8] «..ipsa omnia sunt ex uno et de uno et cum uno, quod est radix ipsius.» (*Artis auriferae* II, p. 369). (Das alles kommt aus dem Einen, vom Einen und mit Einem, welches seine eigene Wurzel ist.) Vgl. Paragr. 454 dieses Bandes.

[9] Zur Antinomik als höchster Stufe der ratio siehe *De docta ignorantia*, des NICOLAUS CUSANUS.

[10] Vgl. *Rosarium philosophorum*.

Das mein Son mein Vatter wardt /
Wie das Gott geschickt hat wesentlicher arth.
Die Mutter die mich hat gebäret /
Durch mich wardt sie geboren auff erdt.
Eins zu betrachten / natürlichen verbunden /
Das hat das gebirg meisterlich verschlunden[11].
Darauß kommen vier inn eyn /
Inn unserm meisterlichen stein.
Unnd Sechs / inn dreifalt bedacht /
Unnd in ein wesentlich arth gebracht.
Wer das bedencken kann eben /
Dem ist von Gott der gewalt gegeben
Das ehr alle kranckheyt thut verdreiben /
An metallen / unnd menschen leyben.
On gottes hülff das niemand mag bawen /
Dan der sich selbs kan durch schawen.
Auß meyner erd entspringt eyn brun /
Darauß rinnen zween sträum
Der eyn fleust gen Orient /
Und der ander gen Occident.
Darauß zwen Adler flygen und verbrennen jr gefider /
Und fallen bloß in die erd nider.
Und werden hin wider gefidert schon /
Ihm sein untherdenig Son und Mon.
O Herre Jhesu Christ:
Du der die gaben geben bist.
Durch deinen Heilygen geyst so gut /
Der hat es als in seiner hut.
Wem er es gibt furwar /
Der vernimmt der Meyster sprüch gar.
Das er bedenck das künfftig leben /
Als leib und Seel gefügt werden eben.
Das sie schweben in jhres vatters reich /
Also helt sich die kunst auff erdtreich.

Das Gedicht ist von beträchtlichem psychologischem Interesse. Die Anima- 529
natur des Androgynus habe ich bereits hervorgehoben. Die «Unseligkeit» des ersten Leibes entspricht der ungünstigen, dämonischen (unbewußten) Anima-

[11] Das heißt wohl: In Schlünden verschlungen, verborgen.

form, von der oben gehandelt wurde. Bei ihrer zweiten Geburt, nämlich infolge des opus, wurde sie fruchtbar und wurde zugleich mit ihrem Sohn geboren, das heißt als Hermaphroditus, der aus dem Inzest von Mutter und Sohn hervorgeht. Weder durch Zeugung noch Geburt ist ihre Jungfrauschaft lädiert[12]. Dieses in der Hauptsache christliche Paradox hängt unter anderem mit der merkwürdigen *Zeitlosigkeit des Unbewußten* zusammen: alles ist schon geschehen und noch nicht geschehen, schon gestorben und noch nicht geboren[13]. Diese ebenso paradoxen Aussagen schildern die Potentialität der unbewußten Inhalte. Einesteils, insofern es sich um Vergleichbares handelt, ist es Gegenstand unserer Erinnerung und unseres Wissens und daher schon längst Vergangenes: wir sprechen dann von «Resten uralter mythischer Anschauungen»; anderenteils, insofern es sich als unerwarteter und unverstandener Einbruch manifestiert, ist es «noch nie dagewesen», etwas ganz «Sonderbares, Neues und Zukünftiges». Daher ist das Unbewußte Mutter sowohl wie Tochter, und die Mutter hat ihre eigene Mutter geboren (increatum), und ihr Sohn war ihr Vater[14]. Es dämmert dem alten Alchemisten, daß dieses Monstrum von Paradoxie mit seinem Selbst zusammenhängt, denn niemand kann solche Kunst betreiben, es sei denn mit Gottes Hilfe und mit Durchschauung seiner selbst. Davon wußten nämlich die alten Meister etwas, wie wir zum Beispiel, um eine Autorität anzuführen, aus dem Gespräch des MORIENUS mit dem König Kalid erfahren können. MORIENUS erzählt, daß Herkules (der byzantinische Kaiser Herakleios) zu seinen Schülern gesagt habe: «O Söhne der Weisheit, wisset, daß Gott, der höchste und gepriesene Schöpfer, die Welt aus vier ungleichen Elementen erschaffen und den Menschen als Zierde (ornamentum) zwischen sie gestellt hat.» Darauf bittet der König um weitere Erklärung, und MORIENUS antwortert: «Was soll ich dir vieles erzählen? Diese Sache nämlich (eben das arcanum) wird von dir ausgezogen (a te extrahitur,

[12] Vgl. *Rosinus ad Sarratantam* (*Artis auriferae* I, p. 309): «Cuius (lapidis) mater virgo est, et pater non concubuit.» (Seine {des Steines} Mutter ist eine Jungfrau, und der Vater wohnte ihr nicht bei.)

[13] Vgl. PETRUS BONUS (*Theatrum chemicum* V, p. 649): «Cuius mater virgo est, cuius pater foeminam nescit. Adhuc etiam noverunt, quod Deus fieri debet homo, quia in die novissima huius artis, in qua est operis complementum, generans et generatum fiunt omnino unum: et senex et puer et pater et filius fiunt omnino unum. Ita quod omnia vetera fiunt nova.» (Dessen Mutter eine Jungfrau ist und dessen Vater sein Weib nicht erkannte. Sie wußten nämlich schon, daß Gott Mensch werden müsse, weil am Endtage dieser Kunst, an welchem das Werk sich vollendet, das Zeugende und das Gezeugte Eines werden. Greis und Knabe, Vater und Sohn werden völlig Eines. So wird alles Alte neu.)

[14] DANTE, *Paradiso* XXXIII, I: «O Jungfrau Mutter, Tochter Deines Sohnes.»

im Sinne von ex te), du bist ihr Mineral, bei dir nämlich finden sie (die Philosophen) dieselbe (das heißt die res = arcanum), und, damit ich es noch deutlicher sage, von dir nehmen sie (es). Wenn du das erprobt hast, so wird die Liebe dazu und die Hochschätzung sich (noch) vermehren. Und wisse, daß dieses wahr und unzweifelhaft bleiben wird... In diesem Steine nämlich sind die vier Elemente zusammengehalten, und er wird der Welt und ihrer Struktur (compositioni) verglichen usw.[15].»

Aus dieser Belehrung ist zu ersehen, daß, vermöge seiner Stellung zwischen den vier Prinzipien der Welt, der Mensch ein Äquivalent derselben in sich enthält, in welchem die ungleichen Elemente verbunden sind. Das ist der Mikrokosmos im Menschen, entsprechend dem «Firmament» oder «Olymp» des PARACELSUS, jenes Etwas im Menschen, das so allgemein und so weit wie die Welt ist und sich natürlicher- und nicht erworbenerweise in ihm befindet. Psychologisch entspricht dies dem kollektiven Unbewußten, dessen Projektion wir überall in den Vorstellungen der Alchemie begegnen. Ich will hier keine weiteren Belege für die psychologischen Einsichten der Alchemisten häufen, da dies bereits an anderer Stelle geschehen ist[16]. 530

Der Schluß deutet auf die Unsterblichkeit hin, die ja die große Hoffnung der Alchemisten darstellt (elixir vitae!). Die Unsterblichkeit kann als transzendente Idee kein Gegenstand der Erfahrung sein, daher gibt es auch keine Argumente pro oder contra. Etwas anderes ist es hingegen mit der Unsterblichkeit als *Gefühlserfahrung*. Ein Gefühl ist so indiskutabel wie die Existenz eines Gedankens, und wie dieser erfahren werden kann, so auch jenes. Ich habe nun viele Male gesehen, daß die spontanen Manifestationen des Selbst, das heißt das Erscheinen gewisser Symbole des Selbst etwas von der Zeitlosigkeit des Unbewußten mit sich bringen, was sich in einem Gefühl von Ewigkeit oder Unsterblichkeit ausdrückt. Solche Erlebnisse können von bedeutender Eindruckskraft sein. Die Idee der aqua permanens, der incorruptibilitas lapidis, des elixir vitae, des cibus immortalis (der unsterblichen Speise) usw. ist daher nichts Verwunderliches, sondern gehört in den Rahmen der Phänomenologie des kollektiven Unbewußten[17]. Es möchte einem als eine ungeheuerliche Anmaßung erscheinen, wenn der Alchemist sich einbildet, imstande zu sein, wenn auch mit Gottes Hilfe, 531

[15] *Artis auriferae* II, p. 37.

[16] Vgl. dazu *Psychologie und Religion*, p. 103 ff. und 168 ff. [GW XI, Paragr. 95 ff. und 153 ff.]; *Paracelsus als Arzt*, p. 24 ff. [GW XV]; *Psychologie und Alchemie* [GW XII, Paragr. 323 ff. und 342 ff.].

[17] Mit solchen Feststellungen ist selbstverständlich kein metaphysisches Problem gelöst. Es ist damit nichts für und nichts gegen die Unsterblichkeit der Seele bewiesen.

eine Substanz von ewiger Dauer zu erzeugen. Dieser Anspruch verleiht so vielen Traktaten den ebenso großsprecherischen wie schwindelhaften Charakter, um dessentwillen sie auch der ihnen gebührenden Verachtung und Vergessenheit anheimgefallen sind. Aber man soll das Kind nicht mit dem Bade ausschütten. Es gibt tiefe Einsichten in das Wesen des opus, welche uns ein anderes Gesicht der Alchemie zeigen. So sagt der anonyme Autor des «*Rosarium*»: «Patet ergo quod Philosophorum Magister lapis est, quasi diceret, quod naturaliter etiam per se facit quod tenetur facere: et sic Philosophus non est Magister lapidis, sed potius minister. Ergo qui quaerit per artem extra naturam per artificium inducere aliquid in rem, quod in ea naturaliter non est, errat et errorem suum deflebit[18].» Hieraus geht mit Deutlichkeit hervor, daß der artista nicht nach eigener Schöpferlaune verfährt, sondern vom Stein veranlaßt wird, das Werk zu tun, und zwar ist dieser ihm übergeordnete Lehrmeister nichts anderes als eben das *Selbst.* Das Selbst will im Werke erscheinen, und deshalb ist das opus ein Individuations- oder Selbstwerdungsprozeß. Das Selbst als der umfänglichere und ins Zeitlose ragende Mensch entspricht der Idee des Urmenschen, der vollkommen rund[19] und zwiegeschlechtig ist, vermöge der Tatsache, daß er eine wechselseitige Integration von Bewußtem und Unbewußtem darstellt.

532 Aus dem Gesagten ist zu ersehen, daß die perfectio operis zur Idee eines höchst paradoxen Wesens führt, welches jeder rationalen Behandlung spottet. Jedoch ist dieser Schluß des Werkes unvermeidlich, indem die complexio oppositorum auch zu nichts anderem als zu einer unbegreiflichen Paradoxie zu führen vermag. Psychologisch will dies so viel sagen, als daß die Ganzheit des Menschen nur mit Antinomien beschrieben werden kann, was immer der Fall ist, wenn es sich um eine transzendente Idee handelt. Man könnte dieses Resultat mit der Korpuskular- und Wellennatur des Lichtes vergleichen, die der bloßen Anschauung ebenso paradox erscheint. Allerdings haben wir hier die Möglichkeit einer mathematischen Synthese, was der psychologischen Idee natürlich mangelt. Diese aber bietet die *Möglichkeit des intuitiven und gefühlhaften Erlebnis-*

[18] *Artis auriferae* II, p. 356. (Es ist also klar, daß der Meister der Philosophen der Stein ist, wie wenn er {der Philosoph} sagte, daß er natürlich aus sich selber {d. h. absichtlich} tue, was er zu tun gezwungen wird, und so ist der Philosoph nicht der Meister des Steines, sondern eher dessen Diener. Wer also durch die Kunst und ihre Methode außerhalb der Natur versucht, etwas in das Arcanum, was von Natur wegen nicht in ihm ist, einzufügen, der geht in die Irre und wird seinen Irrtum bereuen.) Vgl. *Psychologie und Alchemie*, p. 162 [GW XII, Paragr. 142].

[19] Der persische Gayomart ist so breit wie lang, also wohl kugelförmig, wie die Weltseele des Timaios. Er lebt in jeder Menschenseele und kehrt in dieser wieder zu Gott zurück. REITZENSTEIN UND SCHÄDER, p. 25.

ses, das heißt das Selbst strahlt seine unerkennbare und unverstehbare Einheit auch in die Sphäre des diskriminierenden und deshalb uneinheitlichen Bewußtseins aus, wie unbewußte Inhalte dies bekanntlich in sehr wirksamer Weise zu tun vermögen. Stärkste Ausdrücke der inneren Einheit oder des Einheitserlebnisses (der unio mystica) finden sich bei unseren Mystikern und vor allem in der Philosophie und Religion Indiens sowohl wie in der Taoistischen Philosophie Chinas und dem Zen Japans. Welche Namen man dem Selbst gibt, ist vom Standpunkt der Psychologie aus irrelevant, ebenso die sogenannte Wahrheitsfrage. Die psychische Tatsächlichkeit genügt. Sie genügt auch praktisch. Der Intellekt ist sowieso unfähig, darüber hinaus etwas zu wissen, und darum ist auch seine Pilatusfrage inhaltlos und überflüssig.

Kehren wir nun zu unserem Bild zurück! Es handelt sich um eine Apotheose 533
des rebis, der rechts männlich, links weiblich ist. Er steht auf dem Monde, der hier dem weiblichen, lunaren Gefäß, dem vas hermeticum, entspricht. Seine Flügel deuten auf Volatilität, das heißt Geistigkeit. In der einen Hand hält er einen Kommunionskelch mit drei Schlangen oder einer dreiköpfigen Schlange, in der anderen *eine* Schlange, eine offenkundige Beziehung einerseits auf das *Axiom der Maria* und das häufig auftauchende Dilemma von drei und vier[20], andererseits auf das Geheimnis der Trinität. Die drei Schlangen im Kelch stellen die chthonische Entsprechung der Trinität dar und die eine Schlange einesteils die Einheit der Drei nach MARIA PROPHETISSA, anderenteils aber, als links gegenüber rechts, die serpens mercurialis mit allen seinen Nebenbedeutungen[21]. Die Beziehung solcher Bilder zum Baphomet[22] der Templer ist noch eine offene Frage, aber die Schlangensymbolik[23] weist an sich schon auf das Problem des Bösen, der außerhalb der Trinität steht und doch irgendwie mit dem Werke der Erlösung zu tun hat. Auf der linken Seite des rebis steht ja auch der Rabe, ein Synonym des Teufels[24]. Der noch nicht flügge Vogel fehlt: an seiner Stelle steht

[20] Siehe *Psychologie und Alchemie*, p. 144 f. [GW XII, Paragr. 123].

[21] Vgl. dazu *Der Geist Mercurius* [GW XIII].

[22] Von βαφή = tinctura und μῆτις = Klugheit, Überlegung, etwa dem mit νοῦς gefüllten krater des Hermes entsprechend? Vgl. F. NICOLAI, p. 120, und J. VON HAMMER, *Mysterium Baphometis*...

[23] Vgl. dazu Abb. 70 in *Psychologie und Alchemie* [GW XII], wo ein Schlangenmysterium dargestellt ist. Ein Zusammenhang mit den Templern ist unsicher. (J. VON HAMMER, Mémoire...)

[24] ANASTASIUS SINAITA, Lib. XII: «Et cum vel suffocatus esset et periisset tenebrosus corvus Satan...» (Und als der schwarze Rabe Satan entweder erstickt oder zugrunde gegangen war...) AMBROSIUS, Lib. I, Cap. XVIII: «Siquidem omnis impudentia atque culpa tenebrosa est et mortuis pascitur sicut corvus...» (Da ja alle Schamlosigkeit und Schuld dunkel ist und sich von Leichen nährt

jetzt aber der geflügelte rebis. Auf dessen rechter Seite befindet sich der «Sonnen- und Mondbaum», die arbor philosophica als Bewußtseinsentsprechung des auf der anderen Seite angedeuteten unbewußten Werdeprozesses. Das entsprechende Rebisbild der zweiten Version[25] enthält an Stelle des Raben den Pelikan, der die Brust für seine Jungen ritzt, eine bekannte Allegorie Christi. Dafür lauert hinter dem rebis der Löwe, und unterhalb des Hügels, auf dem der rebis steht, befindet sich die dreiköpfige Schlange[26]. Der alchemistische Hermaphrodit ist ein Problem für sich, das eigentlich einer gesonderten Darstellung bedürfte. In dem vorliegenden Zusammenhang möchte ich nur einige Worte sagen über die auffallende Tatsache, daß das so sehr ersehnte Ziel der alchemistischen Bemühung unter einem so monströsen und abschreckenden Symbol begriffen wird. Daß es in erster Linie die Gegensatznatur des Zieles ist, welche Anlaß zur Monstrosität seines Symbols gibt, haben wir schon zur Genüge gesehen. Diese rationale Begründung ändert aber nichts an der Tatsache, daß das Monstrum eine häßliche Mißgeburt und Perversität der Natur ist. Dieses Ergebnis ist keineswegs ein unbedeutender Zufall, der weiter keine besondere Beachtung verdient, sondern eine bedeutsame Konsequenz der der Alchemie zugrundeliegenden psychologischen Tatsachen. Nun muß allerdings berücksichtigt werden, daß das Hermaphroditussymbol eines der vielen Synonyme darstellt, welche das Ziel der Kunst bezeichnen. Um nicht schon Gesagtes zu wiederholen, verweise ich auf die Zusammenstellung in meinem Buch «*Psychologie und Alchemie*», und vor allem auf die von den Alchemisten gezogene Lapis-Christus-Parallele, welcher man die allerdings seltener hervortretende, offenbar etwas gescheute Gleichung der prima materia mit Gott beifügen muß[27]. Trotz

wie ein Rabe...). Oder der Rabe ist ein Bild der peccatores. AUGUSTINUS, *Annotationes in Job*, Lib. I, Cap. 38: «Significantur ergo nigri (sc. corvi) hoc est peccatores nondum dealbati remissione peccatorum.» (Die schwarzen Raben bedeuten die Sünder, die noch nicht durch die Sündenvergebung weiß gewaschen sind.) PAULINUS AQUILEIENSIS: «anima peccatoris... quae nigrior corvo est.» (die Seele eines Sünders..., welche schwärzer ist als ein Rabe.)

[25] *Rosarium philosophorum* (*Artis auriferae* II, p. 359). Siehe Abb. 54 in *Psychologie und Alchemie* [GW XII].

[26] Weitere Rebisdarstellungen l. c. Index s. v. Hermaphroditus.

[27] Die Identität von prima materia und Gott findet sich nicht nur in der Alchemie, sondern auch sonst in der mittelalterlichen Philosophie. Sie leitet sich schon von ARISTOTELES her und begegnet innerhalb der Alchemie zuerst in dem harranitischen *Traktat der Platonischen Tetralogien* (*Theatrum chemicum* V, p. 142 ff.). J. MENNENS (l. c. XV, p. 334) sagt: «Nomen itaque quadriliterum Dei sanctissimam Trinitatem designare videtur et materiam, quae et umbra eius dicitur et a Moyse Dei posteriora vocatur.» (So scheint der vierbuchstabige Name Gottes die heiligste Trinität zu bezeich-

der Nähe der Analogie ist aber der lapis nicht einfach der wiedererstandene Christus und die Ausgangsmaterie nicht Gott, sondern im Sinne der «*Tabula smaragdina*» bedeutet das alchemistische Geheimnis eine *untere* Entsprechung der *oberen* Mysterien, ein sacramentum nicht des väterlichen Geistes, sondern des mütterlichen Stoffes. Das Zurücktreten der theriomorphen Symbole im Christentum ist hier kompensiert durch einen Reichtum an allegorisch gedachten Tiergestalten, die zu der mater natura nicht schlecht passen. Während die christlichen Figuren aus Geist und Licht und Gutem hervorgehen, entspringen die alchemistischen aus Nacht, Schwärze, Gift und Bösem. Diese dunkle Herkunft erklärt wohl vieles von der Mißgestalt des Hermaphroditus, aber nicht alles. Das Unreife, Embryonale dieses Symbols ist ein Ausdruck der Unreife des alchemistischen Geistes, dessen Entwicklung der Schwierigkeit seiner Aufgabe nicht entsprach, und zwar in beiderlei Richtung: einerseits wurde die Natur der chemischen Verbindungen nicht erkannt, und andererseits wurde das psychologische Problem der Projektion und des Unbewußten überhaupt nicht verstanden. All dies lag noch verborgen im Schoße der Zukunft. Die Entwicklung der Naturwissenschaften hat [zur modernen Chemie geführt und damit diese] Lükke ausgefüllt, und die Psychologie des Unbewußten bemüht sich um die Ausfüllung [seiner Lücke]. Wäre der psychologische Aspekt von den Alchemisten verstanden worden, so wären sie in der Lage gewesen, ihr vereinigendes Symbol aus der Verhaftung im naturhaften Sexualismus zu befreien, wo es die bloße Natur, nicht unterstützt vom kritischen Verstand, wohl oder übel belassen mußte. Die Natur konnte nicht mehr und nichts Besseres sagen, als daß die Vereinigung der supremen Gegensätze ein Zwitter sei. Damit blieb die Aussage im Sexualismus stecken, wie immer, wenn die Möglichkeiten des Bewußtseins der Natur nicht entgegenkommen, wie dies im Mittelalter bei völliger Abwesenheit aller Psychologie eben nicht anders sein konnte[28]. So blieben die Dinge

nen und die Materie, die auch sein Schatten genannt wird und welche Moses die Rückseite Gottes nennt.) Später taucht diese Idee in der Philosophie bei DAVID VON DINANT auf, welcher hauptsächlich von ALBERTUS MAGNUS bekämpft wurde. («Sunt quidam haeretici dicentes Deum et materiam primam et νοῦν sive mentem idem esse.» {Es gibt gewisse Ketzer, welche behaupten, daß Gott und die Prima Materia und der Nous, bzw. der Weltgeist dasselbe seien.} *Summa Theol.* I, 6 quaest. 39.) Näheres siehe KRÖNLEIN, p. 303 ff.

[28] Man begegnet der Hermaphroditus-Idee, wie es scheint, auch in der späteren christlichen Mystik. So wurde PIERRE POIRET (1646–1719), dem Freunde der Madame de la Motte Guyon, vorgeworfen, er glaube, daß die Fortpflanzung im tausendjährigen Reiche auf hermaphroditische Weise erfolge. Dies wird allerdings von CRAMER bestritten mit dem Hinweis, daß in den Werken POIRETS nichts dergleichen stehe (vgl. HAUCK, XV, p. 496).

bis zum Ende des 19. Jahrhunderts, bis FREUD diese Problemsphäre wieder aufgrub. Hier ereignete sich nun das, was meistens passiert, wenn das Bewußtsein auf das Unbewußte stößt: das Bewußtsein wird vom Unbewußten wenn nicht gerade überwältigt, so doch in hohem Grade beeinflußt und präjudiziert. Das Problem der Gegensatzvereinigung lag in sexualistischer Prägung seit Jahrhunderten bereit, mußte aber noch jenen Tag abwarten, wo die Aufklärung und die naturwissenschaftliche Objektivität soweit fortgeschritten waren, daß man Sexualität im wissenschaftlichen Gespräch erwähnen durfte. Der Sexualismus des Unbewußten wurde sofort sehr ernst genommen und zu einer Art von religiösem Dogma erhoben, das sogar mit Fanatismus bis auf den heutigen Tag verteidigt wird; eine solche Faszination ging von jenen Inhalten aus, die zuletzt noch von den Alchemisten betreut worden waren! Die natürlichen Archetypen, die den Mythologemen des Inzestes, des Hierosgamos, des göttlichen Kindes usw. zugrunde liegen, erzeugten nun – im Zeitalter der Wissenschaft – eine Lehre von der infantilen Sexualität und von den Perversionen. Die coniunctio wurde in der Übertragungsneurose wiederentdeckt[29].

534 Der Sexualismus des Hermaphroditus-Symbols hat zunächst das Bewußtsein überwältigt und eine Auffassung erzeugt, die ähnlich unschmackhaft ist wie die Zwittersymbolik. Die Aufgabe, welche die Alchemisten nicht erfüllen konnten, stellt sich aufs neue und zwar: wie ist die tiefe Entzweiung in Mensch und Welt aufzufassen, zu beantworten und eventuell aufzuheben? So lautet nämlich die Frage, wenn sie ihres naturhaften, sexualistischen Symbolcharakters entkleidet wird, in welchem sie nur darum steckengeblieben ist, weil das Problem die Schwelle des Unbewußten nicht überschreiten konnte. Der Sexualismus dieser Inhalte bedeutet immer eine unbewußte Identität des Ich mit einer unbewußten Gestalt (Anima oder Animus), vermöge welcher das Ich halb möchte und halb genötigt ist, den Hierosgamos so einigermaßen mitzuspielen oder wenigstens zu glauben, es handle sich um nichts anderes als um eine erotische Verwirklichung. Gewiß handelt es sich zunehmend um eine solche, je mehr man es glaubt, je ausschließlicher man sich darauf konzentriert und je weniger man die archetypischen Vorlagen berücksichtigt. Wie wir gesehen haben, lädt die Sache zum Fanatismus förmlich ein, weil es andererseits ja so offenkundig ist, daß man sich im Unrecht befindet. Wenn man hingegen nicht der Ansicht huldigt, daß jede Faszination unbedingt die Wahrheit beweise, so hat man die Chance,

[29] Es ist interessant zu verfolgen, wie diese Lehre dann wieder mit der Alchemie im Buch HERBERT SILBERER, *Probleme der Mystik und ihrer Symbolik*, zusammenstieß.

den bezaubernden sexualistischen Aspekt als einen von vielen zu erkennen und zwar als den, der das Urteil vor allem blendet. Er möchte uns einem Du überantworten, welches aus allen jenen Eigenschaften zu bestehen scheint, die wir als eigene nicht realisiert haben. Wer es also nicht vorzieht, von seinen eigenen Illusionen zum Narren gehalten zu werden, wird aus der sorgfältigen Analyse jeder Faszination als Quintessenz ein Stück der eigenen Persönlichkeit herausziehen und langsam erkennen, daß wir in tausend Verkleidungen uns selber auf dem Pfad des Lebens immer wieder begegnen – eine Wahrheit, die allerdings nur dem frommt, der temperamentmäßig von der individuellen und irreduktiblen Wirklichkeit des Mitmenschen überzeugt ist.

Wie bekannt produziert das Unbewußte im Laufe der dialektischen Ausein- 535
andersetzung gewisse Bilder des *Zieles.* Ich habe in meinem Buch «*Psychologie und Alchemie*» eine längere Traumserie dargestellt, in welcher solche «Zielbilder» (sogar in Form einer Schützenscheibe!) enthalten sind. Es handelt sich dort hauptsächlich um Vorstellungen von Mandalacharakter, das heißt *Kreis* und *Quaternität.* Diese sind die häufigsten und deutlichsten Charakteristika der Zielvorstellung. Solche Bilder vereinigen die Gegensätze in der Gestalt des quaternio, nämlich als Verbindung übers Kreuz, oder sie drücken durch die Kreis- oder auch Kugelform die Ganzheit überhaupt aus. Seltener kommt als Zielbild die Gestalt der überlegenen Persönlichkeit vor. Gelegentlich ist der *Lichtcharakter* des Zentrums in besonderem Maße betont. Den Hermaphroditus habe ich nie als Gestalt des Zieles beobachtet, wohl aber als Symbol des Anfangszustandes, nämlich als Ausdruck einer Identität mit Anima oder Animus.

Diese Bilder sind natürlich Antizipationen einer im Prinzip nur annähernd 536
erreichbaren Ganzheit. Sie sind auch durchaus nicht immer als subliminale Bereitschaft zu einer nachfolgenden, bewußten Verwirklichung der Ganzheit zu verstehen, sondern vielmehr bedeuten sie oft nur eine Kompensation vorübergehender Natur für chaotisches Durcheinander und für Mangel an Orientierung. Im Grunde genommen meinen sie natürlich stets einen Hinweis auf das *Selbst*, das alle Gegensätze in sich enthält und ordnet. Aber im Augenblick wollen sie nicht mehr besagen als eine Hindeutung auf eine mögliche Ordnung in der Ganzheit.

Was der Alchemist durch den rebis und die Quadratur des Zirkels, und der 537
moderne Mensch durch Kreis- und Quaternitätsgestaltungen auszudrücken versucht, bedeutet eine Ganzheit, welche die Gegensätze in sich vereinigt und damit den Konflikt, wenn nicht aufhebt, so doch seiner Spitze beraubt. Das Symbol ist eine coincidentia oppositorum, welche CUSANUS bekanntlich mit der

Gottheit identifiziert. Es ist keineswegs meine Absicht, diesem großen Mann ins Wort zu fallen. Ich betreibe bloß die Naturwissenschaft der Seele, wobei es mir auf die Feststellung der Tatsachen in erster Linie ankommt. Wie man dann die Tatsachen benennen und welche weiterreichende Interpretation man ihnen geben will, ist zwar nicht unwichtig, aber von sekundärer Bedeutung. Naturwissenschaft ist keine Wissenschaft von Wörtern und Begriffen, sondern von Tatsachen. Ich versteife mich auf keine Terminologie; ob man die vorkommenden Symbole als «Ganzheit», «Selbst», «Bewußtsein», «höheres Ich» oder etwas dergleichen bezeichnet, tut wenig zur Sache. Ich bestrebe mich nur, keine falschen oder irreführenden Namen zu geben. Aber alle diese Termini sind und bleiben nichts anderes als Namen für die Tatsachen, die einzig Gewicht haben. Meine Namengebungen bedeuten keine Philosophie, obschon ich niemand daran hindern kann, diese terminologischen Schemen anzubellen, wie wenn sie Setzungen wären. Die Tatsachen an sich genügen, und es ist gut darum zu wissen. Ihre Deutung sei dem subjektiven Ermessen des einzelnen anheimgestellt. «Maximum autem est, cui nihil opponitur, ubi et Minimum est maximum[30].» Gott ist aber auch zugleich über den Gegensätzen: «Ultra hanc coincidentiam creare cum creari es tu Deus[31].» Der Mensch ist eine Analogie Gottes: «Homo enim Deus est, sed non absolute, quoniam homo. Humane igitur est Deus. Homo etiam mundus est, sed non contracte omnia, quoniam homo. Est igitur homo μικρόκοσμος[32].» Daraus leitet sich die complexio oppositorum als Möglichkeit sowohl wie auch als ethische Verpflichtung ab: «Debet autem in his profundis omnis nostri humani ingenii conatus esse, ut ad illam se elevet simplicitatem, ubi contradictoria coincidunt[33].» Die Alchemisten sind sozusagen die Empiriker und Experimentatoren des großen Problems der Gegensatzvereinigung, während CUSANUS dessen Philosoph ist.

[30] *De docta ignorantia* II, 3. (Das Größte ist das, welchem nichts als Gegensatz gegenüber steht, und wo auch das Kleinste das Größte ist.)

[31] l.c. XII. (Jenseits dieser Koinzidenz der Gegensätze des Schaffens und Geschaffenwerdens stehst Du, Gott.)

[32] *De conjecturis* II, 14. (Der Mensch ist nämlich Gott, aber nicht absolut, da er ja Mensch ist. Er ist daher Gott in einer menschlichen Art. Der Mensch ist auch der Kosmos, aber nicht in jeder Beziehung, da er ja Mensch ist. Er ist daher ein Mikrokosmos.)

[33] *De docta ignorantia* I, Cap. X. (Zit. in VANSTEENBERGHE, pp. 283, 310, 346.) (Es sollte aber in diesen Tiefenbereichen das Streben unseres menschlichen Geistes dahin gehen, sich zu jener Einfachheit emporzuschwingen, wo die Gegensätze ineinanderfallen.)

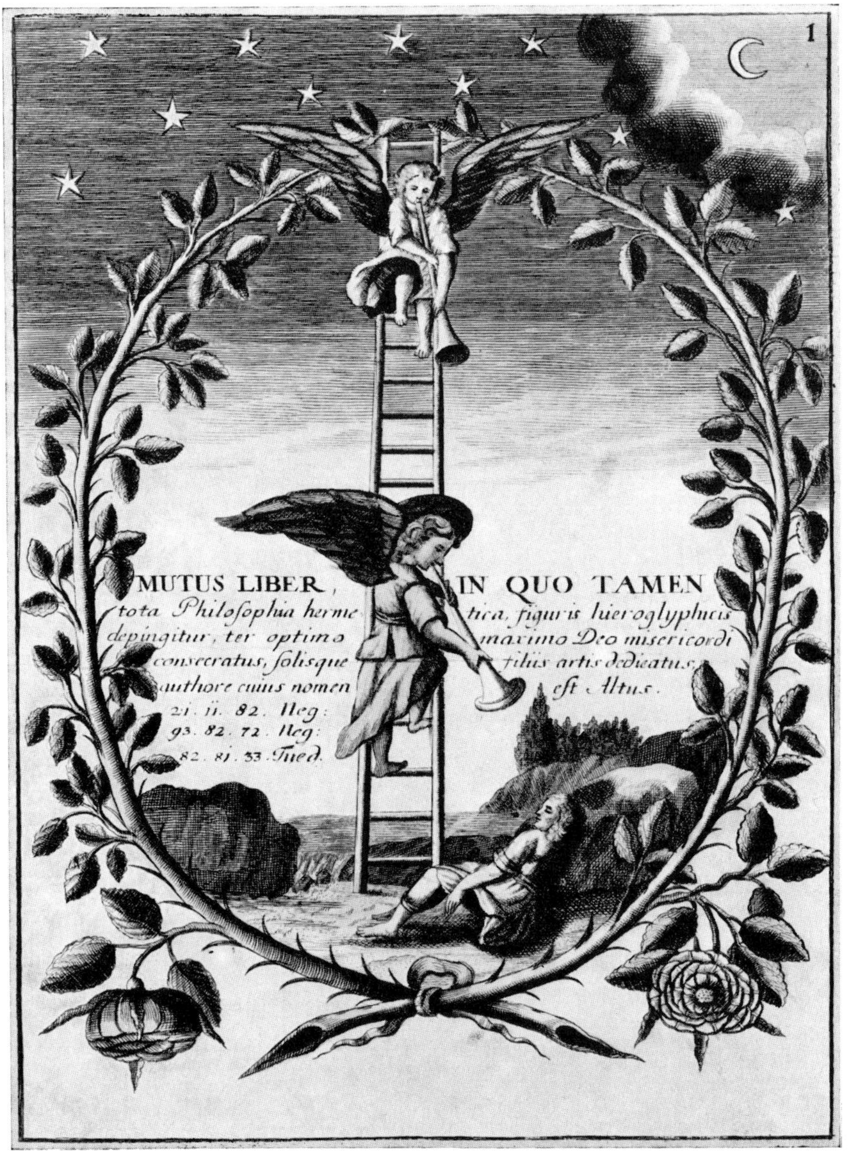
1
MUTUS LIBER, IN QUO TAMEN
tota Philosophia hermetica, figuris hieroglyphicis
depingitur, ter optimo maximo Deo misericordi
consecratus, solisque filiis artis dedicatus,
authore cuius nomen est Altus.
21. 11. 82. Neg:
93. 82. 72. Neg:
82. 81. 33. Tued.

Bild 11

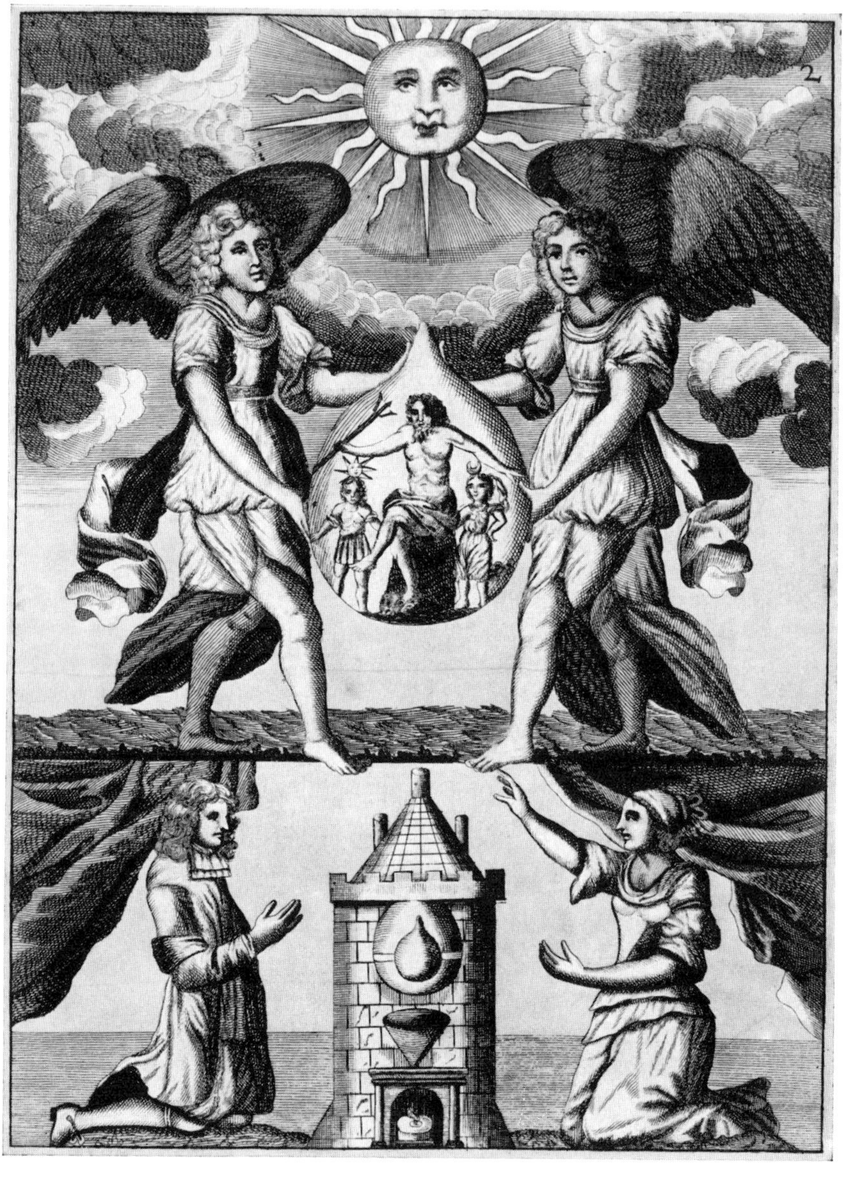

Bild 12

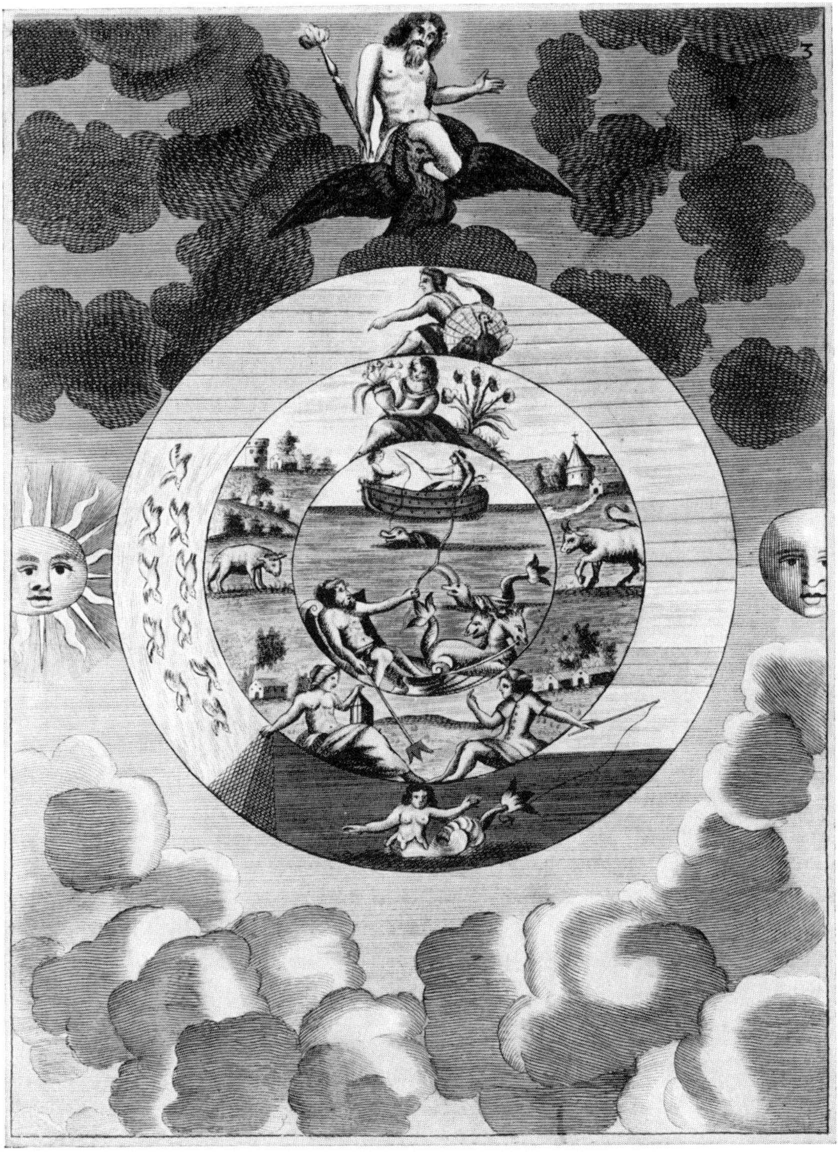

Bild 13

SCHLUSSWORT

Die Darstellung der Übertragungsphänomene ist eine ebenso schwierige wie delikate Aufgabe, die ich nicht anders anzugehen wußte, als daß ich mich an die Symbolik des alchemistischen opus anlehnte. Die «theoria» der Alchemie ist, wie ich glaube nachgewiesen zu haben, in der Hauptsache nichts anderes als eine Projektion unbewußter Inhalte, das heißt jener archetypischen Formen, die allen reinen Phantasiegestaltungen, wie sie uns einesteils in Mythen und Märchen, anderenteils in den Träumen, Visionen und Wahnsystemen einzelner Individuen entgegentreten, eigentümlich sind. Die bedeutende Rolle, welche sowohl der Hierosgamos und die mystische Hochzeit wie auch die coniunctio der Alchemisten auf historischem Gebiete spielen, entspricht der zentralen Bedeutung der Übertragung im psychotherapeutischen Prozeß einerseits und in den normalen menschlichen Beziehungen andererseits. Es erschien mir daher als kein zu gewagtes Unternehmen, ein historisches Dokument, das seinen Inhalt einer vorausgehenden jahrhundertelangen geistigen Bemühung verdankt, zur Grundlage und zum Leitfaden meiner Darstellung zu machen. Die Peripetien des symbolischen Dramas gaben dabei, wie meine obigen Ausführungen wohl erkennen lassen, willkommene Gelegenheit zur Aufreihung aller jener zahllosen Einzelerfahrungen, die ich im Laufe meiner jahrzehntelangen Beschäftigung mit diesem Thema gemacht habe und die ich anders nicht zu ordnen wußte, wie ich gerne zugebe. Was ich also hier unternommen habe, ist als ein bloßer Versuch zu bewerten, dem ich keineswegs eine abschließende Bedeutung zuschreiben möchte. Die Übertragungsproblematik ist dermaßen kompliziert und vielseitig, daß mir die nötigen Kategorien fehlen, um eine systematische Darstellung zuwegezubringen. Der in solchen Fällen sich meldende Drang zur Vereinfachung ist gefährlich, denn nur allzuleicht vergewaltigt er die Tatsachen, indem er Unvereinbares auf einen gemeinsamen Nenner zu bringen sucht. Ich habe dieser Versuchung so viel wie möglich widerstanden und gebe mich deshalb der Hoffnung hin, daß der Leser nicht auf die Idee verfalle, der hier geschilderte Ablauf stelle etwa das Schema des durchschnittlichen Geschehens dar. Die Erfahrung zeigt nämlich, daß nicht nur schon die Alchemisten durchaus unsicher waren in 538 bezug auf die Reihenfolge der einzelnen Zustände, sondern daß auch in der individuellen Beobachtung eine wohl kaum zu bewältigende Vielzahl von Variationen sowohl wie eine ebenso große Willkür in der Abfolge der Zustände vorkommt, bei aller prinzipiellen Übereinstimmung in den Grundtatsachen. Eine nach unseren Begriffen logische Ordnung oder auch nur eine Ordnungsmöglichkeit scheint vorderhand kaum in unserem Bereich zu liegen. Wir bewegen uns ja hier im Gebiet unvergleichlicher, individueller Einmaligkeiten. Ein solcher Prozeß kann zwar mit Hilfe gewisser, weit genug gefaßter Kategorien einigermaßen geordnet und mit entsprechenden Analogien beschrieben oder wenigstens angedeutet werden, aber sein innerstes Wesen ist die individuelle Einmaligkeit gelebten Lebens, das niemand von außen erfaßt, von dem aber der, den es angeht, erfaßt ist. Die Bilderserie, die uns als Ariadnefaden diente, ist eine von vielen[1], das heißt es ließen sich noch viele Schemata aufstellen, welche den Übertragungsprozeß auf eben so viele andere Arten zur Darstellung brächten. Aber kein einziges Schema wäre imstande, die unendliche Fülle der individuellen Varianten, die alle ihre Daseinsberechtigung haben, völlig auszudrücken. Es ist mir klar, daß bei dieser Sachlage schon der Versuch einer zusammenfassenden Darstellung ein gewagtes Unternehmen bedeutet. Die praktische Wichtigkeit des Phänomens aber ist so groß, daß der Versuch sich rechtfertigt, auch wenn seine Unvollkommenheit Anlaß zu Mißverständnissen geben sollte.

539 Unsere Zeit ist eine Epoche der Verwirrung und Auflösung. Alles ist fragwürdig geworden. Wie es bei solchen Zuständen immer zu gehen pflegt, drängen sich Inhalte des Unbewußten an die Grenzen des Bewußtseins mit dem Zweck, dessen Notlage zu kompensieren. Es lohnt sich daher, allen Grenzerscheinungen, so dunkel sie auch erscheinen mögen, sorgsam nachzugehen, um die Keime möglicher neuer Ordnungen darin aufzufinden. Das Übertragungsphänomen ist unzweifelhaft eines der wichtigsten und inhaltsreichsten Syndrome des Individuationsprozesses und bedeutet mehr als bloß persönliche Zu-

[1] Ich möchte davon nur die Serie des *Mutus Liber* hervorheben. Dort ist das opus als von Adept und soror mystica zusammen ausgeführt dargestellt. Bild 1 (Abb. 11) zeigt, wie ein Schlafender von einem Engel mit Posaune erweckt wird. Bild 2 (Abb. 12) zeigt unten das Alchemistenpaar mit dem Athanor (Ofen) und drin die zugeschmolzene Phiole. Oben halten zwei Engel dieselbe Phiole, worin sich Sol und Luna, die Entsprechungen der Adepten unten, befinden. Bild 3 (Abb. 13) zeigt u. a. wie die soror mit dem Netz Vögel, er aber mit der Angel eine Nixe fängt (Vögel als Volatilia = Gedanken = pluralistischer Animus; Nixe = Anima). Der sozusagen unverhüllt psychische Charakter dieser Kennzeichnung des opus dürfte mit der relativ späten Entstehung (1677) des Buches zusammenhängen.

oder Abneigung. Vermöge seiner kollektiven Inhalte und Symbole greift es weit über die Person hinaus in die Sphäre des Sozialen und erinnert an jene höheren menschlichen Zusammenhänge, welche unsere heutige Gesellschaftsordnung oder besser -unordnung aufs schmerzlichste vermissen läßt. Die für den Individuationsprozeß so charakteristischen Symbole des Kreises und der Quaternität weisen einerseits zurück auf eine ursprüngliche primitive Ordnung der menschlichen Gesellschaft, andererseits vorwärts zu einer inneren Ordnung der Seele, wie wenn diese das unerläßliche Instrument zur Reorganisation der kulturellen Gemeinschaft wäre im Gegensatz zu den heute so beliebten Kollektivorganisationen, welche unfertige Halbmenschen zusammenhäufen. Solche Organisationen haben ja nur dann einen Sinn, wenn das Material, das sie anordnen wollen, etwas taugt. Der Massenmensch taugt aber gar nichts, sondern ist bloße Partikel, die den Sinn des Menschseins und damit die Seele verloren hat. Was unserer Welt fehlt, ist der seelische Zusammenhang, und diesen wird kein Fachverein, keine Interessengemeinschaft, keine politische Partei und kein Staat je ersetzen können. Es ist daher kein Wunder, wenn es nicht die Soziologen, sondern vielmehr die Ärzte sind, welche die wahren Bedürfnisse der Menschen zuerst und am deutlichsten zu fühlen bekommen, denn sie haben es wohl, als Psychotherapeuten, am unmittelbarsten mit den Nöten der menschlichen Seele zu tun. Wenn daher meine allgemeinen Schlußfolgerungen gelegentlich fast bis aufs Wort genau mit den Gedanken PESTALOZZIS übereintreffen, so liegt der tiefere Grund hiefür nicht etwa in einer besonderen Kenntnis der Schriften dieses großen Erziehers, sondern in der Natur der Sache, nämlich in der Einsicht in das Wesen des Menschen.

BIBLIOGRAPHIE

A. Sammlungen alchemistischer Traktate verschiedener Autoren

In diesen Sammelwerken erwähnte Autoren und Traktate werden in der Allgemeinen Bibliographie (B) nicht mehr aufgeführt.
In Kursivschrift die gebräuchliche Kurzfassung des Titels.
Einzelne alchemistische Autoren siehe auch Personenregister.

ARS CHEMICA, quod sit licita recte exercentibus, probationes doctissimorum iurisconsultorum. Straßburg 1566.
— Septem tractatus seu capitula Hermetis Trismegisti, aurei [pp. 7–31: *Tractatus aureus*]
— *Consilium coniugii* de massa solis et lunae, cum suis compendiis [pp. 48–263]

ARTIS AURIFERAE, quam chemiam vocant... 2 Bde. Basel 1593.
Band I — Aenigmata ex visione Arislei philosophi, et allegoriis sapientum [pp. 146–154: *Visio Arislei*]
— In Turbam philosophorum exercitationes [pp. 154–182]
— *Aurora consurgens*: quae dicitur aurea hora [pp. 185–246]
— Rosinus [Zosimos] ad Sarratantam episcopum [pp. 277–319]
— Practica Mariae Prophetissae in artem alchimicam [pp. 319–324]
— Liber secretorum alchemiae compositus per Calid filium Iazichi [pp. 325–351. Siehe auch BACON]
— Liber trium verborum Kallid acutissimi [pp. 352–361]
— Tractatulus Aristotelis de practica lapidis philosophici [pp. 361–373]
— *Merlini allegoria* profundissimum philosophici lapidis arcanum perfecte continens [pp. 392–396]
— Tractatulus Avicennae [pp. 405–437]
— Liber de arte chimica incerti authoris [pp. 575–631]
Band II — Liber de compositione alchemiae quem edidit Morienus Romanus (De transmutatione metallorum) [pp. 3–54]
— *Rosarium philosophorum* [pp. 204–384]; enthält eine zweite Fassung der *Visio Arislei.*

BIBLIOTHECA CHEMICA CURIOSA seu rerum ad alchemiam pertinentium thesaurus instructissimus. Hg. von Johannes Jacobus Mangetus. 2 Bde. Genf 1702.
— Hermes Trismegistus: *Tractatus aureus* de lapidis physici secreto [pp. 400–445]
— Lullius: Testamentum novissimum regi Carolo dicatum [pp. 790–806]
— Altus: *Mutus liber*, in quo tamen tota philosophia Hermetica, figuris hieroglyphicis depingitur [Bilderfolge anschließend an p. 938]

MUSAEUM HERMETICUM reformatum et amplificatum. Frankfurt 1678. (Siehe auch WAITE)
— Hermes Trismegistus: *Tractatus aureus* de lapide philosophorum [pp. 1–52]
— Gloria mundi, alias Tabula paradysi [pp. 203–304]
— Lambspringk: De lapide philosophorum figurae et emblemata [pp. 337–371]
— Philalethes: Introitus apertus ad occlusum regis palatium [pp. 647–699]
— Philalethes: Fons chemicae philosophiae [pp. 799–814]

THEATRUM CHEMICUM, praecipuos selectorum auctorum tractatus... continens. Bde. I–III Ursel 1602, IV–VI Straßburg 1613, 1622, 1661.
Band I — Hoghelande: Liber de alchemiae difficultatibus [pp. 121–215]
— Dorneus: *Speculativae philosophiae*, gradus septem vel decem continens [pp. 255–310]
— Dorneus: Physica Hermetis Trismegisti [pp. 405–437]
— Dorneus: Congeries Paracelsicae chemiae *de transmutationibus metallorum* [pp. 557–646]
— Zacharius: Opusculum philosophiae naturalis metallorum, cum annotationibus Nicolai Flameli [pp. 804–901]
Band II — Aegidius de Vadis: Dialogus inter naturam et filium philosophiae [pp. 95–123]
— Penotus: Quinquaginta septem canones de opere Physico... [pp. 150–154]
— Dee: Monas hieroglyphica [pp. 218–243]
— Ventura: De ratione conficiendi lapidis [pp. 244–356]
Band III — Melchior: Addam et processum sub forma missae [pp. 853–860]
Band IV — Artefius: Clavis maioris sapientiae [pp. 221–240]
— Avicenna: Declaratio lapidis physici filio suo Aboali [pp. 986–994]
Band V — Platonis liber quartorum... [pp. 114–208]
— Mennens: Aurei velleris... libri tres [pp. 267–470]
— Bonus: Margarita pretiosa... novella correctissima [pp. 589–794]
— Tractatus Aristotelis alchymistae ad Alexandrum Magnum, de lapide philosophico [pp. 880–892]

THEATRUM CHEMICUM BRITANNICUM... collected with annotations by Elias Ashmole. London 1652.
— Norton: The Ordinall of Alchimy [pp. 13–106]

B. Allgemeine Bibliographie

ABU'L-QĀSIM MUHAMMAD IBN AHMAD AL-IRAQĪ: Kitāb al-'ilm al-muktasab fī zirā'at adh-dhahab (Book of Knowledge aquired concerning the Cultivation of Gold). Übers. und hg. von Eric John Holmyard. Paris 1923.

Acta S. Ioannis: Siehe Apokryphen, Neutestamentliche.

Adumbratio Kabbalae Christianae. Frankfurt a. M. 1684.

AFANASSIEW, N. Alexander: Russische Volksmärchen. Wien 1906.

AGRIPPA AB NETTESHEYM, Henricus Cornelius: De incertitudine et vanitate scientiarum declamatio invectiva. Köln 1584.

ALBERTUS MAGNUS: Siehe KRÖNLEIN.

AMBROSIUS: De Noe et Arca. Migne PL XIV col. 411 ff.

ANASTASIUS SINAITA: Anagogicae contemplationes in hexaemeron ad Theophilum. Migne PG LXXXIX col. 851–1078.

ANDREAE, Johann Valentin: Siehe ROSENCREUTZ.

ANGELUS SILESIUS (Johann Scheffler): Cherubinischer Wandersmann. Sämtl. poet. Werke III. Hg. von H. L. Held. München 1924.

ANSCHUETZ, Richard: August Kekulé. Berlin 1929.

Apokryphen, Die, und Pseudoepigraphen des Alten Testaments. Übers. und hg. von E. Kautzsch. 2 Bde. Tübingen 1900, Neuaufl. 1921.

Apokryphen, Neutestamentliche. Hg. von Edgar Hennecke. 2. Aufl. Tübingen 1924.

ATWOOD, Mary Anne: A Suggestive Inquiry into the Hermetic Mystery. Belfast 1920.

AUGUSTINUS (S. Aurelius Augustinus): Annotationes in Job. Migne PL XXXIV col. 880 ff.

— Confessiones. Migne PL XXXII col. 784 ff.

— Bekenntnisse. Übers. von Alfred Hoffmann, Bibl. d. Kirchenväter, Bd. 18. Kempten und München 1914.

— Epistulae LV. Migne PL XXXIII col. 208 f.

— Ausgewählte Briefe. Übers. von Alfred Hoffmann. Bibl. d. Kirchenväter, Bd. 29. Kempten und München 1917.

Aurora consurgens: I. Teil, siehe *Codex Rhenovacensis*. II. Teil, siehe (A) *Artis auriferae*.

AVALON, Arthur (Sir John Woodroffe): The Serpent Power. Transl. from the Sanskrit, 3rd revised edition. Madras und London 1931.

— Die Schlange. Übers. von E. Fuhrmann. Lahn 1928.

BACON, Roger: The Mirror of Alchimy... with Certaine Other Worthie Treatises of the Like Argument. (The Smaragdine Table of Hermes Trismegistus, a Commentarie of Hortulanus, The Booke of the Secrets of Alchemie by Calid the Son of Jazich.) London 1597.

Baruch-Apokalypse: Siehe KAUTZSCH.

BAYNES, Charlotte Augusta: A Coptic Gnostic Treatise contained in the Codex Brucianus – Bruce Ms. 96, Bodleian Library, Oxford. Cambridge 1933.

BENOIT, Pierre: L'Atlantide. Paris 1920.

BERNARD DE CLAIRVAUX: Sermo in Cantica canticorum. Migne PL CLXXXIII col. 932 f.

BÉROALDE DE VERVILLE, François: Le Tableau des riches inventions... qui sont représentées dans le Songe de Poliphile. Paris 1600.

— Siehe auch COLONNA.

— Siehe auch FIERZ-DAVID.

BERTHELOT, Marcellin: Collection des anciens alchimistes grecs. Paris 1887/88.

— La Chimie au moyen âge. 3 Bde. (Histoire des Sciences) Paris 1893.

BOUSSET, Wilhelm: Hauptprobleme der Gnosis. (Forschungen zur Religion und Literatur des Alten und Neuen Testaments 10) Göttingen 1907.

BROWN, William: The Revival of Emotional Memories and its Therapeutic Value. *British Journal of Psychology*. Medical Section I (London 1920/21) pp. 16–19.

— Siehe auch MCDOUGALL.

CARDANUS, Hieronymus (Geronimo Cardano): Somniorum synesiorum omnis generis insomnia explicantes libri IV. Basel 1585.

CHRISTENSEN, Arthur: Les types du premier Homme et du premier Roi dans l'histoire légendaire des Iraniens. *Archives d'Etudes Orientales* XIV. (Stockholm 1917)

CHWOLSOHN, Daniel Abramowitch: Die Ssabier und der Ssabismus. 2 Bde. St. Petersburg 1856.

Codices und Manuskripte:

— Florenz. Biblioteca Medicea-Laurenziana. Ms. (Ashburnham 1166) «Miscellanea d'alchimia». 14. Jh.

— Paris. Bibliothèque Nationale. Ms. (Latin 919) «Les Très Riches Heures du Duc de Berry». 1413.

— Codex Rhenovacensis 172. Abh. 1: «Aurora consurgens». (15. Jh. Verstümmeltes Ms. beginnend mit der 4. Parabel.) Zentralbibliothek Zürich.

COLONNA, Francesco: Hypnerotomachia Poliphili... Venedig 1499.

— Siehe auch BÉROALDE DE VERVILLE.

— Siehe auch FIERZ-DAVID.

CUSANUS, Nicolaus: Siehe NICHOLAS (Khrypffs) VON CUSA.

DEMOKRITOS (Pseudo-). Siehe BERTHELOT: Collection des anciens alchimistes grecs.

DU CANGE, Charles du Fresne: Glossarium ad scriptores mediae et infimae Graecitatis. Acc. Etymologicum linguae Gallicae. 2 Bde. Lyon 1688.

Encyclopaedia of Religion and Ethics. 13 Bde. Edinburgh 1908–1927.

FERGUSON, John: Bibliotheca chemica. 2 Bde. Glasgow 1906.

FIERZ-DAVID, Hans Eduard: Die Entwicklungsgeschichte der Chemie. Basel 1945.

FIERZ-DAVID, Linda: Der Liebestraum des Poliphilo. Ein Beitrag zur Psychologie der Renaissance und der Moderne. Zürich 1947.

— Siehe auch BÉROALDE DE VERVILLE.

— Siehe auch COLONNA.

FIRMICUS MATERNUS, Julius: Matheseos libri VIII. Hg. von W. Kroll, F. Skutsch und K. Ziegler. 2 Bde. Leipzig 1897/1913.

FRANZ, Marie-Louise VON: Aurora consurgens. Ein dem Thomas von Aquin zugeschriebenes Dokument der alchemistischen Gegensatzproblematik. Hg. und kommentiert von M-L' von F'. in: JUNG: Mysterium Coniunctionis III. Zürich 1957. [GW XIV/3]

FRAZER, Sir James George: Taboo and the Perils of the Soul. (The Golden Bough, Part. II) London 1911.

— Totemism and Exogamy. 4 Bde. London 1910.

FREUD, Sigmund: Eine Kindheitserinnerung des Leonardo da Vinci. Ges. Schriften, Bd. IX. Leipzig und Wien 1925.

— Krankengeschichten. Bruchstück einer Hysterie-Analyse. Ges. Schriften, Bd. VIII. Wien 1924.

— Die Traumdeutung. Ges. Schriften, Bd. II. Wien 1925.

— Vorlesungen zur Einführung in die Psychoanalyse. Ges. Schriften, Bd. VII. Wien 1924.

— Zur Technik. Bemerkungen über die Übertragungsliebe. Ges. Schriften, Bd. VI. Wien 1925.

— Zur Technik. Erinnern, Wiederholen und Durcharbeiten. Ges. Schriften. Bd. VI. Wien 1925.

FROBENIUS, Leo: Das Zeitalter des Sonnengottes. Berlin 1904.

GOETHE, Johann Wolfgang VON: Werke. Vollständige Ausgabe letzter Hand. 31 Bde. Cotta, Stuttgart 1827–1834.

GOODENOUGH, Erwin R.: The Crown of Victory in Judaism. *Art Bulletin* XXVIII/3 (Yale 1946) pp. 139–159.

GOWER, John: Confessio amantis. In: The Complete Works of J'G'. Hg. von G. C. Macaulay. Oxford 1899/1902.

GREGORIUS MAGNUS: Opera. 2 Bde. Paris 1586.
Ferner:
— Epistolae. Migne PL LXXVII col. 806 ff.
— Super Cantica Canticorum expositio. Migne PL LXXIX col. 507 ff.
HAGGARD, Sir Henry Rider: She. London 1887.
— Ayesha: The Return of She. London 1905.
HAMMER-PURGSTALL, Joseph VON: Mysterium Baphometis revelatum seu Fratres militiae Templi... Fundgruben des Orients. Bd. VI. Wien 1818.
— Mémoire sur deux coffrets gnostiques du moyen âge. Paris 1835.
HARDING, M. Esther: Woman's Mysteries. 2. Aufl. New York 1955. Deutsch: Frauen-Mysterien – einst und jetzt. Mit einem Geleitwort von C. G. JUNG. Zürich 1949.
HASTINGS, James [Hg.]: Siehe Encyclopaedia of Religion and Ethics.
HAUCK, Albert [Hg.]: Siehe Realenzyklopädie...
HENNECKE, Edgar: Siehe Apokryphen, Neutestamentliche.
HIERONYMUS, Eusebius: Adversus Jovinianum liber primus. Migne PL XXIII col. 219 ff.
HIPPOLYTUS: Elenchos [Refutatio omnium haeresium]. Hg. von Paul Wendland (Die griechischen christlichen Schriftsteller der ersten drei Jahrhunderte III). Leipzig 1916.
HOCART, Arthur Maurice: Kings and Councillors. (Egyptian University: Collection of Works published by the Faculty of Arts XII). Kairo 1936.
HOLMYARD, Eric John: [Hg. und Übers.] Siehe ABU'L-QĀSIM.
HORTULANUS (Joannes de Garlandia): Commentarius in Tabulam smaragdinam Hermetis Trismegisti. In: *De Alchemia*. Nürnberg 1541.
— Siehe auch BACON.
— Siehe auch RUSKA.
HOWITT, Alfred William: The Native Tribes of South-East Australia. London und New York 1904.
HÜRLIMANN, Martin: Siehe PESTALOZZI.
IRENAEUS (Bischof von Lyon): S'I'i episcopi Lugdunenis contra omnes haereses libri quinque. Oxford und London 1702. [Im Buchinnern ist der übliche Titel «*Adversus* omnes haereses» verwendet.] Deutsch: Des heiligen I' fünf Bücher gegen die Häresien. (Bibliothek der Kirchenväter) Bücher I–III. Kempten und München 1912. Siehe auch Migne PG VII col. 433 ff.
ISIDOR VON SEVILLA: Liber etymologiarum. Basel 1489. Siehe auch Migne PL LXXXII col. 73 ff.
JACOBI, Jolande: Die Psychologie von C. G. Jung. Zürich 1940.
JOANNES DE GARLANDIA: Siehe HORTULANUS.
JOHANNES VOM KREUZ (Juan de la Cruz): Dunkle Nacht. Theatiner Ausgabe. München 1938.
JOHANNES LYDUS: Siehe LYDUS.
Johannesakten: Siehe Apokryphen, Neutestamentliche.
JUNG, Carl Gustav*: Aion. Untersuchungen zur Symbolgeschichte. (Psychologische Abhandlungen VIII) Zürich 1951. [GW IX/2 (1976, [5]1983)]

* [Bei den Werken von C. G. JUNG mit mehreren Auflagen (vor Herausgabe der GW) geben wir der Einfachheit halber nur die erste Auflage an. Bei den GW wird das erste Erscheinungsjahr sowie das letzte Auflagejahr erwähnt. Die hochgestellte Zahl bezieht sich auf die Auflagezahl.
Die in diesem Band zitierten Werke sind alphabetisch geordnet.]

— Die Beziehungen zwischen dem Ich und dem Unbewußten. Darmstadt 1928. Studienausgabe Olten 1971. [GW VII (1964, vollst. rev. [4]1989)]

— Bruder Klaus. In: *Neue Schweizer Rundschau*. August 1933. [GW XI (1963, vollst. rev. [5]1988]

— Der Geist Mercurius. In: *Eranos-Jahrbuch* IX (1942). Zürich 1943. Erweiterte Neuausgabe in: Symbolik des Geistes. Zürich 1948. [GW XIII (1978, [2]1982)]

— Mysterium Coniunctionis. Untersuchungen über die Trennung und Zusammensetzung der seelischen Gegensätze in der Alchemie. Unter Mitarbeit von Marie-Louise VON FRANZ. 2 (3) Bde. Zürich 1955. [Bde. I und II als GW XIV/1 und 2 (1968, vollst. rev. [4]1984)]

— Paracelsus als Arzt. In: *Paracelsica*. Zürich 1942. [GW XV (1971, [3]1979)]

— Paracelsus als geistige Erscheinung. In: *Paracelsica*. Zürich 1942. [GW XIII (1978, [2]1982)]

— Psychologie und Alchemie. (Psychologische Abhandlungen V) Zürich 1944. Rev. Neuaufl. Zürich 1952. [GW XII (1972, [3]1980)]

— Psychologie und Erziehung. Zürich 1946. Studienausgabe Olten 1976. [GW XVII (1972, [4]1982)]

— Psychologie und Religion. Zürich 1940. Rev. Neuaufl. Zürich 1962. [GW XI (1963, vollst. rev. [5]1988)]

— Psychologische Typen. Zürich 1921. [GW VI (1960, rev. Aufl. 1967, [14]1981)]

— Seelenprobleme der Gegenwart. (Psychologische Abhandlungen III) Zürich 1931. [Der Band enthält dreizehn Vorträge und Aufsätze, verteilt auf sieben Bände der GW.]

— Symbole der Wandlung. 4. umgearbeitete Aufl. von Wandlungen und Symbole der Libido. Zürich 1952. [GW V (1973, [3]1983)]

— Synchronizität als ein Prinzip akausaler Zusammenhänge. In: C. G. JUNG und W. PAULI: Naturerklärung und Psyche. (Studien aus dem C. G. Jung-Institut IV) Zürich 1952. [GW VIII (1967, vollst. rev. 1976, [4]1982)]

— Über die Energetik der Seele. (Psychologische Abhandlungen II) Zürich 1928. Erweiterte Neuausgabe: Über psychische Energetik und das Wesen der Träume. Zürich 1948. [GW VIII (1967, vollst. rev. 1976, [4]1982)]

— Über die Psychologie des Unbewußten. Zürich 1943. Erweiterte Aufl. von: Das Unbewußte im normalen und kranken Seelenleben. Zürich 1926. [GW VII (1964, vollst. rev. [4]1989)]

— Versuch einer Darstellung der psychoanalytischen Theorie. In: *Jahrbuch für psychoanalytische und psychopathologische Forschungen*. V/1 (Wien 1913). [GW IV (1969, [2]1979)]

— Wandlungen und Symbole der Libido. Leipzig und Wien 1912. Siehe Symbole der Wandlung.

— Zur Empirie des Individuationsprozesses. *Eranos-Jahrbuch* I (1933). Zürich 1934. Erweiterte Neuausgabe in: Gestaltungen des Unbewußten. (Psychologische Abhandlungen VII) Zürich 1950. [GW IX/1 (1976, [5]1983)]

Kabbala denudata seu Doctrina Hebraeorum. Hg. von Knorr von Rosenroth. 2 Bde. Sulzbach und Frankfurt 1677/84.

KAUTZSCH, Emil: Siehe Apokryphen, Die, und Pseudoepigraphen des Alten Testaments.

KEKULÉ, Friedrich August: Siehe ANSCHUETZ.

KERÉNYI, Karl: Der göttliche Arzt. Studien über Asklepios und seine Kultstätte. Zürich 1948.

KHUNRATH, Heinrich Conrad: Amphitheatrum sapientiae aeternae. Hanau 1604.

— Von hylealischen, das ist, pri-materialischen catholischen oder algemeinen natürlichen Chaos. Magdeburg 1597.

KIRCHER, Athanasius: Oedipus Aegyptiacus. 3 Bde. Rom 1652–1654.

KLINZ, Albert: Ἱερὸς γάμος: Quaestiones selectae ad sacras nuptias Graecorum... Halle 1933.

KNORR VON ROSENROTH: Siehe *Kabbala denudata.*

KOCH, Joseph [Hg.]: Cusanus-Texte. Siehe NICHOLAS VON CUSA.

KOHUT, Alexander: Die talmudisch-midraschische Adamssage in ihrer Rückbeziehung auf die persische Yima- und Meshiasage. *Zeitschrift der Deutschen Morgenländischen Gesellschaft* XXV (Leipzig 1871) pp. 59–94.

KRANEFELDT, Wolfgang M.: Komplex und Mythos. In: C. G. JUNG: Seelenprobleme der Gegenwart. Zürich 1931.

Krates; Buch des: Siehe BERTHELOT: La Chimie au moyen âge. Bd. 3, p. 44 ff.

KRÖNLEIN, J. H.: Amalrich von Bena und David von Dinant. Theologische Studien und Kritiken. Bd. I, p. 271 ff. Hamburg 1847.

KUNIKE, Hugo [Hg.]: Märchen aus Sibirien. Jena 1940.

LAVAUD, M. B.: Vie profonde de Nicolas de Flüe. Fribourg 1942.

LAYARD, John: The Incest Taboo and the Virgin Archetype. *Eranos-Jahrbuch* (1944/45).

— Stone Men of Malekula. London 1919.

LEISEGANG, Hans: Der Heilige Geist. Leipzig 1919.

LÉVY-BRUHL, Lucien: Les Fonctions mentales dans les sociétés inférieures. 2. Aufl. Paris 1912.

LYDUS, Johannes: De mensibus. Hg. von Richard Wünsch. Leipzig 1898.

MCDOUGALL, William: The Revival of Emotional Memories and Its Therapeutic Value. *British Journal of Psychology.* Medical Section I (London 1920/21) pp. 23–29.

— Siehe auch BROWN.

MAIER, Michael: De circulo physico quadrato. Oppenheim 1616.

— Secretioris naturae secretorum scrutinium chymicum. Frankfurt a. M. 1687.

— Symbola aureae mensae duodecim nationum. Frankfurt a. M. 1617.

Märchen der Weltliteratur:

— Isländische Volksmärchen. Siehe NAUMANN.

— Märchen aus Sibirien. Siehe KUNIKE.

— Russische Volksmärchen. Siehe AFANASSIEW.

— Siehe auch RASMUSSEN.

MEIER, C. A.: Moderne Physik – Moderne Psychologie. In: Die kulturelle Bedeutung der komplexen Psychologie. Festschrift zum 60. Geburtstag von C. G. Jung. Berlin 1935.

— Spontanmanifestationen des kollektiven Unbewußten. *Zentralblatt für Psychotherapie* XI. Leipzig 1939.

MIGNE, Jacques Paul [Hg.]: Patrologiae cursus completus. Series Latina. 221 Bde. Paris 1844–1880. [Hier zitiert als PL]

— Series Graeca. 116 Bde. Paris 1857–1866. [Hier zitiert als PG]

MURRAY, Henry Alexander [Hg.]: Explorations in Personality. New York und London 1938.

Mutus liber in quo tamen tota philosophia Hermetica, figuris hieroglyphicis depingitur... La Rochelle 1677.

— Siehe auch (A) *Bibliotheca chemica curiosa.*

MYLIUS, Johann Daniel: Philosophia reformata. Frankfurt a. M. 1622.

NAUMANN, Ida und Hans [Übers.]: Isländische Volksmärchen. Jena 1923.

NICHOLAS (Khrypffs) VON CUSA (Nicolaus Cusanus): De conjecturis novissimorum temporum. In: Opera. Basel 1565.

— De docta ignorantia. In: Opera. Basel 1565.

NICOLAI, Christoph Friedrich: Versuch über die Beschuldigungen, welche dem Tempelherrenorden gemacht wurden. Berlin und Stettin 1782.

NOTKER (Balbulus): Hymnus in die Pentecostes. Migne PL CXXXI col. 1012 f.

OLYMPIODORUS: Commentaire sur le livre «Sur l'action» de Zosime, et sur les dires d'Hermès et des philosophes. In: BERTHELOT, Collection des anciens alchimistes grecs. II/IV.

ORIGENES: Homiliae in Leviticum. Migne PG XII col. 405–475.

— Homiliae in Librum Regnorum. Migne PG XII col. 995–1028.

PARACELSUS (Theophrastus Bombastus von Hohenheim): Sämtliche Werke. Hg. von Karl Sudhoff. 14 Bde. München und Berlin 1922–1935. Im vorliegenden Band zitierte Schriften:

— Labyrinthus medicorum errantium. XI, pp. 161–220.

— Paramirum primum. I, pp. 163–239.

PAULINUS AQUILEIENSIS: Liber exhortationis ad Henricum Forojuliensem. Migne PL XCIX col. 197–282.

PESTALOZZI, Johann Heinrich: Ideen. Hg. von Martin Hürlimann. 2 Bde. Zürich 1927.

PORDAGE, John: Ein Philosophisches Send-Schreiben vom Stein der Weissheit. Siehe ROTH-SCHOLTZ.

— Sophia: das ist die holdseelige ewige Jungfrau der gottlichen Weisheit... Amsterdam 1699.

PREISENDANZ, Karl [Hg.]: Papyri graecae magicae. Die griechischen Zauberpapyri. 2 Bde. Berlin 1928/31.

PROCLUS (Diadochus): In Platonis Timaeum Commentaria. Hg. E. Diehl. 3 Bde. Leipzig 1903–1906.

RABANUS MAURUS: Allegoriae in universam sacram scripturam. Migne PL CXII col. 849–1088.

RAHNER, Hugo: Mysterium Lunae. Ein Beitrag zur Kirchentheologie der Väterzeit. *Zeitschrift für katholische Theologie* LXIII (Innsbruck 1939) pp. 311–349, 428–442; LXIV (1940) pp. 61–80, 121–131.

RASMUSSEN, Knud: Die Gabe des Adlers. Frankfurt a. M. 1937.

Realenzyklopädie für protestantische Theologie und Kirche. [Hg. von Albert Hauck] 24 Bde. Leipzig 1896–1913.

REITZENSTEIN, Richard, und Hans Heinrich SCHÄDER: Studien zum antiken Syncretismus aus Iran und Griechenland. (Studien der Bibliothek Warburg VII) Leipzig 1926.

RHINE, J. B.: Extra-Sensory Perception. Boston 1934.

RIPLAEUS, Georgius (George Ripley): Opera omnia chemica. Kassel 1649.

Rosarium philosophorum. Secunda pars alchimiae... cum figuris. Frankfurt a. M. 1550. Siehe auch (A) *Artis auriferae* II und *Bibliotheca chemica curiosa.*

ROSENCREUTZ, Christian (Johann Valentin Andreae): Chymische Hochzeit... Anno 1459. Aus einer Straßburger Ausgabe von 1616. Hg. von Ferdinand Maack. Berlin 1913.

ROTH-SCHOLTZ, Friedrich: Deutsches Theatrum chemicum. 3 Bde. Nürnberg 1728–1732.

RUSKA, Julius Ferdinand: Tabula smaragdina. Ein Beitrag zur Geschichte der hermetischen Literatur. Heidelberg 1926.

— Turba philosophorum. Ein Beitrag zur Geschichte der Alchemie. (Quellen und Studien zur Geschichte der Naturwissenschaften und der Medizin I) Berlin 1931.

SENIOR: Siehe ZADITH.

SILBERER, Herbert: Probleme der Mystik und ihrer Symbolik. Wien und Leipzig 1914.

SPENCER, Sir Baldwin, und F. J. GILLEN: The Northern Tribes of Central Australia. London 1904.

STAPLETON, Henry Ernest, und M. Hidayat HUSAIN [Hg.]: Three Arabic Treatises on Alchemy by Muhammad Bin Umail. *Memoirs of the Asiatic Society of Bengal* XII/I (Calcutta 1933).

STÖCKLI, Alban: Die Vision des seligen Bruder Klaus. Einsiedeln 1933.

STOLCIUS DE STOLCENBERG, Daniel(is): Viridarium chymicum figuris cupro incisis adornatum et poeticis picturis illustratum. Frankfurt 1624.

Tabula smaragdina: Siehe RUSKA.

— Siehe auch BACON.

— Siehe auch HORTULANUS.

Tractatus aureus: Siehe (A) *Ars chemica,* I.

Turba philosophorum: Siehe RUSKA.

UMAIL, MUHAMMAD IBN (Zadith Senior, Zadith ben Hamuel): Siehe STAPLETON und HUSAIN.

— Siehe auch ZADITH.

VANSTEENBERGHE, Edmond: Le Cardinal Nicolas de Cues. Paris 1920.

WAITE, Arthur Edward: The Hermetic Museum Restored and Enlarged. [Übersetzung von (A) *Musaeum hermeticum*]. 2 Bde. London 1893.

— The Real History of the Rosicrucians. London 1887.

— The Secret Tradition in Alchemy. Its development and Records. London 1926.

WEI PO-YANG: An Ancient Chinese Treatise on Alchemy Entitled Ts'an T'ung Ch'i, written by Wei Po-Yang about 142 A. D. Translated by Lu-chi'iang Wu und Tenney L. Davis. In: *Isis* XVIII (Brügge 1932) pp. 210–289.

WINTHUIS, Josef: Das Zweigeschlechterwesen bei den Zentralaustraliern und andern Völkern. Leipzig 1928.

WOODROFFE, Sir John: Siehe AVALON.

ZADITH SENIOR (Zadith ben Hamuel): De chemia Senioris antiquissimi philosophi libellus. Undatierter Druck [Frankfurt a. M. 1566?].

— Siehe auch STAPLETON und HUSAIN.

ZOSIMOS: Siehe BERTHELOT (Coll. alch. grecs)

PERSONENREGISTER*

von

MAGDA KERÉNYI**

* Die arabischen Ziffern bezeichnen die Seitenzahlen, den hochgestellten kleinen Ziffern entsprechen die Fußnoten. Letztere sind nicht angegeben, wenn das Stichwort außer in der Anmerkung auch im Text auf der genannten Seite vorkommt.
– *Kursivdruck* bezeichnet den Titel von Schriften und Büchern.
– s. = siehe
– s. d. = siehe dort
– f. bzw. ff. = die folgende bzw. die zwei folgenden Seiten
– passim = verstreut vorkommend
Die in den Registern verwendeten Ordnungsprinzipien werden im GW 14/II, S. 362–363 ausführlich beschrieben.

** Qualifizierte Indexbearbeiterin der Londoner Society of Indexers.

SACHREGISTER*

* Siehe Anmerkungen beim Personenregister